医学超声影像学

赵　嘉　崔剑楠　杨敏敏　编著

中国纺织出版社有限公司

图书在版编目（CIP）数据

医学超声影像学 / 赵嘉，崔剑楠，杨敏敏编著. --
北京：中国纺织出版社有限公司，2024.3
ISBN 978-7-5229-1567-8

Ⅰ. ①医⋯ Ⅱ. ①赵⋯ ②崔⋯ ③杨⋯ Ⅲ. ①超声波
诊断—教材 Ⅳ. ①R445.1

中国国家版本馆CIP数据核字（2024）第062758号

责任编辑：傅保娣 责任校对：王蕙莹 责任印制：王艳丽

中国纺织出版社有限公司出版发行
地址：北京市朝阳区百子湾东里 A407 号楼 邮政编码：100124
销售电话：010—67004422 传真：010—87155801
http://www.c-textilep.com
中国纺织出版社天猫旗舰店
官方微博 http://weibo.com/2119887771
三河市宏盛印务有限公司印刷 各地新华书店经销
2024年3月第1版第1次印刷
开本：787×1092 1/16 印张：26.5
字数：610千字 定价：138.00元

凡购本书，如有缺页、倒页、脱页，由本社图书营销中心调换

作 者 简 介

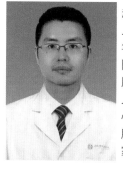

赵嘉，男，1982年出生，毕业于山西医科大学临床专业，医学硕士学位。晋城市人民医院副主任医师。晋城医师协会超声分会委员。从事超声科临床工作10余年，曾于中国医学科学院阜外医院进修超声心动图专业，于郑州大学第一附属医院进修超声介入专业。近年来，一直致力于介入性超声的研究。临床上，对心脏、腹部、浅表器官、妇科各种常见病、多发病的诊断与治疗有丰富经验，对成人及小儿常见及疑难心血管疾病的治疗有着独到见解，擅长经食管超声心动图、心脏超声造影技术、超声引导下浅表及深部脏器穿刺活检、胸腹腔及心包积液及脓肿置管引流、肝肾囊肿硬化、PTCD，以及胆囊、肾脏、膀胱造瘘等技术。在国家级期刊发表论文数篇。

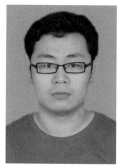

崔剑楠，男，1986年出生，毕业于山西医科大学，医学学士学位。晋城市人民医院主治医师。从事超声检查工作11年，一直致力于胎儿超声筛查方向的研究。曾于2020年在郑州大学第一附属医院进修。参编著作1部。

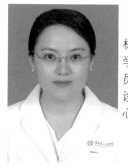

杨敏敏，女，1991年出生，毕业于山西医科大学医学影像与核医学专业，医学硕士学位。晋城市人民医院主治医师。中国研究型医院学会肌骨及浅表超声专委会委员。从事超声医学科临床工作6年。临床上，对超声医学科各种常见病、多发病的诊断与治疗有丰富经验，擅长腹部疾病、小器官、心血管疾病的超声诊断。在核心期刊发表论文1篇。

编 委 会

赵　嘉　晋城市人民医院

崔剑楠　晋城市人民医院

杨敏敏　晋城市人民医院

前　　言

随着科学技术的快速发展,特别是经过几代超声医学工作者的不懈努力,超声医学已经成为临床不可或缺的重要医学诊疗方法之一。超声医学是以解剖学、物理学、病理生理学及临床医学为基础的一门交叉学科,涉及的临床知识较广,覆盖的医学专业较多,这就要求超声医师不仅要掌握医学影像及相关内科、外科、妇科、儿科等多学科知识,还要具有得心应手的实践操作技能及严谨、敏捷的分析判断能力。

本教材着重于介绍超声医学的基础理论、基本知识和基本技能,包括总论,心脏超声诊断,消化系统超声诊断,泌尿系统超声诊断,妇科超声诊断,产科超声诊断,头颈部、腹部与四肢血管超声诊断,浅表器官超声诊断以及肌肉骨骼系统超声诊断,帮助读者了解疾病的发生、发展规律以及超声图像的共性与特性。本教材内容简明扼要,图文并举,不仅可以帮助考生应试,更是一本值得用于临床实际工作参考的工具书。

本教材编写具体分工如下:第一编著者赵嘉(第一章,第三章,第九章第二节至第四节),共计 20 万余字;第二编著者崔剑楠(第四章至第六章),共计 20 万余字;第三编著者杨敏敏(第二章,第七章,第八章,第九章第一节),共计 20 万余字。

由于本教材编写时间有限,若书中存在缺漏之处,恳请广大读者不吝赐教,以期再版时资鉴修正。

编著者

2023 年 12 月

目　　录

第一章 总论

第一节 超声诊断概述

一、超声波

(一)定义

超声振动源所致弹性介质的机械振动,其频率超过人耳的听觉上限 20 000Hz 时称为超声波(简称超声),20～20 000Hz 时称为声波,低于 20Hz 称为次声波。医疗诊断所用超声的频率范围在 1～40MHz。

(二)传播特点

1.反射、透射

超声在传播过程中,入射两种声特性阻抗不同的介质分界面时,传播方向发生改变,一部分能量返回第一界面,称为反射;另一部分能量穿过界面进入深层介质,称为透射。界面两侧的声特性阻抗差越大,反射的能量越大。大界面的反射符合光反射定律:①入射声束和反射回声束在同一平面上;②入射声束与反射声束在法线两侧;③入射角与反射角相等。

2.折射

由于人体各种组织、脏器中的声速不同,声束在透过组织界面时,产生声束前进方向的改变,称为折射。折射效应可使测量及超声导向准确性两个方面产生误差。

3.散射、绕射

超声波在传播过程中,遇到小于波长的微粒时,经相互作用后,大部分能量继续向前传播,小部分能量激发微粒振动,向各个空间方向分散辐射,称为散射。

超声的散射无方向性,回声能量甚低,但散射回声来自脏器内部的细小结构,是形成脏器内部图像的声学基础之一。各型多普勒血流仪也是利用血液中红细胞在声场内散射体运动的多普勒效应,获得人体血流的多普勒频移信号。

4.声衰减

超声波在介质中传播时,入射的声能随着传播距离增加由强变弱的过程称为声衰减。衰减的形式可分为扩散衰减、散射衰减和吸收衰减。扩散衰减是指声束轴周围扩散而引起的声能减小;散射衰减是指入射超声能量中的一部分向各空间方向分散辐射;吸收衰减主要由介质的黏滞性在声场中的"内摩擦"、弹性迟滞、热传导和弛豫吸收等原因产生。

（三）超声分辨率

分辨率高低为超声诊断中极为重要的技术指标。根据单一声束线上所测出的分辨两个细小目标的能力，称为基本分辨率，分为 3 类。

1.轴向分辨率

轴向分辨率又称纵向分辨率，是在声束传导的轴线上能够分辨两点之间最小纵深距离。轴向分辨率的优劣影响靶标在深浅方向的精细度。通常 3.0～3.5MHz 探头的轴向分辨率在 1mm 左右。

2.侧向分辨率

侧向分辨率指在与声束轴线垂直的平面上，在探头长轴方向的分辨率。声束越细，侧向分辨率越高。在声束聚焦区，3.0～3.5MHz 的侧向分辨率应在 1.5～2.0mm。

3.横向分辨率

横向分辨率又称厚度分辨率，指在与声束轴线垂直的平面上，在探头短轴方向的分辨率。实际上是探头在厚度方向上的声束宽度，它与探头的曲面聚焦及距换能器的距离有关。横向分辨率越好，图像上反映组织的断面情况越真实。

（四）超声的生物效应与安全剂量

超声波是一种机械能，达到一定剂量的超声波在生物体内传播时，经一定的相互作用，可引起生物体的功能或结构发生变化，这便是超声的生物效应。引起损伤的机制分为机械机制和热机制。在高强度超声（40mW/cm²）下，经 5 分钟照射，生物体即可出现组织空化现象，造成组织损伤或改变生物组织的性质。超声检查的安全性是由超声剂量和照射时间决定的，在人体组织中对超声敏感的有中枢神经系统、视网膜、视神经、生殖腺、早孕期胚芽及 3 个月内早孕胎儿颅脑、胎心等。对这些脏器的超声检查，每一受检切面上其固定持续观察时间不应超过 1 分钟，并鼓励超声切面往复扫查，使进入某区组织的平均声能量下降。可允许相隔 3 分钟后再至先前感兴趣的切面固定观察，其持续观察时间仍不应超过 1 分钟。对妊娠 6～8 周的孕妇超声照射总时间宜控制在 5 分钟以内。若能正确控制超声功率及照射时间，安全是可以保障的。

二、超声诊断

随着计算机技术的进步，超声诊断进展非常迅速，从早期的 A 型、M 型超声，发展到 B 型超声，至现在的动态实时三维成像；由黑白灰阶超声成像发展到彩色血流显像、谐波成像、组织多普勒成像、弹性成像等。同时各项新的超声检查技术，如腔内超声检查、器官声学造影检查、介入超声等进一步扩大了超声诊断的应用范围。目前超声诊断不仅能观察人体组织器官形态，还能检测其功能和血流状态，在临床诊疗决策上发挥着重要作用，已经发展成为医学影像学的重要组成部分。

（一）基本原理

超声诊断的基本原理主要是依据超声波在介质中传播的物理特性，其中最为重要的有声阻抗特性、声衰减特性、多普勒特性。

超声诊断时,把超声波作为信息载体,利用它在人体组织中的传播特性,即超声波进入人体后遇到各种组织器官介质界面时产生的反射、散射、折射、吸收衰减等信号变化,利用相应设备获取超声波与人体组织相互作用后发生变化的信息,并将这些信息变化加以接收、放大和处理,以各种可供分析的图像、曲线或其他数据形式显示出来,进行医学诊断。

(二)探测技术

由于人体组织器官形态、位置、声学界面的差异,检查时会受到气体、肥胖等因素的影响,如果再加上仪器使用不当、探测技术不规范等,更容易造成漏诊或误诊。探测技术包括探测路径、探测方式、扫查切面及扫查技巧等。

1.探测路径

由于每个器官所处的位置不同,探测时需采取不同的探测路径。每一探测路径均可获得多个声学切面,多路径综合探测,可以多角度、多方位立体观察组织、器官,获取全面、客观的声像信息。

2.探测方式

人体常用的超声探测方式有经体表超声检查、腔内超声检查、术中超声检查、介入性超声检查等,每一种探测方式都有其特点、优势与适应证。不同的组织、器官可以根据需要选择不同的探测方式,在探测过程中应尽可能联合使用多种扫查手法,以保证获取检测部位全面、完整的声像图信息。

3.扫查切面

人体在标准解剖学姿势下,一般设定相互垂直的 3 种面,包括矢状面(纵断面)、水平面(横断面)、冠状面。每个器官都有各自的标准切面和非标准切面,检查过程中,要注意标准切面与非标准切面的连续扫查,获取 L 系列的声像图信息,识别正常结构与异常病变,对病变进行准确的解剖定位,避免造成误诊或漏诊。

4.扫查技巧

扫查前,首先要和患者沟通,给予患者必要的人文关怀,提升患者对医生的信任度。扫查时,辅助使用一些扫查技巧,以获取更多诊断信息。

(1)改变体位:检测过程中,需要患者配合改变体位,如改变体位观察胆囊结石的移动特征,改变体位以减少气体对声像图的干扰等,从而获取完整的声像信息。

(2)调整呼吸:利用呼吸运动,可以观察正常脏器或病灶的活动度。扫查到来源不明的病灶时,还可以根据病灶与脏器活动的"一致性"或"不一致性",判断其来源。在观察组织器官或病变的内部结构时,嘱患者暂停呼吸,屏气观察,可提高检查效果。

(3)适度加压:由于胃肠气体干扰,腹膜后间隙器官声像图往往显示欠清晰。检查过程中适度持续加压,可排除胃肠气体干扰,清晰显示其声像图。

(4)动静结合:扫查活动的脏器(或活动性病变)时,将探头固定不动,实时显像观察其活动情况;扫查不活动的脏器(或病变)时,要缓慢转动或侧动探头,立体观察脏器或病变及其周围组织情况。

（三）临床应用

1.形态学检查

（1）清晰显示脏器的位置、形态、结构、毗邻关系。

（2）准确判断病灶的数量、位置、形态、回声类型、有无包膜等。

（3）动态观察病灶的活动度及其与周围组织的关系等。

2.血流动力学检查

动态显示血液流动状态，确定血流方向和时相，判断血流性质，测量血流动力学指标，评估心血管内狭窄性病变、反流性和分流性病变的程度等。

3.功能性检查

评估心脏收缩功能和舒张功能、胆囊收缩功能、胃排空功能、膀胱排空功能等。

4.介入性超声

介入性超声是在超声显像基础上，为进一步满足临床诊断和治疗需要而发展起来的一种新技术。其特点是在实时超声监视或引导下，进行穿刺抽液、细胞学或组织学活检，置管引流及肿块消融等各种诊断和治疗。

（四）图像存储及报告书写

书写超声诊断报告是将超声探测到的全部信息，用数据、文字、图片、录像等方式记录下来，结合病史、体征和其他检查进行综合分析，提出诊断意见，供临床参考。超声诊断报告是重要的临床诊疗依据之一，是医疗文件的重要组成部分，也是临床超声医生综合素质的体现。书写超声诊断报告必须实事求是、认真负责。一张理想的超声报告单，应做到语言精练、重点突出、测量准确、超声术语运用确切、描述内容层次清楚、超声提示和建议适当。杜绝出具虚假报告！超声诊断报告一般包括以下几个方面。

（1）一般项目：包括姓名、年龄、性别、婚否、门诊号、住院号、超声号和图像记录方式等。

（2）超声测量：测量正常器官或病灶的大小、血流动力学参数等。

（3）图像记录：记录超声扫查所获得的典型图像。

（4）综合分析：分析声像图特征，提取有价值的信息，结合病史综合分析，使用超声术语，做简明扼要的描述。

（5）超声提示：根据检查结果，结合临床提出确切的诊断意见，如同一患者有多种疾病，应把诊断明确的疾病放在首位。

（6）提出建议：超声扫查过程中，由于各种原因检查的脏器显示不清者，建议复查；暂时不能明确诊断者，建议随访或观察；需进一步明确诊断者，建议做进一步检查。

（7）签名和日期：检查者需亲笔签名，请上级医师会诊者应有相应的签名，做到双签名。报告单时间应精确到分。

（赵　嘉）

第二节　超声诊断的基础和原理

一、波长、频率和声速

波长(λ)、频率(f)和声速(c)是超声波的 3 个基本物理量,三者之间的关系为:

$$c = \lambda \cdot f \text{ 或 } \lambda = \frac{c}{f} \tag{1-1}$$

这一公式适用于电磁波和机械波等所有的波。

波长:声波在介质中传播时,介质中质点在一次完全振动时间内,波所通过的距离。它等于同一波线上相邻周期中两个振动状态相同的点之间的距离,单位为 mm。

频率:单位时间内任一给定点上通过的波或声源振动的次数,单位为 Hz,1MHz=1 000 000Hz。

声速:超声波在介质中的传播速度,即单位时间内超声波传播的距离,单位为 m/s。声速反映了振动传播的快慢。

振动的传播是通过介质中质元间的弹性联系而实现的,故声速必然与介质的性质有关,而与超声波的频率无关。就超声波而言,它在介质中的传播速度除受介质密度(ρ)和弹性(K)影响外,还与温度有关,即 $c = \sqrt{\dfrac{K}{\rho}}$。

实际情况下,生物组织的弹性模量难以测量,通常是用直接方法测量组织中的声速的。

超声医学工作者应熟记公式(1-1),熟练掌握以下结论。

(1)同一介质的声速只与介质的性质有关,与频率无关。也就是说,超声波不管频率高低,在同一介质里传播时声速都相同。例如,探查皮下脂肪层,5MHz 的探头与 15MHz 探头的超声波的声速都是 1 476m/s。

(2)相同频率的超声波在不同的介质中的声速是不同的。例如,2MHz 超声波在颅骨中为 3 360m/s,在大脑组织中为 1 540m/s。

(3)在同一介质内传播时,不同频率的超声波的波长与频率成反比。例如,常用的 3MHz 和 5MHz 的探头在人体软组织中的波长是不同的。

3MHz 的超声波在人体软组织中传播时,其波长为:

$$\lambda = \frac{c}{f} = \frac{1\ 540\ 000\text{mm/s}}{3 \times 10^6\,\text{Hz}} \approx 0.5\text{mm}$$

5MHz 的超声波在人体软组织中传播时,其波长为:

$$\lambda = \frac{c}{f} = \frac{1\ 540\ 000\text{mm/s}}{5 \times 10^6\,\text{Hz}} \approx 0.3\text{mm}$$

由此可知,频率越高的超声波在同一人体软组织中传播时其波长越短。

(4)在不同的介质内传播时,相同频率的超声波因声速存在差异,其波长是不一样的。例如,3MHz 的超声波在人体软组织($c = 1\ 540$m/s)、空气($c = 340$m/s)及钢铁($c = 5\ 800$m/s)中的波长是不同的。

3MHz 的超声波在人体软组织中传播时,其波长为:

$$\lambda = \frac{c}{f} = \frac{1\ 540\ 000\text{mm/s}}{3 \times 10^6\text{Hz}} \approx 0.5\text{mm}$$

3MHz 的超声波在空气中传播时,其波长为:

$$\lambda = \frac{c}{f} = \frac{340\ 000\text{mm/s}}{3 \times 10^6\text{Hz}} \approx 0.11\text{mm}$$

3MHz 的超声波在钢铁中传播时,其波长为:

$$\lambda = \frac{c}{f} = \frac{5\ 800\ 000\text{mm/s}}{3 \times 10^6\text{Hz}} \approx 1.9\text{mm}$$

(5)超声检查:人体软组织,通常采用超声波速度为 1 540m/s,所以超声波传播 1mm 组织所需的时间为 0.649μs($\frac{1\text{mm}}{1\ 540\ 000\text{mm/s}}$),往返 1mm 需 1.298μs。探测 1cm 深度目标往返需 12.98～13.00μs;探测 10cm 深度目标往返 130μs;成人心脏超声成像时,通常深度不少于 18cm,而对于腹部器官的超声检查,一般在 20cm 深度,故获取一条超声信息线所需的时间为 234～260μs。

二、声压和声强

(一)声压

对于平面波来说,超声波在介质中的传播,介质的质点密度疏密不均,导致平衡区的压力强弱不等,即产生了一个周期性压力变化。声压就是单位面积上介质受到的压力,用 P 表示。

$$P = \rho c v \tag{1-2}$$

式中,ρ 为介质密度,c 为声速,v 为质点振动速度。

声压的单位为微巴(μbar,1μbar=0.1Pa),其关系如下。

1dyn/cm²(达因/厘米²)=1μbar。

1nt/m²(牛顿/米²)=10dyn/cm²。

1kg/cm² ≈ 1.013×10⁶dyn/cm² ≈ 1.013×10⁶μbar。

1bar=10⁶μbar。

声压在日常生活中可以计算出来,例如,在室内大声说话,其声压约 1μbar,微风吹树叶声压约 10⁻³μbar。

(二)声强

超声波在单位时间内通过与声波传播方向相垂直的单位面积上的超声能量称为超声强度,简称声强(声功率)。声强等于能流密度,是衡量超声强弱的一个重要物理量,用 I 表示。

相对于平面波,声强为:

$$I = \frac{P^2}{\rho c} \tag{1-3}$$

声强的单位为 W/cm² 或 mW/cm² 或 μW/cm²。1W/cm²=10³mW/cm²=10⁶μW/cm²。

对于平面波而言,超声总功率(W)为超声强度(I)和超声通过某截面的面积(S)的乘积。

$$W = IS \qquad (1\text{-}4)$$

超声强度大小对超声诊断的安全性是极为重要的。有关安全性见生物效应。

三、声学特性阻抗

声学特性阻抗是声学中一个非常重要的物理量,表征超声波在不同介质中传播时的特征,用 Z 表示。其定义为介质密度和声速的乘积。

$$Z = \rho c \qquad (1\text{-}5)$$

声学特性阻抗 Z 是通过声学公式和电学公式类比得出来的。

我们在声学中得知,声强 $I = \dfrac{P^2}{\rho c}$,在电学中学过,电功率 $I = \dfrac{U^2}{R}$,其中 U 是电压,R 是电阻。由此可以看出,这两个公式很相似。如果把声强 I 类比为电功率 I,声压 P 类比为电压 U,那么 ρc 可以类比为电阻 R,所以声学中把 $Z = \rho c$ 称为声学特性阻抗,它类似于电学中一个无限长、无损耗传输线的特性阻抗。

声学特性阻抗的单位是瑞利。1 瑞利 $= 1 \mathrm{dyn \cdot s/m^3} = 1 \mathrm{g/(cm^2 \cdot s)}$。

$\mathrm{kg/m^3 \times m/s = kg/(m^2 \cdot s) = g/(cm^2 \cdot s)} =$ 瑞利。

声学特性阻抗对介质的交界面上超声传播特性起决定作用。我们从超声图像所看到的回声强与弱,是入射超声穿过不同的声学界面时,由界面两边介质的声阻抗差所决定的。

四、声强级及声压级

声强级是两个声强的对比数。声强级是一个无量纲的量。声强级的单位是贝尔(B)。

$$\text{声强级 } L_1 = \log \frac{I}{I_0} \text{(B)} \qquad (1\text{-}6)$$

式中,I 为所求声强,I_0 为参考声强。因为单位过大,所以目前国际上通用分贝(dB)作为声强级单位,$1\mathrm{B} = 10\mathrm{dB}$。

$$\text{声强级 } L_1 = 10 \log \left(\frac{I}{I_0} \right) \text{(dB)} \qquad (1\text{-}7)$$

当 $I = 10 I_0$,$\therefore L_1 = 10 \log \dfrac{10 I_0}{I_0} = 10 \times 1 = 10 \text{(dB)}$

$I = 1\,000 I_0$,$\therefore L_1 = 10 \log \dfrac{1\,000 I_0}{I} = 10 \times 3 = 30 \text{(dB)}$

$L_1 = 10 \log \dfrac{10^{-4}}{10^{-16}} = 10 \log 10^{12} = 120 \text{(dB)}$

在实际工作中,经常不测量超声强度,而是测量回声的振幅(声压)。故不是比较两个声强的大小,而是比较两个声压的大小。

声压级的定义为两个声压的对数比,即:

$$\text{声压级 } L_p = 20 \log \frac{P}{P_0} \text{(dB)} \qquad (1\text{-}8)$$

式中,P 为所求声压,P_0 为参考声压。公式 1-8 是由公式 1-7 推导出来的,因为 $I=\dfrac{P^2}{\rho c}$,

所以 $10\log\dfrac{I}{I_0}=10\log\dfrac{P^2}{P_0^2}=20\log\dfrac{P}{P_0}$。

引起听觉最小所需能量为闻阈:$I_0=10^{-12}\,\mathrm{W/m^2}=10^{-16}\,\mathrm{W/cm^2}$。

引起听觉最大所需能量为痛阈:$I=1\,\mathrm{W/m^2}=10^{-4}/\mathrm{cm^2}$。

实际生活工作中和实验表明,人耳正常听觉范围所需声强为 $60\sim80\mathrm{dB}$。声强达到 120dB 时,人耳有痛感;声强达到 150dB 时,人耳就会震聋;声强达到 160dB 时,老鼠就会震死。

五、人体组织对超声波的作用

人体组织对入射超声波可产生多种物理现象,表现为声像图的各种特征。

(一)声阻抗(Z)

介质对声波传播的阻力。不同的介质有不同的声特性阻抗,其数值等于介质密度(p)与声速(c)之积,即 $Z=p\times c$,单位为瑞利,声像图中各种回声显示主要由声阻抗差别形成。声阻抗越大,反射回来的信号越多,回声显示越明亮;声阻抗越小,反射回来的信号越少,回声显示越暗淡。

(二)界面

声阻抗不同的两种介质的交界面。当界面尺寸大于超声波波长时,该界面被称为大界面,反之则称为小界面。当脏器由分布十分均匀的小界面组成时称为均质体,当清晰的液体中各处声阻抗一致时称为无界面区。

(三)反射

在超声波的传播过程中,声束遇到大界面,部分或全部声波返回到原介质中传播的现象,称为反射,反射角等于入射角(图 1-1)。反射声能与两界面的声阻抗差有关,两界面之间有 0.1% 的声阻抗差,即可产生声反射,声阻抗越大,反射越强。

(四)折射

在超声波传播过程中,当界面两侧的介质声速不同时,超声波进入第二种介质后其传播方向将发生改变的现象,称为折射。如果第二种介质的声速大于第一种介质,则折射角将大于入射角,如入射角大于一个临界值时,则入射的声能全部返回,形成全反射,全反射会造成第二种介质的信息丢失,形成"折射声影",在检查中要注意。

(五)散射

超声波在传播中遇到小界面时会形成散射(图 1-2)。散射使一部分入射超声的能量向各个方向辐射,无方向性,散射回声来自脏器内部的细小结构,有十分重要的临床意义。人体内界面的反射与散射是超声成像的基础。

(六)绕射

超声波遇到界面径线与入射声波波长接近时则绕过界面继续向前传播的现象,称为绕射(图 1-3)。

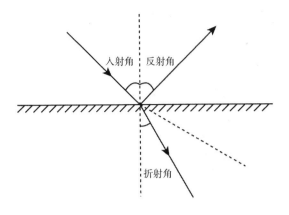

图 1-1 反射和折射示意图

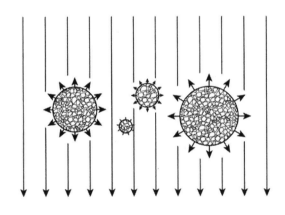

图 1-2 散射示意图

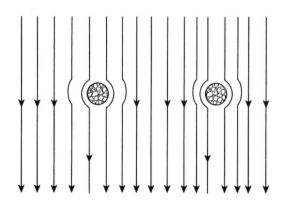

图 1-3 绕射示意图

（七）衰减

超声波在介质传播过程中,声能随传播距离的增加而减少的现象,称为衰减(图 1-4),与声反射、散射、吸收、扩散等因素有关。不同组织对入射超声的衰减是不一样的,如蛋白质对超声的衰减比水要大。在仪器设置中,可以利用深度增益补偿调节技术来实现图像深浅均匀一致。

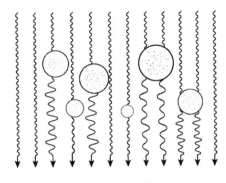

图 1-4 衰减示意图

（八）多普勒效应

1842 年，奥地利物理学家多普勒通过研究发现，当声源与接收器做相对运动时，接收器接收的声波频率与声源发出的频率不一致，这一现象称为多普勒效应（图 1-5）。入射声波遇到运动界面后，反射或散射回声的频率发生了改变，改变的频率值称为频移，界面朝向探头运动时，回声频率高于入射频率，为正频移；反之为负频移。利用多普勒效应可以检测组织器官（心脏等）、血液、胎儿等的运动情况。

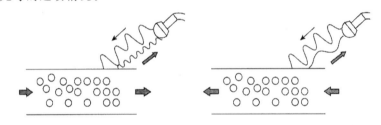

图 1-5 多普勒效应示意图

六、超声诊断的显示方式

超声诊断显示方式较多，根据显示方式不同，有 A 型超声、B 型超声、M 型超声、多普勒超声（D 型）等。A 型超声为一维幅度调制型，目前临床已很少使用。

（一）A 型超声

A 型超声为振幅调制型，单条声束在传播途径中遇到各个界面所产生的一系列的散射和反射回声，在示波屏时间轴上以振幅高低表达。示波屏的 X 轴自左至右为回声时间的先后次序，代表人体组织的浅深；而 Y 轴自基线上代表回声振幅的高低。A 型超声为一维图像，信息量少，目前仅在眼科临床中有应用，主要取其距离深度测量作为分析依据，在其他领域已不再应用。

（二）B 型超声

B 型超声为辉度调制型，基本原理为将声束传播途径中遇到的各个界面所产生的一系列散射和反射回声，在示波屏时间轴上以光点的辉度（灰度）表达。B 型示波屏时间轴在 Y 轴上与 A 型仪器不同。B 型超声成像的特点：回声界面以光点表达；各界面回声振幅（或强度）以辉度（灰度）表达；声束顺序扫切脏器时，每一单条声束线上的光点群按次分布成切面声像图

（图1-6）。本型又分灰阶（grey scale）与彩阶（color scale）显示，静态（static）和实时（realtime）显示等。目前临床常用的为帧频大于24f/s的实时灰阶（灰阶数大于64）或彩阶仪器。根据探头与扫描方式又可分为线阵扫描、扇形扫描、凸弧扫描等，以凸弧扫描适用范围最广。

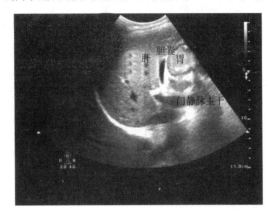

图1-6　B型超声的肝脏切面声像图

（三）M 型超声

M型超声包括传统M型和解剖M型超声。传统M型超声用一维声束取样，显示界面回声和活动的超声诊断。在单声束扫描中加入慢扫描锯齿波，使回声点自左向右移动显示，纵坐标表示不同界面相对探头的空间位置及深度变化，横坐标为声束扫描时间。解剖M型超声通过电子计算机数字化处理系统，将隐含在序列B超图像中的运动信息提取出来，即显示了取样线上各点的灰度随时间的变化。从成像原理看，解剖M型超声与二维超声本质相同，都是灰度调制型，它可以在任意角度、任意切面灵活变化和调整。M型超声主要用于分析心脏和大血管的运动。在M型超声上可对幅度、间期、速度、内径、厚度等进行定量分析（图1-7）。

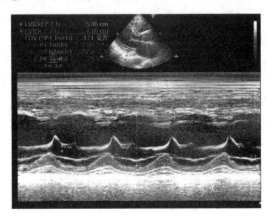

图1-7　M型超声心动图

M型超声为活动显示型，其原理为单条声束取样获得界面回声，回声辉度调制，示波屏Y轴为距离轴，代表界面深浅，示波屏X轴代表慢扫描时间的基线，表示在一段较长时间内（数秒至数十秒）超声与其他生理参数的显示线。M型获得"距离—时间"曲线，主要用于诊断心脏病及胎动、胎心率及心律测定。自从扇形扫描出现并发展完善后，M型超声主要用作心脏或瓣膜结构在时相上的细致分析，可进一步丰富、完善扇形扫描的图像诊断信息（图1-8）。

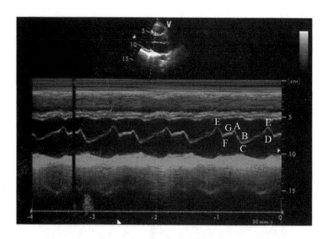

图 1-8　M 型超声显示二尖瓣前叶运动曲线

(四)D 型速度频谱曲线

D 型超声为差频示波型,是单条声束在传播中遇到各个活动界面产生的差频回声,在 X 轴的慢扫描基线上沿 Y 轴显示其差频的大小。通常基线上方显示正值的差频,下方显示负值的差频,振幅高低代表差频的大小。例如,输入"声轴—流向"夹角的数值,经计算可直接显示血流速度。曲线谱宽代表取样线段经过管腔所获得的多种流速范围,各点的辉度代表不同流速间的统计分布(图 1-9)。

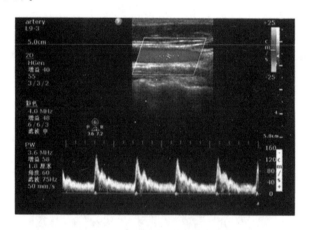

图 1-9　D 型速度频谱曲线

注　振幅的高低代表速度的大小,位于基线上方表示血流朝向探头。

(五)D 型彩色成像(CDFI)

CDFI 是采用自相关技术获得一个较大腔室或管道中的全部差频回声信息,予以彩色编码,彩色图像直观显示腔室和血管中的血流状况。一般要求:①彩色分离,通常用红黄色谱代表一种血流方向,蓝绿色谱代表另一种血流方向;用红色表示低流速,越往黄色,流速越高,最高流速为白色(代表屏幕显示色);以蓝色表示另一方向的低流速,越往绿色,流速越高,最高流速为白色(代表屏幕显示色);②彩色实时显示,用于追踪小血管行径。

七、超声造影

超声造影又称声学造影,是一种利用造影剂使后散射回声增强,明显提高超声诊断的分辨力、敏感性和特异性的技术。在常规超声检查基础上,超声造影成像可以增强病变组织的回声或者减低周围背景回声,从而可以使病灶与其周围的正常组织回声有明显区别。常用造影剂有血管内造影剂和非血管造影剂。血管内造影剂是通过周围静脉注射的超声造影剂,其进入血液循环,到达靶器官,利用微气泡的声散射性能,形成灌注部位与周围组织的声阻抗对比;同时,通过造影剂增强血液的背向散射,使血流灌注清楚显示,形成了病变部位与正常组织的显影差异,以实现对某些疾病的诊断及鉴别诊断。其中心肌声学造影、心腔内造影和肝胆超声造影应用最为广泛。非血管造影即让液体造影剂通过口服、灌肠或其他途径进入人体的管道、体腔,利用液体的无回声区或悬浮于液体中的微小粒子的散射回声作对比造影诊断,其中胃肠造影、宫腔造影及尿路造影应用最广泛(图 1-10)。目前国内普遍应用的造影剂是声诺维,它是由磷脂包裹的六氟化硫微泡,直径仅 $2.5\mu m$。经周围静脉注射后能达到脏器或病灶的实时灰阶增强的效果。采用二次谐频成像技术可明显增强造影剂区域,抑制周围组织,提供清晰的超声造影图像。

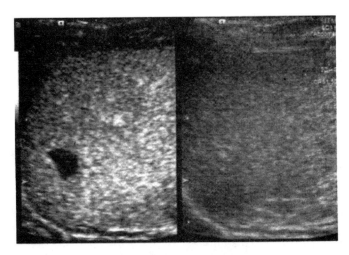

图 1-10 超声造影(肝右后叶病灶)

八、弹性成像

利用超声对组织进行激励,提取与组织弹性有关的参数并通过图像反映出来的成像方法,称为超声弹性成像。它是一种对组织力学特征成像的技术,可以用于任何可用超声探测成像、可以接受静态或动态压力的组织系统。弹性系数小的组织受压后位移变化大,显示为蓝色;弹性系数大的组织受压后位移变化小,显示为红色;以绿色表示感兴趣区域的平均硬度。常应用于乳腺、甲状腺、前列腺、肝脏等脏器疾病的检查与诊断(图 1-11)。

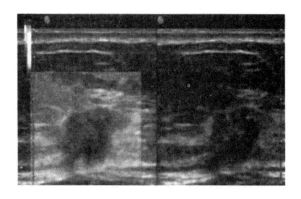

图 1-11 弹性成像(乳腺癌)

九、超声图像伪差

图像伪差为超声断面图像与其相应的解剖断面图像之间存在的差异,表现为声像图中回声信息特殊的增添、减少或失真。主要有以下几种。

(一)多次反射

多次反射产生的伪差又称"多重反射""多重回声"。混响效应和振铃效应均属于多次反射。

1.混响效应

当声束扫查体内平滑大界面时,部分反射回波不为探头所接受,而往返于探头表面与反射体之间。如此显示2次或3次逐渐减弱的图像,可在较大液暗区的前壁下方隐约显示大界面上方重复、移位的图形。胆囊、膀胱、大囊肿可因混响效应影响对前壁的检查,而被误认为壁增厚、分泌物或肿瘤。还可能使某些前壁病变,如胆囊隆起性病变、膀胱癌等漏诊(图1-12)。

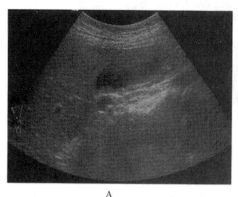
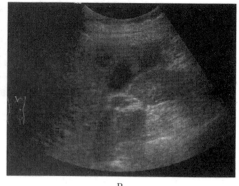

图 1-12 混响效应

注 A.原始图像;B.谐波及 Sono CT 处理后图像。

2.振铃效应

在软组织与含气组织(肺、胃肠道等)交界处,界面前后声特性阻抗相差悬殊,声波近于全部反射,不能透入第二介质。此时声波在此界面与探头发射面之间往返振荡,形成有一定间距的多次反射或为杂乱的强反射。超声扫查金属异物、金属避孕环时其后方尾随一串由宽变窄似彗星尾状的光亮回声,称为"彗尾征",亦称为振铃现象,也可见于胆囊壁上的胆固醇结晶(图 1-13)。

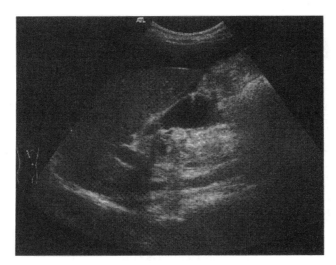

图 1-13 振铃效应

3.克服多次反射所产生的图像伪差的方法

(1)涂以充足的耦合剂,使探头与皮肤紧密接触。

(2)增加近区抑制,表浅部位可加用水囊或耦合块,尽量中区成像。

(3)适当加压并改变声束投射方向和角度。

(二)侧壁失落效应

探测断面为环形物体时,因声束相对侧壁入射角过大,使反射声束偏离声源,反射回声不能接收而产生回声失落现象,致使两侧壁在声像图上不被显示。

(三)旁瓣效应

旁瓣效应即第一旁瓣成像重叠效应。主瓣一般处于声源中心,主瓣周围具有对称分布的小瓣称旁瓣。旁瓣声轴与主瓣声轴间形成大小不同的角度,主瓣在扫查成像时,旁瓣也可同时成像,与主瓣图像重叠,形成复杂的图像伪差。

旁瓣伪差常在显示子宫、胆囊、横膈等处发生,声束遇到过高的反射体时可出现"披纱征",如充盈膀胱暗区内或结石前缘狗耳状弧状线条,胆囊腔内结石披纱状回声等,适当降低增益可使伪差减少。

十、镜像效应

(一)常见发生部位

常见于横膈附近,肝脏肿瘤(图 1-14A)。

(二)产生原因及显示形态

镜像效应也称为镜面折返虚像。当超声遇到深部大而平滑的镜面时,镜面把声波反射到与之接近的界面,靶区的反射回声沿原路径达镜面后再次反射回探头,在声像图上显示形态为镜面两侧距离相等、形态相似的声像图。横膈的浅侧为实影,深者为虚影或镜像(图 1-14B)。

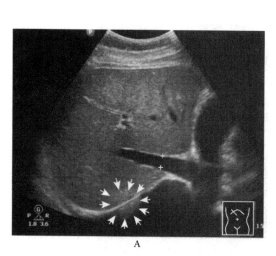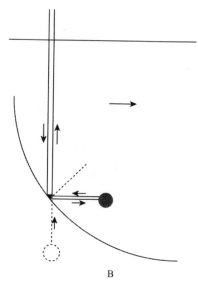

图 1-14　镜像效应

注　A.肝脏血管瘤镜像效应；B 镜像效应产生的原理。

十一、声影

声影指声束照射强反射或声衰减很大的结构(如气体、骨骼等)时,在组织或病灶后方出现回声低弱甚至接近无回声的条带,即为声影。声影是声路中较强衰减体所造成的,衰减的成因很多,高反射系数物体(如气体)后方具声影;高吸收系数物体(如骨骼、结石)后方具声影;兼具高反射及高吸收系数者更具明显声影。声影可作为结石、钙化灶和骨骼的诊断依据。

十二、后方增强效应

当病灶或组织的声衰减很小时,其后方回声强于同等深度的周围回声,称为后方增强效应;声束在传播过程中会随深度的增加而不断增加其衰减,为使声像图显示深浅均匀、可比,常利用深度增益补偿(DGC)调节系统加以弥补。后方增强效应是指在常规调节的 DGC 系统下所发生的图像显示效应,并非声能量在后方被其他任何物体能量所增强。DGC 调节使与软组织衰减的损失一致时,获"正补偿"图。在整体图形正补偿,其中某一小区的声衰减特别小时,如液区,则回声在此区的补偿过大,成"过补偿区",其后壁也因补偿过高而较同等深度的周围组织明亮得多,称为后壁增强效应。此效应常出现在囊肿、脓肿及其他液区的后壁,但几乎不出现于血管腔的后壁。有些小肿瘤,如小肝癌、血管瘤的后壁,也可略增强。

十三、部分容积效应

(一)常见发生部位

在扫查腹部大血管和肝、肾小囊肿时,部分容积效应会显示组织内部出现细小的回声;在扫查胆囊时,含气的十二指肠与胆囊切面重叠,会产生胆囊内结石的伪像(图 1-15A)。

（二）产生原因及显示形态

超声图像显示为检查组织中一定厚度范围内信息的叠加,检查目标与周围组织的回声重叠则产生部分容积效应,声像图显示形态为失真的检查目标(图 1-15B)。

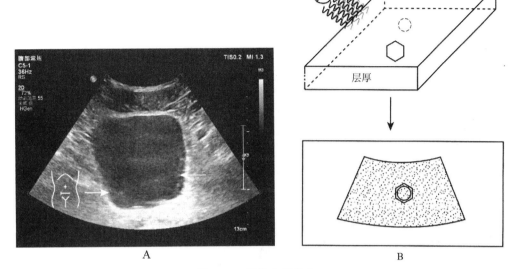

图 1-15　部分容积效应

注　A.膀胱侧壁部分容积效应;B.部分容积效应产生的原理。

十四、各向异性

（一）常见发生部位

肌腱、神经和肌肉的检查中(图 1-16A)。

（二）产生原因及显示形态

各向异性是当声束与线性结构入射角不同时,造成该结构内部回声不均匀的现象。检查肌腱时,声束垂直于肌腱,则可显示肌腱特有的纤维状高回声,但如果声束略倾斜,肌腱的特征性的超声表现可消失,倾斜角度越大,肌腱回声越低,可被误认为肌腱病变。在检查时可通过对探头做上下倾斜或左右侧动来消除此伪像(图 1-16B)。

十五、声速失真伪像

（一）常见发生部位

较大的脂肪瘤测量值偏大,探头与胎儿股骨不垂直时测量值偏小,当声束遇见局灶性脂肪或肝脏内较大钙化灶时,后方肝被膜显示不光整,声束通过肋软骨后,其后方胸膜线弧形前移(图 1-17A)。

（二）产生原因及显示形态

物体内的声束与其密度和弹性有关,超声成像处理假定人体组织的声速为一定值(1 540m/s),通常对肝、脾、子宫等进行测量不会产生明显的误差。当声束在物质内传播的速度显著低于假定的 1 540m/s 时,回声将需要更多时间以返回探头,成像处理器假定回声的时间长度只与回声的距离有关,回声就显示为比实际位置深,对于声速较高的组织,回声显示比实际位置浅(图 1-17B)。

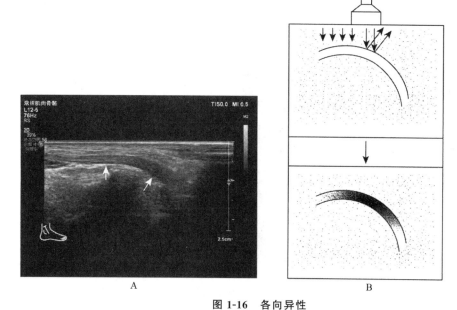

图 1-16 各向异性

注 A.各向异性(箭头所示回声不一致);B.各向异性产生的原理。

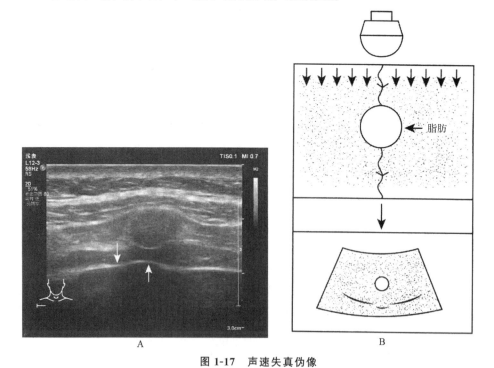

图 1-17 声速失真伪像

注 A.声速失真伪像;B.声速失真伪像产生的原理。

(赵 嘉)

第三节 多普勒血流显像

一、多普勒效应

多普勒效应指当声源和接收器之间出现相对运动时,声波的发射频率和接收频率之间将出现差别,这种频率差别称为多普勒频移(f_d),当两者相互接近时频率增加,相互背离时频率减小(图 1-18)。

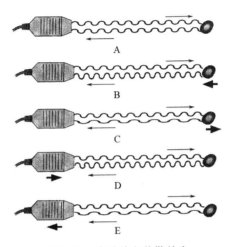

图 1-18 声波的多普勒效应

注 A.显示当声源和接收器相对静止时,声波的发射频率和接收频率相同;B.显示当声源接近接收器时,接收频率大于发射频率;C.显示当声源背离接收器时,接收频率小于发射频率;D.显示当接收器接近声源时,接收频率大于发射频率;E.显示当接收器背离声源时,接收频率小于发射频率。

多普勒频移(f_d)可用公式表达为:

$$f_d = f_r - f_0 = \pm 2v\cos\theta f_0 / c \qquad (1-9)$$

这个公式即多普勒方程,式中,f_0 为发射超声波频率,f_r 为接收到的超声波频率,f_d 为多普勒频移;v 为反射物体运动速度,c 为超声波在介质中的传播速度,θ 为超声束与反射体运动方向之间的夹角。因而 f_d 与 v 呈正比关系,即可用 f_d 反映反射体运动速度 v。

二、多普勒方程

运动物体对入射超声的回波产生频移,其频移量(f_d)与运动速度(v)呈正比,与探头发射频率(f_0)呈正比,与声束—血流方向夹角(θ)的余弦呈正比,而与介质中声速(c)呈反比,即公式1-10。

$$f_d = \frac{2v\cos\theta}{c} \times f_0 \qquad (1-10)$$

血流中的血细胞(主要是红细胞)就是血液中的散射体,它们在心脏及血管内流动,所以它的运动速度代表着血流的流速,分析血细胞反向散射波中所含的多普勒频移信号实际上就是分析血流速度和血细胞运动状态。因此,用多普勒效应原理来测定血流速度时,实际上是通过测定血细胞的多普勒频移,利用多普勒方程计算出血细胞的运动速度并进行成像显示与分析,于是形成了多普勒超声成像技术。血细胞流向或背离探头的情形与汽车鸣笛声的情形相似,血流速度和方向通过发射和接收到的超声频率差值,即多普勒频移来确定。

多普勒超声成像技术中,探头的发射晶片与接收晶片之间不会发生相对运动,多普勒频移信号的产生是被检查目标相对于探头之间的运动引起的。频移为接收器接收到的反射超声频率与发射超声频率的差,即公式1-11。

$$f_d = f_r - f_0 = \pm \frac{2v \cos\theta}{c} \times f_0 \tag{1-11}$$

式中,v 为被检查目标运动速度;c 为超声速度;θ 为目标运动方向与入射超声声束夹角。实际上,血细胞的多普勒频移可由多普勒超声诊断仪测得,血流速度是我们想要测量的参数,因此可得公式1-12。

$$v = \pm \frac{f_d \times c}{2f_0 \cos\theta} \tag{1-12}$$

式中,声速、入射超声频率和夹角是固定的,得到的被检查目标速度与频移量成正比关系,正负号则表示运动同向或反向,通过傅立叶变换即可得到红细胞的速度显示,即公式1-13。

$$v = |\vec{v}| \cos\theta \tag{1-13}$$

式中,$|\vec{v}|$ 为真实的目标速度;v 为计算速度;$\cos\theta$ 为声束与血流速度夹角。

从公式1-12、公式1-13中可以看出 v 主要与 θ 有关。

当 $0° < \theta < 90°$ 时,$\cos\theta$ 为正值,f_d 为正向频移。

当 $90° < \theta < 180°$ 时,$\cos\theta$ 为负值,f_d 为负向频移。

当 $\theta = 0°$ 或 $\theta = 180°$ 时,$\cos\theta = \pm 1$,即血流方向与声束在同一线上相向或相背运动。

当 $\theta = 90°$ 时,$\cos\theta = 0$,即血流方向与声束垂直,检测不到血流信号。

所以当同一频率的超声探头检测同一处的血流信息时,v 主要取决于声束与血流方向的夹角数值。从公式1-12中可以看出,当 f_d 固定时,f_0 越小,则可测量的血流速度就越大,所以测量高速血流时选择较低频率的探头。超声多普勒技术提供了人体内部有关血流的速度和方向的信息,即多普勒"频移—时间"曲线(图1-19)。横轴(X 轴)表示检查目标的运动时间,纵轴(Y 轴)表示频移大小,以速度表示,接收频率大于发射频率时,即正向频移时,血流频谱在基线以上呈正向;反之负向频移时,频谱在基线以下呈负向。

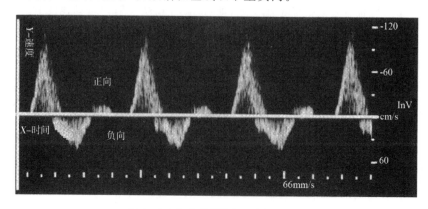

图 1-19 多普勒"频移—时间"曲线

三、多普勒超声

利用多普勒效应原理,入射声波遇到运动界面后,散射或反射回声的频率发生了改变,将频率改变了的回声信号与发射信号进行比较得到频率差,即频移,将频移值转换为不同的方式显示,常用的有脉冲多普勒、连续多普勒、彩色多普勒超声、能量多普勒超声、多普勒组织显像、高脉冲重复频率多普勒等。

(一)多普勒频谱与血流方向

心血管内的血流方向能通过频谱信息相对于零基线显示的位置决定。通常血流方向朝向探头被显示在零基线的上方,即正向多普勒频谱,而血流方向背向探头则显示在零基线的下方,即负向多普勒频谱。但是可以通过设置改变。

在实际检测时,多普勒频谱有时会包括正向和负向的血流信息,需要加以区分并同时作独立处理。由于正向血流信号的频率比发射频率高,可以得到相位领先的输出信号血流信息,而负向血流信号可以得到相位落后的输出信号血流信息。频谱的血流方向相当于探头流向,即使探头固定不动,但由于超声束(取样位置不同)方向的改变,血流信息的曲线显示也不尽相同。

(二)多普勒频移信号的处理

脉冲多普勒超声取样门是一个小时间范围,其内有许多红细胞,且所有红细胞的运动速度不尽相同,在同一时刻,产生的多普勒频移也不相同。因此,散射回来的超声脉冲多普勒信号是一个由各种不同频率合成的复杂信号,它有一定的频宽,如果取样容积内红细胞速度分布小,则频谱窄,反之则频谱宽。由于血流脉动的影响,信号频率和振幅必然随时间而变化,所以血流信息是空间和时间的函数。把形成复杂振动的各个简谐振动的频率和振幅分离出来,形成频谱,称为频谱分析。只有对这种信号经过频谱分析,并加以显示,才有可能对取样部位的血流速度、方向和性质作出正确的诊断。

1.快速傅里叶变换(FFT)

处理脉冲多普勒超声信号,进行频谱分析,有过零检测和快速傅里叶变换两种方法。但过零检测技术方法简单,只能大致反映血流速度分布,所以现代的多普勒血流仪都不采用这种方法。目前主要采用FFT方法。该方法是通过微机来执行的,是把时域信号转换成频域信号的方法。复杂信号通过FFT处理,就能鉴别信号中各种各样的频移和这些频移信号的方向,将复杂的混合信号分解为单个的频率元素。FFT处理信号,能自动地实时实现频谱显示和分析。由于超声诊断仪要求获取数据的速度较快,这就要求利用快速傅里叶变换器FFT。FFT器的输出正是我们所需的FFT波形,即多普勒频谱图。FFT处理准确可靠,其频谱分析具有真实的临床价值。

2.频谱显示

频谱显示有多种方式,最常用的显示方式为速度/频移-时间显示。该显示谱图上 X 轴代表时间,即血流持续时间,单位为 s,它能够扩大或缩小频谱显示中的频谱比例;Y 轴代表速度/频移大小,单位为 cm/s。

(1)收缩峰是指在一个心动周期内达到收缩顶峰频率,即峰值血流速度的位置(v_s)。

（2）舒张末期是将要进入下一个收缩期的舒张期最末点（v_d）。

（3）频窗为无频率显示区域。频窗为典型的抛物线形流速分布中，流速曲线下部出现无回声信号区。当血流分布不全时，这种典型的抛物线形频谱可能增大、缩小或消失。

（4）水平轴线代表零频移线，又称基线。在基线上面的频移为正向频移，表示血流方向朝向探头；在基线下面则为负向频移，表示血流方向背离探头。也可上为负，下为正，可根据使用者习惯调节。

（5）频谱（带）宽度表示频移在垂直方向上的宽度，即某一瞬间取样血流中血液红细胞速度分布范围的大小。速度分布范围大，频谱宽；速度分布范围小，频谱窄。人体正常血流是层流，速度梯度小，频谱窄；病理情况下，血流呈湍流，其速度梯度大，频谱宽。频谱宽度是分析血流动力改变的重要参数。

（三）多普勒血流参数

1.血管多普勒血流参数

（1）A 为收缩期峰值血流速度（v_s），B 为舒张末期流速（v_d）。

（2）时间平均峰值速度（v_m）为受检血管取样容积中一个完整的心动周期中空间最高血流速度的时间平均值。选取一个心动周期的曲线包络，由仪器直接计算出包络下的面积，即血流速度—时间积分（VTI）。

（3）阻力指数（RI）：$RI = \dfrac{v_s - v_d}{v_s}$。

（4）搏动指数（PI）：$PI = \dfrac{v_s - v_d}{v_m}$。

（5）收缩/舒张比值（S/D）：$S/D = |A/B|$。

（6）压力差（PG）：$PG = 4v^2$。

（7）加速时间（AT）：$AT = A'_t - B_t$。

（8）减速时间（DT）：$DT = A_t - C_t$。

2.心脏多普勒血流参数

（1）峰值流速。

（2）峰值压力差（PG）：$PG = 4_v2$。

（3）速度时间积分（VTI）。

（4）平均速度（MV）：$MV = \dfrac{VTI}{duration\ of\ flow}$。

（5）平均压力差（MG）：$MG = \dfrac{PTI}{duration\ of\ flow}$。

$PTI = sum\ of\ P_i \Delta t$；$duration\ of\ flow = $ 血流间期。

P_i 是速度频谱区域每 Δt 内压力（由 $4v_i^2$ 计算）。

（6）压力减半时间（PHT）：$PHT = DT \times (1 - 0.707)$。

（7）E 峰峰值速度 peak E：velocity。

（8）A 峰峰值速度 peak A：velocity。

（赵　嘉）

第四节 超声诊断仪

一、硬件系统

超声诊断仪主要由探头、显示器、面板控制单元、主机、记录和打印装置构成。

（一）探头

1.构造

探头是超声诊断仪的重要组成部分,又称超声换能器,具有发射超声波及接收超声波的作用,是电能和声能相互转换的装置。主要由压电材料、垫衬吸声材料、保护层、声匹配层、外壳等组成(图 1-20),决定声能和电能互换能力的核心部件是压电材料。

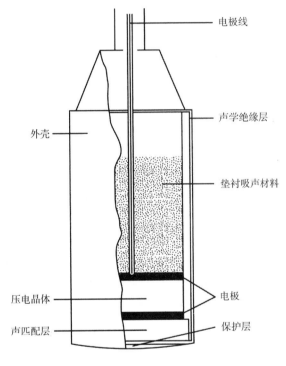

电极线

声学绝缘层

外壳

垫衬吸声材料

压电晶体

电极

声匹配层

保护层

图 1-20 探头的组成

2.类型及用途

医用超声探头种类繁多,有电子扫描式(凸阵、线阵、相控阵)、机械扫描式(摆动式、旋转式)以及一些满足临床特殊需要的不同用途的超声探头。

(1)凸阵探头常用于检查腹、盆腔脏器等。

(2)扇形探头常用于检查心脏、颅脑等。

(3)线阵探头常用于检查甲状腺、乳腺、外周血管、肌肉、骨骼、浅表淋巴结等。

(4)腔内探头包括经食管探头、经阴道探头、经直肠探头等,根据临床需要选用。

(5)穿刺探头借助超声图像指导穿刺,准确定位。

3.频率及选择

探头常用的频率为 2～14MHz,根据声衰减的特性、探测部位的不同来选择不同频率的探头。一般情况下,频率越高,波长越短,穿透力越弱,衰减越多;频率越低,波长越长,穿透力越强,衰减越少。因此,检测浅表器官和外周血管,通常选用高频探头;检测胸、腹、盆腔等部位器官,通常选用低频探头。

(二)显示器

从人体反射回来的超声信息,最终在显示器或记录仪上以图形、曲线等形式显示,供检查者观察所检查器官的断层图像,目前常用的有荧光显示器、激光显示器、液晶显示器等。

(三)面板控制单元

运用仪器面板上的旋钮、开关等可对仪器的功能进行调节,在超声检查时优化检查条件,并进行相关测量。功能调节分为灰阶成像调节、多普勒成像调节,灰阶成像调节需注意以下几个方面。

(1)适度调节显示器的亮度、对比度、饱和度等。

(2)调节深度增益补偿调节(DGC)/时间增益补偿(TGC),实性脏器扫查,声束因距离增加造成回声衰减,需补偿调节以保证图像质量;含液空腔器官后方回声增强,当后方回声过强时,会影响后壁结构的显示,要调节 TGC 以抑制远场回声强度。

(3)调节聚焦点,设置单个或多个聚焦点(但不可过多),将其调节至超声检查或测量、观察的区域,以增加图像的分辨力。

(4)调节图像深度,检测目标要完整显示并处于中央区域,必要时,运用局部放大功能,重点观察某一区域。

(5)适度调节总增益,图像亮度较低时,易引起有效的弱信号信息丢失,导致漏诊,图像亮度太高,容易造成图像失真。

(四)主机

主要包括超声信号电路板和数字扫描变换电路板,由超声发射电路、回波接收电路、信号储存等构成,可将发射/接收单元进入的超声回波信号首先进行模拟/数字转换,变成数字信号,并完成各项后处理的功能,所有将要显示的信号都要在变换器中完成转换,最后变成视频信号显示,供检查者观察分析。

(五)记录、打印装置

目前,临床常用的是将计算机、打印机直接连接至超声诊断仪上,利用超声工作站系统储存图像、打印报告或供进一步研究使用。

二、使用与保养

(一)工作环境和电源要求

(1)室温以 25℃左右为佳;相对湿度 30%～80%;避免高温、潮湿、灰尘和易燃气体。室内保持良好的通风。

(2)不能进入使用乙醚的手术室。

(3)远离高频磁场、电场、强电流环境,如发电机组、放射科等。

（4）超声诊断仪在室内应远离窗户,避免阳光直射显示器。

（5）使用自动稳压电源,保证持续稳压电源供应,防止经常断电。

（6）在搬动或移动超声诊断仪时应注意防震。

（二）仪器的维护保养

1.主机

（1）超声诊断仪需要专业人员定期维护保养,并做好记录。操作主机时应用力适度,严格按照使用说明操作,禁止在不了解的情况下操作。

（2）开机前认真检查电源,做到"四看":看标准电压、看地线接头、看控钮位置、看探头连接,各项均符合要求方能开启。开机使用时,先开稳压器电源开关,待电源电压稳定后再开启主机电源开关;检查间隙应冻结,减少仪器损耗;使用结束时,恢复各旋钮位置,先关闭主机电源,再关闭稳压器电源。不得在短时间内反复开关电源。

2.探头

（1）探头要轻拿轻放,防碰撞。

（2）用柔软纸巾擦拭脏污,防磨损。

（3）常规超声探头禁止使用液体浸泡法消毒,部分穿刺探头需浸泡消毒,但不可超过探头电缆线连接处。

（4）避免用力牵拉、扭曲、踩压探头电缆。拆卸探头时,应先关闭整机电源。

3.耦合剂

（1）作用:减少探头与组织之间的气体,减少声阻抗差,保护皮肤和探头。

（2）性状:主要成分是水,为了防止流淌,加入了适当的黏稠剂,此外,为了防止干燥还加入了保湿剂。特殊部位检查时(如术中探查),使用灭菌耦合剂。耦合剂的质量跟图像的清晰、探头的寿命和患者有关,在使用时应选用非油性、无腐蚀的耦合剂,其具有透声好、无毒性、无腐蚀性、无杂质、无气泡、不刺激皮肤、容易擦拭等特性,禁止使用液体石蜡、甘油等耦合剂。

（3）涂布:采用挤牙膏式涂抹到探头表面,请勿对着探头甩动耦合剂瓶,防止耦合剂瓶尖头损害探头外层声学匹配层。仪器使用后必须及时擦拭探头上的耦合剂。

4.软件系统

超声诊断仪器软件系统主要包括一些超声新技术和诊断分析系统,如三维超声成像及后处理软件、超声造影成像及分析软件、弹性超声成像及分析软件、组织多普勒成像软件、宽景成像软件、胎儿检查数据系统分析软件等,这些系统与计算机软件的开发利用和发展密切相关。下面简要介绍三维超声成像、超声造影成像和组织多普勒成像。

三、三维超声成像

（一）三维超声成像技术种类

1.静态三维超声成像

先进行二维超声成像,然后用电脑技术对采集的二维图像进行重建,成为三维图像。

2.实时三维超声成像

以特制的探头,用电脑技术高速处理每次扫查的大量数据,即时显示三维超声图像,就是真正实时显示的三维超声成像。

（二）三维超声成像显示方式

三维超声成像主要显示方式有表面成像、透明成像、结构成像等。

（三）三维超声成像与二维成像的比较

（1）三维成像能更准确地了解器官或病变的形状、轮廓、大小等。

（2）三维显示组织脏器的邻接关系更清楚和准确。

（3）三维成像可从不同的视角观察解剖结构。

（4）补充二维成像不易显示的病变。

（四）三维超声成像的临床应用

（1）在瓣膜病、先天性心脏病等心血管疾病时，可较全面地显示病变的全貌，并能从各种角度观察病变的情况。

（2）冠状动脉粥样硬化性心脏病（冠心病）时，单独应用或与负荷试验、超声造影并用，可立体显示心肌灌注缺损区、心肌缺血区，并可测量其累及范围。

（3）心内血流的三维显示，可以定量估计分流量、反流量的大小。

（4）用于组织多普勒成像，可立体观察心肌活动的顺序，检测心脏异位起搏点、传导顺序、传导途径等。

（5）心功能测定，心室容积、每搏量、射血分数等。

（6）检测胎儿心脏病变，如先天性心脏病等。

（7）显示腹腔、盆腔脏器的病变，如肿瘤、结石、畸形等。

（8）显示胎儿先天性畸形，如面部、肢体等畸形。

四、超声造影成像

（一）超声造影基本原理

1.超声造影的散射回声源

微气泡是造影的散射回声源，包括空气、氧气、二氧化碳、氟烷类、六氟化硫等气体，目前使用最多的是六氟化硫气体。

2.超声造影散射回声信号强度

散射回声信号强度与微气泡大小、发射超声的功率成正比，与检测的深度成反比。

3.超声造影剂在血液循环中持续时间

持续时间与微气泡密度及最大圆截面成正比，与微气泡在血液的弥散度、饱和度成反比。

（二）超声造影途径

1.右心造影

从末梢静脉注入六氟化硫造影剂，造影剂微气泡直径大于红细胞直径（大于 $8\mu m$），只在右心系统及肺动脉显影。

2.左心造影

从末梢静脉注入六氟化硫造影剂，造影剂微气泡直径小于红细胞直径（小于 $8\mu m$），从右心通过肺循环回到左心,再从主动脉到外周血管。

3.心肌造影

与左心造影相同,反向脉冲谐波成像以增强造影剂显示,如造影剂微气泡直径小于 $2\mu m$,用二次谐波成像、间歇式超声成像技术即可。

4.全身血管及外周血管超声造影

造影剂从肘静脉注入,采用造影剂六氟化硫。

(三)增强超声造影技术

1.二次谐波成像

由于超声在人体组织中的传播及散射存在非线性效应,可出现两倍于发射波(基频)的反射波频率,即二次谐波或称二次谐频。二次谐波的强度比基波低,但频率高,被接收时只反映了造影剂的回声信号,基本不包括基波(解剖结构)回声信号。因此噪声信号少,信噪比高,分辨力高。

2.间歇式超声成像

用心电触发或其他方法使探头间歇发射超声,使造影剂能避免连续性破坏而大量积累在检测区,当再次受到超声作用时,能瞬间产生强烈的回声信号。

3.反向脉冲谐波成像

在甚短的时间间隔内相继发射两组相位相反的超声,在反射回声时基波因相位相反而被抵消,而谐波相加因而使信号增强。

4.实时超声造影成像

超声造影时,图像帧频不降低,可以实时观察室壁运动及血流的实时灌注情况。其方法是交替发射高功率和低功率超声(高机械指数与低机械指数),造影能实时显示微气泡在血管内的充盈过程。

5.自然组织二次谐波成像

自然组织二次谐波成像的原理与造影剂谐波成像不同。超声在人体组织中传播时,在压缩期声速增加,而弛张期声速减低,此即产生声速的非线性效应,从而可提取其二次谐波。自然组织二次谐波成像具有分辨力高、噪声信号小、信噪比高等特点。

(四)超声造影的临床用途

1.心血管系统

(1)右心造影:识别解剖结构,诊断心腔与大血管的各种右向左分流,诊断右心瓣膜口、肺动脉瓣膜口的反流,根据负性造影区协助判断心腔与大血管的各种左向右分流。

(2)左心造影:与右心造影相似,但可直接观察造影剂从左向右分流,观察左心瓣膜口、主动脉瓣膜口的反流。

(3)心肌造影:检测心肌梗死的危险区、心肌梗死区、冠心病心绞痛型的心肌缺血区,心绞痛或心肌梗死侧支循环是否建立,判断心肌存活性,测定冠状动脉血流储备,评价介入治疗效果等。

2.腹部脏器、浅表器官、外周血管造影

可增强对小血管、低速低流量血流的显示,可用于评价肿瘤消融治疗后的凝固性坏死范围。

五、组织多普勒成像

(一)组织多普勒成像基本原理

用彩色多普勒血流成像的原理:因血流速度比室壁运动速度快,但运动能量小,改变彩色多普勒滤波器条件为低通,使速度低、能量高的组织被成像,而血流不被显像。

(二)组织多普勒成像的显示方式

1.速度型

原理与彩色多普勒血流显像相似,用此显示心肌活动的速度和方向。

2.能量型

原理与能量多普勒血流显像相似,以单一彩色显示室壁的运动,显像更清晰,不受噪声信号的干扰,但不能显示室壁运动的方向和速度。

(三)组织多普勒成像速度型的显示方式

1.二维成像

与灰阶二维成像相同,但以彩色编码显示,在室壁断面上可显示和测量心肌运动速度的分布情况(心内膜＞心肌＞心外膜)。

2.M 型

与 M 型超声心动图相似,但是以彩色带表示心肌在一度空间上的运动速度与时相变化,可表示室壁运动方向及运动速度。

3.脉冲波多普勒

与常规的频谱多普勒不同,不用于检测血流,而用于检测室壁及瓣膜环等解剖结构的运动速度和运动方向。

(四)组织多普勒成像的临床用途

(1)室壁运动异常的检测诊断。

1)冠心病:节段性室壁运动减低、消失、矛盾运动,心肌梗死区的大小。与负荷试验、超声造影并用,可提高检测的敏感性。跨壁心肌速度阶差减低,区域性舒张功能减低。

2)肥厚型心肌病:跨壁心肌速度阶差减低,收缩及舒张功能减低。

3)扩张型心肌病:室壁运动普遍减低,跨壁心肌速度阶差减低,收缩及舒张功能减低。

4)限制型心肌病:室壁运动减低,心肌运动速度减慢,舒张功能减退。

(2)收缩功能及舒张功能减退研究。

(3)心脏传导系统的电生理研究。

六、超声成像模式选择、优化及操作概要

超声仪主要的成像控制键均位于控制面板,也有一些成像控制位于 MENU 控制键。

(一)二维成像

二维成像显示解剖结构的切面。显示在二维成像中解剖的形态、位置和动态均为实时的。

高分辨力、高帧频、差异性线密度设定、多种扇扫宽度以及多幅成像处理技术的应用有助于优化二维成像。

二维成像也应用于指示探头进行 M 型、多普勒、彩色和能量成像。在 M 型局部放大中，二维成像允许操作者定位欲放大的感兴趣区。在多普勒成像中，二维成像提供取样门宽度、部位、深度以及多普勒角度校正的参照。在彩色和能量成像中，二维成像提供彩色显示的参照。结合使用二维显示，滚动多普勒显示可提供血流方向、速度、性质及时相等信息。对于正常与异常血流动力学和时相的理解，可使超声医师应用多普勒显示进行病理诊断。

1.二维图像深度调节

按深度(DEPTH)控制键可增加或减少二维图像显示深度。二维图像、深度标尺、深度指示和帧频将随二维图像深度的变化而变化。

2.二维图像增益和 TGC 调节

(1)旋转二维增益控制钮，可改变整体二维图像的总增益，TGC 时间增益补偿曲线移动可反映二维增益的改变。

(2)向左推动 TGC 控制杆，可降低二维图像特点区域 TGC 的总量，该区域 TGC 与控制杆的上下位置相对应。

3.聚焦深度和数量调节

聚焦是运用声学或电子学的方法，在短距离内使声束声场变窄，从而提高侧向分辨力。数字式声束形成器采用连续动态聚焦，可变孔径，A/D≥8bit。聚焦深度标尺右侧的三角形符号可知聚焦带位置。使用 ZONES 可改变聚焦带数目及聚焦带之间的距离或伸展。使用 FOCUS 控制键可在深度标尺上移动聚焦带预定其位置。

焦点数目和位置的调节可以改善感兴趣区的分辨力，但是会影响帧频。增加发射焦点数目或向深部移动焦点会降低图像帧频，扫查高速运动的组织时，焦点数目越少，时间分辨力越高，实时性越好，特别是对心脏瓣膜运动的观察，聚焦点数目为一点最佳。

4.二维图像局部放大(ZOOM)的调节

转动轨迹球可纵览与观察感兴趣区。按 ZOOM 控制键，可放大图像或使放大的图像按比例缩小。

5.二维灰阶图像

选择与调节将回声信号的强度(亮度)以一定的灰阶等级来表示的显示方式，可使图像富有层次。根据仪器的控制灰阶可从 64～256 级不等。灰阶标尺显示在图像的右侧，描绘灰阶分布；它对应于 2D/M 型 MENU 中选择的 Chroma 或用下标键加 2D Maps 键可获得不同灰阶的图形。选择仪器的扫查选项，预设置了不同的灰阶显示。选择灰阶图像有利于优化二维图像。

6.选择余辉水平

余辉是一种帧平均功能，可消除二维图像的斑点。余辉设置越高，被平均用来形成图像的帧数越多，应用 2D/M 型 MENU 或下标键加 2D P 可获得低、中、高 3 种余辉设置。改变余辉必须确保图像是实时、动态。叠加或余辉是在目前显示图像上叠加以前图像的信息，分时间叠加和空间叠加。在高叠加的情况下，图像平滑、细腻，但如果患者或探头移动，将会导致图像模糊。扫查心脏的叠加值为低或无最佳。

7.二维图像扇扫宽度和倾斜度

按 SEC WIDTH 键,扩大扇扫宽度或缩小扇扫宽度,帧频也随之改变。

8.组织谐波成像

根据所选患者情况,尤其是在显像困难的患者中,利用优化功能键(OPTIMIZE 控制键)调整图像质量。心脏探头状态下按 THI 键,可对图像进行常规和组织谐波两种状态优选,而腹部探头则有多种谐波状态可选,系统将自动改变系统内参数设置。

9.边缘增强

超声系统把接收信号进行滤波等处理,从而使接收波形"尖锐化",提高了边缘的对比分辨力。其值越高,图像对比度分辨力越高,其值越低,图像越平滑。

10.灰阶曲线

重新安排不同的灰阶,对应不同的图像信号幅度,使图像美观,但不能增加真实信息。

11.变频键

上下调节可以改变发射频率的高低以改善图像的穿透率或分辨力。

12.线密度

与帧频调节相近,调节可以优化二维图像。

(二)多普勒图像

1.脉冲多普勒显示

(1)按 Doppler 控制键,显示屏上出现多普勒显示方式。

(2)用轨迹球移动取样线和取样门至二维图像上所要求获得的多普勒信号的位置。

(3)按 UPDATE 控制键,即可在二维和多普勒两种显示模式之间选择。

2.静态连续多普勒显示

(1)确定仪器装有连续波形探头。

(2)按 SCANHEAD 键,用轨迹球选定笔式探头。选定探头和组织特征预制后,仪器将自动开始静态、连续多普勒显示。

(3)欲退出静态、连续多普勒显示,选择另外一个探头即可。

3.脉冲多普勒取样门深度

在多普勒成像过程中,可根据需要用轨迹球移动取样门深度标记和取样线。取样门标记随深度改变而改变。移动取样门标记时,多普勒显示停止更新。完成取样门定位后,多普勒图像将自动更新显示。

4.多普勒增益

旋转 DPGAIN 钮,可改变多普勒总增益。

5.脉冲多普勒取样门大小调节

在脉冲多普勒中,沿超声束有一特定宽度或长度被取样,称为取样门。取样门宽度表示取样覆盖的范围,取样门越小,所测速度越准确。其值以 mm 显示在图像注释区。操作者可用 gate size 操作键或轨迹球改变取样门的位置和大小。

6.壁滤波

用于多普勒、彩色和能量成像中消除血管壁或心脏壁运动产生的高强度低频噪声。FILTER 控制键用于改变壁滤波值,设置分为低、中、高。最大滤波设置在彩色和能量多普勒成像中可获得。提取多普勒信号,滤除血管移动等引起的额外噪声,提高信噪比。滤波设置为 125Hz 适用于血管,250Hz 适用于大血管,500~1 000Hz 适用于心脏。

消除混叠的方法:减少深度、增加 PRF、增大 Scale 标尺、改变基线位置、降低探头频率、使用连续多普勒(CW)。必要时也可以适当增加声束与血流方向的夹角。

7.多普勒显示的标尺单位选择及标尺调节

按 SCALE 控制键,增加或降低多普勒显示比例。

8.选择多普勒显示的灰阶图像

多普勒灰阶图可通过 Doppler Gray Maps 子 MENU 或通过下标键加 Dop Maps 改变。灰阶图的选择取决于个人的偏好。在每一种应用中,所选择的多普勒灰阶图将优化显示多普勒数据,一般仪器有多种灰阶图可供选择。

9.调节多普勒功率输出

多普勒超声进行实时动态分析时,按 OUTPUT 控制键可增加或减少仪器多普勒功率输出。

10.多普勒扫描速度调节

扫查速度:控制多普勒频谱速度在屏幕上的显示时间。按 SELECT 键改变扫描速度,共有 3 种扫描速度供选择:慢、中、快。连续按 SELECT 键选定一种扫描速度。

11.多普勒反转调节

按 INVERT 键,可使多普勒显示反转,同时多普勒显示比例也将改变。超声医师应该熟悉这些变化并要了解其对多普勒的值,多普勒显示的正或负所产生的影响。再按 INVERT 键,多普勒显示恢复正常。

12.多普勒基线的调节

按 BASELINE 键,基线上移或下移。基线是多普勒速度为零的一条直线。通常,基线以上信号为朝向探头,基线以下信号为背向探头,按 INVERT 反转键,可进行反转,如果有混叠观象,调节基线或标尺。

13.倾斜角度的调节

仅限于线阵探头。其多普勒彩色和能量成像与其他探头有所不同,超声束的指向对于获得很有意义的图像是非常必要的。为适应这种情况,多普勒声束的方向可进行调节。STEER(转向)控制键允许在依赖声束方向性的多种设置中小范围调节声束角度,以尽可能减小声束与血流方向的夹角。

14.取样门角度校正

角度校正调节的实质是利用所获得的取样门声束方向上的血流分速度,通过多普勒计算公式中夹角的余弦计算真实的血流速度,并以速度标尺显示。当多普勒标记活动时的任何时候,这种调节均可进行,其范围是 $-70°\sim+70°$,间距 $2°$。通过选择不同的成像窗口,可建立血流方向和检查声束间可接收的夹角。在定量速度时,夹角不得 $>60°$。当夹角 $\leqslant60°$时,角度的轻微增加即可使 cosθ 值显著减小,导致结果的很大误差。

15.多普勒回放

按 FREEZE 键后,用轨迹球回放显示存储的最后数秒钟的多普勒图像。在双功模式中,欲选择回放二维与多普勒图像时,按 SELECT 键,显示轨迹球 MENU。

用轨迹球选定其功能:二维电影回放和多普勒回放。再分别选择二维回放或多普勒回放。

16.速度量程

速度量程为在调节脉冲重复频率,以确定最大显示血流速度 PRF/2。此键针对所检查脏器的血流速度范围做相应调整,以保证血流频移的最佳显示。增加速度范围,以探测高速血流,避免产生混叠,降低速度范围,以探测低速血流。

17.伪彩的运用

在多普勒信号微弱时,如增加增益,噪声信号背景较强,不利于观察血流信息,这时可打开较亮的伪彩,降低增益,抑制噪声背景。这对微弱血流信号的识别有一定帮助。

(三)彩色血流成像及彩色能量成像

在彩色血流成像中,彩色与速度和方向有关,而能量成像中,彩色与血细胞运动的动力和能量有关,此信息被用在二维灰阶显示上叠加彩色图像。彩色血流成像提供有关血流方向、速度、性质和时相等信息,不仅有助于定位紊乱的血流,还有助于准确放置脉冲多普勒频谱分析的取样门。能量成像提取的是红细胞运动的强度在比多普勒和彩色脉冲重复频率低的范围内生效,因此对于血细胞运动更敏感。

1.二维彩色及能量取样框的位置与大小的调节

取样框大小表示显示的彩色血流成像范围。按 SELECT 键选择彩色或能量图取样框位置和大小。用轨迹球建立所需要的彩色和能量图取样框位置与大小;取样框的高度和宽度均可以用轨迹球来调节。调节时,尽量使之和采样组织或血管大小接近(太大,可降低彩色帧频),以取得满意的血流显示效果。

2.彩色及能量图声能输出调节

按 OUTPUT 控制键,增加或减少声能输出。

影响彩色灵敏度的调节因素有彩色增益、输出功率、脉冲重复频率(PRF)、聚焦。

3.二维彩色及能量增益调节

旋转 COL GAIN 钮,改变二维彩色或能量图取样框的总增益(TGC 控制钮不直接影响二维彩色图像增益)。

4.彩色及能量图的反转调节

按 INVERT 控制键,在代表血流方向是否朝向探头的两种主色彩间进行转换或控制能量图色标。图像右侧的彩色标尺反映彩色编码的变化。

5.二维彩色及能量图壁滤波的调节

按 FILTER 键,增加或减少壁滤波,显示屏上壁滤波值也随之改变。共有低、中、高 3 种设定。

多普勒工作频率:低频通常可得到更好的多普勒和彩色充盈度,并会产生更少的彩色多普勒伪像。

6.二维彩色及能量标尺调节

按 SCALE 键,加大或减少彩色或能量显示标尺范围。乃奎斯特(Nyquist)值、帧频和脉冲重复频率将随二维彩色速度范围或能量的变化而变化。

7.彩色及能量优先阈值的调节

彩色优先权(priority):二维图像与彩色多普勒图像均衡方案的调节。增加彩色优先权,彩色多普勒信息增多,二维信息减少;减小彩色优先权,彩色多普勒信息减少,二维信息增多。在彩色不充盈时,可增加彩色优先权。显示微小血流时,此设置值要高。

在彩色或能量成像中,灰阶标尺上彩色对黑白回声优先显示,阈值决定了在其上二维回声幅度将被系统显示为灰阶阴影。如果图像中特定的回声密度没有超过此阈值,则将指定此点为彩色值或彩色能量值;升高比例将在明亮的回声部分显示彩色。此阈值有助于控制二维图像上不需要的彩色,并有助于确定血管壁内的颜色。

按 priority 键,可提高或降低回声幅度阈值,优先选择标志将随之改变显示彩色或能量/灰阶标尺阈值。

8.二维彩色及能量图灵敏度

提高彩色多普勒对慢速血流成像的能力:降低彩色速度范围(PRF)(1 500 Hz 或更少)、降低彩色壁滤波(50 Hz 或更少)、提高彩色灵敏度(线密度)、提高彩色优先权。

9.动态活动分辨的调节

动态活动分辨(DMD)是彩色和能量成像中的一种活动伪像抑制特性,与壁滤波接近。壁滤波仅被设置为滤过特定频率范围内伴有组织壁运动信息的速度信号。DMD 在进行任何滤过之前先测量进入信号,然后适应性滤过反射组织壁运动的频率信号,使血流得到良好显示。

10.彩色或能量图余辉水平的调节

余辉能平均彩色或能量帧频,使高速血流或高速能量维持在二维图像上。余辉能更好地探测短暂性射流,为判断有无血流提供良好基础,并能产生更鲜明的血管轮廓。

11.彩色速度标尺基线的调节

按 BASE-LINE 键,升高或降低彩色标尺上的基线位置,并改变基线上下的彩色值。

12.能量标尺的调节

按 SCALE 键,加大或降低能量显示范围。帧频和 PRF 将随之变化。

13.二维彩色及能量图像的线密度调节

利用彩色或能量 MENU 中的线密度,可调节二维/彩色或二维/能量的线密度比值,有多种设置,具有探头依赖性。

选择线密度设置时,应综合考虑彩色叠加范围、二维扇扫宽度以及帧频率。

14.彩色图形及能量图形的选择

彩色标尺模式位于图像的一侧,用彩色描绘血流速度图形。在彩色标尺的每一端均有速度或频率单位的数据,该数据指示 Nyquist 极限。SCALE 控制键用于改变彩色重复频率及所差速度或频率的显示范围。在彩色 MENU 中,UNITS 选择切换显示速度和频率单位,此外,要注意由黑区或基线分割的彩色标尺。基线代表被壁滤波滤过的速度范围,并且随着彩色壁滤波设定的改变而变化;基线以上的彩色通常代表朝向探头的血流,而基线以下的彩色代表背离探头的血流。

能量成像彩色标尺用色彩描绘能量图形,色彩可通过选择不同图形而改变,其彩色标尺从顶端到底端是连续的。能量成像注重血流的能量而不是方向。

15.使用三同步功能显示模式

(1)二维成像时按彩色控制键,彩色成像开始。

(2)按频谱控制键,多普勒显示。

(3)按 Doppler MENU 控制键,出现 Doppler MENU。

(4)用轨迹球按亮二维 update。

(5)按 SELECT 控制键。

(6)按亮 simul。

(7)再按 SELECT 键。

(8)选择 close 或按 Doppler MENU 键移除 MENU,三同步功能显示模式开始。

16.能量图背景的选择

背景能关闭能量叠加中的彩色背景,由此可观察能量叠加中的灰阶信息。对于每一像素,要么显示灰阶信息,要么显示能量信息,这种显示状态可能产生边缘伪像或闪烁伪像。混合(blend)设置可在能量信息和灰阶信息之间产生平滑过渡,从而降低边缘或闪烁伪像。当选择blend 为背景时,灰阶和色度将联合产生像素。能量数据的显示有赖于优先(PRIORITY)控制设置,其显示结果是血管边缘混合到灰阶组织周围,这种混合增强了灰阶彩色过渡图像的视觉稳定性。blend 可在特定临床应用中增强小血管的空间分辨力,可改善图像质量,并有助于解剖定位。

17.彩色叠加

把一段时间内的彩色多普勒信息叠加到现有帧上显示更多的信息。高设置会使血流较为充盈,关掉之,可显示真实信息,尤其在心脏的扫查中,此设置要低。

18.彩色血流编码图

选择不同的彩色标尺图,以取得不同流速下满意的血流显示效果。

必须指出,这里罗列的是较多应用的功能键及其调节。但是不同制造商和不同仪器的操作和功能标识存在较大差别,同一功能可能有几种不同的称谓和标识。这就需要仔细阅读操作说明。

七、仪器的维护

超声显像诊断仪器是比较精密的电子仪器,须按仪器使用说明书的要求操作使用,并应按"注意事项"做好日常的维护工作。

(1)新购置的仪器在第一次通电前,要注意检查仪器电源变换插座的位置,是否与所使用的电源电压相符。若不一致,绝不可通电使用。

(2)若仪器长期没有通电使用,通电的时间不宜过长,工作人员不要远离。要注意有无异常现象的发生,当发现有焦煳味时、扫描线变短等情况时,应立刻关机检查。

（3）在正常情况下,仪器连续使用一般不应超过 4 小时。气温较高时,可用空调、风扇吹风散热或缩短连续使用的时间。在装机前应安装好空调设备,以利于仪器正常工作。

（4）仪器面板上的各个调节旋钮都与仪器内部的电位器或波段开关相接。当"辉度""增益""输出"等旋钮旋到底但达不到要求时,就不要用力去旋。如出这种情况,不是仪器出了故障,就是已达到了仪器的技术指标。再用力旋动旋钮,不但收不到意想中的效果,而且会损坏仪器内部的元件。

（5）如果旋钮的固定螺丝松了,必须即刻上紧。如果电位器或波段开关的轴套螺丝松动,必须立即紧固,否则若继续使用,就会扭断这些器件的连线,还可能造成高压短路而损坏仪器。

（6）仪器使用时,亮度的调节适当即可,不宜调到最亮,尤其是当示波屏上只是一条亮线或一个亮点时更要注意,否则会烧损示波屏。

（7）仪器出现故障时,首先检查电源是否接通,保险丝是否完好,探头线是否折断。更换保险管时,一定要使用相同规格的,不可乱用。若新换的保险管又被烧断,切不可再试开机,应通知专业人员来检修。

（8）仪器应尽量固定位置,避免搬动。在搬运时要轻柔,防止碰撞,因撞跌可使元件或插件松脱,显像管内灯丝断裂或管子破损。探头也不可跌碰,消毒时不可蒸煮。

（9）要防止强光的照射,因强光(阳光、日光灯及其他高亮度照明)照射,最易使示波屏上荧光粉老化,发光迅速暗淡。仪器用毕,应套上遮光防尘保护罩。

（10）仪器在工作过程中,如果使用时间不长,在工作的间隙,通常不必关掉仪器,只需减低辉度即可。频繁地开关电源,并不能延长仪器的寿命,反而易于损坏仪器。

（赵　嘉）

第五节　特殊超声检查与新技术

一、经腔内超声检查

（一）经食管超声心动图（TEE）

常规的经胸超声心动图(TTE)常因肥胖、胸廓畸形和肺气肿等因素的影响不能获得满意的图像,使诊断受到限制。TEE 检查时,将探头由口腔插入食管,探头位于食管的不同深度,由后向前近距离地扫查心脏,避免了 TTE 检查时的干扰因素,并可检查常规超声难以成像的部位,如心房、胸主动脉、上腔静脉等结构,使心脏疾病诊断的敏感性及特异性均明显提高。

1.检查方法

TEE 检查时使用单平面、双平面或多平面探头,能从不同部位、角度和方向观察各种切面。临床上根据不同病情的需要,重点选择有关切面进行细致检查。

（1）横轴切面:由经食管探头的横向扫描换能器扫查所获得,常用者有主动脉根部短轴切面、四腔心切面、五腔心切面、左心室水平切面、左心耳切面与左心室短轴切面等。

（2）纵轴切面:双平面经食管超声探头除能以横向扫描换能器扫查横轴切面以外,还可以经纵向扫描换能器扫查心脏各个结构。常用者有主动脉根部长轴切面、右心室流出道长轴切面、左心矢状切面与降主动脉长轴切面等。

（3）多轴向切面：多平面经食管超声探头检查时，由于换能器转动180°，不仅可做横轴与纵轴切面，而且可在食管的不同节段旋转换能器，全方位地显示心脏的形态、结构，准确地显示病变的全貌，其中最常使用以下几个节段的切面：食管下段切面、食管中段切面、食管上段切面、降主动脉及主动脉弓切面。

2.临床应用

经食管超声心动图的临床应用主要包括以下方面。

（1）心律失常：大多数心房颤动（简称房颤）、心房扑动、房性心动过速患者进行射频消融或电复律前需进行 TEE 检查，以了解心房及心耳血栓情况。

（2）主动脉病变：如主动脉扩张及主动脉夹层等。

（3）先天性心脏病：如房间隔缺损（图 1-21），室间隔缺损，法洛四联症，右心室流出道、肺动脉干狭窄等。

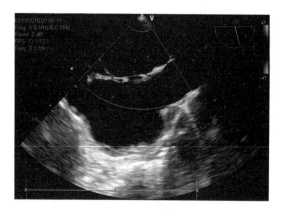

图 1-21　经食管超声心动图显示卵圆孔未闭

（4）心脏瓣膜病变。

（5）人工瓣膜功能障碍。

（6）感染性心内膜炎。

（7）心腔内肿物及血栓形成。

（8）心脏手术和介入治疗的术中监护等。

（二）经直肠超声检查

经直肠超声是将特制的专用直肠探头置于直肠腔内，对直肠壁全层及其周围器官，如前列腺、精囊等进行超声检查的技术。由于探头直接接触肠壁，缩短了探头与被检器官的距离，避免了腹壁、肠道气体等因素的干扰，便于使用更高频率和更高分辨率探头，故可以获得高度清晰的二维超声断层图像和高度灵敏的多普勒血流信息。

经直肠超声检查的临床应用主要包括以下方面。

（1）直肠病变。

1）大便次数频繁或形态改变。

2）黏液脓血便或原因不明的便血。

3）慢性腹泻伴消瘦。

4）会阴部、下腹部原因不明的长期腹痛。

5）直肠指诊发现直肠内肿块。

6）直肠癌的术前分期。

7）直肠周围慢性脓肿。

（2）前列腺、精囊、膀胱病变。

1）有尿频、尿急等尿路刺激症状或有排尿困难、血尿，经腹壁超声检查未能明确诊断者。

2）前列腺疾病（肿瘤、增生、炎症等）（图1-22）。

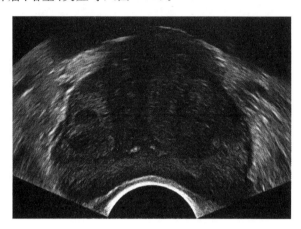

图1-22 经直肠超声显示前列腺肿瘤

3）后尿道结石、息肉、肿瘤、狭窄等。

4）精囊疾病（炎症、结石、肿瘤等）。

5）膀胱三角区或膀胱颈肿瘤与其他病变。

（3）探测子宫、附件病变（宜采用端扫式探头）。

（4）利用直肠探头开展超声引导穿刺活检或其他介入性处理。

（三）经阴道超声检查

经阴道超声检查是将特制的专用阴道探头或阴道直肠两用探头置于阴道内，对阴道、宫颈、子宫、卵巢、输卵管及周围器官（尿道、膀胱、直肠、盆腔腹膜后等）进行检查的技术。由于探头位于阴道内，紧贴子宫及其附件，避免了腹壁、肠道内气体等因素的干扰。采用高频率、高分辨率的探头，提高了二维超声图像的清晰度及对彩色多普勒血流成像血流信号的敏感性，且患者不必充盈膀胱，不受肥胖、瘢痕及肠腔的影响，省时、方便。经阴道三维超声成像对先天性子宫发育异常能提供更直观、清晰的图像，诊断符合率更高。

经阴道超声检查的临床应用主要包括以下方面。

（1）观察正常子宫及双侧卵巢大小、形态、包膜及卵泡数目及其周期变化等。

（2）检测卵泡。

（3）诊断早孕，观察早期妊娠胚胎发育，早期排除胎儿发育不良及胎儿畸形。

（4）结合临床及实验室检查对早期异位妊娠进行诊断，并对异位妊娠进行介入治疗。

（5）结合临床及实验室检查对子宫及卵巢肿瘤进行诊断（图1-23）。

(6)早期发现子宫内膜病变,对绝经后女性内膜观察尤其重要,可为宫腔镜手术提供依据。

(7)对盆腔脓肿、炎性渗出、炎性肿块等病变进行诊断。

(8)对各种疑难病变及细小病变进行超声引导下的穿刺诊断和介入治疗。

经阴道超声检查使用的探头频率高,分辨率好,图像十分清晰,但穿透力却很有限,当盆腔肿瘤较大时,如直径大于10cm或病变位置高,超出探头成像范围时则无法清晰显示病变。

经阴道超声检查不适用于从未有过性生活的女性、阴道大量流血、阴道狭窄或晚期恶性子宫颈肿瘤等患者。

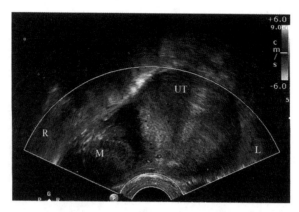

图 1-23　经阴道超声显示子宫肌瘤

注　UT:子宫;M:肌瘤。R:右侧;L:左侧。

(四)血管内超声检查

血管内超声检查是将无创性的超声检查技术和微创性的心导管技术相结合,用于诊断心血管病变的新方法。通过心导管将微型化的超声换能器置入心血管腔内,显示心血管断面的形态和(或)血流图形,主要包括超声成像技术和多普勒血流测定两方面。前者主要有血管内超声成像和心腔内超声成像,而后者主要为冠状动脉(简称冠脉)内多普勒血流速度描记。超声成像技术能反映血管和心脏内膜下各层的解剖形态,而多普勒血流描记技术则记录血管内的血流速度,并通过不同情况下血流速度的改变情况反映冠脉循环的病理生理功能。由于血管腔内超声技术能将换能器直接置于血管腔内探测,声能衰减小,使换能器的频率可达到9～40MHz,分辨率明显提高。

1.血管内和心腔内超声成像的临床应用

(1)诊断方面的应用:血管内超声成像可提供精确的定性和定量诊断。①造影未能检出的病变;②严重程度不明确的病变;③不稳定性(易损性)斑块的检出(图1-24);④斑块进展、消退的研究;⑤移植心脏血管病;⑥主动脉疾病;⑦评估慢性肺栓塞病变。

(2)在介入治疗中的应用:血管内超声成像通过对病变程度、性质、累及范围的精确判断,可用于指导介入治疗的过程,帮助监测并发症(图1-25)。①确定斑块性质和范围以帮助治疗方法的选择;②研究介入治疗扩大管腔的机制;③指导介入治疗的过程;④并发症的监测;⑤支架晚期贴壁不良的评估;⑥支架内再狭窄的评价。

2.冠脉内多普勒血流速度描记的临床应用

(1)诊断方面的应用:①冠脉微循环功能的评价;②心肌梗死;③旁路搭桥术;④心脏移植;

⑤研究血管活性药物、体液因素等对冠脉血流的影响；⑥研究心肌桥对冠脉血流和储备功能的影响。

（2）介入治疗中的应用：①评价临界病变；②评价介入治疗效果；③并发症监测。

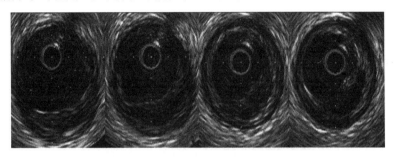

图 1-24　血管内超声显示易损斑块

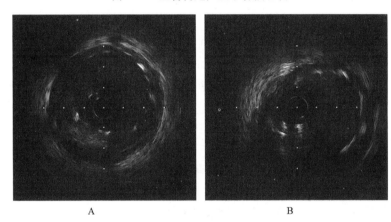

A　　　　　　　　　　　　　　　B

图 1-25　血管内超声指导介入治疗

注　A.血管内超声显示支架扩张不满意；B.血管内超声显示再次扩张后满意。

二、三维超声成像的基本原理

三维超声成像是通过灰阶和（或）彩色多普勒超声诊断仪从人体某一部位（脏器）的几个不同位置获取若干数量的灰阶图像和彩色多普勒血流显像，然后将这些图像信息和它们之间的位置和角度信息一起输入计算机，由计算机进行快速组合和处理，最后在屏幕上显示该部位（脏器）的立体图像，描绘出脏器的三维自然分界面和血管树。既可以显示组织的结构层次和血管分布，又可以人为地做任意剖面，了解内部结构的细节。三维超声成像的方法大致分为以下 4 个步骤。

（一）三维超声的数据采集

1.手动扫查

最初是手持探头在目标脏器表面匀速平行滑动或扇形摆动，获取一系列二维断面图像。但是由于图像不稳定，即每帧图像的间距或相互夹角都不一致，很难获得理想数据供计算机处理，一直未能真正实际应用。

2.机械驱动扫查

将探头固定于机械臂,由马达带动探头做平行、扇形或旋转扫查,扫描范围可覆盖近似长方体或四棱锥体的空间,顺次获得空间内以极坐标形式连续排列的一组二维断面信息,由此构成三维重组的二维超声扫描数据流。机械驱动扫查现已很少使用。

3.磁场空间定位扫查

由空间电磁发生器和感知磁场的接收器及相应的电子装置构成。将磁场发生器固定于检查床或贴附于患者体表,产生空间变化的电磁场。接收器固定于探头,接收器内有 3 个正交的线圈用于感知探头在三维空间内的运动轨迹。如同常规超声随意扫查,就可以实现对探头位置和方向的实时跟踪,来确定获得的每帧二维图像的空间坐标(x, y, z)及图像方位(α, β, γ)。将带有空间坐标和图像方位信息的数字化图像储存于计算机中,为精确地重组三维图像备用。电磁式定位系统的缺点是对噪声和误差比较敏感。

4.容积探头扫查

原理与机械驱动扫查相似。不同的是将微型马达或电磁驱动器与一组晶片(多为微型线阵探头)共同组装在一个电子控制的探头内(容积探头),在不启动驱动器时可做二维超声扫查。需要采集三维数据时,操作者只需启动驱动器,摆动内部的线阵探头,即可自动采集到连续的断面图像,获得三维重建数据。

5.二维阵探头

动态三维超声成像所用矩阵排列换能器由美国杜克大学提出,换能器由纵向、横向多线均匀切割为矩阵排列的正方形的阵元,阵元非常微小,置于探头的前端。所有阵元分别通过上万条通道与探头内的微型线路板及主机相连接。矩阵换能器由计算机控制,每一阵列阵元的扫描方式类似相控阵探头,依据多方位声束快速扫描原理进行工作。探头虽然固定不动,但所发出的声束却能自动偏转扫查,沿 z 轴方向扇形摆动。由于声束在互相垂直的 3 个方向进行扫描,覆盖靶目标的三维空间结构,获得"金字塔"形图像数据。

近年来,二维阵探头又有了新的进展,探头阵元密度(晶片数)进一步增加,通道数也随之增加(多达 9 212 个阵元),使空间的扫描线数更加密集,加之计算机的存储容量和处理速度的大幅度提升,信息处理技术的改进和创新,采用内部连接技术和微波束成像技术,使每个阵元都有各自的微波束形成器通道,通过控制发射与接收信号的时间与幅度达到聚焦和方向控制,实现了探头全部晶片的几乎同时发射和接受,即发射金字塔形体积声束对物体进行探测。其获取立体空间信息的数量之多和速度之快已经可以观察脏器立体细微结构随时间的变化,这可能是解决动态三维超声成像的最终方案。

(二)二维数据的存储

所采集的二维扫描断层数据,以深度或扇扫摆动角度的矩阵方式存储在计算机存储器内,每一个二维断面为一个文件,数据的元素为二维断面像素的总和,供后期图像处理。数据的存储速度直接影响到三维重建速度和图像的分辨力。

运动器官的三维重建需要存储的二维图像都以被检测物体在空间的绝对位置不发生变化为前提。只有这样,才能通过从不同角度或不同位置得到的人体器官二维切面重构出器官的三维形态。然而,被检测器官均受到呼吸等运动的影响,在采集过程中会发生各种形式的运动,使三维重构不易实现。对此,一般采用经典的相关技术来确定内插路径,用以估计更正确的投影值。也可以通过分析和比较相邻的投影数据细节特征来识别患者的运动情况,从而减少运动对重建图像的影响。

(三)三维重建与图像处理

对存储的二维断面图像重新组合,是三维超声成像的关键。

1.数字扫描变换

为了使显示的图像能够直观地反映扫查目标的立体结构而又不失真,需要对数据进行数字扫描变换(DSC)处理,即通过不同的处理方法对原始数据做坐标变换与数据插补。存储的二维超声断面的横坐标是扫描角度(或断面的间距),纵坐标是扫描深度,坐标中的数值为像素值。三维超声成像需要从一系列二维超声图像提取信息,进行图像重建。首先在三维空间中确定二维图像组的相对位置与方向,然后由它们的二维像素决定相应的三维像素。

2.三维超声成像的分割

图像分割是三维超声成像中最困难的问题之一。将感兴趣的目标(如心脏或血管、心室等)从周围的组织结构中分离出来是对其表面和解剖结构进行显示的必要步骤,也是某些医学三维定量测量的前提。但是,由于超声成像固有的斑点噪声、回声失落等伪像的干扰,超声图像往往分辨力较低,对比度较差,分割非常困难。人们尝试了很多超声图像分割方法,目前可以实际应用的三维超声图像分割有两种:一种是对二维断面图像做二维分割,而后将各断面重组,得到图像的三维分割结果;另一种是体积意义下的三维分割,即直接从三维角度进行分割。

3.三维重建

(1)基于表面轮廓的重建:方法是忽略二维原始数据的内部像素细节,将原始数据中的部分灰度属性映射成平面或曲面,形成清晰的等值面图像,通过平滑、伪彩着色、添加灯光等效果处理,可以形象地描绘脏器的表面轮廓。由于轮廓的数据量小,处理速度快,容易进行实时显示。

(2)基于体素重建:将所得到的极坐标等角度(间隔)二维断面图上的各个像素点投影到 x、y、z 直角坐标系中,未投影到的区域以圆插补法补足,这样能够得到与 z 轴垂直的各个断面的像素点,直接由二维数据产生屏幕上的三维图像。而其实质是一定体积的组织内细微结构回声(像素)按其空间位置的堆砌。此方法产生的图像质量高,但数据量极大,耗时长,观测时需要从不同角度进行切割、旋转。

此外,如果原始数据有彩色血流信号或超声造影血管增强信号,都会在重建的三维图像上显示,经过处理,可以突出显示这些感兴趣的结构。

近年来,二维阵探头的应用使三维超声成像技术得到巨大进展,实现了真正意义上的动态三维成像。有人称其为超声四维成像,但是这一称谓没有得到公认。

(四)三维图像显示

对感兴趣区进行三维重建后,立体图像的重建和显示方式根据目的而定,常用的显示形式有以下几种。

1.表面成像模式

显示表面重建获得的图像轮廓。早期包括网格式和薄壳式成像。前者已不再使用。随着计算机信号处理技术的进展,后者的图像越来越逼真,并且可以实时动态显示,被广泛用于显示心腔内壁和瓣膜的轮廓和活动,以及非活动性脏器的表面轮廓,如含液性脏器的内壁,胎儿的面部、四肢等轮廓。对器官畸形的诊断、不规则体积和容积的计算等具有重要临床应用价值。

2.透明成像模式

为体素重建的显示形式之一。由于体素重建的图像内部结构间的灰度差小，无法清楚地显示实质性脏器内部结构的空间位置关系。用透明成像算法淡化软组织结构的灰阶信息，使之呈透明状态。通过调节透明度可突出所希望清晰显示的部位和结构，既可以显示脏器内部回声较强的结构，又可以部分保留周围组织的灰阶信息，使重建结构具有透明感和立体感。特别是对超声造影进行透明模式三维超声显示，可以直观地评估血管与病变或多灶病变之间的空间关系，直观而逼真。这对消融治疗或外科手术有重要帮助。

3.体素重建模式

将采集的灰阶图像信息重建为组织真实回声的空间立体图像，图像为海量像素的堆积，必须通过切割、旋转进行观察。通常在屏幕显示4幅图像，1幅为透明模式或表面模式显示的整体三维容积图像，在三维图像上选择并标记表面。其他3幅分别为不同方位的切割断面图像。也可以将系列断面逐层排列显示供分析。这被认为是最实用和最有价值的显示模式。

4.彩色模式

在采集的数据中有彩色多普勒信息，可以进行血管内彩色血流三维重建。通过透明、滤波等处理，不但能够从不同角度观察组织结构内血管的空间分布，还可以实时跟踪血管走向，发现血管异常。

5.其他方法

(1)旋转：对三维重构后的立体轮廓图，可以从各个不同方向和角度进行旋转、翻转观察。达到俯视、仰视、侧视等目的。

(2)切割：用所谓"电子刀"对基于体素重建的三维图像进行任意切割，不仅可勾勒出感兴趣部位的立体轮廓，而且通过灰度断面图反映其内部信息，有助于对目标各断层面进行定位与分析。

(3)切片：获取任意方位不同厚度切片的组织信息，对目标内部进行观察或测量。

(4)距离和容积：将重建三维图像上的像素换算成距离或选取三维数据集在 x、y、z 轴方向上对应的实际距离进行体积计算，可以准确测知目标的几何参数。

三、三维超声成像的临床应用

三维超声成像具有以下基本特征：①显示感兴趣结构的立体形态和内部结构；②表面特征；③空间位置关系；④单独显示感兴趣结构，并精确测量容积和体积。因此，三维超声成像对疾病的定性、定位和定量诊断能起到重要的辅助作用。

(一)非活动性脏器

三维超声成像可显示感兴趣结构的立体形态和内部结构、表面特性和空间位置关系。也可减去周围组织，单独显示感兴趣结构并计算其体积或容积。主要应用于以下方面。

1.含液结构

对含液结构(眼球、胆囊、膀胱、胃、肠管等)和病变(囊肿、积液、脓肿等)可显示其立体形态、内部结构、内壁特征及内容物等。

2.实质性组织

三维超声由于分辨力的限制，目前主要用于观察组织结构和病变之间的空间位置关系。如采用透明成像中的最大回声强度模式，可显示高回声病灶(如血管瘤)的立体形态及其与周围血管结构之间的空间位置关系。另外，可显示胎儿的骨骼系统。

3.胎儿

对面部、肢体、颅脑及其他部位的畸形显示直观，可以显著缩短诊断时间，增加诊断的敏感性。

4.血管系统

利用彩色或能量多普勒血流成像、超声造影对血管系统(血管树)进行三维重建。对血管瘤、血管扩张、狭窄或异常交通支等病变的定位、定性有重要价值。

5.体积测量

能够准确地自动测量不规则体的体积(或容积)。

(二)活动性脏器

1.心脏

实时显示房室壁、腔室、瓣膜、瓣环等结构的立体形态，室壁的整体形态及其动态变化，是发现心脏结构异常、功能异常的重要辅助手段。用动态三维超声成像彩色血流显示模式时还能实时观察反流或分流的来源、范围和程度等，对诊断有很大帮助，可以补充二维超声成像的缺陷。

2.胎儿

三维超声在胎儿产前扫查中具有重要价值，特别是对先天性心脏病和肢体、颅脑等畸形方面的诊断，能够发挥重要的作用。

(三)介入超声诊断和治疗

(1)引导穿刺诊断或消融治疗。

(2)实时监测心脏外科手术和介入治疗。

在瓣膜置换、室间隔和房间隔缺损封堵术中，对封堵的监视和引导，手术效果的即时评价，提高手术成功率具有不可替代的作用。

(四)小结

三维超声在二维超声成像的基础上，可以提供非常形象、直观的三维立体图像，显示感兴趣区的立体形态，内部结构，表面特征，空间位置关系，有助于疾病的定位、定性和定量诊断。但是，其分辨力较低(空间和时间)，这是最重要的缺陷。此外，操作技术要求较高、检查耗时较长也影响了三维超声的推广和使用。但是，随着三维超声技术的进展，其必将成为超声诊断学中的一个重要组成部分，在临床上发挥更大的作用。

1.二维超声斑点追踪成像

二维超声斑点追踪成像(2D-STI)是在二维超声图像的基础上，基于斑点追踪原理，通过逐帧追踪灰阶图像中细小结构产生的背向散射斑点信息，实时跟踪心肌运动轨迹，从而检测心肌运动状况，包括纵向运动、径向运动、圆周运动和扭转运动。STI技术克服了组织多普勒成像技术角度依赖性的缺陷，通过对特征斑点的运动速度和方向参数进行计算衍生，能获得心肌运动的速度向量、应变、应变率、旋转角度和速度以及扭矩等多种心肌力学参数，可以更全面、更准确地评价心肌功能(图1-26)。2D-STI的追踪斑点信息来自二维平面,而心脏是一个立体三维结构,所以会造成追踪斑点可能扫描到平面以外或不能完全扫描到平面内,造成缺失,不能完全反映心肌运动情况。

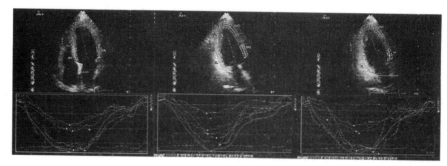

图1-26 左心室整体纵向应变(GLS)

2.三维超声斑点追踪成像

三维超声斑点追踪成像(3D-STI)是通过对连续的心脏全容积图像进行分析,追踪心肌声学斑点在三维空间内的运动轨迹,可从多个角度、实时动态地显示心脏解剖结构,直接测量心室容量及心脏局部、整体功能,以实现对心肌组织的运动情况进行评价(图1-27)。较2D-STI增加了面积应变的测算,且与MRI具有良好的相关性。但由于其是多个心动周期的不同平面拼接起来的全容积成像,对心律有较大程度的依赖性,心律不齐的患者会出现拼接错位,其信息的追踪会受到很大影响,分析结果容易出现误差。此外,声窗透声差及心脏明显扩大的患者,可能出现部分容积无法显示的情况,因此可能因无法完整采集图像信息而影响分析结果。

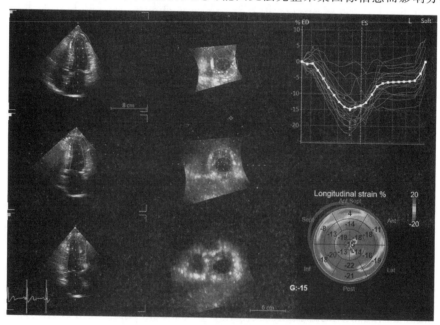

图1-27 3D-STI评价心肌运动情况

3.临床应用

STI技术可应用于评价各种心脏疾病的心肌功能,并可评价左心室收缩同步性。其中在心功能评估、室壁运动分析和肿瘤治疗相关心脏毒性评估方面应用广泛。

(1)心功能评估:心肌应变与心肌的收缩和舒张功能密切相关,心肌应变测量的是心肌各节段的形变,能准确评估心肌收缩和舒张功能。

(2)室壁运动分析:早期的心肌缺血缺氧主要累及心内膜,心内膜心肌的形变主要表现在纵向应变上;晚期冠状动脉中重度狭窄时主要累及中层及心外膜心肌。中层心肌及心外膜心肌的形变主要表现在圆周应变和径向应变上。因此,冠状动脉狭窄时首先影响的是纵向应变,其次为圆周应变、径向应变。分层应变参数可以准确识别缺血心肌,并可以区分透壁与非透壁心肌梗死。同时,3D-STI的牛眼图对节段性室壁运动异常的评估也有很好的指导作用。

STI可通过检查达峰值应变的时间差和标准差来反映左心室收缩同步性。STI可从纵向、径向和圆周方向综合评价同步性,因而更全面、准确,可为心脏再同步化治疗筛选患者、预测疗效、指导左心室电极植入位置及评价疗效,有望成为评价左心室收缩同步性的新方法。

(3)肿瘤治疗相关心脏毒性评估:随着疾病早期诊断技术以及抗肿瘤方案的不断改进,肿瘤患者的生存率日益提高,但抗肿瘤药物或放疗也会增加发生如心力衰竭、瓣膜疾病、心肌病等远期心血管不良反应的风险。STI应变参数能无创、便捷、准确、敏感地识别肿瘤治疗所致的亚临床心功能障碍,预测心脏毒性事件的发生,为患者治疗方案的选择及疗程制订提供参考。

四、超声弹性成像

生物组织的弹性或硬度的变化与异常的病理状态相关,不同的组织及同一组织的不同病理状态之间的弹性或硬度存在差异。传统的触诊是判断组织硬度直接、简易的方法,其原理就是对目标施加压力,用手指感受来自组织的响应,以此主观粗略地判断组织的弹性。

1991年,Ophir提出了利用超声方法检测物体弹性,通过施加外部压力来获取组织对压力的响应数据,用于形成基于静态压力的软组织应变剖面图。经过十余年的研究,超声弹性成像已经发展到临床实用阶段,并成为近年来医学超声成像的热点研究领域之一。目前,在乳腺、甲状腺、前列腺、肝脏、血管、心脏等疾病的应用上取得了一定进展。

(一)超声弹性成像的基本原理及技术

弹性成像技术是探测组织内部弹性模量等力学属性的重要方法,超声弹性成像的基本原理是对组织施加一个外部的或内部(包括自身生理活动)的动态或静态激励,使组织产生位移(应变)或速度方面的响应。弹性模量大,即硬度大的组织响应幅度小,反之亦然。通过超声成像方法,捕获组织响应的信息,进行计算机处理,并以数字图像对这种响应信息进行直观显示和量化表达,从而直接或间接地估计不同组织的弹性模量及其分布差异。

根据组织激励方式和提取信号的不同,超声弹性成像大致可分为基于组织应变的静态(或准静态)压缩弹性成像和基于声辐射剪切波传播速度的瞬时弹性成像两大类。

1.静态弹性成像

弹性成像一词最初出自采用静态压缩的超声弹性成像,是应用压力使组织产生应变来计算其硬度。因此,也有称其为压迫弹性成像、应变图像或弹性图像。不同厂家采用的方法不尽相同,可采用轻度加压或不加压。前者需要操作者通过探头反复手动压迫和释放或通过加压装置连续施压;后者借助生理活动(呼吸、心脏的收缩或血管搏动)对组织的推压。分别采集组织压缩后和压缩前沿着探头纵向的组织边界位移信号和超声散射信号(射频信号),通过多普勒速度检测或复合互相关(CAM)分析等方法估计出组织内部不同位置的应变,然后经过数值微分计算出组织内部的应变分布情况,并以灰度图或者伪彩图的形式显示,弹性系数小的组织受激励后位移变化幅度大,显示为红色;弹性系数大的组织受激励后位移变化幅度小,显示为蓝色;弹性系数中等的组织显示为绿色,以色彩对不同组织的弹性编码,借其间接显示组织内部的弹性模量分布,反映病变与周围组织相比较的硬度相对值。

心肌弹性成像的原理与采用静态压缩的弹性成像类似,但利用的是心脏自身的收缩和舒张时心肌沿探头径向的位移信息,从而得到心肌的应变、应变率和速度等参数的空间分布及其随时间的变化。研究证实,心肌弹性成像能够较准确、客观地对局部心肌功能进行定量评价,可应用于心肌梗死和心肌缺血的定位。

尽管不同厂家采用的激励技术不尽相同,对于信号的处理方法和图像的彩色编码表示方法也有差别,但是采用静态超声弹性成像是最基本的方法,很多其他方式的超声弹性成像也是用同样或类似的方法进行位移估计或者应变估计。

静态超声弹性成像需要在同一位置获得稳定的多帧图像供应变信息的捕获和相关比对分析。因此,对操作者的技术要求很高,施压力度的大小、方向、频率、稳定性,甚至与患者自身呼吸运动的非同步性等都会对图像产生不同程度的影响,以致严重影响结果的重复性。为了克服这一缺陷,虽然最近的仪器在屏幕上有操作者施压强度是否适当的标记,用于指导操作,但是,严格的操作训练仍然非常必要。

2.剪切波弹性成像

对组织压迫或施加低频振动时,组织内部剪切波将发生衍射现象,从而影响了成像效果。为了避免衍射的影响,Catheline 和 Sandrin 等提出采用声脉冲激励,利用脉冲("推力波,pushpulse")声能加压,使组织内产生瞬时剪切波,使用超高频(每秒 10 000 帧)的超快速超声成像系统采集射频数据,采用互相关方法来估计组织位移,从而得到剪切波在组织内的传播速度,其速度与组织的弹性模量直接联系。该方法也称为瞬时弹性成像或者脉冲弹性成像。

多家机构对声脉冲激励技术的应用进行了相关研究。Nightingale 等于 2001 年报道了声脉冲辐射力技术(ARFI)。其原理是利用短周期脉冲声压(<1ms)在组织内部产生局部位移,这种位移可通过基于超声相关性的方法进行追踪。在 ARFI 为基础的成像技术中,探头既发射射频压力,同时又接收射频回波帧数据,实现了利用压力产生组织位移,证明利用局部组织自然属性进行成像是可行的,并很快应用于临床。该技术可在获得感兴趣区肝组织弹性模量的同时,实时、直观地显示弹性模量的二维分布,因此可以在选择探测区时尽可能地避开血管和胆囊等可能影响弹性结果的区域。研究表明,射频超声容积捕获技术可以获得高质量的三维弹性图。

剪切波弹性成像可计算组织硬度的绝对值,达到定量分析的目的。

由于剪切波弹性成像无须压迫,对操作者依赖性小,所以操作相对容易。

(二)弹性成像的临床应用及局限性

1.临床应用

弹性成像主要应用于乳腺、前列腺、甲状腺等表浅小器官,尤其在乳腺肿瘤方面研究较多,技术相对成熟。此外,组织弹性成像还可应用于肝纤维化的诊断、局部心肌功能的评价以及肿瘤消融的检测与评估。但是,已有的多数研究证明这一技术还只能是常规超声检查的部分补充,成为独立的诊断工具尚存在诸多问题,需要改进和完善。

(1)乳腺:弹性成像主要用于乳腺肿瘤良、恶性的鉴别。目前常用的方法是将可疑肿瘤的弹性图进行硬度评分。若仪器编码红色为软,蓝色为硬(目前不统一),标准为:红色为1分,肿瘤整体发生较大的变形;红和蓝镶嵌的"马赛克"状为2分,表示肿瘤大部分发生变形,但仍有小部分未变形;中心为蓝色,周边为红色为3分,表示肿瘤边界发生变形,中心部分未变形;仅肿瘤整体蓝色为4分,肿瘤整体无变形;肿瘤和周边组织均为蓝色为5分,表示肿瘤整体及周边组织均无变形。弹性评分1~5分代表组织的弹性从小到大,亦即其硬度由软到硬。良性病变的组织弹性评分通常以1~3分多见,而恶性病变以4~5分多见。有研究者对弹性成像和传统超声检查进行非劣性或等效性试验后发现,两者准确性相近,前者的特异度并不低于传统超声检查。这表明弹性成像分级在鉴别诊断良、恶性乳腺病变方面有一定价值。

(2)甲状腺:参照乳腺的弹性评分方法对甲状腺单发结节患者行超声弹性成像评估,并与外科手术切除或针吸细胞学检查对照,结果显示,甲状腺囊性病灶具有特征性的表现"RGB"征象,即"红—绿—蓝"分层征;腺瘤或增生结节的弹性分级多为1~2级,而甲状腺癌的分级多为3~4级。但当良性肿块发生纤维化、钙化等或者恶性肿瘤病灶很小及发生液化坏死时,也会导致误诊及漏诊,尚需积累更多经验。

(3)前列腺:前列腺的癌组织较正常组织硬,实时弹性成像可有效地显示硬度较大的前列腺癌,用弹性成像引导前列腺穿刺活检,可降低前列腺组织活检的假阴性,不仅明显提高了活检的敏感性,还减少了活检穿刺次数。

(4)肝:弹性成像在肝的应用主要是企图评估肝纤维化的程度。大多数临床资料认为超声弹性成像是超声无创评价肝纤维化的有效手段,但仍需进一步验证其应用价值。

(5)心脏:通过分析心肌组织在收缩期和舒张期沿探头径向的应变、应变率等信息的空间分布以及随时间的变化,能够准确、客观地对局部心肌功能进行定量评价,对心肌梗死和心肌缺血的定位有较大价值。

(6)血管:利用血压变化或者外部挤压得到血管的应变分布,对血管壁和动脉硬化斑局部力学特性进行弹性成像表征。用于估计粥样斑块的组成成分,评价粥样斑块的易损性,估计血栓的硬度,具有潜在的临床价值。

2.局限性

超声弹性成像是一种全新的成像技术,它提供了生物力学信息,成为二维灰阶超声和超声对比造影之外的另一个独立诊断参数,在临床实践中逐步体现出独特的应用价值。但是,目前弹性成像的局限性也非常明显。

(1)深度影响:无论是静态应变弹性成像还是剪切波弹性成像,施加的压力分布都会随着传播距离的增加而扩散,达到一定深度后,组织内部的应力显著减小,应变也会变得非常微弱,使获取的信号信噪比很小,特别是边界位移信号小而模糊,以致图像杂乱,重复性极差,无法判定组织的弹性分布差异。因此,目前弹性成像仅在表浅组织的应用中效果较好,对深部组织的检查效果差。

(2)信号提取的困难:由于超声在组织中传播的复杂性,超声成像本身固有的来自多方面的噪声影响,使原本微弱的组织内部位移信号的识别和提取相当困难。特别是位置较深时,更为不易。

(3)生理活动影响(呼吸、心脏搏动、动脉搏动):被检查者本身无法避免的生理活动对组织产生的推移、振动在组织中的传导,可能会与外部施加压力的效应互相干扰。

(4)患者条件:肥胖、过度消瘦的患者都会影响弹性成像的效果。

(5)操作者的技术因素:使用静态弹性成像时对操作者的技术要求很高,施压力度的大小、方向、频率、稳定性都会对反应应变的回声信号造成影响和干扰。

(6)重复性差:由于上述影响因素的综合影响,弹性成像的重复性至今难如人意,也直接影响了对其临床应用价值的客观评价和相关研究的可比性,是目前超声弹性成像的障碍之一。

(三)小结

超声弹性成像是一种对组织生物力学特征评价的新技术。作为一种全新的成像技术,在理论上开拓了超声成像的新领域,扩展了超声医学的范围,弥补了常规超声的某些不足,是继A 型、B 型、C 型、D 型、M 型超声成像模式之后又一大进展,有学者称其为 E 型模式,尽管刚起步,但是在临床实践中逐渐显现出其独特的应用价值和潜在的发展前景。随着弹性成像设备的不断完善,信号处理技术的不断进步及临床应用经验的不断积累,超声弹性成像必将像 CDFI 和超声造影一样,成为超声诊断重要的组成部分和辅助手段。

(赵　嘉)

第二章 心脏超声诊断

第一节 心脏解剖概要

一、心脏的位置、毗邻关系

心脏位于胸腔中纵隔内,胸骨体和第 2～6 肋软骨后方,第 5～8 胸椎的前方。约 2/3 居人体正中线的左侧,约 1/3 在其右侧。心脏长轴方向从右肩部向左季肋部整体向左下方倾斜,与人体纵轴成 30°。上方连有出入心脏的大血管;下端游离于心包内,并隔心包与横膈相贴;两侧借纵隔胸膜与肺相邻;后方有左主支气管、食管、胸主动脉等结构;心脏大部分被肺和胸膜覆盖,仅下部心包裸区与胸骨下部和第 4～6 肋间隙直接相邻,为超声检查的透声窗。

二、心脏的形态

心脏外形近似前后略扁的倒置圆锥形,外面包裹心包,心包为纤维浆膜结构,分为脏层和壁层,两层之间潜在的腔隙称为心包腔。心脏外观可分为一尖(心尖)、一底(心底)、三面(胸肋面、膈面、侧面)、三缘(左缘、右缘、下缘)、三条沟(冠状沟、前纵沟、后纵沟)。心尖:朝向左前下方游离,正对左锁骨中线第 5 肋间内侧 1～2cm,由左心室构成。心底:朝向右后上方,大部分由左心房构成,小部分由右心房构成,与出入心脏的大血管相连。胸肋面又称前面(前壁),与胸骨及肋软骨相邻,大部分由右心房和右心室构成,小部分由左心室构成。膈面又称后面或下壁,隔心包与横膈相邻,由左心室和小部分右心室构成。侧面又称左面或侧壁,大部分由左心室构成,小部分由左心房构成。心脏左缘圆钝,向左下倾斜,主要由左心耳和左心室构成,右缘主要由右心房构成,下缘近水平位,由右心室构成。在心脏表面近心底处,心房与心室以冠状沟为界,左、右心室之间有室间沟,前室间沟在心脏胸肋面偏左,后室间沟在心脏膈面偏右,两者在心尖部汇合形成的凹陷称心尖切迹,后室间沟与冠状沟交汇区域称为房室交点。

三、心脏的结构

心脏是中空的肌性器官,以主动脉瓣环为中央,将其余 3 个瓣环及连接瓣环的纤维结缔组织统称为心脏支架结构,心肌以此支架结构为基础,纵行的房间隔和室间隔将其分成 4 个心腔,即左心房、左心室、右心房、右心室。同侧心房、心室之间借房室口相连,心房与静脉血管相连,心室和动脉血管相通。

（一）右心房

右心房位于心脏右上方，为心脏最靠右的部分。房壁薄而内腔大，在右心房右缘表面有一浅沟，称为界沟，心房内面与浅沟对应的纵行肌性隆起称界嵴，以界嵴为界，分为固有心房和腔静脉窦，固有心房为界嵴以前的部分，壁上有平行发出的梳状肌，其向前突出的部位即右心耳，是血栓形成的好发部位。腔静脉窦为界嵴靠后部分，腔内光滑，无肌性隆起，上部为上腔静脉口，下部有下腔静脉和冠状窦口。

（二）右心室

右心室位于右心房左前下方，心腔中居最前的部分，平均壁厚3～4mm，室腔整体呈三角锥形。室上嵴是三尖瓣口与肺动脉口之间室壁上的肌肉构成的弓形隆起，跨越室间隔上部和右心室前壁，以室上嵴为界，分为流入道和流出道，流入道又称窦部，为室上嵴下方，三尖瓣瓣膜覆盖区域的室腔，是右心室主要部分，室壁上有丰富隆起的肉柱。右心室入口即三尖瓣口，三尖瓣叶分为前叶、后叶、隔叶，附着于三尖瓣环上，三尖瓣环呈钝三角形，位置略低于二尖瓣环。通过腱索连于右心室壁乳头肌上。三尖瓣环、瓣叶、腱索和乳头肌在结构和功能上紧密相连，常统称为三尖瓣复合体。流出道又称动脉圆锥或漏斗部，呈倒置的漏斗形，内壁光滑、无肉柱，位于室上嵴的上方，向左上方经肺动脉口延续为肺动脉，肺动脉口周缘有3个袋状半月形瓣膜，称为肺动脉瓣，一个在前，两个在后，即前瓣、右瓣、左瓣。

（三）左心房

左心房位于右心房左后方，是心脏最靠后的部分，后邻食管和胸主动脉，向左前突出的锥形部分为左心耳，左心房壁光滑，仅在左心耳内有梳状肌，此处亦是血栓的好发部位。左心房后部两侧各有两个肺静脉口，前下部二尖瓣口通向左心室。

（四）左心室

左心室位于右心室的左后方和左心房的左前下方。室壁厚9～12mm，室腔呈圆锥体，以二尖瓣前叶为界，分为流入道和流出道。流入道又称左心室窦部，位于二尖瓣前叶后方，是左心室的主要部分，入口是二尖瓣口，前、后瓣叶附着于二尖瓣环上，通过腱索下连于左心室壁乳头肌上，二尖瓣环、瓣叶、腱索和乳头肌在功能上是一个整体，称为二尖瓣复合体。流出道又称主动脉前庭，位于室间隔上部和二尖瓣前叶之间，其右上方通向主动脉口。主动脉口周围有主动脉瓣环，其上附着有3个半月形的瓣叶，与瓣叶相对的主动脉壁向外膨出沟通形成的袋状结构，称为主动脉窦，又称冠状动脉窦或瓦氏窦，窦和瓣叶根据冠状动脉开口命名为左、右与无冠状动脉窦和瓣。整个右冠窦与右心室流出道相邻，下方与室间隔连接，无冠窦与左、右心房和房间隔相邻。左冠窦右侧邻左心房，左侧与左心室基底部外侧相连，下方与二尖瓣前叶连续。左、右冠瓣交界与相应的肺动脉瓣交界相邻，两者之间有致密的纤维组织。

（五）心壁

心壁由心内膜、心肌层和心外膜组成，其中心肌层是构成心壁的主要部分。①心内膜：覆被于心腔内面的一层滑润的膜，由内皮和内皮下层构成。内皮与大血管的内皮相延续，内皮下层位于基膜外，由结缔组织构成，其外层较厚，靠近心肌层，为较疏松的结缔组织，含有小血管、淋巴管和神经以及心传导系统的分支。心瓣膜是由心内膜向心腔折叠而成。②心肌层：构成心壁的主体，包括心房肌和心室肌两部分。心房肌和心室肌附着于心骨骼，被其分开而不延续，故心房和心室可不同时收缩。心房肌较薄，由浅、深两层组成。浅层肌横行环绕左、右心房,深层肌为左、右心房所固有,呈袢状或环状,一部分环形纤维环绕心耳、腔静脉口和肺静脉口以及卵圆窝周围。当心房收缩时,这些肌纤维具有括约作用,可阻止血液逆流。心房肌具有分泌心钠素的功能。心室肌较厚,尤以左心室为甚,一般分为浅、中、深3层。浅层肌斜行,在心尖捻转,形成心涡,并转入深层移行为纵行的深层肌,上行续予肉柱和乳头肌,并附于纤维环。中层肌纤维环行,分别环绕左、右心室,也有联系左、右心室的S形肌纤维。③心外膜:即浆膜性心包的脏层,包裹在心肌表面。其表面被覆一层间皮(扁平上皮细胞),间皮深面为薄层结缔组织,在大血管与心脏通连处,结缔组织与血管外膜相连。

(六)房间隔

房间隔较薄,由心内膜夹以结缔组织和少量的肌束构成。大体为长方形,前邻主动脉根部后方,呈斜位,约与正中矢状面成45°。房间隔中后部的卵圆窝处最薄,该处在胚胎时期为左、右心房相通的卵圆孔,出生后不久即封闭,房间隔缺损多发生于此。

(七)室间隔

室间隔主要由心内膜和心肌构成,室间隔即分隔左、右心室,也是左、右心室壁共同组成部分,呈弧形,凸向右心室面。室间隔分为膜部和肌部两部分,膜部指室间隔上部,主动脉下方的膜状结构,三尖瓣隔瓣附着线在其右侧横过膜部,将其分为后上和前下两部分,后上部分隔右心房与左心室,称为房室间隔膜部,前下部分隔左、右心室,称室间隔膜部,是室间隔缺损好发部位,室间隔其余部分为室间隔肌部。

四、心脏的血管

(一)冠状动脉

冠状动脉是心脏的营养血管,起自主动脉窦壁中1/3处,高于主动脉瓣游离缘,冠状动脉多走行于心外膜下,分为左、右两支。

1.左冠状动脉

左冠状动脉起源于主动脉左冠窦,主干较短,经左心耳与肺动脉根部沿冠状沟向左前走行0.5～1.0cm,其后分为前降支和回旋支。前降支在前室间沟下行至心下缘后,通常沿后室间沟继续上行与右冠状动脉吻合,沿途供应左、右心室前壁,室间隔前上部及心尖心肌血流。回旋支与前降支几乎呈垂直方向,在冠状沟内向左走行,跨过心左缘至心室膈面,主要供应左心房、左心室侧壁及部分后壁心肌的血流。

2.右冠状动脉

右冠状动脉起源于主动脉右冠窦,经右心耳与肺动脉之间绕行三尖瓣口入冠状沟,沿冠状沟向右下走行后转降至心尖部,主要供应右心房、右心室、室间隔后1/3和左心室后壁,此外,还发出分支,供应窦房结和房室结血流。

(二)冠状静脉

冠状静脉是心脏的主要静脉回流通路,心壁各层间静脉网逐渐汇聚成较大的静脉分支,最后构成少数几条,注入冠状静脉窦内,冠状静脉窦长度约5cm,直径小于0.5cm,开口于右心房。其主要分支有4支:心大静脉、心中静脉、心小静脉及左心房斜静脉。

五、心包

心包是包裹心脏和出入心脏的大血管根部的圆锥形纤维浆膜囊,分内、外两层,外层为纤维心包,内层是浆膜心包。

纤维心包:由坚韧的纤维性结缔组织构成,上方包裹出入心脏的升主动脉、肺动脉干、上腔静脉和肺静脉的根部,并与这些大血管的外膜相延续,下方与膈中心腱相连。

浆膜心包:位于心包囊的内层,又分脏、壁两层。壁层衬贴于纤维性心包的内面,与纤维心包紧密相贴。脏层包于心肌的表面,称为心外膜。脏、壁两层在出入心脏的大血管根部互相移行,两层之间潜在的腔隙称为心包腔,内含少量浆液,起润滑作用。

浆膜心包脏、壁两层反折处的间隙,称为心包窦,主要有:①心包横窦,为心包腔在主动脉、肺动脉后方与上腔静脉、左心房前壁前方间的间隙;②心包斜窦,位于左心房后壁、左右肺静脉、下腔静脉与心包后壁之间的心包腔,其形状似口向下的盲囊,上端闭锁,下端为连于心包腔本部的开口;③心包前下窦,位于心包腔的前下部,心包前壁与膈之间的交角处,由心包前壁移行至下壁所形成,人体直立时,该处位置最低,心包积液常存于此窦中,是心包穿刺比较安全的部位。从剑突与左侧第 7 肋软骨交角处进行心包穿刺,恰可进入该窦。

六、心脏瓣膜

(一)三尖瓣及其瓣器

三尖瓣位于右心房与右心室之间,由 3 个瓣叶组成,此外还有三尖瓣环、腱索和乳头肌等三尖瓣瓣器。

1.三尖瓣环

三尖瓣环呈三角形,是心脏纤维骨架的组成部分,有三尖瓣瓣叶的基底部附着。三尖瓣环隔瓣附着处横跨膜部间隔中部,将膜部间隔分为心房和心室两部分。膜部间隔为三尖瓣环前端,中部靠近心房侧有冠状静脉窦开口和房室结,位置十分重要。三尖瓣环前缘与右冠状动脉毗邻,相互平行,相当于右房室沟。三尖瓣环上缘靠近右心耳基底部,有时与窦房结动脉毗邻。

2.瓣叶

三尖瓣的 3 个瓣叶分别为前瓣叶、后瓣叶和隔瓣叶。前瓣叶最宽大,是三尖瓣的主要部分,通常呈半月形或四边形。后瓣叶最小,位于三尖瓣环的后下方或背侧。隔瓣叶位于三尖瓣环内侧,部分基底部附着于右心室后壁,大部分通过腱索附着于室间隔的右心室面。

3.腱索和乳头肌

右心室内有 3 组乳头肌,并有相应的腱索连接乳头肌和三尖瓣叶。前组乳头肌位于右心室前壁中下部,最粗大。室间隔右心室面有许多较粗大的肌束与本组乳头肌相连,包括调节束。起自前组乳头肌的腱索,主要连接三尖瓣前瓣叶,少部分连接后瓣叶。后组乳头肌较细小,起自右心室膈面,其腱索主要连接三尖瓣后瓣叶。圆锥乳头肌位于室上嵴下缘,隔瓣和前瓣交界处下方,其腱索连接三尖瓣隔瓣叶及前瓣叶。

(二)二尖瓣及其瓣器

二尖瓣位于左心房、室之间,由两个瓣叶组成,此外还有二尖瓣环、腱索和乳头肌等相应的二尖瓣瓣器。

1.二尖瓣环

二尖瓣环位置靠后,前方是主动脉瓣,类似圆形,也是心脏纤维骨架的组成部分,为二尖瓣两个瓣叶基底部的附着处。二尖瓣环前内侧 1/3 为左右纤维三角,有二尖瓣前叶基底部附着,同时与主动脉瓣左冠状动脉瓣的后半部分及无冠状动脉瓣有纤维连接。其余二尖瓣环呈马蹄形,由纤维组织构成,有二尖瓣后叶基底部附着。二尖瓣环与三尖瓣环在中心纤维体处相互连接。二尖瓣环径随心脏收缩、舒张出现变化。

2.瓣叶

二尖瓣的瓣叶分为前瓣叶和后瓣叶,两个瓣叶的面积基本相似,但形状不同。前瓣叶显得宽大,是二尖瓣的主要部分,位于前内侧,靠近室间隔,其基底部附着于二尖瓣环的前内侧 1/3,与主动脉瓣有纤维连接。后瓣叶相对较小,位于三尖瓣环的后侧,其基底部附着于二尖瓣环圆周的 2/3。两个瓣叶之间分别形成前交界和后交界,前交界与左冠状动脉靠近,后交界与房室结和希氏束毗邻。瓣叶一般分为 3 部分:①附着于瓣环的基底部部分,也称附着瓣环部;②借腱索附着于乳头肌的边缘部,表面粗糙,为瓣叶相互对合的接触部分,故称粗糙部或边缘接触部,沿其上缘有一条瓣叶关闭线;③介于上述两者之间呈半透明状的部分,称为中间部或透明部。

3.腱索和乳头肌

有两组乳头肌,有相应的腱索连接乳头肌和二尖瓣叶。前外侧组乳头肌位于左心室前外侧,左心室前壁的中下 1/3 处,多数为单个乳头肌,少数为两个乳头肌或有两个乳头的单个乳头肌。后内侧组乳头肌位于室间隔与左室后壁交界之间,多数为多头的乳头肌。

两组乳头肌分别发出许多腱索,并经多次分支,呈扇形连接二尖瓣前叶和后叶的前后两角。

(三)主动脉瓣及其周围结构

主动脉瓣口平面朝向右上前方,与正中矢状面之间有约 45°,与肺动脉瓣口平面之间几乎垂直。主动脉口附近有主动脉窦、主动脉瓣环、主动脉瓣瓣叶、升主动脉根部和主动脉瓣下组织等。

1.主动脉窦

主动脉窦又称 valsalva 窦,是主动脉根部与主动脉瓣相对应的主动脉管腔,呈壶腹状向外膨出,形成向上开口的袋状小腔。其下界为主动脉瓣环,上界为主动脉嵴的主动脉壁起始部,其向下延伸至主动脉瓣环部分,即主动脉窦壁,另外,圆锥间隔肌组织的一部分也参与构成右冠状动脉窦壁。根据窦内冠状动脉的开口,有左、右冠状动脉开口者分别称为左冠状动脉窦、右冠状动脉窦。冠状动脉开口部位一般在窦的中部,但位置可出现较大的变异。没有冠状动脉开口者称为无冠状动脉窦。

2.主动脉瓣环

主动脉瓣环为致密的纤维组织环状索条,由主动脉瓣基底部附着,是 3 个弧形环相互连接而成,弧形的顶部和底部不在同一平面。

3.主动脉瓣叶

主动脉瓣由 3 个半月形瓣叶组成,基底部附着于主动脉瓣环,瓣叶与向外呈壶腹状膨出的主动脉窦壁共同形成开口向上的袋状主动脉窦。3个瓣叶的大小一般相等,位置以左冠状动脉瓣最高,无冠状动脉瓣最低。游离缘在心室舒张期相互合拢、关闭,每个瓣叶游离缘的中部增厚,形成游离缘结节,称为补隙结节,以保证瓣膜紧密关闭。

4.升主动脉根部

升主动脉根部是指升主动脉在心包腔的部分,其上部为主动脉管,下部为主动脉窦。

5.主动脉瓣下组织

二尖瓣前叶基底部直接与主动脉瓣左冠状动脉瓣及无冠状动脉瓣基底部相延续。一般在主动脉瓣左冠状动脉瓣后半部及无冠状动脉瓣叶基底部下方为较致密的纤维组织,向下延续连接二尖瓣前叶,共同构成左心室流入道及流出道的分界。由于上述紧密关系,其中某个瓣叶发生严重钙化等病变时,均可延及附近其他瓣叶。主动脉瓣下没有完整的圆锥肌,仅在主动脉瓣下前半周有心肌组织,即肌部室间隔前上方和左心室侧壁的部分心肌组织,该部分组织肥厚时,可导致主动脉瓣下狭窄。

(四)肺动脉瓣

肺动脉瓣位于肺动脉根部,由3个半月形瓣叶组成,分别称为左瓣叶、右瓣叶和前瓣叶,附着于肺动脉瓣环。肺动脉瓣环与右室漏斗部心肌相连,其中左瓣叶所附着的瓣环与漏斗部隔束相延续,右瓣叶所附着的瓣环与漏斗部壁束相延续。左、右瓣叶所附着瓣环的内1/2与主动脉壁相毗邻,左、右瓣叶之间的交界处正对主动脉瓣左、右瓣叶的交界处,但两个交界处并不完全处于同一水平面,肺动脉瓣交界处稍高,两者之间有圆锥韧带连接。

(杨敏敏)

第二节　心脏超声检查技术和超声表现

一、心脏超声检查方法

(一)仪器条件及受检者准备

1.仪器条件

用于心脏检查的超声诊断仪必须具备二维超声成像、M型超声扫描、频谱多普勒成像及彩色多普勒血流成像功能,有相应的测量距离、面积、血流速度及频谱多普勒压力峰值和均值功能,由于心脏检查需要配合心动周期,故心脏超声检查诊断仪应配有心电图电极线,显示器上能够实时显示超声动态图像和与之同步的心电图。

2.仪器调节

(1)发射能量:超声发射脉冲能量的大小。婴幼儿时发射能量应适当调小。成人体型大、图像显示不清晰者,发射能量应该适当增大。

(2)频率调节:频率的高低将影响图像的分辨力和声束的穿透深度。成人检查频率一般为2.5~3.5MHz,穿透较深,但分辨力稍差。儿童则用4.5~7.0MHz,穿透深度较浅,但图像分辨力明显提高。

(3)灵敏度:主要通过总增益和分段增益补偿等控制钮的调节,高灵敏度可以获得符合诊断要求的清晰图像。灵敏度调节应以心腔和大血管腔内为无回声区;心内膜瓣膜和大血管壁等各层结构反射清晰,心肌反射较弱,但可以识别,心脏的近场与远场结构均可显示,且发射强度大致相等。

(4)灰阶:调节辉度和对比度,使反射强度以适当的敏感度加以显示,以清楚显示所探查的结构。理论上,灰阶的动态范围越大,组织的层次越丰富,能分辨的组织结构越精细。

(5)扫描深度:应视个体情况而定,成人和心脏扩大者,扫描深度一般设置为 16～18cm,以显示心脏的全貌。儿童扫描深度适当调浅,一般为 6～10cm。

(6)帧频:一般仪器帧频系自动调节,检查者也可以根据需要,通过改变图像的扇形角度、深度和彩色取样框大小等调节。

3.受检者准备及探查透声窗

受检者需安静休息片刻,对儿童应做好说服工作,婴幼儿必要时可给小剂量镇静剂,防止躁动,以利于检查。经胸探查时取左侧卧位或仰卧位,胸骨上窝检查时应将肩部垫高,暴露颈部,剑突下扫查时仰卧位屈膝,放松腹部肌肉。

心脏由于胸骨、肋骨和肺等组织遮盖,影响超声声束穿透,能避开这些组织,使超声声束直接进入心脏的特定体表和体内部位,称为透声窗,常用的心脏透声窗如下。

(1)胸骨旁透声窗:胸骨左侧第 2～5 肋间隙,内自胸骨左缘,外至心脏左缘区域,部分右位心或心脏明显扩大达胸骨右缘者,则需要在胸骨右缘扫描。

(2)心尖部透声窗:一般在心尖冲动处。

(3)剑突下透声窗:位于剑突下方。

(4)胸骨上窝透声窗:位于胸骨上窝。

(5)食管内透声窗:食管超声心动图探头置于食管内。

(二)图像方位

人体解剖学一般采用相互垂直的矢状面、冠状面和横断面,但心脏大血管的形状和位置特殊,不能简单地采用解剖学断面,通常以心脏长轴为标准来描述二维超声切面。

1.心脏长轴切面(矢状面)

沿着心脏长轴垂直于身体腹背面切过心脏,与人体解剖矢状面呈 30°,图像扇尖为前胸壁,扇弧为心脏后部,图像右侧为头侧,左侧为足部。

2.心脏短轴切面(横切面)

声束长轴垂直身体腹背面的同时又垂直于心脏长轴切面切过心脏,图像上、下方分别是心脏前、后侧,图左为心脏右侧,图右为心脏左侧。

3.四腔心切面(冠状面)

声束平行身体腹背面切过心脏,扇尖为心尖部,扇弧为心底部,图左为心脏右侧,图右为心脏左侧。

二、经二尖瓣口的血流图

(一)彩色多普勒超声

当左心房接受左、右肺静脉的血流时,血流束呈红色,亮度分布欠均匀,因左心房内血流速度不高而不出现彩色血流逆转,在左心房的血流受到呼吸影响时,二尖瓣开放。在舒张早期,房室压差最大,切面图上可见一条宽阔明亮的红色血流束从二尖瓣口进入左心室。血流束轴心较边缘明亮,近瓣尖处血流速度最快,若超过尼奎斯特极限,则可出现部分色彩倒错现象,在红色血流中出现蓝色斑点。在舒张中期,房室压差减小、充盈减弱或不显色。在心房收缩期,因左心室再次充盈,使二尖瓣口血流速度再次增快,其红色血流又出现一次由暗变亮。

(二)频谱多普勒超声

在舒张期正常时,二尖瓣口的脉冲多普勒为一双峰正向、频带缩窄、呈空窗的血流频谱。频谱第1峰称为E峰,是舒张早期血流快速充盈所致;第2峰称为A峰,是舒张晚期心房收缩、血流再度充盈所致。正常成人E峰略大于A峰,最大流速平均0.90m/s(范围0.60~1.30m/s),儿童为1.00m/s(范围0.80~1.30m/s)。连续多普勒频谱与脉冲多普勒频谱形态相似,方向相同,只是由于连续多普勒记录了自左心房至左心室血流的多种频移信号,频带出现增宽,呈频窗充填的双峰波形。

(三)左心房和左心室流入道异常血流的常见原因

(1)二尖瓣关闭不全时,左心房内可出现收缩期的反流束。

(2)二尖瓣狭窄时,左心室内可出现舒张期的射流束。

(3)各种左向右分流及心房水平的右向左分流时,左心房和左心室流入道内可出现湍流。

(4)三房心、左心房黏液瘤时,其左心房或左心室流入道内可出现湍流。

三、经三尖瓣口的血流图

(一)彩色多普勒超声

右心房接受上、下腔静脉回流的血液。在整个心动周期右心房的血流束呈红色。右心房内的血流受心率和呼吸的影响较大,当心率加快、呼吸加深时,血流图上会出现相应变化。三尖瓣口的彩色血流在收缩期无彩色显示。在舒张早期,可见一条明亮的红色血流束,自右心房经三尖瓣口进入右心室,血流束轴心较边缘明亮,近瓣尖处血流速度最快。在舒张中期,右心房室压差下降,充盈血流缓慢,三尖瓣呈半关闭状态,使色彩亮度减弱或不显色。在心房收缩期,因右心室再次充盈,使三尖瓣口的血流速度再次增快,可见红色血流又一次出现由暗变亮。

(二)频谱多普勒超声

舒张期三尖瓣口的正常脉冲多普勒频谱与二尖瓣频谱近似,呈舒张期正向双峰窄带空窗的血流频谱。血流速度较低,频移幅度随呼吸周期变化。吸气时血流速度增快,呼气时血流速度减低。正常成人E峰略大于A峰,最大流速平均为0.50m/s(范围0.30~0.70m/s),儿童为0.60m/s(范围0.50~0.80m/s)。

连续多普勒频谱脉冲多普勒频谱形态相似,方向相同,只是由于连续多普勒记录了自右心房至右心室血流的多种频移信号,频带出现增宽,呈频窗充填的双峰波形。

(三)右心房和右心室流入道异常的血流常见原因

(1)在房间隔缺损左向右分流时,右心房内出现湍流。

(2)在三尖瓣关闭不全时,右心房内可出现收缩期的反流束。

(3)在主动脉窦瘤破入右心房时,右心房内出现双期湍流。

(4)在上腔或下腔静脉不完全阻塞时,右心房内出现湍流。

(5)在三尖瓣狭窄时,右心室流入道出现舒张期射流。

（6）在隔瓣型室间隔缺损时,右心室流入道三尖瓣处有收缩期射流和湍流频谱。

（7）在主动脉窦瘤破入右心室流入道时,三尖瓣口出现双向湍流。

四、经主动脉瓣口及主动脉的血流图

（一）彩色多普勒超声

当收缩期主动脉瓣开放后,血流自左心室流出道经主动脉瓣口射入升主动脉时,可在心尖五腔或心尖左心长轴的切面上,因血流背离探头,故彩色血流呈一宽条蓝色血流束,充满左心室流出道、主动脉瓣口和升主动脉。在胸骨旁左心长轴切面上,由于收缩期血流朝向探头,显示为红色血流束。收缩早期由于左心室射血速度较快,超过了尼奎斯特极限,在升主动脉内可出现色彩倒错的多色斑点。在胸骨上窝主动脉弓长轴切面,因收缩期血流朝向探头,呈现红色。降主动脉血流背离探头,则呈现蓝色。主动脉弓中部,其血流与探头垂直而无血流信号。

（二）频谱多普勒超声

在心尖五腔和心尖左心长轴切面上,左心室流出道和升主动脉的脉冲多普勒频谱在收缩期均呈单峰负向波形。在胸骨上窝主动脉弓长轴切面,其频谱为单峰正向。降主动脉血流为单峰负向,流速低于升主动脉。

连续多普勒频谱与脉冲多普勒频谱形态相似,方向相同。因为连续多普勒记录了声束内血流的多种频移成分,频谱增宽甚至充填。

（三）左心室流出道和升主动脉异常血流的常见原因

（1）在左心室流出道梗阻时,孤立性主动脉瓣瓣下狭窄,左心室流出道内可出现收缩期射流。

（2）在主动脉瓣关闭不全时,左心室流出道内可见舒张期反流束。

（3）在左心室流出道梗阻或主动脉瓣狭窄时,升主动脉内可出现收缩期花色射流。

（4）在主动脉夹层动脉瘤时,主动脉内有湍流。

五、经肺动脉瓣口及肺动脉的血流图

（一）彩色多普勒超声

收缩期肺动脉瓣开放后,血流自右心室流出道经肺动脉瓣口进入主肺动脉。在主动脉根部的短轴切面上,因血流背向探头,其彩色血流呈一条宽阔的蓝色血流束,充满右心室流出道和主肺动脉。肺动脉瓣口流速较快,亮度最强。左、右肺动脉分叉处速度最慢,亮度最暗。舒张期右心室流出道和主肺动脉内无血流信号显示。

（二）频谱多普勒超声

在主动脉根部的短轴切面上,右心室流出道和主肺动脉的脉冲多普勒频谱在收缩期均呈负向单峰波形。因层流,频谱较窄,呈空窗,下降支较上升支略宽,其上升支和下降支似对称。主肺动脉的血流速度受呼吸影响,吸气时流速加大,呼气时流速下降。成人肺动脉最大流速平均 0.75m/s（范围 0.60～0.90m/s）,儿童为 0.90m/s（范围 0.50～1.05m/s）。右心室流出道血流速度与肺动脉流速近似。

右心室流出道和主肺动脉的连续多普勒频谱与脉冲多普勒频谱形态基本相似,方向相同。因为连续多普勒记录了整个右心室流出道和肺动脉血流的频移信号,故频带增宽,频窗充填。

(三)右心室流出道和肺动脉异常血流的常见原因

(1)在嵴部室间隔缺损和右心室漏斗部狭窄时,其右心室流出道内可见收缩期分流束和射流。

(2)在肺动脉瓣关闭不全时,右心室流出道内可见肺动脉瓣舒张期反流束。

(3)在动脉导管未闭时,主动脉内可见连续性的花色射流。

(4)在肺动脉狭窄时,主肺动脉内可见收缩期花色射流。

(5)在房间隔缺损、室间隔缺损及各种左向右大量分流时,肺动脉内可出现收缩期高速血流。

(6)在肺动脉高压时,主肺动脉内血流速度降低,亮度减弱。

六、肺静脉的血流图

(一)彩色多普勒超声

右上肺静脉开口于左心房底部的右侧,在心尖四腔的切面上,因为右上肺静脉血流方向朝向探头,在右上肺静脉的左房入口处,可见一喷泉状的红色血流射入左心房。在经食管探查的左上肺静脉,因血流朝向探头,显示为红色血流。

(二)频谱多普勒超声

肺静脉的血流频谱是由 S 波、D 波和 AR 波组成。S 波系心室收缩时肺静脉充盈产生。D 波为舒张期肺静脉血流快速增加所致,类似二尖瓣 E 波的产生情况,影响 E 波的因素亦同样影响 D 波。AR 波系心房收缩时血液逆流入肺静脉产生的波,正常情况下不超过 0.3m/s。

(三)肺静脉异常血流的常见原因

(1)左向右分流患者因肺血流量增多,肺静脉的血流速度明显增快。

(2)左房压力的变化,像二尖瓣狭窄,类似于二尖瓣反流,也可影响肺静脉的回流。

(3)肺静脉的异位连接改变。

(杨敏敏)

第三节　心脏瓣膜疾病

一、二尖瓣狭窄

(一)病因、病理

二尖瓣狭窄 95% 以上为风湿性心脏瓣膜病变,极少数为先天性,二尖瓣狭窄是风湿性瓣膜病中最为常见的类型。风湿性心瓣膜病为变态反应性疾病,由于反复发作,纤维组织增生,二尖瓣瓣叶增厚、粘连、钙化,造成狭窄。血流动力学改变程度与瓣口狭窄成正比。瓣口狭窄导致左心房血液进入左心室受限,左心房血流淤滞,左心房压升高,肺静脉回流受阻,从而导致肺动脉压力升高,右心负荷加大,右心室肥大,甚至出现右心衰竭。

（二）临床表现

轻度二尖瓣狭窄常无明显临床症状,中、重度狭窄患者可出现呼吸困难、咳嗽、咯血等症状。长期严重的狭窄,左心房显著增大,肺动脉及右心室压被动性增高,右心增大,最终导致右心衰竭,右心衰竭引起体循环淤血,表现为肝大、颈静脉怒张、下肢水肿等。

（三）超声表现

1.二维超声

胸骨旁左心室长轴切面及心尖四腔切面可见瓣叶增厚、粘连,回声增强,舒张期瓣膜开放受限,呈"穹隆状";左心房扩大,内血流迁缓,呈云雾样回声,部分可见血栓形成;右心室扩大。大动脉根部短轴切面可见肺动脉增宽。二尖瓣水平左心室短轴切面显示二尖瓣开放受限,瓣口面积缩小,呈"鱼口样",此切面可直接描记瓣口面积(图 2-1)。

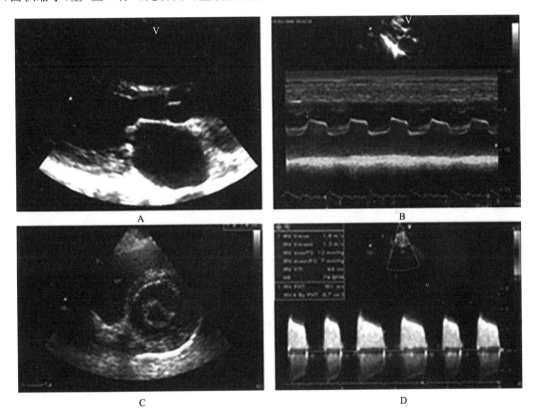

图 2-1　二尖瓣狭窄超声表现

2.M 型超声

舒张期充盈速率下降,正常的双峰消失,二尖瓣前后叶于舒张期同向运动,形成"城垛样"改变。

3.彩色多普勒超声

彩色多普勒超声(CDFI)可见舒张期二尖瓣口细窄的红色为主的五彩射流自左心房进入左心室。

4.频谱多普勒超声

舒张期可见单向朝上、离散度大、内部充填的高速频谱,窦性心律者 E、A 双峰均存在,心房颤动患者 A 峰消失。E 峰上升陡直,下降缓慢,可测压差半降时间(PHT)来估测狭窄程度。

5.二尖瓣狭窄程度的评估

二尖瓣狭窄的超声心动图定量评估见表 2-1。

表 2-1 二尖瓣狭窄的超声心动图定量评估

狭窄程度	PG(mmHg)	PHT(ms)	MVA(cm²)
轻度	<10	90～150	>1.5
中度	10～20	151～220	1.0～1.5
重度	>20	>220	<1.0

注 PG 为峰值跨瓣压差,PHT 为压差半降时间,MVA 为瓣口面积。

(四)鉴别诊断

二尖瓣狭窄超声心动图诊断较容易,但是需与二尖瓣血流量增多的疾病如室间隔缺损、动脉导管未闭、二尖瓣关闭不全等相鉴别。这些疾病二尖瓣开放正常,只是因瓣口流量增多而流速增高。此外,主动脉瓣大量反流可压制二尖瓣前叶而导致舒张期二尖瓣开放受限,但是二尖瓣形态正常。

(五)超声的临床价值

超声心动图对二尖瓣狭窄诊断准确率可达 100%,既可确定狭窄的性质,又可对狭窄程度做出定量诊断,具有其他手段无可比拟的优势。

二、二尖瓣关闭不全

(一)病因、病理

二尖瓣装置中任何一部分的功能失调和器质性损害均可导致二尖瓣关闭不全,因此,二尖瓣关闭不全的病因远较二尖瓣狭窄多和复杂。在临床上常见的病因主要有以下几方面。

(1)风湿性心脏瓣膜病:在我国慢性二尖瓣关闭不全中大多数仍由风湿性心内膜炎引起。但单纯风湿性二尖瓣关闭不全较少见,占风湿性心脏瓣膜病的 15%～18%,多数为二尖瓣狭窄合并关闭不全。

(2)二尖瓣装置的非风湿性病变:是单纯性二尖瓣关闭不全的常见原因,包括二尖瓣脱垂、腱索断裂,急、慢性乳头肌功能不全,先天性二尖瓣裂,感染性心内膜炎,结缔组织病和老年性退行性变等。

(3)各种病因引起左心室扩张使瓣环扩大或乳头肌移位产生的功能性二尖瓣关闭不全,如高血压、贫血、主动脉瓣病变、心肌病等。

(二)临床表现

在临床上轻度二尖瓣关闭不全可终生无症状,中、重度患者的主要症状有劳累后气促或呼吸困难,疲乏、无力、心悸等,当累及右心及右心衰时,可出现右上腹痛、肝大和下垂性水肿。

主要体征有心尖搏动增强,向左下移位,心浊音界向左下扩大,心尖区可扪及抬举性搏动及全收缩期震颤。听诊心尖区全收缩期杂音Ⅲ级或Ⅲ级以上,多为吹风样,向腋下传导。肺动脉瓣区第二心音亢进、分裂。

（三）超声表现

1.二维超声

（1）单纯风湿性二尖瓣关闭不全,瓣膜可轻度增厚。合并狭窄者瓣膜纤维性增厚、钙化、不规则,腱索、乳头肌增粗及声像图回声增强。收缩期二尖瓣前后叶关闭见裂隙或瓣叶对合错位。

（2）感染性心内膜炎者,瓣膜常可见赘生物形成。二尖瓣脱垂时,以胸骨旁左心室长轴切面观察为佳,脱垂的二尖瓣叶体部收缩期突向左心房,超过二尖瓣环连接水平。二尖瓣腱索断裂,轻者表现为脱垂,重症则表现为二尖瓣连枷样运动,在左心室长轴切面及四腔切面上腱索断裂的二尖瓣尖端收缩期翻入左心房,舒张期又随血流快速返回左心室腔。二尖瓣环钙化者多数表现为二尖瓣环后缘及后瓣基底部呈高强度的斑状、团状回声,严重时可累及整个瓣环、二尖瓣前叶及主动脉瓣,甚至使腱索、乳头肌也增厚、钙化。

（3）左心房、左心室扩大,容量负荷过重。二尖瓣关闭不全越重,扩大程度越明显。在代偿功能正常时,室间隔、左心室壁的活动亢进。

彩色多普勒超声的应用使二尖瓣关闭不全的检出变得极为简便、容易,即使是轻微的二尖瓣反流,也能极易作出定性诊断。

2.彩色多普勒超声

二尖瓣关闭不全具有直接诊断意义,彩色多普勒超声的表现是在收缩期左心房内见到蓝色为主的花色反流束。该反流束起自二尖瓣环,延伸至左心房腔,其方向多数指向左心房中部,少数偏离中部,指向主动脉后壁或左心房后壁。

通过彩色多普勒超声的血流显像技术观察二尖瓣反流的血流形态对判断其反流病因有一定帮助。在心尖四腔切面,扩张型心肌病的反流特征为起始于瓣膜闭合点的"卵圆形"反流束。二尖瓣脱垂的反流为"偏心水滴样",当前瓣脱垂时,反流束偏向左心房外侧壁。冠心病患者的反流束形态为"偏心新月状"。当前外侧壁运动异常时,反流束朝向左心房内侧壁。后间壁运动异常时,反流束偏向左心房外侧壁。风心病导致的二尖瓣反流是不规则、无特定形态的反流束。生理性反流主要表现出为闭合点后方、瓣环附近椭圆形反流束。其反流束面积、长度、最大反流速度及反流时间与收缩时间比值均显著低于病理性反流。

3.频谱多普勒超声

（1）心尖四腔切面,应用脉冲多普勒超声技术取样容积置二尖瓣左心房侧彩色多普勒显示的反流束内,可记录到收缩期负向的湍流频谱,呈充填方形波。当二尖瓣反流速度超过脉冲多普勒测量范围时,出现频率失真而频谱倒错。此时应采用连续多普勒超声技术测量。连续多普勒超声显示的血流频谱呈收缩期负向单峰,频窗充填,上升支和下降支陡直,波顶圆钝。最大反流速度可达 4.0m/s。反流重,频谱灰度深,反流轻,频谱灰度淡。

（2）在左心房腔内的湍流区取样,其频谱表现为双向湍流。二尖瓣口因血流增多而表现为 E 峰流速增高,频带增宽,A 峰与 E 峰间速度减低不明显。肺静脉频谱则可因反流导致左心房压上升后表现为收缩期停滞或逆流。

4.二尖瓣反流严重程度的判断和定量

二尖瓣反流量的大小取决于反流口面积、房室压差和反流时间 3 个因素。利用超声技术对二尖瓣反流量大小进行定量或半定量的方法有以下几种。

（1）二尖瓣反流信号标测法。

（2）彩色反流束长度法。

(3)彩色反流束面积法。

(4)反流束面积与左心房面积比值。

(5)反流束近端宽度和过反流口宽度。

(6)二尖瓣反流分数(RFMV)。

(7)血流会聚法,可见瓣口反流束。

(四)超声的临床价值

1.确定有无二尖瓣反流

彩色多普勒超声技术能简便、直观地确定被检查者有无二尖瓣反流,即使是轻度的二尖瓣反流,在恰当仪器调节和切面角度下也能一目了然,敏感性和特异性均可达100%。

2.区分生理性与病理性反流

生理性反流时反流束伸展范围小,不超过2.0cm,反流方向无明显偏心,反流速度可高达4.5m/s,但反流时间多局限在收缩早期,左心房、左心室不大。在病理性二尖瓣反流中,根据反流血流的形态对反流病因的判断有一定帮助。

3.评价二尖瓣反流的程度

受较多因素影响,测量反流分数的方法也比较烦琐,应用也不多。目前被认为测反流量的方法也要注意混叠速度、会聚口形状对血流会聚定量的影响,若操作不当,也会影响定量准确性。

三、二尖瓣脱垂

(一)病因、病理

二尖瓣脱垂的定义为二尖瓣某一个或两个叶在收缩中、晚期或全收缩期部分或全部脱向左心房,超过二尖瓣环连线水平上。多数伴有二尖瓣关闭不全。正常二尖瓣对合严密是依赖于二尖瓣装置的结构完整与功能协调,只要其中任何一个部分出现问题均可导致二尖瓣脱垂。

二尖瓣脱垂按病因分为原发性和继发性。原发性二尖瓣脱垂主要见于黏液样变性、马方综合征、直背综合征等。继发性二尖瓣脱垂常见于胶原病(风湿热、风湿性心内膜炎、二尖瓣狭窄)、感染性心内膜炎、冠心病、肥厚型心肌病、房间隔缺损等病变。二尖瓣脱垂的血流动力学类同于二尖瓣关闭不全。

(二)临床表现

部分二尖瓣脱垂患者可长期无明显症状。最常见的症状为心悸、胸痛、气急、乏力、焦虑、晕厥,个别患者有严重二尖瓣反流时,可出现急性左心衰竭的症状。炎症性二尖瓣脱垂由于瓣叶发生溃疡,形成血栓,血栓一旦脱落,可引起脑梗死,所以部分患者可出现头晕、头痛、一过性脑缺血等症状。主要体征为心前区听诊闻及非喷射性收缩中、晚期喀喇音。

(三)超声表现

1.二维及M型超声

二尖瓣脱垂最常见于单纯后叶脱垂(67%),其次为前、后叶同时脱垂(23%),单纯前叶脱垂最少见(10%)。收缩期可见部分或全部瓣叶脱向左心房,并且瓣叶的最高点超过瓣环前后缘连线水平2mm(图2-2)。脱垂的瓣叶冗长、卷曲,部分可出现瓣叶增厚,增厚的瓣叶表面不光滑,有时与赘生物形态相近。二尖瓣瓣环径扩大。在原发性二尖瓣脱垂患者中,多见腱索变长、松弛,舒张期呈挥鞭样运动。腱索断裂者,腱索断端呈散在光点回声,收缩期位于左心房,舒张期位于左心室,且往返运动速度快。如为主腱索或次级腱索断裂,相应的瓣叶可产生连枷样运动(图2-3)。乳头肌断裂时,可见断裂的乳头肌连同其腱索支持的瓣叶于收缩期翻入左心房。乳头肌功能不全时可见乳头肌部位的相应室壁发生节段性运动异常。二尖瓣脱垂时,大多数伴有二尖瓣关闭不全,因此可以出现左心房、左心室增大,室间隔运动明显增强。M型超声CD段在收缩期向下凹陷,呈"吊床样"曲线,与C、D两点间的连线距离大于2mm。

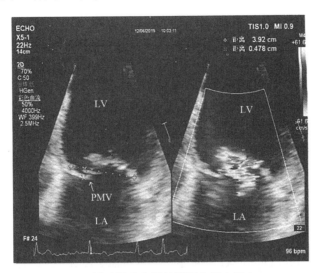

图2-2 瓣叶最高点超过瓣环水平大于2mm

注 LA:左心房;LV:左心室;PMV:二尖瓣后叶。

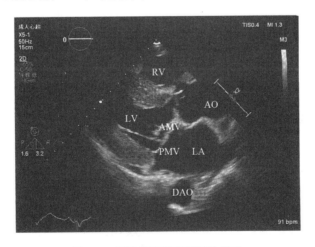

图2-3 后叶腱索断裂伴瓣体脱垂

注 LA:左心房;LV:左心室;RV:右心室;AO:主动脉;AMV:二尖瓣前叶;PMV:二尖瓣后叶;DAO:降主动脉。

2.多普勒超声

二尖瓣脱垂者常伴有二尖瓣反流,彩色反流束的形态和走向有助于判断脱垂的部位。前叶脱垂或以前叶为主的双瓣叶脱垂,反流束沿后叶瓣体及左心房后壁走行。后叶脱垂或以后叶为主的双瓣叶脱垂时,反流则沿前叶瓣体及左心房顶部走行。以上两种反流均为偏心性反流,在评估其反流程度时,即使切面上显示的彩色血流束范围较小,也可为重度反流。双叶对称性脱垂时,反流束的方向往往为中心性反流。频谱多普勒图像特征与二尖瓣关闭不全时的图像特征相同。

3.三维超声

三维超声能显示出二尖瓣叶与二尖瓣瓣环本身固有的立体解剖位置关系。二尖瓣脱垂在左心室侧显示时,收缩期可见脱垂的瓣叶向左心房侧凹陷;在左心房侧显示时,则见脱垂部分向左心房膨出。

(四)鉴别诊断

1.与假性二尖瓣脱垂鉴别

各种原因所致的大量心包积液、心脏压塞者,左心室腔受压,腱索相对过长,可致二尖瓣叶出现脱垂表现。但心包积液消除后,脱垂的瓣叶又可恢复至正常位置。

2.与其他病因导致的二尖瓣关闭不全鉴别

其他如风湿性心脏病、二尖瓣先天性发育异常所导致的二尖瓣关闭不全,在超声心动图上有其特征性的改变,与原发性二尖瓣脱垂的鉴别并不困难。

(五)超声的临床价值

超声心动图无论在解剖结构还是在血流动力学上均是评价二尖瓣脱垂的首选方法。由于二尖瓣环的非平面特性,以往的单纯心尖四腔切面诊断脱垂已不可靠,目前以左心室长轴切面上瓣叶超过瓣环平面 2mm 以上诊断二尖瓣脱垂更可靠。三维、经食管超声心动图可更清晰地显示瓣叶解剖结构,更准确地判断病变类型,为临床提供更详尽的资料,对手术修复具有指导意义。

四、主动脉瓣狭窄

(一)病因、病理

临床上认为先天性主动脉狭窄是因胚胎期发育障碍而导致的,在我国发病率较低,占先天性心脏病的 2%~6%。根据病因、病理,可分为下列 3 种类型(图 2-4)。

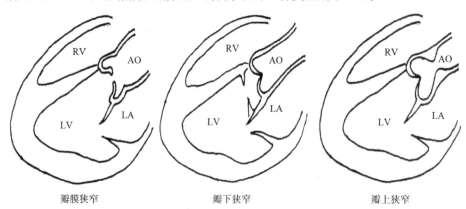

瓣膜狭窄　　　　　　　瓣下狭窄　　　　　　　瓣上狭窄

图 2-4　3 种类型主动脉狭窄解剖示意图

注　RV:右心室;LV:左心室;AO:主动脉;LA:左心房。

1.瓣膜狭窄型

主动脉瓣先天性畸形,可有单叶、二叶、三叶或四叶等多种改变。

2.瓣下狭窄型

①隔膜型,主动脉瓣下左心室流出道有半月形或环形隔膜形成。环形隔膜中央有小孔,左心室血流仅可通过小孔排向主动脉。②隧道型,左心室流出道有局部的肌性肥厚,形成隧道样狭窄,以致左心室排血受阻。

3.瓣上狭窄型

①隔膜型,于升主动脉、主动脉窦上方有纤维隔膜形成,中央留有一小孔。②壶腹型,主动脉窦上方局部管壁中层增厚,向管腔内突起,以致管腔狭窄。由于瓣上主动脉狭窄,冠状动脉开口于狭窄之前,可致冠脉压力增高、管径扩张。

(二)临床表现

临床上以男性患者多见。轻型狭窄一般无任何症状,往往先发现心脏杂音而被追踪诊断。重度狭窄可致发育障碍,并有心力衰竭的表现。患者可突然晕厥或出现心绞痛,感染性心内膜炎是常见的并发症。最主要的体征是在主动脉瓣听诊区闻及响亮而粗糙的收缩期吹风样杂音,呈喷射型,响度一般为 4～5 级/6 级,可向颈部及心尖区传导,常伴震颤。第二心音有减弱或分裂。瓣上型狭窄,杂音以胸骨缘第 1 肋间较明显,第二心音无改变。瓣下型狭窄,杂音在胸骨左缘第 3、第 4 肋间较为响亮。心界可增大,心尖区抬举性冲动,脉压减低。

(三)超声表现

1.二维超声

(1)在左心室壁肥厚时:在左心室长轴和短轴切面上,可显示左心室的向心性肥厚,室间隔与左心室后壁均匀对称性增厚。

(2)在出现狭窄口表现时:①瓣膜狭窄,显示瓣膜回声粗乱、增强,开放间距变小,如为二叶式主动脉瓣,在左心室长轴或 M 型超声心动图心底波群中显示两瓣叶不对称,关闭线偏离中心,称为"偏心征";②瓣下狭窄,隔膜型者左心室长轴切面显示主动脉瓣下左心室流出道一贯穿前后的细线状回声,中央有局部的回声缺失,为隔膜的小孔;③瓣上狭窄,隔膜型者回声特点与瓣下相似,仅位置不同。壶腹形狭窄者显示主动脉窦上方管壁增厚,向腔内突起,形成局部管腔狭窄。

(3)在狭窄后扩张时:有瓣膜狭窄者,升主动脉或主动脉弓可明显增宽,为狭窄后扩张。

2.彩色多普勒超声

(1)在瓣膜狭窄时:左心室长轴或五腔心等切面显示收缩期左心室流出道血流色彩变暗,流经狭窄口时,血流束变窄,色彩转而变得鲜亮,呈五彩状向升主动脉喷射,升主动脉血流也显示为五彩镶嵌状。主动脉瓣口位置有偏移时,收缩期通过瓣口的五彩射流束可偏离中心出现,射向升主动脉。心底短轴切面,收缩期开放受限的主动脉瓣口内有五彩血流显现。在 M 型超声心动图心底波群,彩色多普勒超声血流显像示收缩期开放受限的主动脉瓣盒形运动曲线内五彩镶嵌,并可观察到五彩血流出现的时相及持续时间。

(2)在瓣下狭窄时:常在左心室长轴或五腔心切面观察到收缩期左心室流出道狭窄处上游血流色泽变暗,狭窄处及其下游的血流色泽鲜亮,呈五彩状。

（3）在瓣上狭窄时：观察左室长轴或五腔心切面，收缩期血流在左心室流出道及主动脉瓣口处色泽较暗，通过瓣上狭窄处时血流束变窄，呈一色泽鲜亮的五彩射流束，升主动脉甚至主动脉弓内血流均显示五彩状。

3.频谱多普勒超声

临床上常有 3 种不同类型的主动脉口狭窄，应用频谱多普勒超声的取样位置应根据狭窄部位而有所差异。如取样于狭窄处上游，可显示收缩期血流速度减慢；取样于狭窄处或偏其下游，流速显著增高，脉冲波多普勒超声可显示收缩期湍流频谱，但因流速过快，易产生频谱倒错现象，应用连续多普勒超声在狭窄处或偏其下游可测得单峰状的收缩期射流频谱。通过频谱图可估算狭窄口两端的压力阶差。瓣膜狭窄者通常以平均跨瓣压差来估测瓣口的狭窄程度。在左心室舒张功能减退、左心室舒张末期压增高的患者，脉冲波多普勒二尖瓣口血流频谱图可显示 A 峰增高，A 峰＞E 峰。

（四）超声的临床价值

超声心动图对先天性主动脉狭窄有很高的诊断价值，是目前主要的无创性诊断方法。在二维超声图像的基础上，应用彩色多普勒超声血流显像可直观显示通过狭窄处的五彩射流，并辅以频谱多普勒测定血流速度和估计狭窄程度。应用经食管超声心动图，可更清晰地显示主动脉的形态和瓣膜运动状况，对二叶式主动脉瓣的诊断有独到之处。

五、主动脉瓣关闭不全

（一）病因、病理

主动脉瓣关闭不全可由风湿、感染性心内膜炎、马方综合征、退行性变和先天性畸形等引起。主动脉瓣可增厚、短缩或卷曲，使瓣叶对合不全；也有瓣叶形态尚可，但因瓣环显著扩大，致瓣膜关闭不全。

主动脉瓣关闭不全时舒张期主动脉内血流反流至左心室，使左心室容量负荷增加，左心室扩大，长期重度主动脉瓣关闭不全会导致左心室心肌失代偿而出现左心衰竭。

（二）临床表现

多无明显症状，早期可有心悸、心前区不适等，严重者有心绞痛、头晕及左心功能不全表现。

（三）超声表现

1.二维超声

直接征象：胸骨旁左心室长轴切面、大动脉根部短轴切面和心尖五腔切面显示主动脉瓣舒张期关闭对合不严、存在裂隙。风湿性病变者，主动脉瓣瓣叶增厚，回声增强。

间接征象：左心室扩大，主动脉增宽，二尖瓣前叶开放受限。

2.彩色多普勒超声（CDFI）

CDFI 可见舒张期主动脉瓣口可见红色为主的五彩反流束，射向左心室内。

3.频谱多普勒超声

可探及起源于主动脉瓣口的高速反流信号，沿左心室流出道延伸，最大反流速度一般大于

4m/s。

4.主动脉瓣反流程度的评估

与二尖瓣反流类似,目前临床上应用最广泛、最简便易行的手段也是根据反流束的大小来半定量评估主动脉瓣反流程度(表2-2)。

表2-2 主动脉瓣反流程度的半定量评估

反流程度	反流束宽度与左心室流出道的比值	反流束面积与左心室流出道面积的比值	反流分数	压差半降时间(ms)
轻度	<0.25	<0.07	<0.2	>600
中度	0.25～0.65	0.07～0.20	0.2～0.6	300～600
重度	>0.65	>0.20	>0.6	<300

(四)鉴别诊断

主动脉瓣关闭不全需与生理性反流相鉴别。

(五)超声的临床价值

超声心动图可显示主动脉瓣口结构,评估反流程度,是目前临床诊断主动脉瓣关闭不全首选的手段。

(杨敏敏)

第四节 先天性心脏病

一、房间隔缺损

(一)病因、病理

房间隔任意部位的缺损使左、右心房之间出现直接交通和异常的分流,称为房间隔缺损(ASD)。ASD为一种常见的先天性疾病,女性多见,自愈的概率较小。根据胚胎发育理论和病理解剖,ASD分为继发孔型、静脉窦型、冠状静脉窦型和原发孔型4类。其中,继发孔型最常见,占70%～75%;冠状静脉窦型少见,占1%～2%。ASD易合并其他畸形,常见的有肺静脉异位引流、室间隔缺损、动脉导管未闭、右位主动脉弓及永存左上腔静脉等。通常情况下,左心房压力高于右心房,ASD一般为左向右分流,分流量大小取决于缺损的大小。一般缺损较小的患者,分流量较少,当缺损较大时,分流量较多,左向右分流明显增加,可造成右心负荷明显增加,右心明显增大,肺动脉明显增宽。长期肺循环血流量增多,造成肺动脉高压。随着右心容量负荷的不断增加,最终导致右心衰竭,当右心房压力超过左心房压力时,出现发绀,即艾森门格(Eisenmenger)综合征。

(二)临床表现

ASD患者的临床症状取决于ASD发病年龄、大小和合并畸形等。ASD越小,对患者影响也越小,可一直没有明显临床症状;ASD越大,发病越早。病情也随年龄增加,逐渐出现明显症状。常见症状有活动后心悸、气短、易劳累,有时有胸痛。合并严重肺动脉高压患者,可有发绀、咯血、水肿等症状。若早期即有心力衰竭症状,提示病情较重,ASD 较大。缺损较小的患者,辅助检查常无明显改变。缺损较大的患者可于胸骨左缘第 2、第 3 肋间闻及收缩期柔和杂音,传导不明显,不伴有震颤。胸片提示心影增大,肺血增多。

(三)超声表现

1.二维超声

二维超声可显示房间隔回声失落的直接征象,判断 ASD 的分型,即 ASD 的部位、大小及周边组织情况。同时可显示的间接征象包括右心明显增大,右心室流出道明显增宽,主肺动脉及左、右肺动脉增宽。

(1)继发孔型:又称中央型,位于房间隔中部,卵圆孔附近(图 2-5),显示切面有大动脉短轴、四腔心、剑突下双房心切面。部分患者的房间隔发育菲薄,摆动明显,且膨向右心房侧,其上可探及一个或多个回声失落,称为筛孔样 ASD。

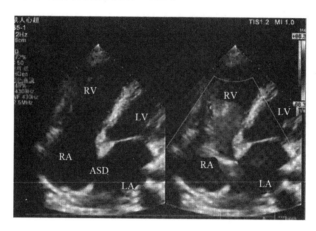

图 2-5 中央型房间隔缺损声像图

注 LA:左心房;LV:左心室;RA:右心房;RV:右心室;ASD:房间隔缺损。

(2)腔静脉窦型:ASD 靠近上腔静脉的称为上腔型,ASD 靠近下腔静脉的称为下腔型。剑突下双房心切面可以很好地显示缺损与上、下腔静脉的关系。这类 ASD 易合并肺静脉异位引流。

(3)冠状静脉窦型:又称无顶冠状静脉窦,是由于冠状静脉窦与左心房交界部位窦壁部分或完全缺失,导致冠状静脉窦与左心房直接交通。

(4)原发孔型:又称 I 孔型房间隔缺损,属于部分型心内膜垫缺损的一个类型。缺损位于房间隔下段至十字交叉处。

2.多普勒超声

多普勒超声能显示 ASD 的左向右红色分流信号,亮度较高,分流束的宽度可反映缺损的大小及分流量的多少。需要注意的是假阳性和彩色外溢所导致的过度估计 ASD 大小。同时彩色多普勒还能显示瓣膜反流情况、肺动脉内血流情况。连续多普勒可定量三尖瓣反流速度及压差,并由此估测肺动脉压力。部分患者由于重度肺动脉高压,左向右分流不明显,或者由于透声较差,回声失落不明显,可进一步行经食管超声心动图检查明确。

3.经食管超声(TEE)

经食管超声是明确诊断 ASD 的最佳方法,特别是三维 TEE,更能准确地判断 ASD 的部位(图 2-6),断口的大小、数量,同时可清晰地显示毗邻结构,包括四支肺静脉以及上、下腔静脉开口位置。但由于其存在一定的创伤和风险,限制了 TEE 的临床应用。

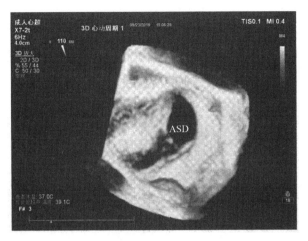

图 2-6 三维 TEE 观察 ASD 呈"月牙形"

注 ASD:房间隔缺损。

(四)鉴别诊断

1.与肺静脉异位引流鉴别

完全性肺静脉异位引流的患者,其右心增大的程度与 ASD 的大小不匹配,且患者左心较小。检查时需注意观察四支肺静脉的开口情况,左心房后方是否有异常的共同腔结构,必要时可行 TEE 检查明确。

2.与卵圆孔未闭鉴别

需与中央型 ASD 进行鉴别。卵圆孔未闭多表现为卵圆窝处斜行裂隙,宽度<3mm,彩色多普勒超声显示细窄的斜行分流束。

(五)超声的临床价值

ASD 患者的临床生存率较高,随着年龄的增长,患者症状逐渐明显。ASD 在超声心动图上有典型的直接征象和间接征象。目前的经胸和经食管超声技术都能对 ASD 作出明确诊断,对指导临床手术方式有重要的作用。

二、室间隔缺损

(一)病因、病理

室间隔缺损是目前临床上较常见的先天性心脏病之一,为胎儿期室间隔的发育不全所致。

从心脏的右心室切面观察室间隔可被分为 4 部分,即膜部、流出部、流入部和肌小梁部。虽然室间隔缺损的病因、病理分型在文献中各有特点,但大多是依据上述 4 部分而分型。

1.膜周部的缺损

缺损位于室间隔膜部,是室间隔缺损中最常见的类型。膜部为胚胎发育中房室交界处心内膜垫结合后向下生长而形成,并与肌部室间隔相互融合形成完整的室间隔。膜部的面积在1.0cm以内,缺损多向周边扩展,故统称膜周部缺损。通常又被细分为单纯膜部和室上嵴下型缺损。

2.流出部的缺损

缺损部相当于右心室漏斗部,此型缺损在患者中并不少见。通常又被分为室上嵴上、肺动脉瓣下、肺动脉和主动脉双瓣下缺损几种类型。

3.流入部的缺损

缺损部位在室间隔的后部,三尖瓣隔瓣之下。

4.肌小梁部的缺损

缺损位于室间隔肌部,较为少见。右心室面观缺损口表面有肌小梁纵横交错,似为多发小孔,而左心室面观仅为单孔。

(二)临床表现

在临床上发病以男性较为多见。症状的轻重与缺损的大小有关。一般无自觉症状,往往在体检时发现有杂音才去就诊。缺损较大的患者则有发育障碍,体形瘦小,感觉乏力、心悸和气急,易发生呼吸道感染。重者出现心力衰竭,可并发感染性心内膜炎。当肺循环阻力显著增高,心室水平分流由左向右转变为右向左时,可有发绀出现。

(三)超声表现

1.二维超声

(1)在左心负荷增重时:常采用切面有左心室长轴和短轴、四腔心等。左心室内径增大,左心室壁运动幅度增强。左心房径可轻度增大。较小的室间隔缺损,左心室径可在正常范围。

(2)在室间隔的回声中断时:常采用切面有左室长轴、四腔心、五腔心和心底短轴等,显示室间隔的回声带中断。不同部位的缺损在切面图中显示的位置各有不同。有时可见两断端的回声增强,测量两断端的间距,估计缺损的大小。值得注意的是,室间隔缺损的位置和解剖形态较为复杂多发,较小的缺损两端回声可互相叠混。

(3)在声学造影时:室间隔缺损为左向右分流,应用右心声学造影仅见右心房和右心室显影,左心房和左心室不出现造影剂回声。较大的缺损,可能在缺损口的右心室面出现一负性造影区。诊断心室水平的左向右分流可采用左心声学造影,方法有直接在左心注入声学造影剂或把右心导管插入肺小动脉嵌顿后注射声学造影剂,可将右心导管通过未闭的卵圆孔或房间隔缺损插入左心房至肺静脉注射造影剂。观察心脏四腔心切面,可见左心房、左心室显影的同时,右心室也显影,而右心房内无造影剂回声。当肺动脉压力增高、发生右向左分流时,在周围静脉注射造影剂进行右心声学造影,观察四腔心切面,可见右心房和右心室显影的同时,左心室内有造影剂回声,而左心房却不显影。

2.彩色多普勒超声

(1)在出现室间隔的异常分流束时:在二维超声显像的基础上,应用彩色多普勒超声血流显像,可显示室间隔回声中断处有异常的血流分流束穿过,分流方向通常是左向右,色彩呈五彩镶嵌状。膜周部缺损的分流束多显示于近心底短轴切面的9~11点钟处。伴有膜部瘤时,可见左向右的彩色分流束穿过瘤壁的小孔,进入右心室,根据此分流束的宽度,可估测小孔的大小。流出部缺损的分流束可显示于近心底短轴切面的 12～13 点钟处或紧邻肺动脉瓣下。流入部即三尖瓣隔瓣下的缺损,在四腔心切面显示最清晰,室间隔紧靠三尖瓣隔瓣下出现一穿隔的左向右五彩分流束。肌部缺损可在四腔心、五腔心、左心室长轴或乳头肌水平短轴切面显示,其左向右五彩分流束与室间隔垂直或斜射向心尖部。大型缺损的分流束可呈单色。肺动脉压力逐渐增高,出现双向分流时,穿隔的分流束呈现红蓝相间或交替出现。右向左分流时,过隔血流分流束为蓝色。

(2)缺损口左室面的彩色汇聚区:在二维彩色多普勒超声图像中,可以观察到左心室的分流血流束呈逐渐加速的辐射流线向缺损口汇聚,显示缺损口左心室面—混叠界面,即彩色血流汇聚区。会聚区由数个近端等速度面构成,每个等速度面近似半球体表面。通过等速度面的流率(FR)等于表面面积与流速的乘积。

(3)M 型彩色多普勒:将 M 型取样线置于穿隔的血流分流处,尽量使其与分流束相平行,可显示分流部位的 M 型彩色多普勒血流图。过隔的分流信号方向朝前,以红色为主,色泽鲜亮,可用以观察分流出现的时相、持续时间等。

(4)在异常的血流时:由于左、右心室的增大,二尖瓣和三尖瓣可出现相对性的关闭不全,在二尖瓣左房侧或三尖瓣右房侧出现小量的收缩期反流,血流束通常以蓝色为主,如为流出部的缺损合并有主动脉瓣关闭不全,可见舒张期主动脉瓣下有五彩的反流束。

3.频谱多普勒超声

(1)脉冲多普勒:临床确有典型杂音,二维图像中又较难显示室间隔回声中断者,以往多用脉冲波多普勒超声图像做定性诊断。在左室长轴、心底短轴、四腔心或五腔心等切面上,将取样容积置于室间隔的右心室面,沿室间隔搜寻分流出现的部位,判断缺损是否存在。彩色多普勒的广泛应用,可直观显示分流的血流束,故较少用脉冲波多普勒做定性诊断。在频谱图中,显示正向或双向的收缩期高速、充填型湍流频谱。如流速超过频谱显示范围,应提高脉冲重复频率或调整基线以求满意显示,必要时应用连续波多普勒。当发生右向左分流时,取样容积置于室间隔左心室面,可记录到舒张中、晚期至收缩早期的负向分流频谱,流速较低,通常＜2m/s。

(2)连续波多普勒:在彩色多普勒血流显像的基础上,常应用连续多普勒记录室间隔缺损的高速分流频谱,并用于定量诊断。

(四)超声的临床价值

超声心动图,尤其是彩色多普勒超声血流显像,目前已成为诊断心室间隔缺损的首选方法,是外科手术或内科介入性治疗术前的主要定性和定量诊断依据。彩色多普勒超声技术的应用已将室间隔缺损的诊断准确性提高至 95％以上。在手术治疗中的监测作用已引起临床医师的广泛重视,也是术后随访的首选方法。

三、动脉导管未闭

动脉导管未闭(PDA)是动脉导管在出生后未闭合而持续开放的病理状态。动脉导管是由第 6 对支气管动脉弓远端演化而成。在胎儿循环时,它将大部分右心室人肺动脉的血流导入降主动脉,送往胎盘进行氧合。出生后,动脉导管未闭可单独存在,也可与其他心血管畸形合并存在,如主动脉弓缩窄或中断、严重的主动脉狭窄、左心发育不全综合征及肺动脉闭锁、严重的肺动脉狭窄或作为血管环的一部分。

(一)病因、病理

心脏胚胎发育的关键时期为妊娠第2～8周,先天性心血管畸形也主要发生于此阶段。先天性心脏病的发生有多方面原因,大致分为内在因素及外部因素两类,并以后者多见。内在因素主要与遗传有关,特别是染色体易位和畸变,如21-三体综合征、13-三体综合征等;此外,先天性心脏病患者其子女心血管畸形的发生风险显著增高。外部因素中较重要的有宫内感染,尤其是病毒感染,如风疹病毒、流感病毒及柯萨奇病毒等;其他危险因素包括妊娠期接触大剂量放射线、使用某些药物、患代谢性疾病或慢性病、缺氧、母亲高龄(接近更年期)等。

动脉导管是胎儿循环中不可缺少的部分。婴儿出生后随着第1次呼吸的建立,血氧浓度快速上升,可使动脉导管壁肌肉发生收缩而关闭。一般在出生后第1天,动脉导管大多已呈功能性关闭,但在7～10天可由于缺氧等原因重新开放。通常情况下,80%婴儿的动脉导管在出生后3个月内闭合,95%在1年内闭合,一般认为出生1年后动脉导管仍持续未闭合者,即应诊断为动脉导管未闭(图2-7)。

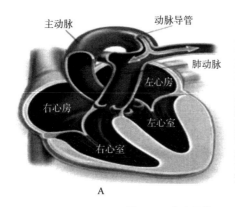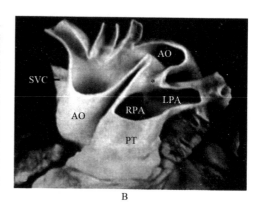

图2-7 动脉导管和动脉导管未闭的解剖示意图

注 A.动脉导管的解剖示意图;B.动脉导管未闭的解剖示意图。PT:肺动脉干;RPA:右肺动脉;SVC:上腔静脉;AO:主动脉;LPA:左肺动脉。＊为动脉导管未闭。

动脉导管未闭按解剖形态分为5种类型:①漏斗型(A型),动脉导管的主动脉端口径大于肺动脉端口径,犹如漏斗状;②窗型(B型),导管极短,口径极粗,管壁往往较薄,手术操作困难,危险性大;③管型(C型),导管较长,连接主动脉与肺动脉两端口径一致,此型最常见,占所有病例的80%以上;④动脉瘤型(D型),导管连接主动脉与肺动脉的两端,细而中间呈瘤样扩张,手术危险性极大;⑤复杂型(E型)(图2-8)。

(二)临床表现

较小的动脉导管未闭,分流量小,可不引起任何症状,只是在常规体检时偶然发现心脏杂音,即胸骨左上缘或左锁骨下可听到特征性的连续性杂音。中等分流量者常有乏力,劳累后气促、心悸、气喘、胸闷等症状,听诊杂音性质同上,更为响亮,伴有震颤,传导范围更广,右心室可在心尖区闻及轻度收缩期及舒张期杂音,周围血管征阳性。分流量大的动脉导管未闭,常继发严重的肺动脉高压,可导致右向左分流,上述典型杂音舒张期成分消失或减轻,继之收缩期杂音亦可消失,而仅可闻及肺动脉瓣关闭不全导致的舒张期杂音,此时患者出现差异性发绀且临床症状严重。

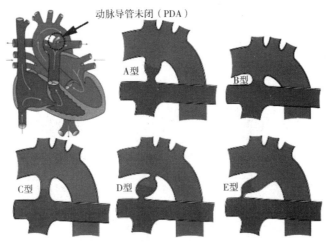

图 2-8　动脉导管未闭的解剖分型

（三）超声表现

1.二维超声

左心室长轴切面:左心增大,室间隔活动度增强,主动脉增宽;大动脉短轴切面左肺动脉起始部与降主动脉之间有异常交通(图 2-9),根据动脉导管形态、结构判断其类型;肺动脉明显增宽,且搏动增强;胸骨上窝主动脉弓长轴切面显示,肺动脉分出左肺动脉处见降主动脉与肺动脉间有异常通道。

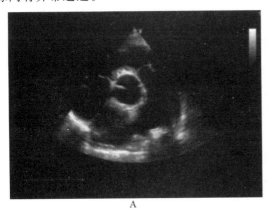
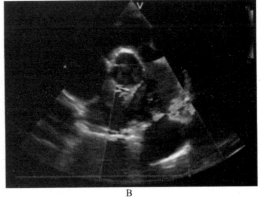

图 2-9　动脉导管未闭声像图

注　A.显示主肺动脉增宽,肺动脉分叉处与降主动脉间可见一管样结构,即动脉导管未闭;B.大动脉短轴切面彩色多普勒显示,肺动脉分叉处与降主动脉之间彩色分流束。

2.M 型超声

主要为间接症状,表现为左心室、左心房扩大,主动脉增宽,搏动幅度增大。

3.多普勒超声

于大动脉短轴切面和胸骨上窝主动脉弓长轴切面,在主动脉与肺动脉间可见自降主动脉经异常通道进入肺动脉的分流信号。频谱多普勒可探及连续性左向右分流信号(图 2-10)。收缩期肺动脉压力若超过主动脉压力,即继发艾森门格综合征时,可产生右向左分流,此时收缩期为右向左分流,舒张期为左向右分流。

肺动脉压的估测:根据连续多普勒测定的三尖瓣最大反流速度估测,也可根据导管分流速度估测。

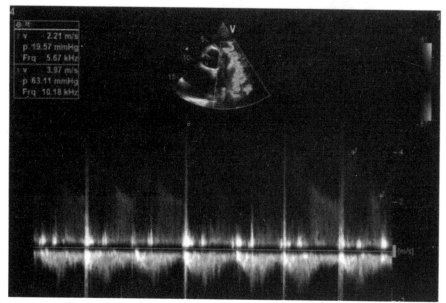

图 2-10　动脉导管未闭频谱多普勒

注　连续性正向频谱,收缩期峰值流速 397cm/s,舒张期峰值流速 221cm/s。

(四)鉴别诊断

1.高位室间隔缺损合并主动脉瓣脱垂

当高位室间隔缺损较大时往往伴有主动脉瓣脱垂,导致主动脉瓣关闭不全,并引起相应体征。临床上在胸骨左缘听到双期杂音,有时与连续性杂音相仿,难以区分。超声心动图可显示主动脉瓣脱垂及主动脉血流反流入左心室,同时显示通过室间隔缺损由左心室向右心室和肺动脉的分流。

2.冠状动脉瘘

这种冠状动脉畸形并不多见,可听到与动脉导管未闭相同的连续性杂音伴震颤,但部位较低,且偏向内侧。彩色多普勒能显示动脉瘘口所在和其沟通的房室腔。逆行性升主动脉造影更能显示扩大的病变冠状动脉主支或分支走向和瘘口。

(五)注意事项

当左心增大且二维超声明确肺动脉与降主动脉之间存在异常通道,但彩色多普勒未显示异常血流信号时,应考虑有严重的肺动脉高压,此时可借助声学造影协助诊断。此外,动脉导管未闭与室间隔缺损均导致左心增大,肺动脉增宽,不同之处在于室间隔缺损时升主动脉内径正常或偏细而动脉导管未闭,由于分流在降主动脉,升主动脉内径增宽。

动脉导管未闭导致肺动脉高压时,可出现右心房、右心室增大,左心变小,应注意与房间隔缺损相鉴别。左心声学造影有助于区别心房水平的分流和动脉水平的分流。

四、法洛四联症

（一）病因、病理

法洛四联症（TOF）是一种较常见的复杂的先天性心脏病。由室间隔缺损（VSD）、主动脉骑跨、肺动脉狭窄、右心室壁肥厚4种典型的病理改变组成。本病的严重程度主要取决于肺动脉口的狭窄程度及肺动脉的发育情况，其次取决于 VSD 的大小及是否合并其他的畸形。肺动脉口的狭窄可发生于右心室、右心室流出道、肺动脉瓣上、肺动脉瓣及瓣下的任意部位或多个部位，类型多样。患者的 VSD 一般较大，膜周部至室上嵴处多见，干下型较少见。VSD 越大，主动脉骑跨越明显，右向左分流越大，发绀越明显。主动脉骑跨是由于较大的 VSD 导致主动脉前壁右前移，使主动脉接受来自左、右心室的血流，主动脉内径一般多增宽，同时也加重了肺动脉狭窄程度。右心室壁肥厚多为肺动脉口狭窄的继发性改变，狭窄程度越重，右心阻力越大，则右心室壁肥厚越明显，右心室壁肥厚又进一步加重了肺动脉口狭窄的程度。肺动脉口狭窄使得肺血减少，患者缺氧和发绀明显。

（二）临床表现

患儿生长迟缓，身高及体重较轻，进食困难，耐力较差，活动后蹲踞为其特征表现，绝大多数患儿有不同程度的发绀、杵状指（趾），随年龄增加而加重。其典型体征可于胸骨左缘 2～4 肋间闻及粗糙的收缩期杂音，伴有震颤。典型患者的胸部 X 线检查提示，患者心脏增大，心影呈靴形心，肺动脉段凹陷或平直，心尖圆钝，肺血减少，肺内血管纹理稀疏，升主动脉增宽。超声心动图可对本病明确诊断。

（三）超声表现

1.二维及 M 型超声

二维及 M 型超声显示主动脉前壁前移，主动脉前壁与室间隔的解剖连续性中断，主动脉骑跨于室间隔之上（图 2-11）。用主动脉前壁外侧缘到室间隔右心室面的距离，除以主动脉内径，得出主动脉骑跨率。一般≤50％。同时可显示 VSD 大小及部位，通常于膜周部至室上嵴处可见较大的回声失落。二维超声能显示右心室流出道、主肺动脉及左、右肺动脉起始段的狭窄情况，肺动脉瓣狭窄的表现（图 2-12），肺动脉瓣增亮、增厚、活动度差，开放受限。右心增大，右心室壁增厚。一般左心室相对较小。

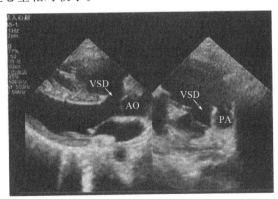

图 2-11　主动脉骑跨、室间隔缺损声像图

注　AO:主动脉;PA:肺动脉;VSD:室间隔缺损。

2.多普勒超声

由于 VSD 较大,患者心室水平的分流流速较低,多为双向分流。于右心室流出道至肺动脉的狭窄部位探及五彩镶嵌的高速血流信号。连续多普勒可定量测量血流流速,同时其形态为特异的倒匕首样,狭窄程度越重,流速越高,压差越大。法洛四联症合并 II 孔型 ASD(法洛五联症)或卵圆孔未闭时,若狭窄程度轻,彩色多普勒可在心房水平探及分流信号。

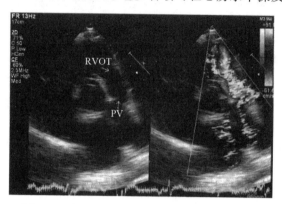

图 2-12　右心室流出道和肺动脉瓣狭窄声像图

注　RVOT:右心室流出道;PV:肺动脉瓣。

(四)鉴别诊断

1.与共同动脉干鉴别

两者有类似的超声表现,包括主动脉增宽并骑跨,较大的 VSD。但共同动脉干的患者,仅能探及一支大动脉干、一组半月瓣。而法洛四联症患者,虽有肺动脉系统的狭窄,却仍能探及两组半月瓣。

2.与右心室双出口(合并肺动脉狭窄)鉴别

两者的超声表现非常相似,但法洛四联症的右心室双出口,主动脉骑跨程度超过 50%,且主动脉后壁与二尖瓣前叶之间可探及肌性圆锥组织回声。

(五)超声的临床价值

随着超声心动图的广泛应用,超声心动图可以对法洛四联症明确诊断。二维超声能清晰地显示本病的 4 种畸形,多普勒超声能清楚地显示心内的异常分流和肺动脉的异常血流,并能定量异常血流流速及压差。但对于重症患者,仍需心血管造影检查以明确肺动脉系统的发育情况。

五、双腔右心室

双腔右心室(DCRV)又称右室双腔心,是右心室窦部和漏斗部之间异常发育的肌束增厚所引起的,由一条或多条异常肌束横穿右心室腔,将右心室分为靠近流入道的高压腔及靠近流出道的低压腔。本病约占先天性心脏病的 2%。

(一)病因、病理

胚胎发育时期,原始心球并入右心室的过程中发生缺陷或小梁间隔缘发出的某些隔束或壁束特别突出、肥厚,形成一条或多条异常肥厚的肌束。肥厚的隔束或肌束起自室上嵴,斜行向下跨越心室腔,分别止于右心室前壁和前乳头肌附着的室间隔上,将右心室腔分为近侧的低压腔和远侧的高压腔。

DCRV 根据病理解剖学分为肌束型和肌隔型。肌束型:异常肌束自室上嵴下方发出,可为一条、多条或交错呈网状,走行于右心室前壁和心尖方向。肌隔型:异常肌束呈隔膜状将右室心腔横断,有狭窄孔居中或偏心。绝大多数病例合并室间隔缺损,尚可合并肺动脉瓣狭窄或主动脉瓣膜或瓣下狭窄等心脏畸形。

(二)血流动力学改变和临床表现

右心室内血流受肌束阻挡,高压腔靠近三尖瓣,又称近端心室腔,低压腔远离心室腔,压力可不升高或低于正常。肌束的交通孔处产生压力阶差,血流在此处加速,进入低压腔内形成湍流。右心室异常肌束有进行性肥厚的倾向,梗阻会越来越重,引起右心室肥大,右心室扩大,直至右心衰竭。

轻者可无症状,重者有心悸、气短或伴有发绀。查体胸骨左缘第3~4肋间有粗糙的全收缩期喷射性杂音并伴有收缩期震颤,肺动脉瓣第二心音减弱。

(三)超声表现

1.超声心动图表现

(1)二维超声心动图。

1)直接征象:右心室腔内肌束或隔膜样回声,主动脉根部短轴、右心室流出道长轴及心尖四腔等切面可清晰显示右心室内异常肌束或肌隔样回声,将右心室腔分为高压腔及低压腔。

2)继发性改变:右心室扩大、右心室肥厚。

3)合并畸形:室间隔缺损、肺动脉瓣狭窄等。

(2)多普勒超声心动图。

1)彩色多普勒显示血流通过狭窄口时速度明显加快,产生血流汇聚现象,低压腔侧血流呈五彩镶嵌的湍流,并可一直延续至流出道。

2)连续多普勒探及高速的收缩期湍流频谱,频谱形态类似漏斗部狭窄。

3)合并室间隔缺损时心室水平可见左向右、双向或右向左的分流。

2.诊断要点

(1)右心室内肌束或肌隔样回声将右心室分为高压腔和低压腔。

(2)右心室内肌束或肌隔样回声形成的狭窄孔处出现高速血流信号。

(3)右心室扩大,右心室肥厚。

(4)狭窄程度的定量评估。

1)狭窄环的直径:轻度狭窄,5~10mm;重度狭窄,2~4mm。

2)三尖瓣反流速度推算高压腔的收缩压:轻度狭窄,<75mmHg;中度狭窄,75~100mmHg;重度狭窄,>100mmHg。

(四)鉴别诊断

DCRV 主要与肺动脉瓣下狭窄进行鉴别。鉴别的关键在于明确异常肌束的位置。肌束或肥厚肌隔束位于室上嵴或其以上,为肺动脉瓣下狭窄;肌束位于室上嵴以下的右心室腔内为双腔右心室。

六、房室隔缺损

房室隔缺损分为部分性和完全性两种。部分性就是原发孔房间隔缺损,又称为部分心内膜垫缺损,部分性较完全性房室隔缺损(又称为完全性心内膜垫缺损)多见。

(一)病因、病理

房室隔缺损在临床上是较少见的先天性心脏病,指二尖瓣和三尖瓣附着点上、下差异部的间隔缺损,伴有不同程度的房室瓣畸形。

众多学者认为,本病系因胚胎期参与形成房室隔和房室瓣的结缔组织心内膜垫发育异常所致,习惯称为"心内膜垫缺损"。在胚胎发育中,心内膜垫并未主要参与房室瓣的形成,也与房室隔的肌部发育无关,目前小儿心脏病学家将本病称为房室隔缺损。其基本病理改变包括:①房室交界部位房间隔和室间隔不能自然延续,形成缺损;②左、右房室瓣环不能分开,呈椭圆形的共环;③二尖瓣和三尖瓣失去正常形态,形成右二、左一、中间两"桥瓣"的五叶状态;④两"桥瓣"骑跨于左、右心室之上,前后相对,有乳头肌及腱索牵拉;⑤原位于两房室瓣环之间的主动脉根部移位于共环的上部,左心室流出道狭长。

本病在临床上可包括以下几种。①原发孔房间隔缺损。两"桥瓣"之间有连接舌带,将房室口仍左右隔开,分流仅发生于心房水平,房间隔本身多属正常。②完全性房室通道。"桥瓣"飘悬于房隔和室隔之间,分流同时发生于心房和心室水平。③单心房。继发孔和原发孔缺损同时存在或心房间隔完全缺如,常伴发心脏综合征和复杂的先天性心脏畸形。

本病可伴发其他畸形,如法洛四联症、大动脉转位、肺动脉狭窄、动脉导管未闭和继发孔房间隔缺损等。

(二)临床表现

1.原发孔房间隔缺损患者

在临床上轻者可无症状,伴有严重房室瓣反流时症状也随之加重,表现为发育障碍、乏力、食欲缺乏、呼吸困难,较早出现心力衰竭的症状和体征。胸骨左缘上部可闻及因相对性肺动脉口狭窄所致的收缩期喷射性杂音,心尖区可闻及房室瓣反流所致的收缩期杂音。

2.当完全性房室通道时

症状一般较重,发育障碍,乏力、气短,易患呼吸道感染,较早出现心力衰竭,婴儿期多有夭折。胸骨左缘中下部闻及室间隔缺损的收缩期杂音,心尖区闻及房室瓣反流的收缩早中期杂音。心电图表现可与原发孔房间隔缺损相似。胸部 X 线检查示心影增大,以右心室为主,肺血管影增粗,肺动脉段凸出。心导管检查示心房和心室水平均有左向右分流。由于房室瓣畸形所致的关闭不全,心脏四腔室均相交通,右心室和肺动脉压力增高与体循环相近。右心导管易通过房室间交通至左心系统。左心室造影剂也可见"鹅颈征",并显示造影剂向左心房反流,右心房和右心室同时显影。

(三)超声表现

1.二维超声

(1)在房室交界部位异常改变时:心脏四腔心切面显示房室交界部位十字交叉的影像消

失,这是本病最具特征性的二维超声图像的表现。原发孔房间隔缺损显示为房间隔下部、冠状静脉窦前下方房间隔回声中断。完全性房室通道则显示房室交界部位十字交叉结构完全消失,房间隔的下部和室间隔的上部回声缺失。如为单心房,则房间隔回声全部失落,收缩期关闭的房室瓣和室间隔呈"人"字形改变。

(2)房室瓣改变:在心尖四腔心切面时,原发孔房间隔缺损显示二尖瓣和三尖瓣处于同一水平,可伴有瓣膜的畸形改变。

(3)在左室流出道改变时:在左心室长轴和五腔心切面时,显示左心室流出道延长、变窄。

(4)在心脏扩大时的表现:右心房和右心室增大为主,左心房和左心室也可增大。完全性房室通道者,显示为全心扩大。由于肺循环血流量增加及肺动脉压增高,肺动脉径增宽。

2.彩色多普勒超声

(1)分流的表现:原发孔房间隔的缺损显示房间隔下部回声中断处穿隔的左向右红色分流束。应用经食管超声探测,此分流束以蓝色为主。出现左向右分流时,上述分流束的方向和色彩相反。完全性房室通道者,彩色分流血流束不仅出现在心房水平,同时出现于心室水平。心房水平的彩色分流束部位在房间隔下部至共同房室瓣之间,持续于整个心动周期,呈红色。心室水平分流束部位在共同房室瓣至室间隔上端,出现于收缩期,呈红色为主的五彩血流。如为右向左分流,心房和心室水平的分流血流束呈蓝色,方向相反。

(2)瓣膜反流时的表现:原发孔房间隔缺损者都常伴有二尖瓣和三尖瓣的关闭不全,在收缩期房室瓣的心房侧显示有蓝色为主的五彩反流束。完全性房室通道者可显示房室瓣反流的血流束。

3.频谱多普勒超声

(1)分流频谱:在心房水平左向右分流时,应用脉冲波多普勒超声显像,把取样容积置于房间隔缺损处或缺损口的右房侧,记录到全心动周期的分流频谱,频谱形态和血流速度均与继发孔房间隔缺损相似。心室水平左向右分流时,取样容积置于室间隔缺损的右心室侧,记录到收缩期的湍流频谱,再用连续波多普勒测定最大血流速度及过隔压差。当肺动脉压增高,左、右心压力相近时,则不能记录到典型的分流频谱。

(2)反流频谱:当合并房室瓣反流时,把多普勒取样容积置于瓣膜的心房侧,记录到收缩期的反流频谱。采用连续多普勒超声显像,可测定三尖瓣反流的最大流速,并可估计肺动脉收缩压。部分患者在肺动脉瓣下取样时,记录到舒张期的肺动脉瓣反流频谱,用以估测肺动脉舒张压和平均压。

(四)超声的临床价值

超声心动图是诊断房室隔缺损的主要方法。如无复杂的伴发畸形,可不必再行心导管检查和X线心血管造影。二维超声图像更能直观地显示房室水平的分流及房室瓣的反流,描记分流和反流的血流频谱,计算各种血流动力学的参数。

七、大动脉转位

大动脉转位(TGA)是一组复杂的先天性心脏畸形,大动脉在发育过程中的位置关系出现异常,导致大动脉与形态学心室连接关系不一致。包括完全型大动脉转位和矫正型大动脉转位。

（一）病因、病理

在胎儿5～6周心管扭转正常时为右袢(D-Loop)，右心室位于右侧，左心室位于左侧。主动脉圆锥位于右后偏下，而肺动脉圆锥位于左前偏上。心管在发育过程中如出现左袢(L-Loop)或者由心室起源的动脉圆锥干不呈螺旋状而呈笔直地发育分隔，便会形成右心室在左，左心室在右或主动脉在右前，肺动脉在右后的位置变化。因此，完全型大动脉转位主要是由于圆锥动脉间隔的内螺旋发育异常和(或)圆锥动脉干旋转不良所导致，同时伴有瓣下圆锥部分的发育异常，常合并较大的室间隔缺损。

依据房室连接关系是否一致，大动脉转位可分为矫正型大动脉转位和完全型大动脉转位(图2-13)。完全型大动脉转位的主要解剖异常为主动脉起自形态学右心室，肺动脉起自形态学左心室，主动脉位于肺动脉前方，偏左或偏右。主动脉瓣下有圆锥结构，与三尖瓣不直接相连，肺动脉瓣下无圆锥结构，与二尖瓣存在纤维连接。矫正型大动脉转位很少见，其解剖异常为同时存在房—室连接不一致及心室—大动脉连接不一致。该类心脏畸形心房可以正位，也可以反位。

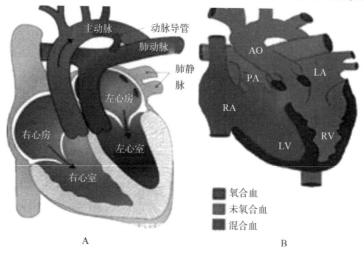

图2-13 大动脉转位的解剖示意图

注 A.完全型大动脉转位;B.矫正型大动脉转位。AO:主动脉;PA:肺动脉;LA:左心房;RA:右心房;LV:左心室;RV:右心室。

完全型大动脉转位分型方法较多，各有利弊。根据是否合并室间隔缺损及肺动脉狭窄分为:①完全型大动脉转位并室间隔完整，右心室负荷增加，心肌肥厚，心腔扩大，室间隔常偏向左心室，左、右心室仅靠未闭的卵圆孔及动脉导管沟通混合，故青紫、缺氧严重;②完全型大动脉转位合并室间隔缺损，左、右心血液混合较多，使青紫减轻，但肺血流量增加，可导致心力衰竭;③完全型大动脉转位合并室间隔缺损及肺动脉狭窄，血流动力学改变类似法洛四联症。

根据Van Praahg节段分析法，完全型大动脉转位分为:①SDD型，心房正位、心室右袢，主动脉在肺动脉右前;②SDL型，心房正位、心室右袢，主动脉在肺动脉左前;③ILL型，心房反位、心室左袢，主动脉在肺动脉左前;④IDD型，心房反位、心室右袢，主动脉在肺动脉右前。

矫正型大动脉转位分为IDD型和SLL型，以后者常见。IDD型:心房反位，心室右袢，大动脉右转位，主动脉位于主肺动脉右前方;SLL型:心房正位，心室左袢，大动脉左转位，主动脉位于主肺动脉左侧。

(二)临床表现

1.完全型大动脉转位

早发发绀,50％出生时即存在,随着年龄增长及活动量增加,青紫逐渐加重。发绀为全身性,若同时合并PDA,可出现差异性发绀,即上肢青紫较下肢明显。出生后3～4周婴儿出现喂养困难、多汗、气促、肝大和肺部细湿啰音等症状。早期出现杵状指(趾),患儿多发育不良。出生后心脏可无明显杂音,但有单一且响亮的第二心音,若伴有大室间隔缺损或大PDA或肺动脉狭窄等,则可闻及相应杂音。

2.矫正型大动脉转位

单纯矫正型大动脉转位由于血流动力学得到纠正,可以没有异常表现,随年龄增长,合并房室瓣反流严重者,可出现心力衰竭等表现;合并心脏畸形者,可出现相应临床症状。

(三)超声表现

1.完全型大动脉转位

(1)两支大动脉的空间位置关系:左心室长轴切面显示两大动脉根部沿纵轴在心底平行排列,失去正常交叉关系,主动脉连接右心室,肺动脉连接左心室(图2-14);一支在前,内径较粗大,与前位心室连接;另一支在后,内径较细,与后位心室连接;两个半月瓣常在同一高度显现。

大动脉短轴切面显示正常主动脉瓣口呈圆形,位于心房中央,肺动脉环绕主动脉半周,向上延续,转位时正常主动脉与肺动脉的交叉走向关系消失,肺动脉也呈圆形,失去正常的右心室流出道和肺动脉包绕主动短轴的环抱征象。

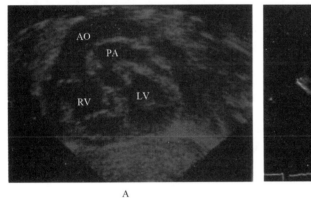
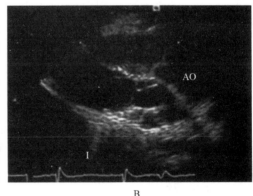

A   B

图2-14 完全型大动脉转位

注 主动脉起自右心室,肺动脉起自左心室,两者并行,主动脉位于肺动脉右前方。AO:主动脉;PA:肺动脉;RV:右心室;LV:左心室。心尖五腔切面:两条大动脉常平行排列。

(2)左、右心房和心室的空间位置:上、下腔静脉连接右心房,剑突下腔静脉长轴观显示下腔静脉连接的右心房的位置,判断心房是否反位;采用内脏、心房位置的定位诊断法判断心房与内脏的关系;以房室瓣为标志判断心室的空间位置,与二尖瓣相连为解剖左心室,与三尖瓣相连为解剖右心室,根据左、右心室空间位置,判断心室是否转位,进一步探查大动脉与心室的连接关系。

(3)伴发畸形:房间隔缺损,约占20％,多为继发孔型房间隔缺损,有时为卵圆孔未闭。室间隔缺损:约占80%,多为干下型室间隔缺损,其次为膜周部室间隔缺损;肺动脉狭窄:约占50%,多为肺动脉瓣和瓣下狭窄。还可伴有动脉导管未闭及冠状动脉畸形等。

(4)诊断要点:心房、心室连接一致;心室与大动脉连接不一致,大动脉间相互位置关系异常;心脏不同水平存在交通分流。

2.矫正型大动脉转位

(1)左心室长轴切面显示主动脉多位于正前方,主肺动脉位于正后方;心尖四腔切面可见心房与心室连接情况,心房正位者,右心房连接的房室瓣高于左侧房室瓣,连接的心室内膜面光滑;大动脉短轴切面显示主、肺动脉失去正常环绕关系;心尖五腔切面可见心室与大动脉连接情况,主动脉起源于解剖右心室,肺动脉起源于解剖左心室;伴有室间隔缺损等畸形时可出现相应超声心动图表现。

(2)诊断要点:心房与心室连接不一致,心室与动脉连接也不一致;可无其他心脏畸形;部分患者可合并室间隔缺损;成年患者常出现房室瓣反流。

(四)鉴别诊断

1.大动脉异位

大动脉间相互位置关系异常,大动脉与形态学心室连接关系正常。

2.右心室双出口

一条大动脉完全从右心室发出,另一条大动脉骑跨于室间隔,大部分从右心室发出。

3.法洛四联症

矫正型大动脉转位合并室间隔缺损及肺动脉狭窄,血流动力学、临床症状及体征酷似法洛四联症,但是后者心室与大动脉连接关系正常。

(杨敏敏)

第五节　原发性心肌病

一、扩张型心肌病

(一)病因、病理

扩张型心肌病(DCM)是最常见的一种原发性心肌病,在心肌病中所占比例约为55%,以左心腔、右心腔或者双心腔不同程度扩大、心肌收缩功能减退为主要特征。发病原因未明,与多种因素相关,如基因突变、病毒感染、自身免疫反应、中毒、代谢内分泌和营养性疾病等,目前研究认为基因突变是扩张型心肌病的主要原因之一,病毒感染导致的心肌损害也是重要原因之一。根据是否有遗传性或者家族性特征分为遗传性和非遗传性两类。目前,心肌结构蛋白异常和功能缺陷被认为是导致扩张型心肌病病理改变的基础。

(二)临床表现

扩张型心肌病早期临床表现不典型,中、晚期出现进行性心力衰竭、阵发性呼吸困难、心律失常、肺动脉高压、水肿、血栓栓塞和猝死。无特定发病年龄,从新生儿至老年期都可发病,发病后症状进行性加重。本病猝死率高,5 年内病死率为 15%～50%。

(三)超声表现

1.M 型及二维超声

(1)M 型超声:心腔明显增大,心室壁活动幅度普遍减低,射血分数小于正常值。二尖瓣前后叶活动幅度减低,呈"钻石征"。特征性表现为"大心腔,小开口"(图 2-15)。

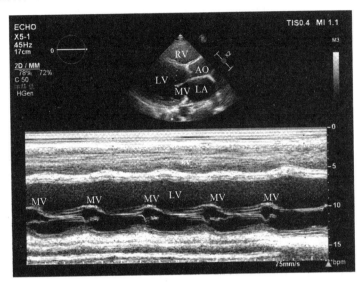

图 2-15　心腔大,瓣膜开口小,称为"钻石征"

注　RV:右心室;LV:左心室;MV:二尖瓣;LA:左心房;AO:主动脉。

(2)二维超声:所有心腔均可增大,以左心室腔增大为主,呈球样,室壁厚度相对变薄,弥漫性活动幅度减低,常伴有运动不协调。瓣膜活动幅度减低,瓣环扩大,瓣膜闭合不良。心腔内可见血栓形成。

2.多普勒超声

心腔内血流充盈暗淡,二尖瓣、三尖瓣反流多见。各瓣膜的血流速度减低。

3.主要切面

M 型超声心动图观察左心室切面,二维超声心动图观察左心室长轴切面、心尖四腔心切面、左心室短轴切面,同时观察彩色多普勒血流和各瓣口频谱多普勒。

(四)鉴别诊断

1.与心脏瓣膜病鉴别

发现瓣膜结构性异常是鉴别诊断的关键,瓣膜表现为增厚、钙化、腱索断裂、脱垂、赘生物形成、穿孔等结构性改变。

2.与冠心病鉴别

节段性室壁运动紊乱是冠心病的主要表现,合并室壁瘤形成更有助于鉴别诊断。

3.与高血压心脏病鉴别

结合长期高血压病史,大多数高血压心脏病患者室壁厚度还是相对偏厚,收缩功能减低在终末期才出现。

4.与先天性心脏病鉴别

有心腔或者大血管水平的异常血流。心脏结构异常,如间隔的回声失落(房间隔缺损、室间隔缺损)、大动脉间的异常交通(动脉导管未闭)等。

(五)超声的临床价值

超声心动图对于扩张型心肌病的诊断和鉴别诊断具有重要价值,虽然不能直接明确诊断,但是可以排除部分由明确病因引起的心脏扩大的疾病。对心脏形态和功能的监测,为临床治疗、评估疗效、长期随访提供了重要参考。

二、肥厚型心肌病

(一)病因、病理

病因目前尚不清楚。临床上有以下学说,但均未得到确切证据。①遗传学说:肥厚型心肌病中有家族史者占 1/3。遗传方式以常染色体显性遗传最常见。肥厚型心肌病的遗传学说已被公认,且认为可能与组织相容抗原(HLA)系统有密切关系。②儿茶酚胺与内分泌紊乱学说:认为儿茶酚胺和内分泌紊乱与肥厚型心肌病之间有一定联系,心脏内可能有异常的儿茶酚胺受体或由于发育中心肌细胞对交感神经刺激的反应缺陷引起。③原癌基因表达异常:有研究表明,原癌基因不仅参与细胞转化,也参与正常细胞增殖。原癌基因的活化不仅与肿瘤形成有关,心肌肥厚的发生和发展也与原癌基因异常表达有密切关系,并认为原癌基因可能是肥厚型心肌病的始动因素之一。④钙调节异常:与钙调节异常导致的心肌细胞钙负荷过重有关。

(二)临床表现

本病临床表现主要取决于左心室流出道有无梗阻及梗阻的程度。临床症状主要包括:①劳力性呼吸困难;②心前区闷痛;③频发一过性晕厥;④心律失常和猝死;⑤心力衰竭。体征不多。流出道梗阻者,心前区出现收缩期杂音,粗糙,呈喷射性,可伴震颤。半数患者心尖区可闻及二尖瓣关闭不全的收缩期反流性杂音。心电图可表现为左心室肥厚,ST-T 改变、房室和束支传导阻滞以及异常 Q 波等。

(三)超声表现

1.二维超声

常用的超声切面是左心室长轴切面、左心室各水平短轴切面、心尖四腔和两腔切面等,其表现如下。

(1)心室壁非对称性增厚,增厚部位可分布在室间隔、心尖部、前侧壁、左心室后壁及右心室流出道等,其中最常见于室间隔前上部,若呈局限性向左心室流出道隆起,可致左心室流出道梗阻或不全梗阻。

(2)肥厚区域心肌回声粗强,呈毛玻璃样或斑点状回声反射,心肌组织特征超声显像技术研究表明,肥厚区的心肌灰阶离散度均高于正常。

(3)左心室流出道狭窄和二尖瓣前叶收缩期前向运动(SAM)。若左心室流出道狭窄<20mm,产生梗阻,那么收缩期二尖瓣前叶可出现向前运动,凸向室间隔,重者与室间隔相撞。

(4)二尖瓣幅度减低,M 型超声显像技术示 EF 下降速度减慢,主动脉收缩中期关闭。

2.彩色多普勒超声

当左心室流出道梗阻时,在左心室流出道内收缩期可呈多彩镶嵌的射流束。射流束宽度随收缩时限不同而发生变化,收缩早期射流束较宽,收缩中、晚期射流束最窄。彩色血流最窄的部位即为梗阻部位,狭窄越严重,色彩混叠越严重。根据肥厚部位不同,彩色血流射流束起源可不同,一般起源于二尖瓣的尖部,也可起源于腱索、乳头肌附近或左心室流出道内,向主动脉瓣口延伸。

此外,部分患者左心房内可见到收缩期二尖瓣口的反流束。

3.频谱多普勒超声

(1)左室流出道流速加快,收缩晚期达最高峰,连续多普勒超声频谱显示为峰值后移,呈"匕首样"单峰充填形。

(2)主动脉内血流频谱呈圆顶双峰波,第二峰明显小于第一峰。收缩中期呈一切迹,与M型超声记录到的主动脉瓣收缩期部分关闭所形成的切迹相一致。

(3)二尖瓣舒张期血流 A 峰＞E 峰。若二尖瓣反流,则可在二尖瓣上的左心房内记录到收缩期反流频谱。

多普勒超声组织成像技术(DTI)研究肥厚型心肌病心肌舒张功能方面的结果显示,肥厚型心肌病室间隔的收缩期内、外膜峰值速度阶差(VG)明显低于正常,甚至为零或出现负值,而正常室间隔收缩期 VG 均为正值。

(四)超声的临床价值

超声心动图对肥厚型心肌病具有十分重要的诊断价值,同时能明确肥厚的类型、有无梗阻、对血流的影响及心脏的舒缩功能等,是研究肥厚型心肌病形态特征和临床诊断的首选方法。

三、限制型心肌病

(一)病因、病理

限制型心肌病(RCM)发病率仅占心肌病的 3%,主要以心室舒张充盈功能受限为主要特征,原因不明,病理改变为心内膜和内膜下心肌纤维增生。累及双心室多见,也可仅累及左心室和右心室。

(二)临床表现

限制型心肌病患者早期多无特异性症状和体征,逐渐出现体循环淤血和心排血量减少的症状,如乏力、心悸、周围性水肿、头晕、虚弱等。最终出现左、右心功能衰竭表现,如夜间阵发性呼吸困难、端坐呼吸、心绞痛、肝大、腹水、颈静脉怒张等。常见死亡原因为恶性心律失常。

(三)超声表现

1.M 型及二维超声

(1)M 型超声:心室腔正常或者变小,室壁活动僵硬,幅度减低,特别是收缩期增厚率减小,晚期可出现射血分数减低。

(2)二维超声:心内膜及其下方部分心肌增厚、回声增强,心内膜厚度一般大于 2mm,可出现心室壁增厚,心肌回声不均,增厚的心肌中可见闪烁的颗粒状强回声是本病的特征性表现

（图 2-16）。双房增大，收缩期心室壁向心性运动正常，舒张期心室壁离心性运动僵硬、幅度减小。心腔内血栓形成，下腔静脉增宽，房室瓣回声增强，心包积液等也是常见表现。

2.多普勒超声

多有房室瓣的反流，二尖瓣血流呈限制性充盈障碍表现，充盈峰值速度加快而充盈时间明显缩短。二尖瓣频谱表现为 E 峰高尖。

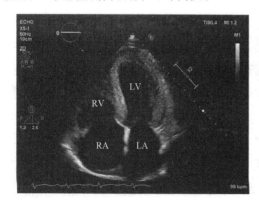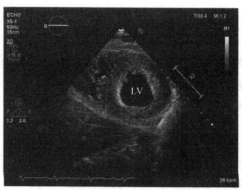

图 2-16　限制型心肌病声像图

注　LA:左心房;LV:左心室;RA:右心房;RV:右心室。

3.主要切面

M 型超声心动图观察左心室切面，二维超声心动图观察左心室长轴切面、心尖四腔心切面、左心室短轴切面，同时观察各瓣膜彩色多普勒血流和频谱多普勒，特别注意观察和评估限制性充盈障碍。

（四）鉴别诊断

限制型心肌病需与缩窄性心包炎相鉴别。缩窄性心包炎是由于心包炎症导致心包增生、增厚、粘连、钙化，形成盔甲样结构，心脏周围空间狭小，导致心脏舒张受限，引起一系列血流动力学改变，其临床表现和超声表现与 RCM 都非常相似，极易造成误诊。虽然典型的缩窄性心包炎二维超声心动图可见心包增厚，回声增强，但对于心包不典型改变的病例，一定要仔细鉴别，两种疾病的超声鉴别诊断要点见表 2-3。

表 2-3　限制型心肌病与缩窄性心包炎的超声鉴别要点

鉴别要点	限制型心肌病	缩窄性心包炎
心包改变	正常	增厚,回声增强
心肌改变	心内膜及心肌增厚,回声增强	正常
心腔改变	双房增大,双室缩小常见	双房增大,双室正常或缩小
二尖瓣血流变化	无	存在
间隔部二尖瓣环 e'	<7cm/s	>7cm/s
侧壁二尖瓣环 e'	高于间隔部二尖瓣环 e'	低于间隔部二尖瓣环 e'
肺动脉高压	多见	少见
肝静脉多普勒	吸气相舒张期血流反向	呼气相舒张期血流反向

（五）超声的临床价值

限制型心肌病虽然在临床上相对少见,但缩窄性心包炎相对多见,要对疾病有充分的认识,才能更好地鉴别诊断,误诊会影响临床治疗决策的选择。超声心动图注意区别心包和心内膜心肌的变化,结合血流动力学及舒张功能的评价是鉴别要点。

四、致心律失常型右心室心肌病

致心律失常型右心室心肌病(ARVC)曾称致心律失常型右心室发育不良(ARVD),又称"羊皮纸心",是一种原因不明的心肌疾病,病变主要累及右心室,是一种常染色体显性遗传的家族性疾病。

（一）病因、病理

右室心肌被脂肪或纤维组织所代替,早期呈典型的区域性,逐渐可累及整个右心室甚至部分左心室,室壁变薄,室间隔很少受累。

（二）临床表现

本病的症状有心悸及晕厥,并有猝死的危险。患者多以室性期前收缩、室性心动过速就诊,病变发生于右心室游离壁,所以室性期前收缩常伴右束支传导阻滞。听诊大多数患者无明显异常发现,少数可出现第三心音或第四心音。也可闻及第二心音宽分裂,是由于右心室收缩减弱所致射血时间延长。

（三）超声表现

1.二维及 M 型超声

(1)右心室弥散性或局限性增大,严重者局部瘤样膨出,右心室流出道增宽,心尖部增宽,右心室舒张末期内径/左心室舒张末期内径＞0.5。

(2)受累右心室壁明显变薄(1～2mm),运动明显减弱,肌小梁排列紊乱或消失,右心室节制束异常,构成"发育不良三角区",未受累心肌厚度正常。

(3)右心室收缩功能减低,以射血分数减低为著,左心功能可正常。

(4)部分病例右心室心尖可见附壁血栓形成。

(5)右心房常明显扩大。

2.多普勒表现

(1)多数患者会出现三尖瓣不同程度反流,一般为轻至中度。

(2)部分患者三尖瓣频谱 A 峰＞E 峰。

（四）鉴别诊断

ARVC 与右心室心肌梗死均会出现右心室壁变薄,运动明显减弱,两者鉴别要点见表2-4。

表 2-4　ARVC 与右心室心肌梗死鉴别要点

鉴别要点	ARVC	右心室心肌梗死
病史	无胸痛史	有胸痛史
心悸、晕厥发作史	有	无

鉴别要点	ARVC	右心室心肌梗死
家族史	有	无
心电图	右束支阻滞、右胸导联 T 波倒置、多形性室性期前收缩	右胸导联 ST 段抬高、病理性 Q 波
超声心动图		
右心室壁变薄	弥散性变薄多见	梗死区变薄
室壁运动	局部运动减低	梗死区运动减弱或消失
室壁瘤形成	无	少见
心功能	多见右心功能减低,左心功能正常	右心功能减低,常合并左心功能减低
三尖瓣反流	中度多见	轻至中度
冠状动脉造影	正常	有相应冠状动脉狭窄、闭塞

(五)超声的临床价值

ARVC 是一种有家族遗传倾向的心肌病,通常表现为室性心律失常,并常有猝死的危险,因此,早期诊断,对亲属进行体检非常重要,目前对右心室的评价仍很困难,需要联合使用不同的超声心动图技术。

(杨敏敏)

第六节　高血压心脏病

高血压心脏病是指动脉血压持续升高引起心脏功能和器质性改变的疾病,心脏可表现出室壁肥厚、心力衰竭等并发症。

一、病因、病理

根据高血压的病因,临床上将高血压分为原发性高血压和继发性高血压。高血压患者中大多为原发性高血压,其病因及发病机制目前尚未明确,一般认为与遗传基因、血管内皮功能异常、交感神经兴奋性和内分泌系统功能异常、钠摄入量过多等因素相关。可能为多种因素共同作用的结果。其靶器官包括心脏、脑和肾及视网膜等器官的损害。继发性高血压患者是指在临床上有明确导致其血压增高原因的患者,其中较为常见的病因有肾性高血压、内分泌性高血压、药物性高血压、大血管性高血压、神经精神性高血压,以及其他,包括妊娠、红细胞增多症以及一些医源性(激素类药物等)和职业病(酒精中毒等)等。

由不同的病因及发病机制导致心血管压力增高,对其相应的病理生理均有一定改变。

高血压患者心脏器质性改变主要包括左心室的肥厚、重构和动脉硬化。高血压引起心脏的后负荷增加,从而导致左心室心肌增厚、肥大。左心室舒张功能减低,导致左心房增大,其充盈压增高,进而引起肺静脉压增高,肺循环压力增高可使肺动脉压增高,从而导致右心压力增高,可出现右心房增大、三尖瓣反流等。当失代偿时,出现心力衰竭。

二、临床表现

部分单纯性高血压患者症状、体征可不明显。临床早期典型表现可有心悸、胸闷、乏力、头晕、头痛等症状,随病情进展可出现劳力性呼吸困难、夜尿增多、血尿等,还可出现心绞痛和视觉下降等并发症表现。早期高血压病患者的心电图检查可无明显特异性改变,随病情进展可出现心肌肥厚伴劳损及心律失常等表现。胸部 X 线可表现为心脏增大、升主动脉增宽。

三、超声表现

(一)二维超声

高血压初期,为克服增加的后负荷,左心室收缩增强,此时一般无明显的左心室肥厚。随着病程的延长,左心室心肌肥厚。根据左心室心肌肥厚的类型,可出现以下改变。

向心性肥厚:左心室壁多呈向心性均匀性增厚,心肌回声均匀,可略增强,向心性运动增强或正常。少数也可出现轻度非对称性肥厚,以室间隔增厚明显,但室间隔与左心室后壁厚度之比<1.3。左心房常增大,而左心室腔正常或相对变小。右心系统多无明显改变。

离心性左心室肥大:当心肌收缩功能失代偿时,左心室腔扩大,引起离心性扩张型肥厚,最终发展为左心室心力衰竭。此时二维超声表现为左心腔扩大,左心室心肌肥厚,室壁运动可正常或普遍减低。全心受累时,右心腔也扩大。

合并症:高血压心脏病易合并二尖瓣脱垂,多累及后叶,部分患者可出现二尖瓣部分腱索断裂。

(二)多普勒超声

高血压心脏病多伴有二尖瓣反流,程度多为轻度。如合并二尖瓣脱垂,则反流程度根据脱垂程度而不同。在心力衰竭阶段,常出现三尖瓣反流和肺动脉高压。

(三)左心室舒张功能测定

高血压早期即出现左心室舒张功能减低,临床常通过检测二尖瓣口血流频谱来评估左心室舒张功能。轻度舒张功能减低时,左心室舒张压升高,二尖瓣口舒张早期 E 峰血流速度减低,舒张晚期 A 峰升高,E/A<1.0;随着舒张功能进一步减低,左心房及左心室充盈压升高,使二尖瓣口 E 峰升高,A 峰减低,出现假性正常化,E/A>1.0;舒张功能进一步恶化时,左心房及左心室充盈压进一步升高,E 峰高尖,减速时间缩短,A 峰明显减低,E/A>2.0,出现左心室限制型充盈障碍表现。

对于二尖瓣口频谱假性正常化的患者,可以应用组织多普勒成像(TDI)鉴别。采用 TDI 测量二尖瓣环舒张期速度,如果二尖瓣环舒张早期峰值速度 E' 与舒张晚期峰值速度 A' 之比(E'/A')<1.0,则考虑为假性正常化(图 2-17)。

研究显示,舒张早期二尖瓣口血流速度与 TDI 检测二尖瓣环运动速度之比 E/E' 可准确评估左心室舒张功能,该指标与心导管测量左心室舒张末压高度相关。E/E'<8,提示左心室舒张末压正常;8<E/E'<15,需结合其他舒张功能指标;E/E'>15,提示左心室舒张末压明显增高,肺毛细血管楔压>20mmHg。

（四）左心室局部心肌收缩功能测定

二维斑点追踪技术（STE）是近年发展起来的一项超声新技术，它在二维图像的基础上，根据斑点追踪的原理，可全面地评价局部心肌收缩和舒张功能，部分高血压患者尽管左心室射血分数正常，但心肌功能已经受损，STE可早期评价高血压病患者心肌收缩功能的降低。

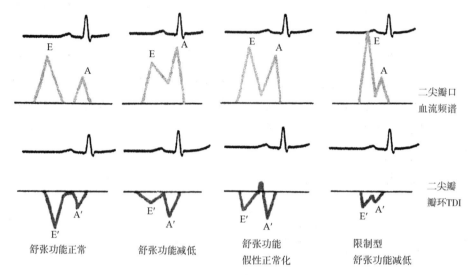

图 2-17　应用二尖瓣口频谱及瓣环 TDI 判定左心室舒张功能降低的类型

四、鉴别诊断

（一）肥厚型心肌病

高血压心脏病左心室心肌肥厚表现为左心室心肌相对均匀性增厚，而肥厚型心肌病绝大多数表现为非对称性增厚，心肌回声紊乱、增强，呈颗粒样。少数肥厚型心肌病也表现为左心室心肌均匀性增厚，可结合有无高血压病史进行鉴别。

（二）主动脉瓣口狭窄

主动脉瓣口狭窄也出现左心室心肌均匀性肥厚，因而检查时应特别注意观察主动脉瓣有无狭窄性病变，主动脉瓣上、瓣下有无隔膜或异常肌束，降主动脉有无缩窄等。

五、超声的临床价值

研究表明，左心室心肌肥厚是高血压病患者心血管病事件中重要的独立危险因素，超声心动图是首选的检查方法，能够明确左心室肥厚的类型、程度和左心室功能情况，并可检测其合并症，尤其是二尖瓣部分腱索断裂，还可评价疗效，具有重要的临床意义。

（杨敏敏）

第七节　冠状动脉粥样硬化性心脏病

一、病因、病理

冠心病是指由冠状动脉粥样硬化或血管痉挛所致狭窄或阻塞引起心肌缺血、缺氧或坏死性脏病,称为缺血性心脏病。临床上冠心病分为 5 种类型:①无症状性冠心病;②心绞痛型冠心病;③心肌梗死型冠心病;④心力衰竭和心律失常型冠心病;⑤猝死。

常见冠状动脉病变与相应心肌相应梗死部位如下。

(1)左冠状动脉前降支闭塞,引起左心室前壁、心尖部、下侧壁、前间隔和二尖瓣前乳头肌梗死。

(2)右冠状动脉闭塞,引起左心室膈面(右冠状动脉占优势时)、后间隔和右心室梗死。

(3)左冠状动脉回旋支闭塞,引起左心室高侧壁、膈面(左冠状动脉占优势时)和左心房梗死。

(4)左冠状动脉主干闭塞,引起左心室广泛梗死。

二、临床表现

心绞痛的临床特点是阵发性的前胸压榨性疼痛,主要位于胸骨后部,可放射至心前区与左上肢,常发生于劳动或情绪激动时,休息或用硝酸酯制剂后消失。平时体征少,心绞痛发作时常见心率增快、血压升高、表情焦虑、皮肤冷或出汗。心电图可出现暂时性心肌缺血引起的 ST 段移位。

三、超声表现

(一)缺血心肌的超声表现

(1)心肌声学造影:缺血区造影剂充盈缓慢,显影强度降低;定量参数 PI 和($A \times \beta$)降低。

(2)二维超声:缺血心肌节段表现为运动幅度降低。

(3)负荷超声心动图:负荷状态下新出现的室壁运动降低,原有室壁运动异常的加重。

(4)定量分析技术:组织多普勒成像表现为缺血心肌节段收缩期速度 S 降低、收缩延迟,舒张早期速度 E 降低、房缩期 A 增加、E/A<1;应变和应变率成像显示,缺血局部收缩期应变和应变率均降低。

(5)心肌缺血可导致乳头肌功能不全,引起二尖瓣脱垂和关闭不全的超声表现。

(6)长期慢性心肌缺血时,可引起左心甚至全心扩大,室壁运动普遍降低,心室收缩和舒张功能降低,常合并二尖瓣、三尖瓣关闭不全。

(二)梗死心肌的超声表现

1.急性心肌梗死

梗死节段室壁厚度和回声正常;室壁收缩期变薄,出现运动减低、消失或呈反常运动;非梗死区室壁运动一般代偿性增强。

2.陈旧性心肌梗死

梗死节段室壁变薄、回声增强;室壁运动消失或呈反常运动;非梗死区室壁运动一般无代偿性增强;由于左心室重塑,常可见左心室扩大和形态异常。

3.心肌声学造影

梗死区造影剂充盈缺损,周边缺血区造影剂强度降低。

4.左心室功能

一般常合并左心室收缩和舒张功能的异常;功能异常程度与梗死面积密切相关,梗死面积较大时常合并左心室形态改变和整体收缩功能的降低。

(三)心肌梗死并发症的超声表现

1.乳头肌功能不全或断裂

乳头肌断裂时可见二尖瓣活动幅度增大、瓣叶呈连枷样活动,左心室内可见乳头肌断端回声;乳头肌功能不全时,二尖瓣收缩期呈吊床样脱入左心房;CDFI可显示二尖瓣大量反流;常合并左心扩大和室壁运动增强。

2.室间隔穿孔

室间隔回声中断,常邻近心尖部,缺损周边室壁运动消失;CDFI可显示过隔室水平左向右分流。

3.假性室壁瘤

室壁连续性突然中断,与心腔外囊状无回声区相通,瘤颈较小,收缩期左心室腔变小而瘤腔增大,CDFI可见血流往返于心室和瘤腔之间。

4.室壁瘤

局部室壁明显变薄、回声增强,收缩期室壁向外膨出,呈矛盾运动。

5.附壁血栓

左心室心尖部无运动或矛盾运动,心尖部探及团状或带状的血栓回声,活动度小,新鲜血栓回声近似心肌,陈旧性血栓可回声增强。

四、鉴别诊断

(一)冠心病导致的心肌缺血注意和其他冠状动脉病变导致的心肌缺血相鉴别

如冠状动脉先天性起源异常或冠状动脉瘘、川崎病等,主要依据病史和冠状动脉病变情况确定。

(二)冠心病心肌缺血或心肌梗死合并较严重的心功能不全时注意与扩张型心肌病、酒精性心肌病等相鉴别

一般扩张型心肌病和酒精性心肌病左心室壁运动普遍降低,而冠心病所导致的左心室扩大、心功能不全为节段性室壁运动异常,其余室壁运动幅度尚可或增强,注意询问病史和参照冠状动脉造影等临床相关资料有助于鉴别。

(三)心肌梗死并发症的鉴别诊断

心肌梗死并发二尖瓣关闭不全、室间隔穿孔、附壁血栓等合并症时,应注意和其他原因(如瓣膜病、先天性心脏病、心肌病等)导致的类似超声表现相鉴别。紧密结合病史和其他临床资料有助于鉴别。

五、超声的临床价值

随着超声心动图技术的不断完善和发展,超声检查不仅可以提供形态学和血流动力学信息,而且可同时提供心肌血流灌注和心脏功能的评价,极大程度上拓宽了其在临床诊断和治疗中的应用领域。与其他影像学技术(如放射学和核医学)比较,超声具备无创、费用低、便于移动等优势,在心血管疾病的诊断方面具有独到的诊断价值。

(1)血管内超声对冠状动脉硬化斑块的评估在冠心病患者的介入性治疗和疗效评价中具有指导意义,是冠状动脉造影技术的重要补充。

(2)经胸超声心动图能够对心脏形态和功能进行全面评价,在心肌梗死及其合并症的诊断以及心脏功能评价中是首选的影像学手段。

(3)负荷超声心动图在缺血心肌诊断、存活心肌评价中具有重要价值,尤其在结合心肌局部功能定量评价新方法(如应变和应变率成像、超声斑点追踪成像等)基础上,能够进一步提高其诊断效能。

(4)心肌声学造影在缺血心肌诊断、存活心肌评价中具有一定的实用价值。

(杨敏敏)

第三章 消化系统超声诊断

第一节 消化系统解剖概要

一、食管

食管位于脊柱前方,上起第 6 颈椎下缘平面,与咽相续,下接胃的贲门,全长约 25cm,依其行程可分为颈部、胸部和腹部 3 段。食管全程有 3 处狭窄:第一狭窄位于食管和咽的连接处,第二狭窄位于食管与左支气管交叉处,第三狭窄为穿经膈肌处。这些狭窄处异物容易滞留,也是肿瘤好发部位。食管壁具有消化道典型的 4 层结构,即黏膜层、黏膜下层、肌层和浆膜层,仅厚0.3～0.6cm。

二、胃

胃是消化道最膨大的部分,有强有力的伸缩力,其容量大小随内容物的多少而不同。当特别充满时,可下垂达脐或脐以下,在极度收缩时(饥饿时)可缩成管状。胃有两壁(前壁和后壁)、两缘(上缘为凹缘,较短,朝向右上方,称为胃小弯,其最低点有较明显的弯角叫角切迹;下缘为凸缘,较长,朝向左下方,称为胃大弯)和两个口(胃与食管连接处的入口为贲门,食管左缘与胃大弯所成的锐角称为贲门切迹;胃的下端连接十二指肠的出口称为幽门)。胃大部分位于上腹部的左季肋区,靠近贲门的部分为贲门部,贲门平面以上向左上方膨出的部分为胃底,角切迹右侧至幽门的部分为幽门部,临床上常称为胃窦。在幽门部的胃大弯侧有一个不太明显的浅沟,称为中间沟,此沟将幽门部分为左侧的幽门窦和右侧更为缩窄的幽门管,幽门部的胃小弯附近是溃疡的好发部位。胃底和幽门部之间的部分称为胃体。胃壁由黏膜层、黏膜肌层、黏膜下层、肌层和浆膜层 5 层构成。肌层由 3 层平滑肌构成,外层纵形,中层环形,内层斜形,其中环形肌最发达,在幽门处增厚,形成幽门括约肌。

三、肝

(一)肝的位置

肝大部分位于右季肋区和腹上区,少部分位于左季肋区。肝上界与膈穹隆一致。右叶上界最高点在右锁骨中线与第 5 肋相交处,肝下界成人不超出肋缘下 1.0cm。肝的位置可随呼吸、体位的改变而发生移动。

（二）肝的形态、大小

肝的形态近似楔形,通常分为前、后、左、右 4 个缘和上、下 2 个面。肝的上面又称膈面,向上膨隆,此面借矢状位的镰状韧带将肝分为小而薄的左叶和大而厚的右叶。肝的下面又称脏面,脏面有 3 条互连而成的"H"形沟,即两条纵沟及一条横沟,横沟称肝门(第一肝门),有胆管、肝固有动脉、门静脉、神经及淋巴管等出入口,左纵沟的前半部为肝圆韧带,后半部为静脉韧带。右纵沟的前半部是胆囊窝,容纳胆囊,后半部有下腔静脉通过,称为腔静脉窝。

（三）肝的毗邻关系

肝的膈面光滑、隆凸,与膈肌相贴。脏面邻接腹腔多个脏器,自右至左紧邻的脏器有右肾、结肠肝曲、横结肠、胆囊、十二指肠、胃、食管等脏器。肝右侧缘紧邻腹壁,左侧缘与胃、脾和左肾相邻。

（四）肝的管道

肝是由许多个肝小叶及一系列管道和结缔组织构成。肝内的门静脉、肝固有动脉、肝管和肝静脉组成肝内 4 套管状结构,其中前三者相互伴行。门静脉主干在胰头和胰颈交界处的后方,由肠系膜上静脉和脾静脉汇合而成,向右前方延伸,与躯干约成 60°,至肝门后方分成左支和右支。肝门静脉汇集成三大主干(肝左静脉、肝中静脉、肝右静脉)注入下腔静脉,为第二肝门。

（五）肝的解剖分区

通常利用肝裂和肝静脉的走行将肝分为左右半肝、五叶、八段。目前临床多采取以肝内血管为界,进行肝脏分叶分区,即以肝静脉为区域分界,以门静脉分支为中心,结合静脉韧带进行分区。利用正中裂将肝分为左、右半肝,正中裂内有肝中静脉,以肝中静脉为界,将肝脏分为左半肝和右半肝。利用左叶间裂将左半肝分为左内叶和左外叶,肝左静脉和肝门静脉左支矢状部走行于左叶间裂内。利用右叶间裂(肝右静脉走行于右叶间裂内)将右半肝分为右前叶和右后叶。左内叶背侧由静脉韧带将肝尾状叶(S1 区)与左内叶分开,余左外叶、右前叶、右后叶分别分为上、下两个区域:左外叶上段为 S2 区,下段为 S3 区,左内叶为 S4 区(肝圆韧带在其内),右前叶下段为 S5 区,右后叶下段为 S6 区,上段为 S7 区,右前叶上段为 S8 区,由此肝脏共分为 8 个区域。除 S1 以外,S2～S8 区域内均以相应门静脉分支为中心。

四、小肠

小肠是消化道中最长的一段,成人全长 5～7m,是食物消化、吸收的主要部位。上起幽门,下至右髂窝,并与大肠相接,分为十二指肠、空肠和回肠 3 部分。十二指肠是幽门和十二指肠悬韧带之间的小肠,长 25～30cm,呈"C"形,包绕胰头,是小肠最粗和最固定的部分,分为 4 部分:球部、降部、水平部及升部。在十二指肠降部的后内侧壁上有胆总管和胰管的共同开口,胆汁和胰液由此流入小肠。空肠约占空回肠全长的 2/5,主要占据腹膜腔的左上部;回肠占远侧3/5,一般位于腹膜腔的右下部。空肠和回肠之间并无明显界限,在形态和结构上的变化是逐渐改变的,并借助于小肠系膜固定于腹膜后壁。

五、大肠

大肠全长约 1.5m,起自右髂窝,止于肛门,分为盲肠、阑尾、结肠和直肠,主要功能是吸收水分,将不消化的残渣以粪便的形式排出体外。

盲肠长 6～8cm,是大肠起始部,位于右髂窝内,下端游离,呈囊袋状,左接回肠,上通升结肠。盲肠与回肠交界处,有突向盲肠腔内的上、下两片唇状瓣,称为回盲瓣,有抑制小肠内容物过快进入盲肠的功能,同时也可防止大肠内容物返回小肠。

阑尾开口于回盲瓣下方的盲肠内后壁,末端游离,呈细长蚯蚓状盲管,长 7～9cm,位置多变异,常见位置有回肠前或后位、盲肠下位、盲肠后位及盆腔后位等。

结肠分为升结肠、横结肠、降结肠、乙状结肠 4 部分,围绕在腹腔边缘形成方框,空肠和回肠盘踞其内。升结肠是盲肠向上延续的部分,至肝右叶下方转向左侧,形成横结肠。横结肠左端行至脾下后,折向下行至左髂嵴处,称为降结肠。左髂嵴平面以下至第 3 骶椎上缘的一段结肠叫乙状结肠,位于下腹部和小骨盆内,借助乙状结肠系膜连于后腹壁,肠管弯曲,有一定活动度。直肠接续乙状结肠,走行于骶、尾骨前方,穿盆膈,终于肛门,全长 15～16cm。盆膈以上部分称为直肠盆部,以下部分称为直肠肛门部或肛管。男性直肠前方与膀胱、精囊、输精管和前列腺相邻;女性直肠前方与子宫及阴道后壁相邻,直肠后方与骶骨、尾骨相邻。直肠由外纵、内环两层平滑肌构成。环形肌在肛管处特别增厚,形成肛门内括约肌。围绕肛门内括约肌的周围有横纹肌构成的肛门外括约肌,括约肌收缩可阻止粪便的排出。

六、胆

(一)胆囊

1.位置、分部

胆囊位于肝右叶脏面下方的胆囊窝内,分为底、体、颈 3 部分。胆囊底部游离,体表投影在右腹直肌外缘与右肋弓交界处,胆囊体在近肝门右侧与胆囊颈相接。胆囊颈后壁膨出形成一个漏斗状的囊,称为哈氏囊,胆囊结石很容易嵌顿于此处而引起梗阻和急性胆囊炎,是超声探测需注意的部位。胆囊管由胆囊颈延伸而成,胆囊管内壁黏膜形成螺旋状黏膜皱襞,具有调节胆汁进出胆囊和防止胆囊管扭曲的作用。

2.形态、大小

正常胆囊外形呈梨形、长茄形,大小存在很大的个体差异,同时与进食情况密切相关。空腹状态下,胆囊一般长径为 7～9cm,前后径 2～3cm,囊壁厚 1～2mm。

3.毗邻关系

胆囊的前面与外侧是肝右叶脏面,内侧后方有十二指肠及胰头,下方为横结肠,左为幽门,右为结肠右曲。

4.胆囊三角

胆囊管、肝总管和肝脏面围成胆囊三角,其内有胆囊动脉通过,是胆囊手术中寻找胆囊动脉的标志。

（二）胆管

胆管以肝门为界，分为肝内胆管和肝外胆管。目前超声诊断仪能常规显示左肝管、右肝管、肝总管及胆总管。

1.肝内胆管

肝内胆管起始于肝内毛细胆管，由肝内毛细胆管汇合成小叶间胆管，再汇合成段胆管、叶胆管，在近肝门处汇合成左、右肝管。其在肝内的走行与分布和肝门静脉、肝固有动脉基本一致。三者的关系为：肝内胆管在前，肝固有动脉居中，肝门静脉居后。

2.肝外胆管

左、右肝管汇合成肝总管，肝总管与胆囊管汇合成胆总管。胆总管长 4～8cm，直径 0.6～0.8cm，依行程分为 4 段。除十二指肠上段外，其余各段易被十二指肠和横结肠遮挡。

（1）十二指肠上段：位于门静脉右前方，肝固有动脉右侧。

（2）十二指肠后段：位于门静脉前右侧，下腔静脉前方。

（3）十二指肠下段（胰腺段）：位于下腔静脉前方。其 1/3 位于胰背侧沟，2/3 穿过胰腺实质。

（4）十二指肠壁内段：斜行穿入十二指肠壁内，有 85％ 的人此段与主胰管汇合形成共同的通道，并膨大形成肝胰壶腹，开口于十二指肠大乳头，肝胰壶腹、胆总管和胰管的末端均有括约肌环绕，统称为奥迪括约肌，是调节胆道系统内压力的重要结构。

七、胰

胰腺位于上腹部的腹膜后，是一个无包膜的腹膜后脏器，相当于第 1～2 腰椎水平，长 12～15cm，宽 3～4cm，厚 1.5～2.5cm。胰腺前方被胃及横结肠等所覆盖，后方从右向左分别与右肾、下腔静脉、腹主动脉及左肾紧密相邻。胰腺分头、颈、体、尾 4 部分。被十二指肠环抱的部分为头部，下腔静脉位于胰头后方。胰体和胰尾位于腹中线左侧，向左横跨脊柱直达脾门。肠系膜上动脉从腹主动脉前壁发出，胰体恰位于其前方。在胰体和胰尾的后方有脾静脉，它在胰颈部的后方，与肠系膜上静脉汇合而成门静脉。

八、脾

脾脏是人体最大的淋巴器官和储血器官，位于左腹上部，贴于横膈之下，其后方与侧面被胸廓第 9、第 10、第 11 肋骨包绕。脾外侧面贴胸腹壁，内面分别与胃、肾、胰尾和结肠相邻。中心有凹陷，称为脾门，有神经、血管等出入，脾的正常位置有赖于邻近器官的托力和压力，受腹内压、脾内压和膈肌运动的影响较大。这是脾随体位变动而发生位置变化的主要原因。成人脾长 10～12cm，宽 6～8cm，厚 3～4cm。

（赵 嘉）

第二节　消化系统超声检查技术和超声表现

一、胃

(一)仪器条件及受检者准备

1.仪器条件

采用二维超声诊断仪,线阵、凸阵、扇形探头均可,根据患者年龄、体型选择合适的探头及频率。常用频率 3.5～5.0MHz,消瘦者、儿童或胃前壁病灶可采用 8.0～10.0MHz 的高频探头。

2.受检者准备

(1)检查前 1 天需清淡饮食,不宜进食易产气或不易消化的食物。

(2)超声检查前需禁食 8～12 小时,禁饮 4～6 小时。肠道检查前需排便,必要时需清洁灌肠,观察直肠及乙状结肠,可适当充盈膀胱,为检查提供透声窗。

(3)在胃肠镜检查、X 线钡餐造影检查前进行超声检查,避免胃肠气体或钡剂的干扰。

(4)已做胃肠镜或 X 线钡餐造影者,应延迟至次日进行检查。

(二)检查方法

1.体位选择

(1)胃:仰卧位、右侧卧位、坐位、左侧卧位、膝胸卧位,其中以仰卧位及右侧卧位为主。

(2)肠道:通常采用仰卧位,根据病情需要可选择左、右侧卧位或抬高臀部,以利于肠管显示。

2.扫查程序

(1)检查胃时,连续饮下助显剂或饮用水 500～800mL,使胃腔呈充盈状态;检查结肠时,可用 1 500mL 左右温开水或助显剂经直肠连续缓慢灌肠。

(2)根据胃的各解剖部位按顺序扫查,依次从食管下段、贲门、胃底、胃体、胃角、胃窦、幽门和十二指肠球部进行扫查。首先观察食管下段及贲门,沿胃的体表投影位置行纵、横、斜扫查,进一步观察胃底、胃体(前后壁、大小弯),然后观察胃窦及幽门部;同时观察十二指肠球部、降部及水平部。

(3)根据体表投影可对空肠、回肠及结肠进行腹部广泛扫查,但多因胃肠道气体及内容物干扰造成测量困难。经直肠连续灌注对比剂,可沿对比剂充盈部位进行扫查。

3.扫查方法与标准切面图

(1)食管下段、贲门部切面:取平卧位长轴切面,探头纵置于剑突偏左季肋缘,显示肝左外叶上段和腹主动脉间隙,向左后方做旋转扫查,可获得食管下段和贲门长轴切面图(图 3-1)。上述切面基础上探头做十字交叉扫查,获得食管下段及贲门部的短轴切面(图 3-2)。

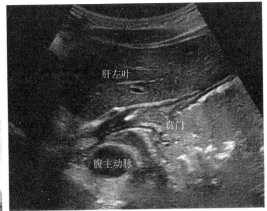

图 3-1 食管下段、贲门部长轴切面扫查及标准切面声像图

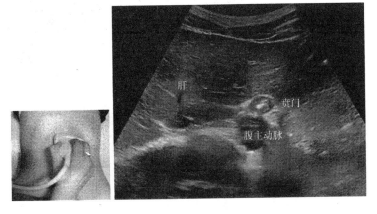

图 3-2 食管下段、贲门部短轴切面扫查及标准切面声像图

（2）胃底部切面：取平卧位或左侧卧位，探头斜置于左季肋部，声束朝向左肩方向做倾斜扫查，角度范围 0°～80°，可获得完整的胃底部切面（图 3-3）。探头于左侧第 8～10 肋间做肋间斜切面，也可获得完整的胃底部切面，该切面可清晰显示胃底与左侧膈肌、脾、左肾上极、胰尾之间的毗邻关系（图 3-4）。

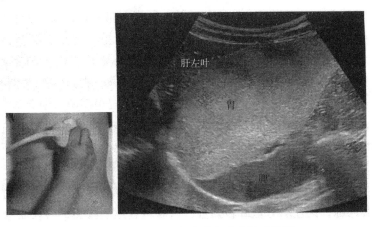

图 3-3 胃底部切面扫查及标准切面声像图

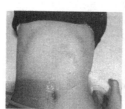

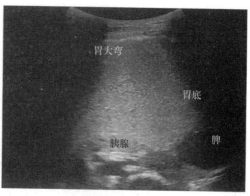

图 3-4　左肋间胃底部切面

　　(3)胃体部切面:取右侧卧位或坐位,探头斜置于左上腹肋缘下,声束方向朝向右肩方向做45°以上倾斜连续扫查,即可显示胃大、小弯至胃角完整的长轴切面(图 3-5)。探头自剑突下向脐孔做横向垂直连续扫查,可显示胃体部前、后壁长轴切面(图 3-6)。探头自左肋缘下向右上腹做纵向垂直连续扫查,可显示胃体部短轴切面(图 3-7)。

　　(4)胃角横切面取右侧卧位或坐位,探头横置于右上腹部,在脐右上方处可获得类似"∞"(双环征)或"8"字形的胃角横切面(图 3-8),双环连接处是胃角横切面,也是胃体部和胃窦部分界标志。左侧环是胃体部,腔较大,右侧环是胃窦部。

　　(5)胃窦部切面取平卧位、右侧卧位、平卧位或坐位,探头长轴斜置于右上腹(右肋缘中点和脐孔连线间),以不同角度连续扫查可获得胃窦部长轴切面(图 3-9)。

　　(6)十二指肠切面探头斜置于右上腹,探头下端固定,上端向左、右移动,并逐渐向下、向左连续扫查。此范围可获取较完整的十二指肠切面(图 3-10)。

　　(7)空肠、回肠切面:空肠和回肠分布范围广,占据整个腹腔,且走行不规则,超声扫查无标准切面。常规扫查以脐部为中心,向上、下、左、右侧腹连续扫查。

　　(8)大肠切面:受肠道内容物及肠道积气影响,结肠通常在灌注助显剂后进行超声检查,可沿乙状结肠跟踪助显剂充盈的部位进行纵轴、横轴连续扫查。

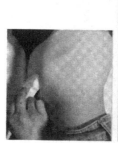

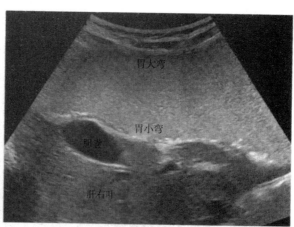

图 3-5　胃大、小弯长轴切面扫查及标准切面声像图

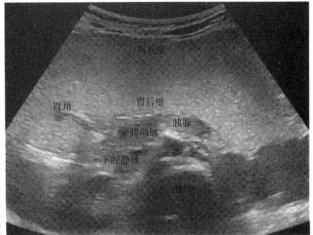

图 3-6　胃体部前、后壁长轴切面扫查及标准切面声像图

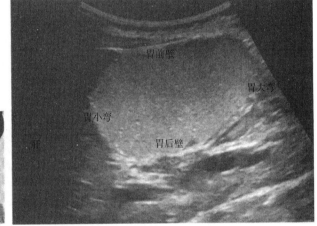

图 3-7　胃体部短轴切面扫查及标准切面声像图

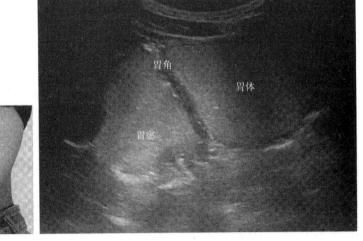

图 3-8　胃角横切面扫查及标准切面声像图

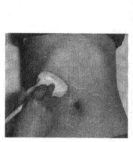
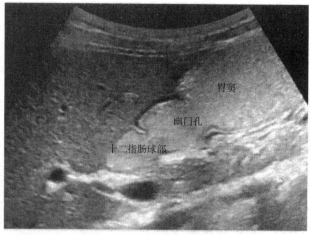

图 3-9　胃窦部长轴切面扫查及标准切面声像图

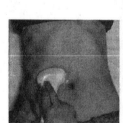
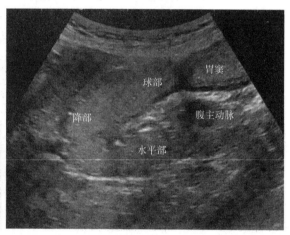

图 3-10　十二指肠切面扫查及标准切面声像图

二、肝

(一)探测方法

让患者平卧位,先做右肋缘下斜向扫查,把探头分别置于肋缘下内、下中及下外侧段 3 处,探头先由前向后垂直探测,然后使探头逐渐向头端倾斜角度,显示出平静呼吸及深吸气时肝各斜面切面及胆囊、肝门处声像图,再做肝右肋间隙扫查,通常从右锁骨中线第五肋间隙开始,逐一向下沿各肋间由前向后扫查,得到肝右叶、肾、胆囊等声像图,然后取半侧卧位,用同样方法得到各斜切面图像及肝右叶最大厚度。

剑突下从左至右纵切面及剑突下横切面扫查,可得到肝纵、横切面图像和左叶最大厚度,并可得到腹主动脉、下腔静脉、肠系膜上动、静脉及胰腺等图像。

胸壁纵向扫查,沿胸骨右缘至腋后线做多个平行的纵切面,因肋骨影响使肝脏显示不清。

(二)检查方法

正常肝切面的外形近似于楔形,轮廓规则而光滑,右叶厚而大。沿右锁骨中线的纵切面,肝右叶肋间最大厚度为 11～12cm,肋缘下最大斜径为 10～14cm。左叶腹主动脉前最大厚度为 4～7cm,最大长度 4～8cm。肝内部回声为密集、细小、均匀的光点,可见散在小的血管壁回声稍强。肝图形中可显示肝内血管网,在平卧位沿肋下做各种斜形切面观察时,可见门静脉位于肝脏图形中间部位,呈圆形或椭圆形结构。在实时显像仪中可探测门静脉至左、右肝叶分支的行径,肝静脉可在纵剖面中显示,可找出左、中、右肝静脉 3 支主干,门静脉至其汇入下腔静脉处。肝静脉及门静脉的区别如下。

肝静脉从肝边缘开始由细变粗,向下腔静脉汇聚,如树枝状,且血管行径较直。门静脉在肝中间部位,肝门区最粗,血管行径弯曲而短。

(1)肝静脉管壁薄,回声弱;门静脉管壁厚,回声为密集增强光点。

(2)肝静脉可追探测至其汇入下腔静脉的部位。

在肝声像图中辨认肝静脉及门静脉,对于确认肝分叶及分段、病变定位和病变范围等均非常有用。此外,显示肝图像的同时,尚可显示胆囊、胆道、右肾、胰腺等器官。

三、胆

(一)检查方法

1.患者准备

患者在检查前需禁食 8 小时以上,常于上午检查,以保证胆道系统有足够的胆汁充盈并减少胃肠道气体的干扰。钡剂可能干扰超声检查,胆道 X 线造影剂也会影响胆囊功能,因此,患者超声检查需在钡剂造影 3 天后,胆道 X 线造影 2 天后进行。需要观察胆囊收缩功能和胆道扩张程度的患者还应准备好脂肪餐。

2.体位

胆道系统的超声检查根据患者情况差别、病变部位的不同随时调整体位,以清晰显示病灶为目的。通常包括仰卧位、左侧卧位、右侧卧位、半卧位或立位、膝胸卧位。

3.仪器

实时超声诊断仪都可以用于胆道系统检查,仪器的调节与肝检查相似,以能清晰显示观察部位的胆系结构为原则,探头选择凸阵、线阵、扇扫探头,凸阵探头效果更好,探头频率一般选用 3～5MHz,小儿可选用 5～7MHz。观察胆囊血流信号时需要随时调节聚焦区、彩色显示范围、灵敏度、滤波频率等,并设法消除伪像。

4.检查方法

(1)胆囊:多选用右肋间斜向扫查,结合经右肋缘下斜断面扫查及多个短轴切面扫查,充分显示胆囊全貌,并注意胆囊颈及胆囊管的扫查。观测胆囊大小、壁厚度及其完整性以及囊内病变的数目、大小、部位、形态、回声、血供等特点。

(2)胆管:利用肝显示充盈的胆囊及肝外胆管,在患者深吸气后屏气状态下,用探头加压推及气体可清晰显示肝外胆管。探头从肋缘下向膈肌斜切扫查,患者深吸气后屏气,显示胆囊位于右肾前方,向左上移动可见胆囊颈管部及肝外胆管截面位于下腔静脉横断面的前外侧,并可见门静脉左、右支及其腹侧伴行的肝左、右管。

患者右前斜位45°,探头置右上腹正中肋缘下纵切面下段稍侧向右外侧扫查以及胸膝卧位扫查,可较清晰地显示胆囊颈部和肝外胆管病变。

(3)脂肪餐试验:多用于胆囊功能的估计和生理性与病理性胆管扩张的鉴别。试验前先测量并记录胆囊大小和肝外胆管内径,进食油煎鸡蛋后45~60分钟,再在同一切面、同一部位重复测量。

(二)正常超声表现

1.胆囊

正常胆囊纵切面呈梨形、长茄形,横断面呈圆形或椭圆形,颈部可呈分隔状。整个胆囊轮廓清晰,壁薄、光滑,厚度0.1~0.3cm,囊内为无回声区,后方回声增强。胆囊管纤细,常不能显示。正常胆囊超声测值,长径不超过9cm,前后径不超过3cm。

2.胆管

肝内胆管分为近端和外周两部分,一般与门静脉伴行,正常肝内胆管内径多为并行门静脉内径的1/3左右,除肝左、右管外,二级以上的分支一般不易显示。肝外胆管上段与门静脉伴行,有肝做透声窗易于显示,内径为伴随门静脉内径的1/3~1/2。横断面位于门静脉右前,与门静脉和位于门静脉左前方的肝动脉组成"米老鼠"征,肝外胆管上段与肝动脉分别为"米老鼠"的右耳和左耳。肝外胆管下段与下腔静脉平行,常因为气体干扰而难于显示。

3.脂肪餐实验

脂肪餐后测量,胆囊大小减少1/3以上,肝外胆管内径不增加或减少至正常且无临床症状者为阴性。胆囊大小减少不足1/3,肝外胆管内径增大2mm以上为异常。

四、胰

(一)仪器条件及受检者准备

1.仪器条件

采用彩色多普勒超声诊断仪,根据患者年龄、体型选择合适的探头及频率。常用频率为2.0~5.0MHz,小儿可选择5.0~7.0MHz或更高。仪器调节:调节聚焦位置将胰腺显示在焦区以内,适当调节增益,以清晰显示胰腺轮廓及内部结构,要求胰腺内部回声细小、均匀,一般情况下回声强度应略高于肝。

2.受检者准备

(1)检查前1天需清淡低脂饮食,检查当日空腹或禁食8小时以上,以减少胃肠内容物和气体的干扰。

(2)对于腹部胀气和便秘患者,可在检查前一晚服用缓泻剂,必要时饮水400~500mL或服用胃肠对比剂,以改善超声图像。

(3)胰腺检查宜在消化道钡剂造影和胃镜检查前进行。若已做胃肠钡剂检查、胃镜检查,超声检查在次日或以后进行为宜。

(4)小儿或不合作者,可在临床医生指导下使用安眠药,在睡眠状态下检查。

（二）检查方法

1.体位选择

（1）仰卧位：胰腺超声检查最常用的体位为患者暴露上腹部，平静呼吸；必要时配合深吸气，可使肝下移作为透声窗，便于观察胰腺。

（2）侧卧位：当胃肠气体较多时，饮水500mL左右，辅助采用该体位检查。左侧卧位时，胃内气体向右侧移位，便于显示胰尾；右侧卧位时，胃内气体向左移位，便于显示胰头和胆道。另外，可于左侧腋中线肋间斜纵切扫查，通过脾观察胰尾。

（3）半坐位或站立位：当胃及横结肠肠内气体较多时，辅助采用该体位，使肝充分下移、推移胃肠气体，改善胰腺的显示效果。

（4）俯卧位：探测胰尾常采用的体位，通过左肾作为透声窗观察脾肾夹角或脾门处胰尾，若疑有胰尾肿瘤时，可采用此体位。

2.扫查方法与标准切面图

（1）经上腹部横切面：探头横置于剑突下，与水平线呈10°～30°，向左上适当倾斜，上下移动探头扫查，直至获得胰腺长轴标准切面，显示胰头、胰体、胰尾等结构。胰头部位于下腔静脉前方，其右侧为十二指肠降部，前为胃幽门部，后为胆总管短轴切面；胰头向左延伸变窄的部分即胰颈，其后方是脾静脉和肠系膜上静脉汇合处，前为胃窦；胰体部横置于脊柱前，后方为平行走行的脾静脉；胰腺跨越脊柱及腹主动脉左侧，斜向左上深部即胰尾。胰尾部前方为胃体，后方为脾静脉，尾部与脾门相邻。胰腺背侧的标识血管有脾静脉、下腔静脉、腹主动脉及肠系膜上动（静）脉，其中以脾静脉最为重要。

（2）经上腹部纵切面（胰腺短轴切面）：常用切面有上腹偏右系列纵切面，如经下腔静脉长轴矢状扫查显示肝左叶、下腔静脉、胰头短轴和钩突部、胆总管、门静脉、肠系膜上静脉等结构；上腹偏左系列纵切面，如经腹主动脉长轴矢状扫查显示胰体短轴、腹主动脉、肠系膜上动脉、脾静脉、胃体等结构，经胰尾矢状扫查显示胰尾、胃、脾血管、左肾等结构。

（3）经左肋间斜切面：以脾作为透声窗，沿脾门血管显示胰尾与脾门、左肾上极、左肾上腺的关系。

（4）经腰部纵切面：以脾或肾作为透声窗，在肾上极前方并紧贴肾上极显示胰尾部。

3.注意事项

（1）对于体型较胖、胰腺超声显像不理想者，可在患者饮水500～1 000mL后坐位和右侧卧位下检查。

（2）胃肠胀气者，需探头加压扫查或服消胀片后检查，以排除局部肠道气体干扰，提高胰腺的显示率。

（3）检查过程中，根据需要改变检查体位、调整探头角度，确保显示满意的声像图。

（4）腹膜后占位性病变或淋巴结肿大等病变均可使脾静脉向前移位；胰腺本身的占位可将脾静脉向后挤压移位。观察占位性病变和标识血管的关系有利于占位性病变的定位。

（5）如变换体位或饮水后，胰腺仍显示不佳，应嘱咐患者改日再来检查。

（6）注意十二指肠内积液易与胰腺囊性病变混淆，可通过改变体位，观察有无肠蠕动来分辨。

五、脾

(一)检查方法

让患者取右侧卧位,探头方向与肋间平行,沿第9、第10、第11肋间扫查,找出脾脏的最大长轴纵切面,可获得脾全貌。脾的左下方可显示左肾图像,当脾肿大达到肋缘下时,平卧位即可显示脾。

(二)正常脾的声像图

超声显示正常脾回声呈密集光点,分布均匀,强度稍低于正常肝脏组织,轮廓边界清晰、完整,正常脾的肋间斜切面略呈半月形。一般脾门区小血管显示不清,内可见数条管状无回声区通过,主要为脾静脉。后下方可见左肾图像。脾厚度4cm,脾长轴不超过11cm(图3-11)。

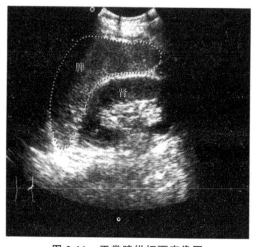

图3-11 正常脾纵切面声像图

(赵 嘉)

第三节 胃部疾病

一、胃炎

(一)病因、病理

胃炎是由多种病因引起的急性和慢性胃黏膜弥散性炎症。

感染性物质或毒素、化学性损伤,心、肝、肾、肺等严重疾病均可以成为急性胃炎的病因。急性胃炎的主要病理有胃黏膜充血、水肿,严重者出现浅表糜烂,酸碱烧伤所致的急性胃炎,严重时出现胃黏膜部分断裂、脱落和出血,病情较凶险。

慢性胃炎在我国属于常见病,占胃病患者的50%以上。成年人胃内镜检查统计中几乎90%以上有程度不同的胃黏膜慢性炎症表现。慢性胃炎分慢性浅表性胃炎和慢性萎缩性胃炎两种。经常在同一个胃内,两者同时存在。慢性胃炎的病理比较复杂,主要有胃黏膜水肿、炎症细胞浸润。慢性萎缩性胃炎的基本病理改变是腺体萎缩、黏膜层变薄,进而出现肠上皮组织转化。门静脉高压所致胃黏膜炎性改变主要是黏膜充血。

(二)临床表现

胃炎的主要临床症状是上腹部不适或疼痛、反酸,轻者常无任何症状。

(三)超声表现

1.急性胃炎

在超声显像图上可见空腹胃壁轻度低回声增厚,厚度多在 1.5cm 以下,胃充盈后黏膜层肥厚,黏膜皱襞粗大,并可见部分黏膜欠光滑,其在胃窦区出现粗大黏膜皱襞有确诊意义(图 3-12)。

因酸碱烧伤,胃黏膜急性损伤时可见粗大的黏膜表面呈不平整状或可见黏膜断续及部分呈游离状。

2.慢性胃炎

在超声显像中慢性胃炎存在着较大争议。超声显像对于慢性浅表性和萎缩性胃炎的诊断往往和胃镜活检结果略有出入。因此,在应用超声显像诊断中对慢性胃炎要慎重。

在正常情况下,胃底和高位置胃大弯侧黏膜皱襞不容易显示,而胃窦黏膜皱襞容易显示,胃窦黏膜皱襞显得平坦,若在胃窦处发现明显的黏膜皱襞和部分胃壁黏膜欠光滑,不均匀,部分回声增强,常提示胃窦炎症和慢性胃炎(图 3-13)。

慢性肝病、门静脉高压时常可见空腹胃底、体弥散性等回声增厚,厚度在 1.5cm 以下,随着胃腔逐渐充盈,胃壁增厚现象减少甚至消失。这种现象是门静脉回流障碍时的一种胃黏膜炎性改变。

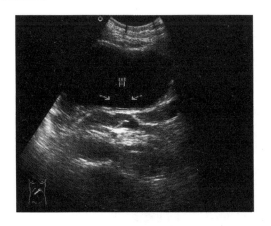

图 3-12　急性胃炎

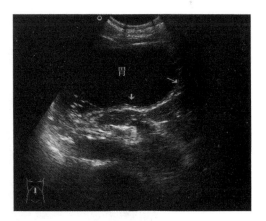

图 3-13　胃窦慢性胃炎(胃窦短轴切面)

二、胃癌

(一)病因、病理

胃癌指源于胃黏膜上皮细胞的恶性肿瘤,主要是胃腺癌。胃癌占胃部恶性肿瘤的 95％ 以上。其病因较多,主要包括环境和饮食因素、幽门螺菌感染、遗传易感性以及慢性胃炎、胃息肉、胃溃疡、胃部分切除后残胃等胃部疾病,这些疾病都可能伴发于不同程度的慢性炎症过程、胃黏膜上皮化生或非典型性增生,有可能转变为癌。

胃癌好发部位依次为胃窦部、贲门部、胃体部等部位。根据其进程可分为早期胃癌和进展期胃癌。早期胃癌病灶局限,且深度不超过黏膜下层,可分为隆起型、平坦型、凹陷型 3 型;小于 1.0cm 者称为胃微小癌。进展期胃癌深度超过黏膜下层,侵入肌层者称为中期;侵入浆膜层或浆膜外者称为晚期。

(二)临床表现

早期胃癌多无临床症状,部分患者可出现消化不良等症状,当形成梗阻或溃疡时才出现临床症状。临床表现为无节律性的上腹痛、消瘦、乏力、食欲减退及黑便等,晚期可触及腹部肿块,出现腹水、淋巴结转移、恶病质等。

(三)超声表现

1.早期胃癌

病变一般源于黏膜层,可见胃壁局限性增厚或低回声隆起,病变边界清,形态不规则;当病变侵犯黏膜下层时,可见局部回声中断,黏膜面呈"火山口样"改变。

2.进展期胃癌

(1)胃壁局限性或弥漫性增厚、隆起,回声较低且不均质,边界不清,形态不规则,病变通常侵及肌层或浆膜层,可见浆膜层不完整。病变处胃壁增厚通常大于 1.5cm,最大范围可大于 5.0cm。

(2)胃壁层次紊乱,黏膜面不光滑,呈多峰征与多凹征,表面可附着强回声,胃壁僵硬。

(3)胃腔狭窄,胃蠕动减弱或消失。胃窦幽门部肿瘤可导致胃排空减慢或胃潴留(图 3-14、图 3-15)。

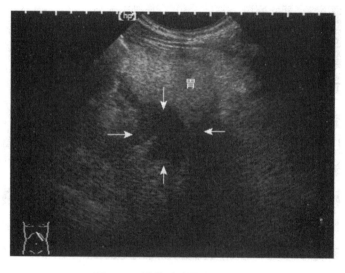

图 3-14 胃体后壁胃癌声像图

注 箭头:胃壁增厚,层级结构消失,呈低回声。

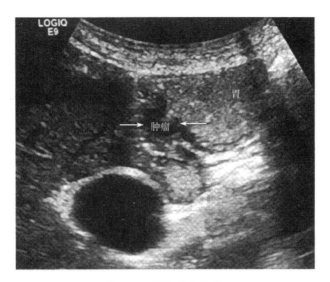

图 3-15　胃角癌声像图

注　箭头:胃壁增厚,层级结构消失,呈低回声。

3.彩色多普勒血流成像(CDFI)

可见增厚的胃壁内显示条状血流信号。

4.胃癌转移征象

胃癌可通过淋巴转移、血行转移、直接扩散、腹腔种植等途径转移。

(1)淋巴转移:为主要转移途径,进展期胃癌淋巴转移率高达 70% 左右;早期胃癌也可有淋巴结转移,超声表现胃旁或周围可见肿大淋巴结;终末期可向左锁骨上淋巴结转移。

(2)血行转移:发生在晚期,常见转移的器官有肝、肺、胰腺、骨骼、脑等处,其中肝转移最为多见,超声表现为肝内肿块,呈典型的"靶心样"改变。

(3)直接扩散:贲门胃底癌易侵及食管下端,胃窦癌可向十二指肠浸润。也可突破浆膜后,扩散到网膜、结肠、肝、胰腺等邻近器官。

(4)腹腔种植:癌细胞突破浆膜,肿瘤细胞脱落,种植于腹膜和脏器,形成转移灶,超声可发现腹膜结节、腹水、卵巢肿物等。

(四)鉴别诊断

1.与良性溃疡鉴别

此病需与部分非典型的溃疡型胃癌鉴别。

2.与胃淋巴瘤鉴别

胃淋巴瘤发生于黏膜下,可分为弥漫性增厚、结节型、肿物型及息肉样等多种类型,虽然黏膜完整,但与胃腺癌仍较难鉴别,需进行病理组织活检。

3.与胃良性肿瘤鉴别

胃良性肿瘤较为少见,仅占胃肿瘤的 3%,主要是源于胃黏膜上皮组织的息肉样腺瘤及胃壁的间质瘤。

(五)超声的临床价值

典型的胃癌超声诊断不难,并可判断病变的浸润程度,观察周围有无转移病灶;但非典型的胃癌与溃疡较难鉴别。此外,肿块型胃癌需与间质瘤、息肉等鉴别,超声可发现病灶,但较难进行定性诊断,因此,进行胃镜活检是必要的。

三、胃间质瘤

(一)病因、病理

胃肠道间质瘤(GIST)是来源于胃肠道原始间叶组织的肿瘤,是近年来随着免疫组化及电镜技术发展而提出的新的病理学概念。GIST 具有非定向分化的特征,是一种有潜在恶性倾向的侵袭性肿瘤,占胃肠道恶性肿瘤的 $1\%\sim3\%$,其中有 $50\%\sim70\%$ 的 GIST 发生于胃。

(二)临床表现

胃间质瘤可发生于任何年龄,多发于 50~70 岁的中老年人,男女发病率基本相同。大多数无临床症状,常在体检超声检查中意外发现。当肿瘤较大或伴表面溃疡形成时,可出现上腹部不适或消化道出血等症状,并可在上腹部触及肿块。

(三)超声表现

(1)胃壁局限性肿物,多呈类圆形,大小通常在 2~5cm,加压扫查时质地较硬。

(2)多数肿物内部呈均匀的低回声,边界清晰,但无明确包膜。

(3)声像图类型。

1)腔内型:本型多见。肿物位于黏膜下,向腔内生长。黏膜层多数完整并被抬起,有时可见黏膜面小溃疡,基底较平整。短轴断面显示局部胃腔变窄。

2)壁间型:肌层的肿物同时向腔内、腔外生长,使黏膜层向腔内、浆膜层向腔外隆起。

3)外生型:比较少见。肿物主要向外生长,浆膜面膨出明显,但连续性完整,黏膜面无明显膨出,胃腔变形不明显。此型易漏诊或误诊为胃外肿物。

(4)部分肿物直径>5cm,当肿物形态不规整,黏膜面不光滑,存在较深在的不规则形溃疡,肿物内部回声不均匀增多,出现片状无回声区(代表出血坏死)时,高度提示恶性。

(四)鉴别诊断

(1)腔内型胃间质瘤与胃息肉鉴别:后者起自黏膜层,基底部常带蒂,呈中等偏强回声,随胃蠕动而移动。

(2)恶性胃间质瘤与肿块型胃恶性淋巴瘤鉴别:后者起自黏膜下层,内部呈均匀性弱回声,生长迅速,预后差。

(3)恶性胃间质瘤还需与胃癌鉴别:根据胃癌组织起自黏膜层,呈浸润性生长,分布不规则等特点不难与前者区分。若肿瘤较大,表面出现溃疡,鉴别困难。

(五)超声的临床价值

胃间质瘤常在超声、上消化道造影及 CT 检查时被偶然发现。在胃腔充盈条件下,仔细、熟练地进行超声扫查可以发现<2cm 的肿瘤,还可能根据肿瘤轮廓、形态、内部回声特征以及瘤体的大小提示肿瘤的良性或恶性。胃镜不易发现较小的黏膜面无破坏的肿瘤和腔外型肿瘤。

四、先天性肥厚性幽门梗阻

（一）病因、病理

先天性肥厚性幽门梗阻是婴儿时期常见的外科畸形,占小儿消化道畸形的第三位,表现为不明原因的幽门环形肌肉肥厚、增生,幽门管狭窄,导致幽门不完全性梗阻。其发病率约为1/1 000,男性多于女性。

其病理改变主要是幽门环肌增厚,幽门呈"橄榄形"扩张,幽门管变窄并增长,胃蠕动频率增加,幽门管部分突入十二指肠球部。

（二）临床表现

呕吐是主要的临床症状,出生后2～3天,患儿出现有规律的进行性加重的喷射性呕吐,呕吐物为胃内容物。查体可见腹部胃型,扪及腹部肿块。

（三）超声表现

(1)幽门区可见椭圆形的低回声区,为肥厚的幽门肌层,其中央可见强回声的管状结构,管腔狭小,内径＜2mm,观察10～15分钟,偶可见或未见气体回声通过,管壁与胃窦壁相连续,胃窦及胃肌层内可见丰富的彩色血流。

(2)幽门管长≥16mm,幽门肌层厚度≥4mm,幽门管前后径≥14mm,幽门管腔内径≤2mm,胃窦及胃腔扩大,蠕动增强,胃排空延迟,即可诊断为先天性肥厚性幽门梗阻。

(3)因幽门管腔狭窄,胃内容物通过受限,可导致胃腔扩张,可见较多潴留物回声,并可见胃幽门不宜蠕动。

（四）鉴别诊断

1.与幽门痉挛鉴别

痉挛时肌层增厚不超过4mm,临床可使用阿托品缓解。

2.与幽门前瓣膜鉴别

幽门前瓣膜是一种少见的先天性消化道畸形,在幽门部和胃窦部有黏膜或黏膜下组织构成的瓣膜,将胃和十二指肠分开。

3.与先天性十二指肠梗阻鉴别

先天性十二指肠梗阻也可引起胃腔扩张,但无幽门壁增厚及管腔的狭窄,通常较易鉴别。

（五）超声的临床价值

近年来,随着超声诊断技术水平的不断提高,高频超声因其具有无创、操作简单、穿透力强、分辨率高以及可重复性好等优点,目前已经逐渐被推崇为诊断先天性肥厚性幽门狭窄的优选手段。

（赵　嘉）

第四节　肝脏疾病

一、原发性肝癌

（一）病因、病理

原发性肝癌是指肝细胞和胆管细胞的癌肿,其病因与肝炎病毒感染、黄曲霉素 B_1 和其他化学致癌物等诸多因素作用有关。原发性肝癌在病理上多数为肝细胞癌,其余为胆管细胞癌和少见的混合型癌。

(二)临床表现

半数以上患者以肝区疼痛为首发症状,多为持续性钝痛、刺痛或胀痛。主要是由于肿瘤迅速生长,使肝包膜张力增加所致。消化道症状主要表现为乏力、消瘦、食欲减退、腹胀等。部分患者可伴有恶心、呕吐、发热、腹泻等症状。晚期则出现贫血、黄疸、门静脉高压等表现。

(三)超声表现

1.分型

从组织学类型可分为肝细胞型肝癌、胆管细胞型肝癌和混合型肝癌 3 类。肝细胞型肝癌多在肝硬化背景上发生,根据大体形态,通常分为结节型、巨块型和弥漫型。

2.典型声像图

表现为肿瘤周围有"晕征",较小者有"侧方声影",肿块内由极细的带状分隔构成"镶嵌征";较大肿瘤出现质地回声不同的"块中块征"。彩色多普勒多显示肿块内及周边血供丰富,频谱多普勒测量为动脉及门静脉血流信号,较大肿瘤及较粗大血管多为高速动脉血流。肝癌的声像图较复杂,典型的原发性肝癌图像有下列特点。

(1)直接征象:肝实质内有一个、数个或弥散的异常回声团。一般与正常肝组织分界清楚,但边界多不规则。回声可为高回声型、等回声型、低回声型及混合回声型 4 类,且内部回声多不均质(图 3-16)。由于声能在癌肿组织中丧失明显,因此,在病变后方可见超声衰减,部分病灶还可能见到外展的侧方声影。当肿瘤组织内部发生坏死、液化或出血时,在其相应部位呈现不规则的无回声区,随液化、出血的范围而大小各异。

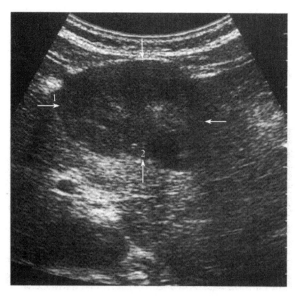

图 3-16　原发性肝癌声像图

(2)间接征象:肿瘤所在的肝叶呈非对称性肿大,形态失常,肝脏正常锐利的下缘角可变钝,即"角征"阳性;接近肝包膜的肿瘤灶可向肝表面突出,形成"驼峰征";癌瘤组织压迫肝内血管时,可见血管扭曲、迂回、狭窄或推移;癌肿结节压迫肝外胆管时,可致肝内胆管扩张;晚期病例可在门静脉或肝静脉内发现癌栓的实性回声或在腹腔内见到腹水的无回声区等转移征象。

（四）鉴别诊断

1.与肝血管瘤鉴别

肝血管瘤如为网格状高回声,边界呈花瓣状改变时诊断较容易,但有的血管瘤会出现不均匀低回声及晕环样改变,通过二维超声很难与原发性肝癌鉴别。但肝血管瘤的彩色多普勒显示病灶内无血流信号或者是超声造影显示周围向中央的增强方式,都有利于二者鉴别。

2.与肝脓肿鉴别

较典型的肝脓肿壁厚,内膜粗糙,呈"虫蚀状",为无回声或不均匀回声团块,诊断比较容易。近几年由于抗生素的广泛应用,肝脓肿的超声和临床表现不典型,声像图显示肝内有单个比正常组织回声稍低的区域,分布不均匀,边界模糊,包膜较薄,二维超声诊断较为困难,彩色多普勒显示内部有条状彩色血流,脉冲多普勒可测及动脉血流,阻力指数较低以及超声造影显示"蜂窝状"增强改变对诊断有意义。

（五）超声的临床价值

超声检查为诊断原发性肝癌首选的影像学方法,对肝癌的早期发现、早期诊断和早期治疗有重要的临床价值,目前对直径1.0cm的肝癌病灶能容易发现。

二、转移性肝癌

（一）病因、病理

原发病灶从肝外转移至肝内的肿瘤称为转移性肝癌,以腹部脏器的癌肿多见,如结肠癌、胃癌、胰腺癌、子宫癌和卵巢癌,乳腺、肺、肾、鼻咽等部位恶性肿瘤也可以转移到肝。转移途径主要有门静脉、肝动脉及淋巴道。邻近脏器的恶性肿瘤也可以直接浸润至肝。转移性肝癌常为多发性的、散在分布的结节,大小不一,质地多较硬。

（二）临床表现

临床上转移性肝癌早期多无症状,多因术前常规检查发现。可仅有原发性肝癌的表现而无肝脏受累的症状。但发生肝广泛性转移时,可出现上腹胀痛、发热、腹水等症状。

（三）超声表现

（1）常见多发肿瘤,大小相近,单发灶较少见。

（2）呈圆形或类圆形结节,边界清楚,形态规整,较大肿瘤为多发融合状呈不规则形或分叶状。

（3）典型征象:呈"牛眼征"或"同心圆征",即中心为坏死、液化的弱回声或无回声,其外围为非液化、坏死的强回声,最外侧为癌组织,呈弱回声晕环状。

（4）转移性肝癌多数周边有弱回声晕,此晕一般较原发性肝癌宽,并且外线较清晰,内线较模糊（图3-17）。

（5）好发于肝周边区域,尤其以肝表面的小病灶易漏诊。

（6）彩色多普勒显示转移性肝癌多数血供不丰富,可见周围血管环绕,也可有血供丰富的转移性肝癌。

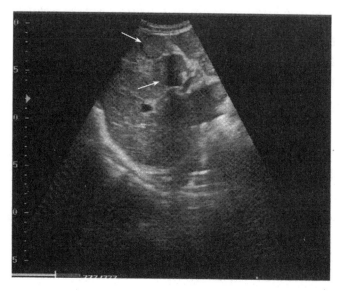

图 3-17　转移性肝癌声像图

（四）鉴别诊断

转移性肝癌需与原发性肝癌相鉴别。原发性肝癌单发相对较多,多以单一、低回声、不均质型为主,边界常模糊,无晕环。彩色多普勒血流显示血流较丰富,并可检测出高阻力型动脉血流。

（五）超声的临床价值

超声检查中,当肝内见多个有晕环的高回声团、中央液化的环状低回声或多种回声型的团块时,应考虑转移性肝癌的可能。应寻找原发病灶并结合原发病的病史以明确诊断。超声检查也有局限性,不容易发现原发灶,而且转移性肝癌多为散在分布,声像图表现多样,有时同一种转移癌也会有多种表现。因此,仅从超声表现推断原发性为何种脏器是有困难的。

三、肝海绵状血管瘤

（一）病因、病理

肝海绵状血管瘤是一种血管畸形病变,属于良性肿瘤。可发生于任何年龄,常在中年出现症状。女性占多数。多为单发。小者直径约数厘米,巨大的可达 36kg。切面为圆形或楔形,呈蜂窝状,外有纤维包膜,有时包膜可钙化。

（二）临床表现

瘤体小者临床上多无症状,体积大者可压迫胃肠道,产生食欲不振、消化不良、腹胀、恶心等。肿块软硬不一,有不同程度的压缩性,偶可听到血管杂音。

（三）超声表现

超声显像可见肝增大、增厚,肝外形失常。病变区域小时,肝大小正常。病变区域呈局限性密集的强光点、光团,边缘清楚。在密集光点、光团区可见散在的多数小液性暗区,呈蜂窝状,病灶周围可有增强的环状光带。肝血管瘤周围常有血管环绕或伸入瘤体内部。

四、肝结核

(一)病因、病理

肝结核分原发性和继发性两种。多数属于继发性,通过血行播散而感染,在肝内形成广泛的粟粒状或孤立的结核结节。病变大多数分布在肝实质内。肝结核多为粟粒状,可融合成较大结节或破溃,形成溃疡性小脓肿。其次为结核瘤,单个或多发,可有干酪样变或形成脓肿。

(二)临床表现

轻者临床上无症状。重者有发热、盗汗、消瘦、肝区痛、进行性肝大、中等硬度并有压痛,肝功能可正常。红细胞沉降率快,腹部平片肝区可有钙化点,严重者可有黄疸、腹水。常伴有全身粟粒性结核。

(三)超声表现

超声显像可见肝大,肝实质回声为密集增强光点,光点粗大,分布呈不均匀。如有大结核结节时,可见到光团、光斑回声。有溃疡形成或干酪样坏死时则可见小的蜂窝状液性暗区。肝结核有钙化灶时,可见到发亮的强光团,并可见部分区域回声减弱。

五、肝淤血

(一)病因、病理

肝淤血主要因慢性心功能不全引起右心衰竭,致使肝淤血,肝静脉及下腔静脉压力升高、扩张,肝毛细血管和静脉淤血,肝细胞水肿、缺氧。严重者可致肝细胞坏死和结缔组织增生,形成心源性肝硬化。

(二)临床表现

在临床上可见食欲不振、恶心、呕吐、上腹胀满甚至剧烈腹痛。长期肝淤血可引起肝硬化,肝脏有压痛,肝颈回流试验阳性,心脏扩大、肥厚,严重者有腹痛、黄疸,肝功能异常。

(三)超声表现

超声显像中可见肝切面图像稍增大,边缘变钝,形态正常。肝实质回声为密集光点,分布均匀,肝静脉及下腔静脉内径增大。实时显像中,下腔静脉随呼吸而发生的与心动周期一致的粗细改变现象消失。常伴有胸腔积液、心包积液、右房增大。

六、膈下脓肿

(一)病因、病理

膈下脓肿包括位于膈肌之下、横结肠及其系膜以上所有间隙的局限性脓肿。膈下区被肝脏分为肝上及肝下两个间隙。肝上间隙又被肝镰状韧带分成右上间隙和左上间隙,肝下间隙亦被圆韧带和静脉索分成右下和左下两个间隙。膈下脓肿常继发于阑尾炎,胃、十二指肠溃疡穿孔,胆囊炎,肝脓肿和胰腺炎等。病菌多由原发病灶直接蔓延,也可经门静脉系统、淋巴系统或血运而形成膈下脓肿,少数患者是由于胸部化脓性疾病的直接扩散所致。

(二)临床表现

发热呈弛张型,临床上常见盗汗、消瘦、乏力、季肋部疼痛。也有疼痛不明显者,仅自觉下胸部或上腹部不适,常因深吸气或咳嗽而加剧。查体时患侧胸部和上腹部呼吸运动减弱,局部皮肤可红肿,可扪及触痛性肿块,脉搏加速,白细胞计数增高。

(三)超声表现

超声显像探测于横膈下方,在肝或脾组织之外可显示一个无回声暗区,做连续扫查时为不规则的扁圆形或束带状,可随呼吸上下移动,膈肌活动度受限。右侧膈下脓肿易显示,左侧膈下脓肿因胃内空气的干扰而易漏诊。

七、病毒性肝炎

(一)病因、病理

病毒性肝炎是由肝炎病毒感染引起肝弥散性损害的一种疾病,引起肝功能损害及肝组织学发生变化,即肝细胞变性坏死、血管充血、组织水肿、炎性物质渗出、纤维结缔组织增生。

(二)临床表现

病毒性肝炎分为急性肝炎、慢性肝炎、重型肝炎。各型肝炎病毒均可引起急性肝炎,并可表现为黄疸型和无黄疸型,多有乏力、食欲减退、恶心、腹胀及肝区疼痛等。少数患者有短暂发热、头痛、四肢酸痛等。黄疸性肝炎患者可出现尿色加深、一过性粪色变浅、皮肤瘙痒,肝功能主要表现为血清氨基转移酶、胆红素升高,尿胆红素阳性。慢性肝炎轻度可无明显临床症状,重度有明显和持续的肝炎症状,如乏力、食欲缺乏、腹胀、尿黄、便溏,伴有肝病面容、肝掌、蜘蛛痣、脾大。实验室检查显示血清谷丙转氨酶/谷草转氨酶(ALT/AST)酶谱升高、白蛋白降低或白蛋白/球蛋白(A/G)值异常、胆红素升高等。重型肝炎患者表现为出现肝炎症状,且症状急剧加重,甚至出现神经、精神症状,如嗜睡、性格改变、烦躁不安、昏迷等。

(三)超声表现

1.急性病毒性肝炎

(1)肝体积不同程度增大,各径线测值均增加,形态饱满,肝缘角圆钝。

(2)肝实质内回声减低,光点分布稀疏,肝内血管壁及胆管壁回声相对增强。

(3)胆囊壁回声增厚、毛糙或水肿,部分可见胆囊腔缩小或呈萎缩状,内无胆汁。

(4)脾轻度增大或正常。

(5)肝门部及胆囊颈周围可见轻度肿大淋巴结。

(6)彩色多普勒超声可见肝门部肝动脉显示清晰,管径略增宽,血流速度加快。

2.慢性肝炎

慢性肝炎随炎症及纤维化的病理程度不同其声像图表现各异,轻者肝大小和实质回声多无异常,重者可表现近似肝硬化的声像图改变。

(1)肝体积正常或轻度增大或仅有左叶轻度肿大,肝下缘角变钝。

(2)肝表面欠光滑,肝实质光点不均、增粗,回声可略增高。

(3)肝静脉属支显示欠清晰,肝外门静脉主干和脾静脉稍增宽。

(4)胆囊壁增厚、毛糙。

(5)脾正常或增大。

3.重型病毒性肝炎

(1)肝体积缩小,形态失常,常以左肝缩小为甚,表面不光滑。

（2）肝实质回声紊乱表现强弱不均，肝静脉变细，甚至消失或显示不清。

（3）肝内可见门静脉扭曲、移位或腔径发生改变。

（4）胆囊可增大，胆囊内可见胆汁的细弱光点回声，透声差，壁水肿、增厚。

（5）腹水。

（四）鉴别诊断

这种组织学的变化在超声探测中可有一定的特征性，超声检查对于肝弥散性病变可作为首选检查方法。因其病理改变类似，可表现出共同的声像图表现，还需要密切结合临床资料综合判断。

（五）超声的临床价值

1.判断肝病的病变程度

肝病患者肝病程度与肝脏包膜及实质回声门脉管径、血流速度、肝静脉内径及频谱波形、脾静脉内径、胆囊壁的厚度、脾大小密切相关，上述参数均与肝纤维化程度一致。

2.药物疗效及预后的评估

超声动态观察上述指标有助于观察药物的疗效，监测病情发展，对肝病的预后作出评估。

八、脂肪肝

（一）病因、病理

肝内脂质含量超过肝湿重的 5% 时，称为脂肪肝。它是一种多病因引起的获得性、可逆性、代谢性肝病，如肥胖、高血脂、糖尿病、嗜酒、妊娠、长期服用某些药物等因素均可引起肝细胞脂肪变性成为脂肪肝。

（二）临床表现

脂肪肝一般较轻时无明显临床症状，较重的脂肪肝可出现肝区隐痛、腹胀、疲乏无力、食欲缺乏等症状。

（三）超声表现

依据肝内脂质含量及分布形式的不同，声像图可分为弥漫浸润型脂肪肝及非均匀性脂肪肝两大类。

1.弥漫浸润型脂肪肝

（1）肝切面形态正常或饱满，肝大小可正常，如肝脂肪变较重者，肝可有轻至重度增大，边缘变钝。

（2）肝实质前区回声增强，光点密集而明亮，又称"明亮肝"，后区回声由浅面至深面逐渐减弱。

根据肝内回声强弱程度不同，脂肪肝的分类如下。

1）轻度：肝实质前区回声稍增强，后区回声稍减弱，深面肝包膜及膈肌光带显示较清晰。肝内管道结构可显示正常，管道壁结构回声减弱。

2）中度：肝实质前区回声增强，后区回声减弱，深面肝包膜及膈肌光带显示欠清，提高增益可显示。血管壁显示尚清或欠清。

3）重度：肝实质前区回声明显增强，后区回声明显减弱，深面肝包膜及膈肌光带、血管结构回声显示不清。

（3）肝、肾回声对比度加大，即脂肪肝回声明显比正常肾实质回声增强。

2.非均匀性脂肪肝

（1）局限浸润型：肝内脂肪呈局灶性堆积，声像图显示为局限的高回声团，形态欠规整，轮廓清晰，可单发，也可多发。

（2）弥漫非均匀浸润型：肝实质弥散性脂肪浸润，回声增强，而中间存留小片局限、正常肝组织的相对低回声区，边界清楚，形态可不规则。该低回声区多见于门静脉左右支前方、肝边缘部分及胆囊区周围（图 3-18）。

（3）叶段浸润型：脂肪浸润的肝实质呈高回声区，分布在某一肝叶或某一肝段，边界清晰，而另一部分叶段呈相对低回声区，常以肝静脉为界（图 3-19）。

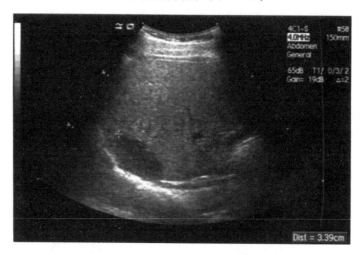

图 3-18　非均匀性脂肪肝弥漫非均匀浸润型二维声像图

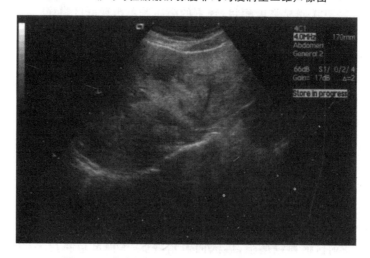

图 3-19　非均匀性脂肪肝叶段浸润型二维声像图

CDFI：局限浸润型和弥漫非均匀浸润型内部一般无血流信号，叶段浸润型其内可见正常走行的血管。超声造影：肝内脂肪浸润区域与周边正常肝组织同步增强（图 3-20、图 3-21）。

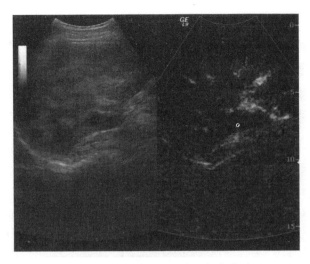

图 3-20 局限浸润型脂肪肝超声造影

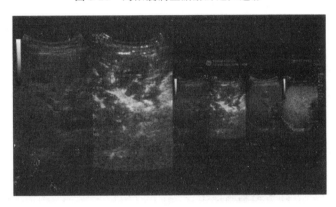

图 3-21 弥漫非均匀浸润型脂肪肝超声造影

（四）鉴别诊断

非均匀性脂肪肝的弱回声区及局限浸润型的高回声区应与小肝癌及血管瘤相鉴别。肝癌有明显的占位效应，部分癌肿周边可见声晕，边界较清晰。CDFI：癌肿周边及内部可见较丰富的血流信号，呈高阻力动脉频谱。较大肿瘤可使周边血管结构变形。超声造影肝癌病灶呈"快进快退"增强，而非均匀性脂肪肝的弱回声区无肿瘤占位效应，往往呈形态不规则的片状结构。CDFI 显示弱回声区周边及内部无血流信号，超声造影弱回声区与肝组织同步增强。

高回声区的肝血管瘤边界清晰，多呈类圆形或椭圆形，内部呈网络状结构。CDFI 显示较大的肝血管瘤，周边可见少许血流信号，呈低阻力动脉频谱。超声造影显示病灶呈"慢进慢出"即渐进性、向心性增强。而非均匀性脂肪肝的高回声区超声造影与肝组织同步增强。

上述病变需仔细观察二维图像、CDFI 及超声造影，进行综合分析，作出鉴别诊断。

（五）超声的临床价值

超声对弥散性脂肪肝具有重要的诊断价值；可对病变的程度进行分度，且可对治疗效果进行追踪观察；部分局限浸润型脂肪肝与肝肿瘤难以鉴别时，可进行超声造影以鉴别，如仍有困难，建议做其他影像学检查，如 CT、MRI，必要时可行肝穿刺活检以明确诊断。

九、肝囊肿

(一)病因、病理

肝囊肿大多数为先天性,一般认为是肝内胆管胚胎发育障碍所致,但是也有部分为脏器退行性病变所致。肝囊肿的大小不一,囊壁比较薄,内壁衬有上皮细胞,有分泌蛋白的功能。少数囊肿是由于肝被膜下或者深部组织的创伤引起,比如肝脏手术、肝挫伤,这种囊肿称为创伤性肝囊肿,囊壁内层没有上皮细胞,囊液多为血液、胆汁,所以容易合并化脓性感染。还有肿瘤性的囊肿,囊肿通常由乳头突入腔内。

(二)临床表现

先天性小肝囊肿常无症状,增大至相当大时可有上腹胀痛、腹块、肝大等症状,如合并感染,则有发热、疼痛等炎症表现。

(三)超声表现

1.单纯性肝囊肿

(1)囊肿呈圆形或椭圆形无回声暗区,囊壁回声纤细而光滑,后方回声明显增强(图3-22)。

(2)较小的囊肿仅显示前后壁亮线而侧壁不清。位于非聚焦区的小囊肿,液性暗区可不显示,但其后方会出现明显的长条状强回声带。

(3)囊腔深部常可见点状回声,可能为伪像,也可能为胆固醇结晶或出血、感染引起的沉积性回声。

2.多囊肝

(1)肝弥漫性肿大,表面不规则。

(2)肝内多发大小不等的液性囊腔,弥漫整个肝,囊壁线明亮而光滑,囊腔透声好。囊肿之间回声较强。密集的小囊肿表现为高回声区(图3-23)。

(3)常合并有多囊肾。

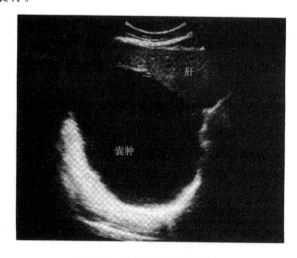

图3-22 单纯性肝囊肿声像图

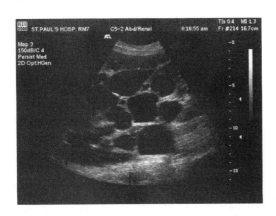

图 3-23 多囊肝声像图

（四）鉴别诊断

1.与肝脓肿鉴别

肝脓肿多为低回声团块,液化脓液可随体位改变而移动,并有高回声的炎性反应圈,与一般的肝囊肿容易鉴别。

2.与肝包虫病鉴别

肝包虫病患者有疫区接触史。声像图上可表现为囊性病灶,但可呈囊中囊或"葡萄串征"等表现,囊壁较厚,可呈双层改变。

（五）超声的临床价值

肝囊肿在超声表现上比较典型,并且对小于1cm的肝囊肿也有较高的敏感性和特异性,因此,超声对肝囊肿的诊断准确率较高,是肝囊肿诊断及随访的首选检查方法。

十、肝脓肿

（一）病因、病理

肝脓肿是由于阿米巴原虫或细菌感染引起,一般的病理变化过程:炎症（阿米巴肝炎）→部分坏死、液化→脓肿形成。阿米巴的溶组织酶直接破坏肝细胞,原虫大量繁殖阻塞肝静脉等造成肝组织梗死,形成较大脓腔,且多数为单发性。细菌性肝脓肿系由化脓性细菌,如大肠埃希菌、葡萄球菌及链球菌侵入肝所致。其侵入的途径包括门静脉、胆道系统、肝动脉及邻近组织的直接侵入等。细菌侵入肝后引起炎症反应,多形成较多的小脓肿,亦可融合成较大的脓腔。脓腔的中心为脓液和较多的坏死组织,其外周可有纤维组织的包裹。

（二）临床表现

细菌性肝脓肿起病较急,主要症状是寒战、高热、肝区疼痛和肝大。体温常可高达39～40℃,伴恶心、呕吐、食欲缺乏和周身乏力。实验室检查白细胞计数增高,核明显左移;有时出现贫血。阿米巴性肝脓肿起病较缓慢,病程较长,可有高热或不规则发热、盗汗。血清学阿米巴抗体检测阳性。

（三）超声表现

1.二维超声

肝脓肿声像图依据不同病变阶段而有不同表现。

（1）脓肿早期：病灶局部为不均匀低回声区，无清晰的壁，后方回声增强，内可见不规则的无回声区，动态观察短期内（1周左右）有明显变化（图3-24）。

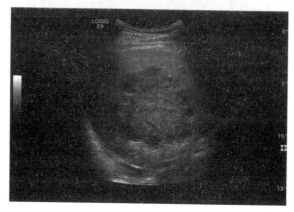

图3-24　脓肿早期二维声像图

（2）脓肿液化不全期：主体呈无回声区，其内有光团状回声，脓肿边界渐清楚，内壁不光滑，后方回声轻度增强。

（3）肝脓肿液化期：此期为典型肝脓肿，脓肿大部分或全部液化，呈圆形或椭圆形无回声区，其内有少许光点回声，周边轮廓清晰，内壁光滑，伴后壁和后方回声增强，侧边声影内收。

（4）肝脓肿愈合期：此期脓肿逐渐缩小，呈边界清晰的回声减低区或同时还有不清晰的残存光团回声。

（5）慢性厚壁肝脓肿：此型脓肿内含有坏死物较多，呈不规则光团、光点回声，无回声区小，脓肿壁的光带回声强而增厚，后方回声有轻度增强。典型脓肿常有伴发征象，如右侧膈肌活动受限和反应性右侧胸腔积液等。

2.多普勒超声

大多周边可见血流信号，早期内部也可见斑片状血流信号（图3-25）。

3.超声造影

动脉期呈不均匀或以周边为主的高增强，内部呈分隔状增强，分隔间为无增强的坏死液化区。门静脉期及延迟期增强区减退或呈等增强（图3-26～图3-28）。

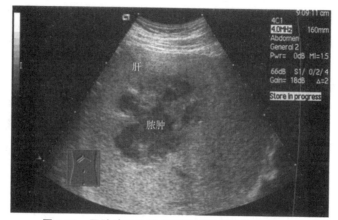

图3-25　肝脓肿近边缘内部及周边可见斑片状血流

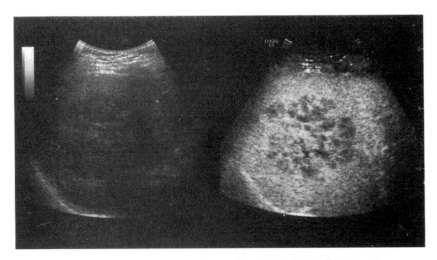

图 3-26 超声造影动脉期:肝脓肿内部呈分隔状等增强

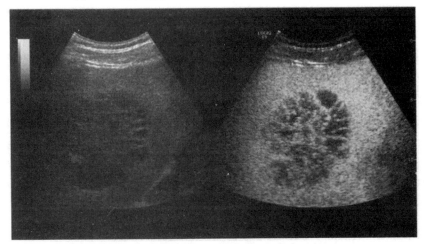

图 3-27 超声造影门静脉期:动脉期增强区域呈等增强

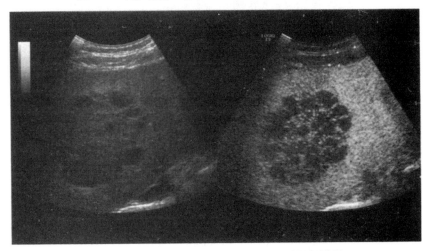

图 3-28 超声造影延迟期:动脉期增强区域呈低增强

（四）鉴别诊断

肝脓肿声像图表现与脓肿的病理过程和坏死组织的复杂结构有关,某一次超声检查常只反映脓肿由形成至吸收、愈合演变过程中的某一阶段声像图变化。各个阶段的病理变化特征不同,使肝脓肿声像图表现复杂。在肝脓肿的诊断中要密切结合病史与体征动态观察,与肝癌等肝占位性病变进行鉴别诊断。

（五）超声的临床价值

超声检查可明确肝脓肿部位和大小,其阳性诊断率可达 95% 以上,为首选的检查方法。超声可显示脓肿处于什么病理变化阶段,是否液化,进而指导临床治疗。对于其性质有疑问者,可在超声引导下行经皮肝穿刺脓肿引流术进行诊断及药敏试验。

十一、肝局灶性结节增生

（一）病因、病理

肝局灶性结节增生为一种非常少见的良性占位性病变,实际上并非真正的肿瘤。病因不明,多见于女性。病变主要由正常肝细胞、胆管、肝巨噬细胞等组成,虽无包膜,但与周围组织界线清楚,肿瘤内可见放射状纤维瘢痕组织由内向外分布构成的纤维分隔,隔内含动脉、静脉及增生的胆管。

（二）临床表现

大多数患者无临床症状,只有不到 1/3 的患者因为轻微的上腹疼痛不适或腹部肿块等就诊。通常情况下是在剖腹手术或体检时偶然发现。有症状的患者可表现为右上腹疼痛不适、肝大或右上腹包块。体检可发现肝位于右肋缘下或右上腹有一质硬肿块,有压痛,表面光滑,随呼吸上下移动。

（三）超声表现

1.二维超声

可表现为高、等、低 3 种回声,通常回声均匀,可有暗环(图 3-29)。二维超声很难发现纤维瘢痕。

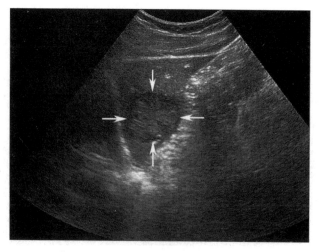

图 3-29　肝局灶性结节性增生的二维超声图像

注　肝左叶稍低回声均匀团块(箭头),有暗环。

2.多普勒超声

病灶血供一般较丰富,内部可见到线状或分支状彩色血流,特征性表现为有粗大的血管进入病灶中央,随后从中央呈轮辐状走向病灶周边或呈星状血流(图 3-30)。脉冲波多普勒可测及动脉血流,阻力指数多小于 0.6。

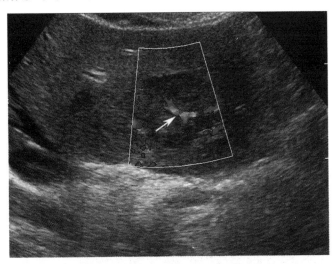

图 3-30 肝局灶性结节性增生的彩色多普勒血流成像

注 肝左叶病灶中央有分支状彩色血流(箭头)。

3.超声造影

对肝局灶性结节性增生的诊断有较大帮助。病灶在动脉期早期快速增强,病灶从中央动脉向四周呈离心式放射状灌注,动脉期晚期病灶为均匀的高增强;门脉期及延迟期则多为稍高增强或等增强改变,中央瘢痕持续低至无增强。

(四)鉴别诊断

1.原发性肝癌

常有肝硬化背景,肝内病灶常以不均匀低回声为主,彩色多普勒血流成像测及高阻型动脉血流,超声造影呈现典型的"快进快出"表现。

2.肝血管瘤

典型者呈高回声,鉴别较容易。低回声型肝血管瘤与肝局灶性结节性增生在二维超声上鉴别有一定的困难,但超声造影对鉴别有帮助。

十二、肝血吸虫病

(一)病因、病理

血吸虫病是由血吸虫寄生于人体门静脉系统所致的一种有严重危害性的地方病。病变主要是虫卵引起的肝、肠损害。血吸虫卵在肝内可形成虫卵肉芽肿,随后肝纤维组织增生,最终导致肝硬化。早期肝明显增大,如虫卵不断分批侵入肝,虫卵及其病变造成汇管区和较大的门静脉分支阻塞和血管纤维化。可直接影响胃、食管静脉的血流,易引起胃底、食管静脉曲张和破裂出血。随着病情进展,肝胶原蛋白合成增加、分解减少,肝纤维化越来越严重,导致肝脏体积缩小、表面凹凸不平,尤以左叶最为显著。

（二）临床表现

本病起病较急,有畏寒、发热、腹痛、腹泻、食欲不振和肝、脾轻度肿大等症状。反复多次感染血吸虫,大多表现为慢性血吸虫病。

轻者无自觉症状,重者常腹痛、腹泻和黏液血便,并有不同程度贫血、消瘦、营养不良及肝脾大。晚期患者出现肝硬化、腹水及门静脉高压症。

（三）超声表现

1.二维超声

肝血吸虫病在急性期缺乏特征性变化,主要为肝轻度肿大,以左叶明显,肝区呈较密集的点状回声。彩色多普勒血流成像未显示异常改变。在慢性期和后期可表现为肝叶比例失调,左叶增大,肝表面不平整,可呈结节状;肝内见弥漫分布的中等或较大的高回声斑,也可呈现高回声纤维条索或网格样结构,将肝实质分隔成不同大小的区域,类似地图,故称"地图肝"(图 3-31)。同时,门静脉管壁可增厚,回声增高,脾显著增大。晚期可出现肝硬化、门静脉高压、腹腔积液等改变。

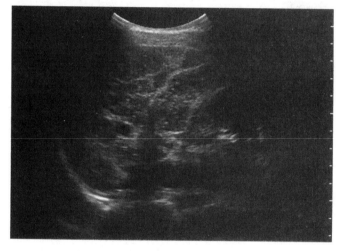

图 3-31　肝血吸虫病的二维超声图像

注　肝内回声增强、增粗,呈网格样,即"地图肝"。

2.彩色多普勒血流成像

主要显示晚期门静脉高压的征象,包括门静脉流速降低、血流反向、侧支循环建立等。

（四）鉴别诊断

1.原发性肝癌

肝血吸虫病中的纤维化分布差异较大时,可在高回声网络中形成低回声的假性占位性病变,易误为肝癌。但肝癌呈低回声者有一定的立体感或有晕环等,彩色多普勒血流成像可探及动脉血流以进行鉴别。

2.肝血管瘤

低回声型肝血管瘤类似肝血吸虫病网格中的低回声,鉴别较为困难。但血管瘤回声应更低,彩色多普勒血流成像常可在周边出现彩色血流,而且其余区域肝相对正常。超声造影可出现典型"慢进慢出"的增强模式,可明确诊断。

（五）超声的临床价值

肝血吸虫病早期超声诊断困难,应结合临床表现及其他实验室检查。但在慢性和后期超声图像上具有一定特征,超声诊断并不困难,具有较高的诊断特异性和敏感性。

（赵　嘉）

第五节　胆道系统疾病

一、胆囊疾病

（一）胆囊结石

1.病因、病理

由于胆汁理化状态的改变、胆汁淤积、感染,胆汁中的某些成分(色素、胆固醇、黏液物质及钙等)析出、凝集,形成结石。我国胆囊结石患者以原发性、色素性居多。色素类结石因地区特点及饮食条件不同而异。

2.临床表现

胆结石的典型症状是胆绞痛,疼痛开始于右上腹部,放射至后背和右肩胛下角。每次发作可持续数分钟或数小时。部分患者疼痛发作伴发热和轻度黄疸。疼痛间歇期有厌油腻食物、腹胀、消化不良、呕吐等症状。

3.超声表现

(1)典型胆囊结石:具有以下三大特征。

1)胆囊腔内出现强回声:由于结石的形状、组成成分和种类不同,强回声形态也存在差别。一般较大而孤立分布的强回声多呈新月形、半圆形或圆形团状强回声(图 3-32),体积较小的多发结石堆积于胆囊后壁时,形成一片强回声带,不易分辨结石数目。

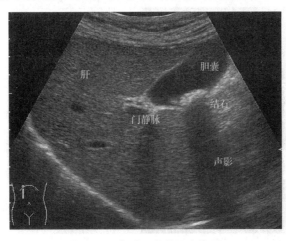

图 3-32　典型胆囊结石声像图

2)强回声后方伴有声影:结石后方出现一条无回声带即为声影,是声波在通过结石与胆汁形成的界面时发生反射、衰减和折射等作用所致。结石的声影边缘锐利,宽度与结石的宽度基本一致,这可以与胃肠气体形成的声影相鉴别。声影的出现对诊断胆囊结石有重要价值。

3)强回声随体位改变而移动:由于多数结石的比重大于胆汁,仰卧位时结石沉积于胆囊后壁,当患者改变体位时,容易引起结石的移动。利用这个特点可以鉴别胆囊结石和胆囊内新生物。

(2)不典型胆囊结石。

1)充满型胆囊结石:胆囊内胆汁较少或无胆汁,胆囊腔的无回声区消失,胆囊无正常的轮廓或形态,声像图仅表现为胆囊前壁呈弧形或半月状的强回声带,后方伴较宽声影,致胆囊后壁不显示。此型胆囊结石还有一种特征性的声像图表现:囊壁—结石—声影(WES)三联征(图 3-33),前方为增厚胆囊壁的高回声包绕中间结石的强回声,后方伴有声影。

2)胆囊颈部结石:胆囊颈部结石未嵌顿时,结石在周围胆汁的衬托下易于显示,表现为强回声后方伴有声影;颈部结石嵌顿时,周围无胆汁的衬托,结石的强回声显示不清,造成诊断困难,但结石后方的声影仍可显示,借此可确诊。

3)泥沙样胆囊结石:主要成分为胆色素,由于结石质地较松软,常呈泥沙样而得名。声像图表现为沿胆囊后壁分布的厚薄不一的强回声带(图 3-34)及后方较宽的声影。

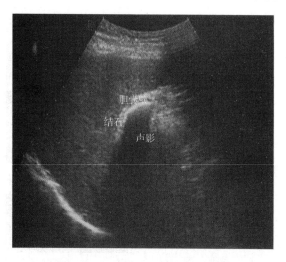

图 3-33 胆囊结石(充满型)声像图

注 充满型胆囊结石表现为 WES 三联征。

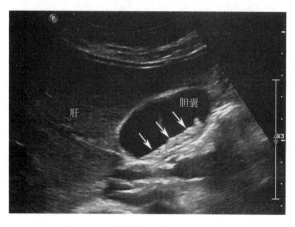

图 3-34 胆囊泥沙样结石声像图

注 胆囊泥沙样结石(箭头)。

4)胆囊壁内结石:胆囊壁常增厚,壁内可见单发或多发的微小强回声斑点,后方出现多重反射回声,类似"彗星尾征",改变体位时结石不移动。

4.鉴别诊断

典型胆囊结石一般不难诊断,对于不典型胆囊结石要和胆囊其他疾病相鉴别。胆囊颈部结石要和胆囊周围肠气、肝门部钙化淋巴结等相鉴别;胆囊内泥沙样结石需和稠厚胆汁、囊腔内脓团等鉴别;后方不带声影的结石要和胆囊内新生物鉴别;充满型胆囊结石易与周围胃肠道气体的强回声形成的后方声影相混淆,应引起重视。

5.超声的临床价值

国内外研究资料证明,在胆汁充盈的状态下,超声诊断胆囊结石已达到较高的水平,尤其是对 X 线造影胆囊不显示的病例,应用超声检查对临床诊断有很大帮助。

(二)急性胆囊炎

1.病因、病理

急性胆囊炎是临床常见的急腹症之一,主要诱因有细菌感染、胆石梗阻、缺血和胰液反流。多数患者有胆囊结石的病史,结石梗阻会引起胆汁淤积、胆囊内压力增高、胆囊血液供应障碍等综合作用,导致胆囊壁炎性坏死。根据炎症改变的程度不同,分为 3 种病理类型:急性单纯性胆囊炎、急性化脓性胆囊炎、急性坏疽性胆囊炎。

2.临床表现

本病发病迅速,主要症状是持续性上腹部疼痛,伴阵发性加剧,右上腹压痛和肌紧张。墨菲征阳性。重症感染时可有轻度黄疸。

3.超声表现

(1)胆囊肿大:胆囊外形饱满,体积增大,长径和横径均增大。横径增大,特别是超过 40mm 更有诊断意义。

(2)胆囊壁增厚:增厚呈弥漫性,呈高回声(图 3-35),其间出现间断或连续的弱回声带,形成胆囊壁的"双边影"表现,系胆囊壁水肿、出血和炎性细胞浸润等所致。囊壁内膜面毛糙。重症急性化脓性胆囊炎超声可表现为双层或多层弱回声带。当肿大的胆囊突然变小、胆囊壁中断、周围有积液时,为胆囊穿孔的表现。

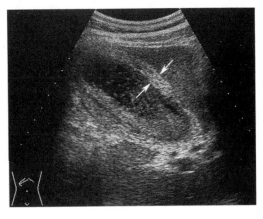

图 3-35 急性胆囊炎声像图

注 胆囊壁弥漫性增厚(箭头),呈高回声,胆囊内透声差。

（3）胆汁浑浊：胆囊内透声差，充满稀疏或密集的细小或粗大光点，呈斑片状或絮状，无声影，有移动性，有时可表现为沉积性回声带。

（4）超声墨菲征阳性：由于胆囊肿大，当探头接触胆囊区域时，患者有明显的触痛，或将探头深压胆囊区域的腹壁时，嘱患者深吸气，患者感触痛加剧并突然屏气不动，这对确诊急性胆囊炎具有很高的临床意义。

（5）胆囊结石：急性胆囊炎多伴发结石，常嵌顿于胆囊颈部或胆囊管。

（6）胆囊周围炎：急性胆囊炎发生穿孔时，可显示胆囊壁的局部膨出或缺损以及胆囊周围的局限性积液。

4.鉴别诊断

（1）与胆囊体积增大鉴别。

1）胆总管远端梗阻时，胆囊增大往往伴有肝内、外胆管扩张。

2）患者长时间禁食或胃肠外营养时，胆囊增大常以长径为主，胆囊内可出现浓稠胆汁；胃大部切除术后所致的胆囊增大，胆囊张力增大、有悬垂感，胆囊壁无明显增厚，结合病史鉴别不难。

（2）与胆囊壁增厚鉴别：呈双层，不是急性胆囊炎特有的表现，化脓性胆囊炎、肝硬化、右侧心力衰竭及肾脏疾病均可引起胆囊壁增厚，呈"双边影"，要结合病史、临床表现、实验室检查综合判断。

（3）与胆囊结石鉴别：胆囊增大，形态饱满，胆囊壁可增厚呈双层或多层弱回声带，部分也可在正常范围。胆囊内常呈带有细光点的无回声区。脂肪餐试验显示胆囊收缩功能减弱或消失，多伴有胆囊颈部结石，超声检查时探头触压胆囊区，压痛明显，即墨菲征阳性。

（4）与胆囊内沉积物鉴别：化脓性胆囊炎囊内出现的沉积物以脓性分泌物和坏死组织细胞为主，回声杂乱、不均；稠厚的胆汁呈密集的细点样低回声，分布均匀。

（5）与胆囊周围局限性少量积液鉴别：急性胆囊炎穿孔、胆囊炎的炎性渗出、少量腹水均可以在胆囊周围形成少量积液，要改变体位，多角度、多方位扫查。若胆囊壁穿孔太小，超声声像图显示不清，可用局部放大或高频探头观察。

5.超声的临床价值

与 X 线平片和 X 线造影相比，超声检查具有明显的优势：可清晰地显示胆囊壁的炎性增厚和胆囊内积脓，判断有无胆囊颈部梗阻和胆囊功能异常；急性胆囊炎发作时，胆囊的形态、大小、壁厚度、腔内回声是一个急骤变化的过程，超声可随时观察，及早发现并发症。

（三）慢性胆囊炎

1.病因、病理

慢性胆囊炎多由急性胆囊炎症反复发作迁延而来，往往同时存在胆囊结石。炎症、结石的反复刺激，使胆囊壁纤维化、萎缩或增厚，胆囊体积缩小，功能减退甚至丧失。

2.临床表现

大多数慢性胆囊炎患者有胆绞痛病史。可有腹胀、嗳气、厌食油腻等消化道症状。部分患者表现为右肩、右季肋区隐痛。急性发作时临床表现与急性胆囊炎类似。

3.超声表现

（1）慢性胆囊炎病程初期，胆囊体积无明显变化或可增大，超声难以发现或识别；病程时间较长、反复发作后,可见胆囊缩小、变形,甚至呈实质性团块状高或强回声,当胆囊腔内充满结石时,表现为 WES 三联征。

(2)胆囊壁增厚、毛糙,回声增高。慢性胆囊炎急性发作时,胆囊壁增厚可呈"双边征"。

(3)胆囊内透声差,囊腔内出现沉积状回声,改变体位时,可见其缓慢移动和变形,为陈旧、稠厚胆汁或炎性胆汁团所致。胆囊内伴有结石者,囊腔内还可见团块状强回声伴有后方声影,胆囊后壁显示模糊。

(4)脂肪餐试验显示胆囊收缩功能差或无功能。

4.鉴别诊断

(1)与非胆囊病变所致胆囊壁增厚鉴别。

结合病史进行鉴别。

(2)胆囊壁增厚与厚壁型胆囊癌鉴别。

厚壁型胆囊癌胆囊壁多局限性增厚,黏膜面凹凸不平,与周围肝实质分界不清;慢性胆囊炎的胆囊壁多均匀增厚,黏膜面平滑自然,与周围肝实质分界较明显。

(3)胆囊 WES 征与十二指肠气体鉴别。

后者随十二指肠蠕动发生位置变化和形态改变。

5.超声的临床价值

轻度慢性胆囊炎声像图无特异性,超声诊断困难。胆囊壁增厚、囊腔缩小、收缩功能减退或丧失是超声诊断慢性胆囊炎的重要依据。

(四)胆囊肿瘤

1.病因、病理

胆囊癌 80%～90%伴有胆结石。胆囊恶性肿瘤较良性者为多。良性肿瘤有乳头状瘤、腺瘤等。恶性者多为腺癌,也有乳头状癌及鳞状上皮癌。胆囊肿瘤开始在黏膜下生长,出现硬结,逐渐向胆囊壁浸润,胆囊壁变厚,高低不平而坚硬。若癌肿发生在胆囊颈部则产生胆囊积液。侵入胆囊体时,则胆囊呈葫芦状。癌肿常侵犯周围脏器及腹膜,形成粘连。

2.临床表现

在临床上多数患者既往有慢性胆囊炎、胆结石病史,并有反复发作的右上腹痛,可触及硬而不平的肿大胆囊,无压痛,可有进行性持续性黄疸加深。

3.超声表现

(1)良性肿瘤:胆囊形态基本在正常范围内,胆囊的大小也基本正常,边缘清晰。胆囊壁可增厚、变硬、平直,可出现一个边界清楚的圆形或半圆形的实质性团块,突向胆囊腔内,团块内光点分布稀疏、细小且均匀一致。肿块紧贴胆囊壁,转动体位其位置不变,其后无声影。胆囊内如合并有结石者,可见胆囊内光团后方有声影,胆囊活动度良好。

(2)恶性肿瘤:胆囊形态失常,大小基本正常,壁形态不规则,囊腔内有密度不均匀的光团回声,可呈乳头状或菜花样突入胆囊腔,不随体位转动而移动,此回声后面无声影。其中央也可有强光点或光团。由于癌细胞浸润,胆囊壁明显增厚、僵硬且不均匀,内壁不整齐。后期胆囊腔可变小,呈裂隙状。胆囊活动度受限,甚至可固定不活动,胆囊后壁组织回声衰减,伴有结石者可有声影。

二、胆管疾病

(一)肝内胆管结石

1.病因、病理

肝内胆管结石多为胆色素混合结石,最小者呈泥沙样,大者直径可达 2~3cm 或铸型结石,形态常不定,可发生在肝内各级胆管,但好发于左肝管及左右肝管汇合部。

2.临床表现

局限在某一细小胆管内的小结石一般无症状,肝内结石合并感染时可能出现上腹部肝区胀痛不适、发热、恶心、呕吐等上消化道症状。

3.超声表现

(1)在肝实质中可见与门静脉伴行,沿肝内胆管及左、右胆管走行的圆形、斑点状强回声团或条索状的强回声光带,后方伴声影(图 3-36)。

(2)当有胆汁淤积时,扩张的胆管无回声区内可见结石的强回声团,后方伴声影,结石阻塞的远端小胆管扩张,可与伴行的门静脉分支形成"平行管征"或呈囊状、树杈状扩张。

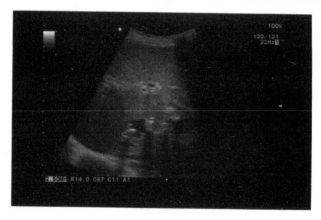

图 3-36　肝内胆管结石

4.鉴别诊断

(1)要与肝内正常结构如肝圆韧带,以及肝内钙化灶、小血管瘤、肝纤维化瘢痕相鉴别。

(2)肝内胆管积气形成强回声带沿左、右肝管走行,亦可有肝内胆管轻度扩张,但气体强回声紧贴胆管前壁,形态不稳定,后有多重反射回声带,可以与之鉴别。

5.超声的临床价值

三级以下胆管结石不伴有胆管扩张,多建议患者定期随访;若三级以上胆管结石伴有胆管扩张,可采取手术等方法治疗。

(二)肝外胆管结石

1.病因、病理

肝外胆管结石可来源于肝内胆管或胆囊内的结石,也可原发于肝外胆管内。其成分是胆色素结石或以胆色素为主的混合性结石,由于结石的刺激和阻塞,胆管多数有扩张。当结石发生嵌顿或胆管发生急性炎症时,可导致完全性梗阻。

2.临床表现

患者多数有反复发作的上腹部不适和疼痛,有时可有轻度黄疸。结石导致完全性梗阻时,患者可出现上腹部绞痛、黄疸、寒战和高热(查科三联征)。

3.超声表现

典型的声像图表现如下。

(1)二维声像图:扩张的肝外胆管内可见一个或多个恒定的强回声光团,后方伴有声影,强回声光团与胆管壁分界清楚。不典型者扩张的肝外胆管内有中等或较弱的光团或柱形的弱回声充填胆管腔内,后方无明显声影(图 3-37)。

(2)CDFI:显示门静脉及下腔静脉的彩色血流信号,根据此特征来观察与其伴行的上段及下段肝外胆管和胆管内结石回声。

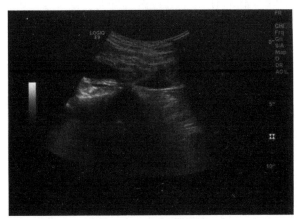

图 3-37　肝外胆管结石

4.鉴别诊断

肝外胆管典型结石诊断并不困难,胆管内疏松结石应与胆管内肿瘤相鉴别,胆管内肿瘤无声影,且与胆管壁分界不清。CDFI:显示肿瘤内有点状或线状的动脉血流信号,可与结石相鉴别。

5.超声的临床价值

对肝外胆管结石的诊断准确率为 60%～90%。肝外胆管上段结石易显示,下段因气体遮盖,显示较困难,若改变体位或饮水充盈肠管可提高下段胆管结石的检出率;内镜超声检查不受肠气干扰,能更直观、清楚地显示胆管内结石及其下段隐蔽的结石。

(三)胆管癌

1.病因、病理

胆管癌好发于肝门部左右肝管汇合处、胆囊管与肝总管汇合处以及壶腹部,以腺癌多见。腺癌分乳头状腺癌与黏液腺癌。胆管因癌细胞的浸润,变硬、增厚或呈乳头状突入管腔,导致胆管腔狭窄或堵塞。

2.临床表现

胆管癌的临床表现与肿块的部位及病程长短有密切关系。主要表现为阻塞性黄疸合并进行性加重,可有上腹痛、发热、乏力、体重减轻等症状。

3.超声表现

(1)直接征象:表现为两种类型,一类为乳头型或结节型,另一类为截断型或狭窄型。

1)乳头型或结节型:扩张的胆管远端可见软组织肿块,呈乳头状、结节状或分叶状,肿块边缘不整齐,形态不规则,以中等或略低回声多见(图 3-38),与胆管壁无分界。彩色多普勒血流成像可见少量血流信号。

2)截断型或狭窄型:扩张胆管远端突然中断或狭窄,甚至闭塞,狭窄或闭塞处呈"V"形,肿块沿着胆管壁浸润生长,与周围组织分界不清。由于肿瘤内纤维成分较多,彩色多普勒血流成像难以显示其血流。

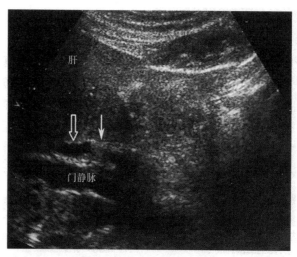

图 3-38　肝外胆管癌声像图

注　肝外胆管腔内低回声团(箭头);空箭头示胆总管。

(2)间接征象:病灶以上的肝内、外胆管明显扩张,形态呈"软藤状",胆囊多肿大。肝可肿大,肝门部淋巴结肿大或肝内有转移灶。

(3)肝门部胆管癌:发生于肝外胆管上段,包括左右肝管及其汇合部、肝总管。表现为肝内胆管明显扩张,肝外胆管一般不扩张,胆囊缩小甚至萎缩。声像图多表现为狭窄或截断型。

4.鉴别诊断

(1)与胆管结石、肝癌、胰头癌相鉴别:胆管结石呈团块状或条索状强回声,后方伴声影,与周围胆管壁分界清楚。与肝癌、胰头癌的主要鉴别点是肿瘤发生的部位不同。此外,肝癌一般无胆管扩张;胰头癌可同时合并胰管扩张。

(2)与能够引起胆管狭窄的良性病变鉴别:肝外胆管癌所致狭窄主要表现为胆管的突然狭窄或截断,阻塞端肿块与周围分界不清。良性狭窄主要见于胆道系统炎症、手术损伤和硬化性胆管炎,相应病史可协助鉴别。硬化性胆管炎主要是肝内胆管普遍狭窄,管壁厚、僵硬,管腔外径并不缩小。

5.超声的临床价值

超声检查能准确地判断是否为梗阻性黄疸,确定梗阻的部位,并能显示胆管形态改变,肿块的声像特点及其与胆管的关系、特征,而且可提供有关肿瘤侵犯、转移等病程进展的丰富信息,是首选的影像学检查方法,对肝外胆管癌的术前诊断和确定治疗方案均有重要的临床应用价值。

(四)先天性胆管扩张

1.病因、病理

先天性胆管扩张系胆管壁先天性薄弱所致,可发生在肝外胆管,肝内胆管,以及肝内、肝外胆管(复合型),以肝外胆管囊状扩张多见。

2.临床表现

胆总管囊肿多以腹部肿块、间隙性腹痛、黄疸等为主要临床表现,肝内胆管囊状扩张继发结石或感染后可出现发热、黄疸、肝区痛等临床表现。

3.超声表现

(1)先天性胆总管扩张:又称先天性胆总管囊肿。

1)胆总管部位可见椭圆形或梭形无回声区,壁薄,后方回声增强(图 3-39),有时无回声区内可见结石强回声光团及声影或胆汁形成的细小光点回声。

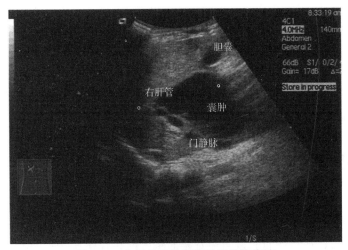

图 3-39 先天性胆总管囊肿二维声像图

2)囊肿无回声区上段与近端胆管相通,其后方可见门静脉。

3)胆囊常因囊肿向腹前壁推挤移位。

(2)先天性肝内胆管扩张(Caroli 病)。

1)肝内可出现圆形或梭形的无回声区,呈单个或节段性,沿左、右肝管及肝内胆管分布。

2)囊腔无回声区与未扩张的胆管相通,囊腔之间也可相通。

4.鉴别诊断

(1)胆总管囊肿应与肝门部肝囊肿、胆囊积液、小网膜囊肿、胰头部囊肿等相鉴别,胆总管囊肿与近端胆管相通,此为重要鉴别点。

(2)肝内胆管扩张应与多囊肝、肝囊肿、多发性肝囊肿及梗阻所致的肝内胆管扩张等相鉴别。肝内胆管扩张沿左右肝管走行分布,且囊腔与肝管或囊腔之间可相通。梗阻所致的肝内胆管扩张为长形的扩张管腔,并在梗阻部位可发现引起梗阻的病因(结石、肿瘤或蛔虫)。

5.超声的临床价值

超声显像可清楚地显示胆管扩张的部位,区分先天性胆管扩张的类型,并可通过测量扩张段的大小范围来评估病变的程度,为临床选择合理的治疗方案提供了可靠的依据。

(五)先天性胆总管囊肿

1.病因、病理

本病原因尚不明确,可能由于先天性胆总管发育不全所致,胆总管有薄弱部分,逐渐形成囊肿,囊肿可呈球形或椭圆形,占胆总管的一部分或全部,大者可有婴儿头大小,囊内为暗绿色胆汁。

2.临床表现

临床上多见于 10 岁以下的儿童,逐渐出现右上腹包块、腹痛、黄疸,也可有反复发热、黄疸者。右上腹肋缘下可触及囊性包块,病情进展缓慢。

3.超声表现

超声显像检查:右上腹斜行扫查,可见到轮廓清晰的胆囊光环,内有透声良好的液性暗区。在胆囊的下方可见到部分胆总管或肝总管。紧接胆总管有边缘清晰的液性暗区,多呈圆形或椭圆形。也可看不到正常胆总管或肝总管,全部为膨大的液性暗区,壁光滑,边缘清晰,透声良好,后壁有"增强效应",与胆囊相通。囊肿位于右肾前方。

(六)胆道闭锁

1.病因、病理

胆道闭锁(BA)是以肝内外胆管闭锁和梗阻性黄疸为特点的小儿外科常见畸形,最终可导致肝衰竭,并严重危害患者生命。它分为 3 型:Ⅰ 型,胆总管闭锁;Ⅱ 型,肝总管闭锁;Ⅲ 型,肝门部闭锁。Ⅲ 型最常见($>90\%$)。

2.临床表现

新生儿或婴儿出现持续性黄疸,白色或浅黄色粪便,肝可触及肿大或有质地变硬。血清胆红素升高,且以直接胆红素升高为主。

3.超声表现

(1)肝门部三角形条索状高回声(TC 征),由于肝门部闭锁型占大部分,且一般在肝门部会有纤维块,因此,TC 征是诊断胆道闭锁直接而特异的客观标准(图 3-40)。

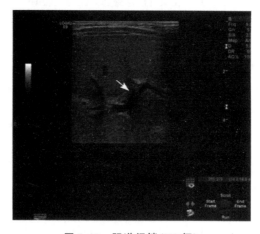

图 3-40　胆道闭锁(TC 征)

注　肝门部三角形条索状高回声(箭头)。

(2)胆囊的改变也是诊断胆道闭锁的参考指征,主要表现为无胆囊,胆囊形态不规则或呈分叶状,胆囊壁厚薄不均或不光滑、僵硬及胆囊长径小于 1.5cm(图 3-41)。

(3)肝右动脉增宽:大于 0.16cm 为增宽(图 3-42)。

(4)由于胆道闭锁常伴有肝脏纤维化,因此可见肝大和不均匀回声表现。

4.鉴别诊断

其应与婴儿肝内胆汁淤积相鉴别,有无 TC 征、胆囊的改变均是鉴别诊断的重要方面。

5.超声的临床价值

胆道闭锁和肝内胆汁淤积是婴儿或新生儿黄疸的两个主要病因,临床表现和血生化指标测定均具有重叠性,但是其治疗完全不同,且胆道闭锁预后和治疗时间密切相关,因此早期诊断十分重要。超声诊断率高且无创,可重复,在胆道闭锁的诊断中具有重要地位。

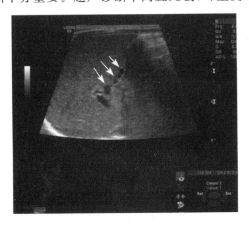

图 3-41　胆道闭锁(胆囊的改变)

注　形态不规则的小胆囊(箭头)。

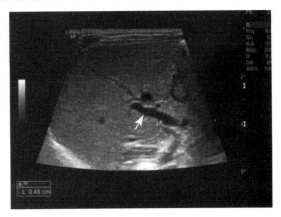

图 3-42　胆道闭锁(肝右动脉增宽)

注　肝右动脉增宽,内径 0.48cm(箭头)。

(赵　嘉)

第六节　胰腺疾病

一、急性胰腺炎

急性胰腺炎(AP)是一种常见的急腹症,是由多种病因导致胰腺组织自身消化所致的胰腺水肿、出血及坏死等炎症性损伤。轻症常呈自限性,预后良好。重症出现胰腺坏死,并发腹膜炎、休克,继发全身多器官功能衰竭,病死率高。

(一)病因、病理

胆石症及胆道感染是急性胰腺炎的主要病因。其余病因还有过度进食、摄入大量酒精、胰管堵塞、十二指肠降段疾病、手术(ERCP 检查)、代谢障碍、创伤、胰腺血液循环障碍等。

急性胰腺炎分为急性水肿性和急性出血坏死性胰腺炎,急性水肿性胰腺炎可发展为急性出血坏死性胰腺炎,其进展速度可为数小时至数天。

1.急性水肿性胰腺炎

较多见,病变累及部分或整个胰腺。胰腺肿大、充血、水肿和炎性细胞浸润,可有轻微局部坏死。

2.急性出血坏死性胰腺炎

相对较少,胰腺内有灰白色或黄色斑块的脂肪组织坏死,出血严重者则胰腺呈棕黑色并伴有新鲜出血,坏死灶外周有炎症细胞浸润,常见静脉炎和血栓。

(二)临床表现

1.急性腹痛

此为绝大多数患者的首发症状,常较剧烈,多位于中左上腹甚至全腹,部分患者腹痛向背部放射,患者病初可伴有恶心、呕吐,轻度发热。常见体征:中上腹压痛,肠鸣音减少,轻度脱水貌。

2.急性多器官功能障碍及衰竭

在上述症状的基础上,腹痛持续不缓解,腹胀逐渐加重,可陆续出现循环、呼吸、肠、肾及肝衰竭。

3.胰腺局部并发症

急性液体集聚、胰腺坏死、腹腔积液、假性囊肿等。胰腺坏死、出血量大且持续时,血性腹腔积液可在胰酶的协助下渗至皮下,常可在两侧腹部或脐周出现格雷—特纳征或卡伦征。

4.实验室检查

(1)淀粉酶:血清淀粉酶于起病后 2～12 小时开始升高,24 小时达到高峰,5 天后逐渐降至正常。尿淀粉酶在 24 小时才开始升高,48 小时达到高峰,下降缓慢,1～2 周后恢复正常。

(2)脂肪酶:于起病后 24～72 小时开始升高,持续 7～10 天,其敏感性和特异性均略优于血清淀粉酶。

(3)C 反应蛋白(CRP):该数值升高(发病 48 小时＞150mg/mL),提示病情较重。

(三)超声表现

1.二维超声

(1)典型表现:急性胰腺炎时胰腺呈弥漫性肿大(图 3-43),以前后径增大为主。少数胰腺炎表现为局限性肿大,以胰头和胰尾多见。

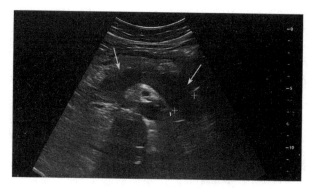

图 3-43　急性胰腺炎声像图

注　胰腺(箭头)肿大,回声减低,边缘不光整。

(2)胰腺形态大小及内部回声:轻症胰腺炎以出血和间质水肿为主,早期轻症胰腺炎超声可无明显变化,随着病情进展,表现为胰腺肿大、内部回声减低,多数胰腺边缘光滑、边界清晰,若水肿消退,胰腺形态可恢复正常;重症胰腺炎较轻症胰腺炎肿大明显,胰腺大多边缘不规则,边界模糊不清,因有出血、坏死及坏死后继发性病理变化,内部回声多呈不规则的高回声,分布不均匀,当坏死、液化严重时,胰腺内还可出现片状无回声或低回声区,使整个胰腺呈混合回声。

（3）胰管：急性胰腺炎时，主胰管多无扩张或轻度扩张。如胰管明显扩张或不规则扩张呈串珠状，应考虑可能合并胰腺癌或慢性胰腺炎急性发作。

（4）胰腺假性囊肿：急性胰腺炎发病后2~4周可在胰腺内外形成假性囊肿。典型假性囊肿表现为位于胰腺内部或周围的无回声区，边界较清楚，囊壁可毛糙，也可光滑，后方回声增强，囊肿多为单房，少数囊肿内可见分隔。

（5）积液：主要见于重症胰腺炎，液体可积聚在胰腺内或胰腺外。积聚在胰腺内时，声像图表现为胰腺实质内无回声或低回声区，边缘多模糊不清，后方回声增强。胰腺外积液可向纵隔、心包、腹盆腔等部位扩散，表现为无回声或低回声区。

（6）胰腺脓肿：是重症胰腺炎的严重并发症。表现为胰腺正常结构消失，内部呈不均匀的混合回声，可有点状回声，是最严重的局部并发症之一。

2.彩色多普勒血流成像（CDFI）

由于急性炎症的渗出和肠气干扰，胰腺内部血流显示更加困难，脓肿坏死区血流完全消失。

（四）鉴别诊断

1.急性水肿性、急性出血坏死性胰腺炎超声鉴别诊断要点（表3-1）

表3-1　急性水肿性、急性出血坏死性胰腺炎超声鉴别诊断

鉴别要点	急性水肿性胰腺炎	急性出血坏死性胰腺炎
形态、大小	体积增大，形态饱满	体积增大，形态不规则，边缘不清
实质回声	回声均匀、减低	回声增粗、减低，分布不均匀；可见斑片状强回声、低回声或无回声
胰周积液	偶可见少量积液	常伴有积液、积脓或假性囊肿
血管受压情况	下腔静脉、门静脉、脾静脉等均可受压变窄	胰周静脉血管受压明显
其他	可伴有少量腹水	可伴有胸腔积液、腹水

2.与其他急腹症病变鉴别

（1）急性胆囊炎：可有胆囊肿大，胆囊壁水肿呈"双边征"。但是胆石性急性胰腺炎可伴有急性胆囊炎表现。

（2）急性胃肠炎：大多有不洁进食史，可伴有呕吐、腹泻等症状，无血、尿淀粉酶的改变。

（3）急性肠梗阻：痛、胀、吐、闭是急性肠梗阻最常见的临床表现。但胰腺炎也可引起麻痹性肠梗阻，应结合病史、临床症状、体征、实验室检查等予以鉴别。

3.与胰腺癌鉴别

胰腺癌肿形态不规则，后方可伴有声衰减，常侵犯周围组织，致胰腺与周围组织分界不清。胰管于肿块区域中断，远端胰管明显扩张。局限性胰腺炎表现为胰腺局部肿大，回声减低，但胰腺边缘规则，远端胰管不扩张或有轻度扩张。

（五）超声的临床价值

超声检查是急性胰腺炎的常规初筛影像检查，因常受胃肠道积气的干扰，对胰腺形态观察多不满意，但是可以了解胆囊和胆管的情况，是胰腺炎胆源性病因的初筛方法。CT扫描是最

具价值的影像学检查,不仅能诊断急性胰腺炎,而且能鉴别是否合并胰腺组织坏死。在胰腺弥漫性肿大的基础上出现质地不均、液化和蜂窝状低密度区,则可诊断为胰腺坏死。MRI 检查可提供与 CT 类似的信息,MRCP 能清晰地显示胆管及胰管,对诊断胆道结石、胆胰管解剖异常引起的胰腺炎有重要作用。

二、慢性胰腺炎

慢性胰腺炎(CP)是由多种原因所致的胰实质和胰管的不可逆慢性炎症损害,其特征是反复发作的上腹部疼痛伴进行性胰腺内、外分泌功能减退或丧失。

(一)病因、病理

长期大量饮酒和吸烟是慢性胰腺炎最常见的危险因素,乙醇和烟草对胰腺具有直接毒性作用。此外,胆道疾病、遗传、自身免疫等各种原因造成的胰管梗阻均可能与本病发生有关,有少部分慢性胰腺炎病因不明。

典型的病变是胰腺不同程度水肿、炎症细胞浸润、腺泡或胰岛细胞坏死和胰腺小叶周围广泛纤维化,呈不规则结节样硬化。胰管狭窄伴节段性扩张,可有胰管结石或囊肿形成。少数患者可以在慢性胰腺炎的基础上发生癌变。

(二)临床表现

1.腹痛

最常见。疼痛位于上腹部剑突下或偏左,常放射到腰背部,呈束腰带状,疼痛持续的时间较长。

2.脂肪泻

粪便检查可发现有脂肪滴,有脂肪泻(每天摄入脂肪 100g,超过 3 天,粪便脂肪含量超过 7g/d)。粪便弹性蛋白酶-1 测定,<200μg/g 提示胰腺外分泌功能不全。

3.食欲减退和体重下降

部分患者有胰岛素依赖性糖尿病,通常将腹痛、体重下降、糖尿病和脂肪泻称为慢性胰腺炎的四联征。

4.黄疸

部分患者可因胰头纤维增生压迫胆总管而出现黄疸。

(三)超声表现

1.二维超声

(1)胰腺形态、大小及内部回声:胰腺形态僵硬、饱满、边缘不整是大部分慢性胰腺炎的重要超声表现。胰腺大小的变化无一定规律,可正常、肿大或萎缩,有局限性或弥漫性肿大时常较急性胰腺炎轻。胰腺萎缩发生在病程后期或胰腺纤维化患者,胰腺形态常不规则,边界不清,与周围组织分界模糊。胰腺实质多表现为回声增强、增粗、不均匀,但在病变早期,炎性水肿或纤维化致胰腺弥漫性肿大时,胰腺可呈低回声。胰腺实质内钙质沉着可引起胰腺钙化或结石,表现为点状或斑块状强回声,后方伴声影。胰腺结石对慢性胰腺炎有确诊价值。

(2)胰管:主胰管不规则扩张,粗细不均,典型者呈串珠样改变,也可呈囊状、结节状,管壁不光滑,管腔内可伴有结石,较大的结石声像图表现为圆形、椭圆形或弧形致密强回声,后方伴声影;小的结石表现为点状强回声,后方可伴有"彗星尾征"。结石常多发,大小不等,沿胰管走行分布。部分病例胰管可与假性囊肿相通。

2.彩色多普勒血流成像

胰腺内无血流信号或血流信号稀少。

(四)超声的临床价值

超声检查是胰腺炎的常规初筛影像检查,可观察到胰腺的轮廓和实质回声,可提供较为准确的信息,有助于临床确诊。

三、胰腺囊腺瘤或囊腺癌

(一)病因、病理

本病较少见,多发于30～60岁的女性,好发于胰腺的体尾部。病理特点:囊腺瘤属良性,发生于胰腺的导管上皮。肿瘤呈圆形,有完整的包膜,内呈单房或多房改变。囊腺癌呈多囊腔,腔内含有黏液或浆液,有的囊腺癌是由囊腺瘤恶变而来的。

(二)临床表现

症状隐匿,当肿物较大时才能触摸发现。当出现压迫症状时,可有上腹痛。

(三)超声表现

两者声像图表现相似,为囊性或混合性病灶,边界光滑,囊壁可呈高回声,且不规则增厚。内部呈分隔或多房改变。内部为无回声区,囊壁可见乳头状结构的高回声光团。有时可见散在的强回声钙化斑并有声影。肿块为圆形或椭圆形,或呈分叶状,大多发生在胰体、尾部。较小者可见位于胰腺内,较大者可部分位于胰腺内或明显突向胰外,但仍显示与胰腺关系密切。

(四)鉴别诊断

(1)超声鉴别囊腺瘤与囊腺癌较困难。

(2)应与包虫囊肿、胰腺癌液化坏死、假性囊肿或脓肿等相鉴别。包虫囊肿多同时发生于肝脏,囊性无回声区内可见头节和子囊。胰腺癌液化、坏死呈不均质性,实性部分较多而囊性部分较少。假性囊肿或脓肿则有胰腺炎或感染史。

(五)超声的临床价值

二维灰阶超声对典型胰腺囊腺瘤和囊腺癌有较高的诊断率,超声造影可以用于非典型的囊腺瘤和囊腺癌的诊断。

四、胰岛素瘤

(一)病因、病理

胰岛素瘤来自胰岛 β 细胞,是内分泌肿瘤中最常见的功能性胰腺肿瘤,通常是良性或无法肯定有无潜在恶性风险,只有极少数情况被确定为恶性。其主要特点是大量分泌胰岛素,导致低血糖,进而影响消化功能及机体其他功能而引起一系列复杂的临床症状。

(二)临床表现

此病罕见,肿瘤发生隐蔽,临床症状复杂,病情缓慢。可出现不同程度的 Whipple 三联征表现:饥饿或运动后发生低血糖症状;发作时血糖＜2.8mmol/L(50mg/dL);注射葡萄糖后立即缓解。随着病情发展,低血糖程度可加重,甚至餐后也可诱发低血糖,同时低血糖发作时间延长,频率加重,多伴有身体逐渐肥胖,记忆力、反应力下降。

(三)超声表现

(1)肿瘤一般较小,平均直径为1～2cm。常位于胰体、尾部。

(2)边界整齐、光滑,内部呈均匀稀疏的低回声光点(图3-44)。

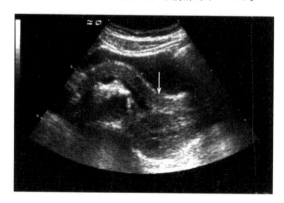

图3-44　胰岛细胞瘤二维声像图

(3)因有典型的低血糖症状,临床诊断并不困难。但由于肿瘤小,定位较困难,必要时可饮水500mL后变换体位观察。

(四)鉴别诊断

胰岛素瘤恶变时,与胰腺癌难以鉴别,可根据病史、症状、肿瘤部位、检验等加以鉴别。

(五)超声的临床价值

超声在功能性胰岛素瘤的定位诊断具有重要作用,尤其是术中超声的使用。

五、无功能性胰岛细胞瘤

(一)病因、病理

其胰岛细胞不产生胰岛素,肿瘤一般位于胰体尾部,生长缓慢。由于该肿瘤无临床症状,长得很大时才被发现,大小可达10cm。

(二)临床表现

一般无临床症状。

(三)超声表现

左上腹可探及一圆形或椭圆形肿物,与胰尾相连,边界清晰、光滑,可呈分叶状。肿瘤较大时,内部回声不均。囊性变时其内可见无回声区。

(四)鉴别诊断

无功能性胰岛细胞瘤位于胰尾时,应与胃或左肾肿瘤相鉴别。饮水观察有助于与胃肿瘤相鉴别。脾静脉前方的肿物多来自胰腺,脾静脉后方的肿物应考虑来自左肾。还应与胰腺癌相鉴别。

(五)超声的临床价值

无功能性胰岛细胞瘤发现时,体积多较大,超声可清晰显示;但超声表现无特异性,需结合其他影像学检查与其他类型胰腺肿瘤性病变相鉴别。

六、胰腺癌

胰腺癌是一种发病隐匿、不具特异性、不易发现、进展迅速、治疗效果和预后极差的消化道恶性肿瘤。40 岁以上好发，男性略多于女性，目前胰腺癌居我国常见死因的第六位，5 年生存率小于 8%，发病率和病死率在全球范围呈明显上升趋势。

（一）病因、病理

吸烟是公认的胰腺癌的危险因素。近年研究显示，肥胖、酗酒、慢性胰腺炎、糖尿病、苯胺及苯类化合物接触史也是胰腺癌的危险因素，5%～10% 的胰腺癌患者具有遗传背景。

胰腺癌包括胰头癌和胰体尾部癌。约 90% 的胰腺癌为导管细胞癌，常位于胰头，另外比较常见的类型有黏液型囊腺癌、腺泡细胞癌和腺鳞癌。

胰腺癌发展较快，且胰腺血管、淋巴管丰富，腺泡无包膜，易发生早期转移；转移的方式有直接蔓延、淋巴转移、血性转移和沿神经鞘转移，因此确诊时大多已转移。

（二）临床表现

1.上腹疼痛、不适

常为首发症状。早期因肿块压迫导致胰管梗阻、扩张、扭曲及压力增高，出现上腹不适或隐痛、钝痛、胀痛等症状。中、晚期因肿瘤侵及腹腔神经丛，出现持续性剧烈腹痛，向腰背部放射，不能平卧，呈卷曲坐位。

2.消化不良

胆总管下端和胰腺导管被肿块阻塞，胆汁和胰液不能进入十二指肠，加之胰腺外分泌功能不足，大多数患者出现食欲缺乏、消化不良、粪便恶臭、脂肪泻等症状。

3.黄疸

约 90% 的患者可出现黄疸。

4.消瘦

消化吸收不良、焦虑，导致体重减轻，晚期呈恶病质状态。

5.焦虑及抑郁

腹痛、消化不良、失眠，导致患者个性改变、焦虑及抑郁。

6.症状

约 50% 的胰腺癌患者在诊断时伴有糖尿病，新发糖尿病常是本病的早期表现。

7.实验室检查

血清胆红素升高，粪便可呈灰白色，CA19-9 常升高。

（三）超声表现

1.二维超声

（1）直接征象。

1）大小和形态：胰腺癌较小时多无形态学改变，典型表现为胰腺局限性肿大，呈结节状、团块状、分叶状或不规则状，轮廓及边界不清，呈蟹足样向周围浸润生长；弥漫性胰腺癌表现为胰腺弥漫性增大，形态失常。

2）回声：癌肿内部多数呈低回声，也可表现为高回声和混合回声（图 3-45A），其内部回声和癌肿的大小有关,癌肿较小时多呈低回声,后方回声无明显变化;癌肿较大时可有多种回声表现,后方回声衰减;当癌肿内出现液化时或为黏液腺癌,后方回声可增强。

3)胰管改变:胰头癌常压迫或浸润主胰管,癌肿处胰管被截断或堵塞,近段胰管呈均匀性或串珠样扩张、迂曲(图 3-45B);癌肿也可沿胰管浸润蔓延,引起胰管闭塞而不显示。

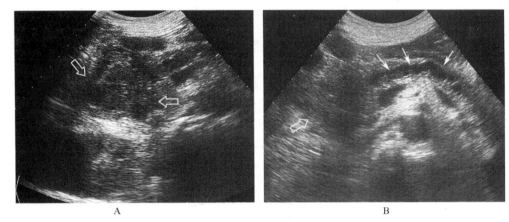

A   B

图 3-45 胰腺癌声像图

注 A.胰头部癌肿(空箭头),形态不规则,边界不清,内部呈低回声;B.癌肿(空箭头)引起的主胰管扩张(箭头)。

(2)间接征象。

1)胆道系统扩张:胰头癌压迫或侵犯胆总管,引起梗阻部位以上的胆道系统扩张,由于胆道梗阻后胆道系统扩张的出现要早于黄疸,因此有助于胰头癌的早期诊断。

2)胰腺周围脏器或血管受压:肿块较大时,可使周围脏器受压、移位,如胰头癌可引起下腔静脉移位、变形,胰体、胰尾癌可使左肾、胃、脾脏受压移位,其周围肠系膜上动脉和脾静脉受压移位、变形。

3)胰周脏器浸润、转移及淋巴结转移:胰腺癌可直接侵犯周围脏器,主要有十二指肠、胃后壁、脾脏、胆总管等;也较易出现淋巴系统转移,表现为淋巴结肿大,呈多发圆形或椭圆形低回声。胰腺癌还可经血行转移,转移到肝者在肝内出现高回声或低回声肿块(图 3-46)。

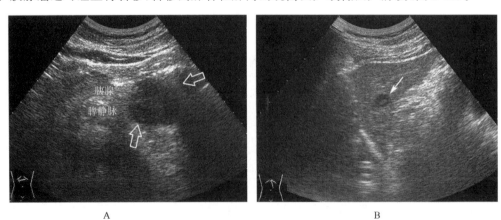

A   B

图 3-46 胰腺癌伴肝脏转移声像图

注 A.胰体部低回声肿块(空箭头);B.肝左叶转移灶(箭头)。

4)腹腔积液:部分患者胰腺癌晚期可出现腹腔积液。

2.彩色多普勒血流成像

多数胰腺癌癌肿本身缺乏血供,表现为癌肿内无明显血流信号,如果肿瘤压迫周围血管,可显示绕行的环状血流。

3.超声造影

典型胰腺癌超声造影增强模式为动脉期肿块内低增强或肿块周边不均匀增强,内部有不规则的无增强区,造影开始增强时间晚于胰腺实质,而开始减退时间早于胰腺实质,呈"晚进快出"特点。

(四)鉴别诊断

1.胰岛素瘤

胰岛素瘤多发生于胰腺体、尾部,肿块体积较小,边缘多规则,一般不引起胰管或胆道的扩张。胰岛素瘤呈均匀的低回声或弱回声,并有低血糖症状;无功能性胰腺神经内分泌肿瘤常表现为高低混合的不均质回声,也可因瘤体内出血、囊性变而出现无回声区,超声引导下经皮细针穿刺活检或内镜超声检查可以确诊。

2.慢性胰腺炎

胰腺癌应与慢性胰腺炎中的局限性炎性肿块相鉴别,二者声像图表现相似,前者边界不整,周围有浸润现象,胰腺其他部分正常,没有急性胰腺炎病史以及慢性胰腺炎反复发作史。超声造影可提供有价值的鉴别信息。

3.壶腹周围癌

壶腹周围癌在病灶较小时即可出现胆管扩张、黄疸等胆道梗阻症状,肿瘤发生在管腔内,血供较丰富,胰腺肿大不明显,以上特点可予以鉴别。

4.胰腺囊腺瘤和囊腺癌

胰腺囊腺瘤和囊腺癌病程进展缓慢,大多发生于胰腺体、尾部,声像图上多呈囊实性回声,实性部分内可见高回声乳头样结构或呈蜂窝状改变,囊壁不规则增厚,后方回声增强,一般不引起胰管或胆道扩张及转移征象。超声引导经皮细针穿刺细胞学或组织学检查、CT 和血管造影检查可明确诊断。

5.其他引起梗阻性黄疸的疾病

其他引起梗阻性黄疸的疾病还有胆总管结石等,鉴别诊断要点见表 3-2,胆道系统超声有助于理解梗阻性黄疸梗阻部位与胆道系统扩张之间的关系。

表 3-2　常见的梗阻性黄疸鉴别诊断

鉴别要点	胆总管结石	胰头癌	壶腹周围癌
发病率	多见	不少见	少见
病程	长	短	短
黄疸	时轻时重	进行性加重	时轻时重
胆囊肿大	常可肿大	常肿大	常可肿大
胰头肿大	无	有	无
主胰管扩张	少见	多见	多见
胆总管扩张	轻或中度多见	进行性加重多见	进行性加重多见

续表

鉴别要点	胆总管结石	胰头癌	壶腹周围癌
胰周血管受压推移现象	无	常见	有
邻近器官及淋巴结转移	无	出现早,可见	出现晚,可见

(五)超声的临床价值

胰腺癌的早期症状常缺乏特异性,就诊时多已属于晚期,超声对胰腺癌的早期诊断常有困难,此期应结合其他影像学检查,取长补短,提高胰腺癌的诊断率。

七、胰岛β细胞瘤

(一)病因、病理

胰岛β细胞瘤是由胰岛β细胞形成的具有分泌功能的腺瘤或癌,多单发,90%属良性。20~50岁多见。分为功能性与非功能性两大类,其中以胰岛素瘤最常见,占60%~90%,肿瘤好发部位为胰体、尾部,通常较小,大多小于2.0cm。其次是促胃液分泌素瘤,占20%,常常多发,可发生于胰外,以十二指肠和胃壁多见。非功能性胰岛细胞瘤通常很大,甚至可超过10cm。

(二)临床表现

临床症状复杂多样,容易误诊,低血糖是胰岛素瘤的首发症状。主要表现是低血糖对中枢神经系统的影响和低血糖引起的儿茶酚胺过度释放,症状常出现在清晨和运动后。患者常述头疼、焦虑、饥饿、复视、健忘等,部分患者甚至出现过昏睡、昏迷或一过性惊厥、癫痫发作。胰岛素瘤一般较小,检查时需要全面观察胰腺。若临床上反复出现典型低血糖症状,即使胰腺声像图正常,也不能轻易排除该病。

(三)超声表现

1.形态、轮廓、大小

胰腺内单发的圆形、椭圆形结节(图3-47),形态规则,多小于2cm。

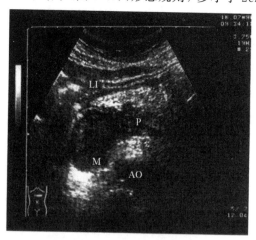

图3-47 胰岛β细胞瘤声像图

注 P:胰腺;AO:腹主动脉;M:肿瘤;LI:韧带。

2.边缘、边界

边界清楚,边缘规整。

3.实质回声

肿块常呈均匀低回声或弱回声,后方无声衰减。

4.彩色多普勒

显示肿块内血流丰富。

(四)鉴别诊断

(1)胰岛素瘤恶变时,肿块较大,与胰腺癌较难鉴别,必须从病史、临床表现和实验室检查等方面加以鉴别。

(2)非功能性胰岛细胞瘤生长缓慢,肿块较大但症状较轻,无低血糖表现或发作史。

(五)超声的临床价值

胰岛 β 细胞瘤如果体积过小,经腹超声检出率不高。当患者有明显的临床表现时,应注意多切面扫查,并结合其他辅助检查。必要时行超声内镜检查。

（赵　嘉）

第七节　脾脏疾病

一、弥漫性脾大

(一)病因、病理

脾大的病因很多,常见病因如下。①感染性疾病和急性、亚急性感染性疾病,如传染性肝炎、细菌性心内膜炎、败血症、传染性单核细胞增多症、伤寒等;慢性感染,如慢性肝炎、粟粒性结核等。②淤血性疾病,如肝硬化继发门静脉高压、门静脉血栓形成、Budd-Chiari 综合征、脾静脉阻塞综合征和慢性心力衰竭。③血液病,如红细胞、淋巴细胞生成异常性疾病和骨髓增生性疾病。④先天性代谢性疾病,如戈谢病、糖原沉着病等。⑤自身免疫性疾病,如系统性红斑狼疮、结节性动脉周围炎等。⑥寄生虫性疾病,如疟疾、血吸虫病等。

(二)临床表现

弥漫性脾大常为全身性疾病的一部分,临床上主要表现为引起脾大疾病的相应症状以及由脾大压迫周围器官所致的左上腹部不适、食欲缺乏、腹胀和疼痛等。

(三)超声表现

1.二维超声

(1)脾大指标:如有以下二维超声表现之一者,可考虑脾大。

1)在肋缘下超声能显示脾脏,且除外脾下垂者。

2)在成年男女中,脾厚度分别超过 4.0cm 和 3.8cm,最大长径大于 12cm。

3)脾面积指数超过 20cm²。脾静脉内径增宽,常大于 6mm。

4)脾上极接近或超过脊柱左侧缘(即腹主动脉前缘)。

5)在小儿,脾与左肾长轴比率大于 1.25。

(2)超声对脾大程度的确定。

1)轻度肿大:超声测量值超过脾正常值,在仰卧位平静呼吸时,肋缘下刚可测及脾脏,深吸气时不超过肋缘下3cm。多见于感染性疾病或门静脉高压引起的脾大。

2)中度肿大:脾各径线测量值明显增大,仰卧位平静呼吸时,可测及脾,深吸气时,脾下极在肋缘下可超过3cm,但不超过脐水平线。多见于白血病、淋巴瘤或感染性单核细胞性脾大。

3)重度肿大:脾明显肿大,失去正常形态,脾门切迹消失,周围脏器可被肿大的脾推挤、移位,脾下极超过脐水平线以下。多见于骨髓增生性疾病或慢性粒细胞性白血病。

2.彩色多普勒血流成像

彩色多普勒血流成像显示脾内彩色血流可增多(图3-48),彩色多普勒血流成像可测得脾静脉最大血流速度多较正常值降低。当脾静脉内血栓形成时,彩色多普勒血流成像可示脾静脉血流消失或变细等表现。

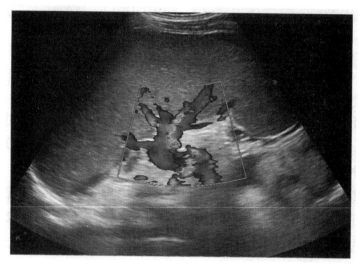

图3-48　脾静脉彩色多普勒血流成像图像

注　显示增宽的脾静脉彩色血流。

(四)鉴别诊断

1.腹膜后巨大肿瘤

有时腹膜后巨大肿瘤可将脾推向上方或后方而不能显示,而占据脾区的腹膜后肿瘤被误为脾脏,可以通过左肋缘下方的扫查来明确诊断。

2.左肝巨大肿瘤

肝左外叶肿瘤尤其是向脾区方向生长的肿瘤,会与脾大相混淆。通过该肿块的回声及显示正常的脾可以鉴别。

(五)超声的临床价值

超声检查能够有效地判断脾大的程度,不过由于脾大时,内部回声缺乏特异性,二维超声对弥漫性脾大的病因鉴别诊断帮助不大,此时需借助CT或MRI等其他影像学检查。超声可对脾大程度的变化进行监测,以了解病程的进展和监测治疗效果。如白血病在进行药物化疗时,可用超声成像观察脾脏的大小,以评价疗效等改变。

二、脾囊肿

（一）病因、病理

脾囊肿分为寄生虫性和非寄生虫性囊肿,非寄生虫性囊肿又可分为真性和假性囊肿两类。真性囊肿的囊壁有分泌细胞,假性囊肿的囊壁无内衬的分泌细胞,多由脾损伤和梗死演变而来,少数由胰腺炎累及脾或脾内异位胰腺炎所致。

（二）临床表现

单纯性脾囊肿一般无自觉症状,假性脾囊肿常有外伤史和左季肋部胀痛不适。表皮样囊肿和包虫囊肿多表现为左上腹包块,脾包虫囊肿比较少见,多与肝包虫病或其他脏器包虫囊肿伴发。

（三）超声表现

1.**单纯性脾囊肿**

少见,多为单发,大小不等。脾实质内可见圆形或椭圆形无回声区(图3-49),囊壁光滑、清晰,其内偶见分隔,后壁和后方组织回声增强。脾一般无明显增大,外形无改变,有时囊肿较大并位于浅表处,可见局部隆起。

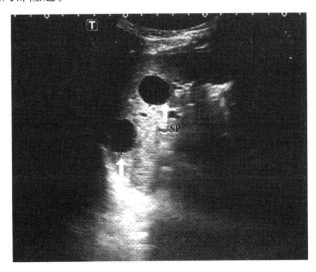

图 3-49　单纯性脾囊肿声像图

2.**表皮样囊肿**

一般较大,故常伴有脾体积增大和形态改变,囊肿形态近圆形,边界清晰,囊壁较光滑,可伴有轻度不规则,有时可见分隔,囊内常为无回声或浮动的细点状中强水平回声,后壁及后方组织回声增强。

3.**脾包虫囊肿**

脾大,脾内出现圆形或椭圆形无回声区,囊壁厚,清晰、光滑,囊壁可见"双边"结构,厚约1mm,具有特异性诊断价值,可出现不同类型的声像图改变,如单囊型、多子囊型、混合囊型等。

4.**假性脾囊肿**

较多见,通常由外伤性血肿演变而来。可位于脾实质内或包膜下,呈圆形、椭圆形、梭形或不规则形,囊肿内壁欠光滑、略厚,偶尔可发生囊壁钙化,囊腔内可有分隔、低水平回声和分层沉淀现象。

(四)鉴别诊断

1.与脾包膜下血肿鉴别

脾包膜下血肿应与脾假性囊肿鉴别,前者多为"新月形",内部有"细点状"回声,脾区疼痛和叩击痛较明显,一般较易鉴别。

2.与脾脓肿鉴别

脾脓肿也可表现为脾内无回声区,边缘回声较强、不清晰,内部畅游"云雾样"点状及带状回声,并有全身感染及脾区疼痛和叩击痛。

3.与胰腺假性囊肿、肾积水及腹膜后囊肿鉴别

胰腺假性囊肿、肾积水、腹膜后囊肿 3 种疾病均呈无回声区,可与脾囊肿混淆,仔细探查无回声区与脾关系可相互鉴别。

4.与脾动脉瘤鉴别

脾门附近的脾囊肿与脾动脉瘤在二维超声上较难区别,可用彩色多普勒和频谱多普勒加以鉴别。

(五)超声的临床价值

超声检查是脾囊肿首选的影像学检查方法,它可提供重要的诊断和鉴别诊断信息。彩色多普勒血流显像还有助于确定或排除酷似脾囊肿的少见病,对于门静脉高压和脾静脉阻塞综合征等血液循环所致的脾大,还可提供血流动力学和病理生理学的诊断信息。此外,对于体积较大并且有症状的脾囊肿,采用介入性超声有助于进一步诊断与处理。

三、脾脏疾病的声像图

(一)多囊脾

1.病因、病理

多囊脾是一种先天性发育异常疾患,脾实质内产生无数大小不等的潴留性囊肿,大的直径可达数厘米,小的仅有黄豆、芝麻大小,病情发展缓慢,长达十几年至几十年。多合并有肝、肾等脏器的多囊改变。

2.临床表现

在临床上多见于成年人,无自觉症状,有些检查时才发现脾大呈多个囊性改变。常合并有肝、肾的多囊改变。

3.超声表现

超声显像图可见脾外形增大,边界清晰。脾区可现多个圆形、椭圆形液性暗区,大小不等,囊壁光滑,后壁有"增强效应"。在暗区之间的脾组织内光点较多,变换体位时各个暗区各不相连。患者常伴有多囊肝、多囊肾的改变,脾与左肾的多囊病变相重叠,界限不易分清。

(二)脾脓肿

1.病因、病理

脾的化脓性感染一般为继发性,以血源性占多数,由附近化脓病灶直接蔓延而来的较少

见。脾的梗死、血肿等易引起感染,脓液常为深褐色且黏稠。晚期炎症发展至脾表面时,可与周围组织粘连,脓液还可穿入其他脏器、胸腔或腹腔。

2.临床表现

临床上常见的有脾区疼痛,牵扯至左肩痛、左胸痛、高烧、寒战、盗汗、局部肌紧张。扣诊不易触及增大的脾脏。白细胞计数高。

3.超声表现

超声显示脾小而散在多发性脓肿,其声像图无特殊发现。较大的脾脓肿常可清晰显示,为单个或多个圆形、卵圆形或不规则形暗区,边缘不规则且较厚,其内有散在的小光点,其中回声的疏密程度与细胞碎片数量的多寡有关。

(三)淤血性脾大

1.病因、病理

静脉系统血液回流在肝静脉干内受阻,发生淤滞,引起门静脉压力增高,脾呈充血肿大。长期充血引起脾内纤维组织增生、脾组织再生而引起脾功能亢进。

2.临床表现

脾大常可达脐部。临床上常见血中白细胞、血小板减少。患者有贫血、感染、出血倾向,进而引起肝大、黄疸、腹水。

3.超声表现

超声显像可见脾中度或明显增大,脾实质内光点增多、增粗,回声增强。边界清晰,脾静脉及脾门区血管增粗、弯曲。上腹部剑突下横切面脾静脉入门静脉处,两条静脉均见显著增粗,可伴有腹水。肝、胆有相应的图像改变。

四、脾肿瘤

(一)病因、病理

脾肿瘤比较罕见,有原发性(良性、恶性)和转移性两类。原发性良性脾肿瘤以血管瘤相对常见。原发性恶性肿瘤多为淋巴肉瘤。脾转移性肿瘤多来自消化道、胰腺、肺、乳房、卵巢等处。

(二)临床表现

脾良、恶性肿瘤早期多无症状,脾大或肿物较大时可致左上腹不适、隐痛等。恶性肿瘤晚期可出现全身乏力、倦怠、体重减轻、发热、贫血等恶病质症状。

(三)超声表现

1.脾血管瘤

二维超声显示脾内出现一个或数个圆形或椭圆形的高回声实质团块,极少呈低回声或混合回声,边界清晰规整,内部分布均匀或呈蜂窝状(图 3-50A)。当瘤体内出现栓塞、纤维化等改变时,内部回声分布不均。彩色多普勒血流成像常不能显示瘤体内的彩色血流,个别在瘤体周边测及点状或短线状血流(图 3-50B),可为动脉或静脉的血流频谱。

超声造影可显示较大的血管瘤,表现为快速呈向心性或弥散性增强,增强持续时间较长。

有时大的病灶增强后会有后方衰减等改变。

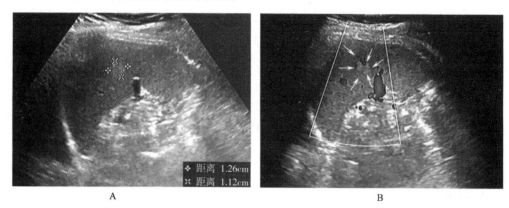

图 3-50 脾血管瘤二维超声图像

注 A.脾内高回声病灶,内部回声尚均匀,大小 1.3cm×1.1cm;B.高回声病灶周边有线状彩色血流。

2.脾淋巴管瘤

脾淋巴管瘤即海绵状淋巴管瘤或囊性淋巴管瘤。二维超声与脾血管瘤表现相似,即多为稍高回声型或蜂窝状结构(图 3-51A),边界清楚,囊壁菲薄,呈多房性或蜂窝状结构,其内分布欠均匀,后方回声可明显增强;彩色多普勒血流成像较少显示彩色血流信号(图 3-51B)。超声造影常显示病灶轻度增强,并可出现树枝样逐渐填充整个病灶,其消退也较慢,与脾血管瘤相似。

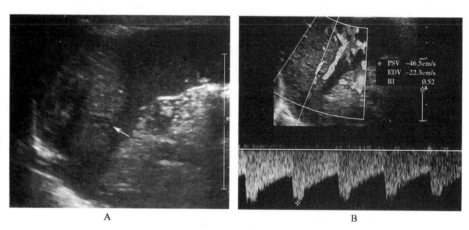

图 3-51 脾淋巴管瘤二维超声和彩色多普勒血流成像图像

注 A.脾内高回声病灶,内部回声欠均匀(箭头);B.脾内高回声病灶内有彩色血流,用脉冲波多普勒检测到动脉血流信号。PSV:收缩期峰值速度;EDV:舒张期末流速;RI:血流阻力指数。

3.脾淋巴瘤

脾内出现多个低或弱回声的圆形实质性肿块,内部回声分布均匀或不均,边界清晰,但无明显的肿瘤包膜。随着肿瘤增大,低回声团块可相互融合或呈分叶状(图 3-52)。弥漫性脾大类型无明确肿块。彩色多普勒血流成像可显示瘤体及周边彩色血流,并可测及高速高阻型动脉血流。

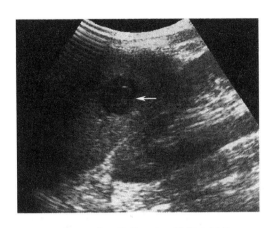

图 3-52 脾恶性淋巴瘤二维超声图像

注 脾实质内见 2.0cm×3.0cm 的低回声肿块,边界尚清,内部回声不均匀(箭头)。

4.脾转移性肿瘤

脾内肿瘤的声像图表现与原发肿瘤病理结构有关,多为低回声,部分呈高回声及混合回声(图 3-53),内部回声分布不均,边界可清晰,个别可出现周围晕环,可为多发。肿瘤增大,可相互融合成团块状,彩色多普勒血流成像多不能显示瘤体内的彩色血流,个别可在周边显示高阻型动脉血流。

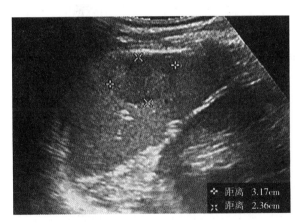

图 3-53 脾转移性肿瘤二维超声图像

注 脾下极一低回声肿块,边界欠清,大小 3.2cm×2.4cm。

脾淋巴瘤及脾内转移肿瘤不但在二维超声,而且在超声造影时都具有类似的表现。注射对比剂后,可以观察到病灶周边开始环状增强,而后向病灶内部填充,并常在 1 分钟内消退并呈低回声。病灶边界清晰,但其回声强度常低于周围脾实质。到增强晚期,病灶与脾实质之间的反差更为明显,能发现二维超声不能发现的小病灶或转移灶。

(四)超声的临床价值

脾肿瘤发病率较低,随着超声技术的发展,对脾肿瘤的诊断敏感性也增高,使脾肿瘤检出率逐年增高。常规超声对脾肿块囊、实性的鉴别具有较高的准确性,而对脾肿瘤的定性诊断仍有一定的困难。彩色多普勒血流成像虽能反映脾肿瘤的血供情况,但其对脾肿瘤的定性诊断仍有一定的局限性。超声造影对其明确诊断具有一定的帮助。其通过对肿瘤血流灌注的表现进行诊断，能明显提高肿瘤内血流的检出率，并能提高脾肿瘤的病灶检出率，尤其是对脾恶性淋巴瘤病灶的检出。同时，还能对肿瘤化疗疗效进行评估及对随访有很大帮助。超声引导下穿刺活检则能进一步提高脾肿瘤诊断的准确性。

（赵　嘉）

第八节　肠道疾病

一、小肠肿瘤

小肠肿瘤的发病率占胃肠道肿瘤的 1％～5％，其中恶性肿瘤约占 3/4。小肠恶性淋巴瘤为最常见的小肠肿瘤，在胃肠道恶性淋巴瘤中发病率仅次于胃。本节主要介绍小肠恶性淋巴瘤。

（一）病因、病理

病因可有饮食结构不合理、慢性大肠炎症、环境因素、遗传等，常见的小肠恶性肿瘤有恶性淋巴瘤、腺瘤、恶性间质瘤、类癌等。小肠恶性淋巴瘤一般起源于小肠黏膜淋巴滤泡组织，向肠壁各层浸润。可发生于小肠任何部位，但由于远段小肠淋巴组织丰富，恶性淋巴瘤多发生于回肠（约 50％），其次为空肠（30％），十二指肠较少见（10％～15％）。病理学上，小肠恶性淋巴瘤绝大部分属于非霍奇金淋巴瘤。小肠淋巴瘤的大体形态可分为息肉型、溃疡型和浸润型。

（二）临床表现

小肠恶性淋巴瘤病程较短，多在半年以内，无特异性临床症状，主要可表现为腹痛、腹部肿块、腹胀 3 大症状。

（三）超声表现

1.直接征象

主要表现为可移动性腹部包块，以低回声多见，亦可为中强水平回声，内部回声与组织学类型无明显关系。恶性淋巴瘤小肠壁全周性增厚，呈低回声或弱回声，类似"假肾征"或"靶环征"；间质瘤横断面多为圆形或不规则形，包膜完整，边界清楚，内部呈均匀性低回声或等回声；间质肉瘤体积多＞5cm，内部回声不均匀或坏死液化表现为无回声区。

2.间接征象

（1）肠道梗阻征象：肿物所在部位以上肠道扩张、液体和内容物滞留及肠道积气现象。

（2）胆道梗阻征象：其特点为胰管和胆总管下段明显扩张，胆囊增大而肝内胆管仅轻度扩张或无扩张。

（3）肠系膜上动、静脉推移现象：见于十二指肠水平部肿瘤。

（4）周围淋巴结和远隔脏器转移征象。

（四）鉴别诊断

小肠肿瘤需与肠系膜和大网膜肿瘤鉴别，单凭声像图既不能定位，也不能定性。小肠 X

线造影和血管造影有助于肿瘤定位,诊断肿瘤的组织来源和良、恶性可在超声引导下穿刺活检。

(五)超声的临床价值

原发性小肠肿瘤发病率低,早期缺乏典型的临床表现,无理想的有效检查方法,因此,临床诊断较为困难,误诊率较高,达42%~79%。常用的消化道钡剂造影、纤维肠镜检查对于壁内型及腔外型肿瘤很容易造成假阴性结果,因此,难以获得满意的检查效果。超声检查虽然不是诊断小肠肿瘤的敏感方法,但如发现可移动性肿块,即可对其大小、形态、内部回声特征进行评价,对估计病变浸润范围、寻找转移淋巴结和其他脏器转移有一定价值,因此,超声是检查小肠肿瘤必要的弥补手段之一。

二、大肠癌

(一)病因、病理

大肠癌包括结肠癌和直肠癌,是较常见的胃肠道恶性肿瘤。大肠癌最常位于直肠,其余依次为乙状结肠、盲肠、升结肠、降结肠和横结肠。它的病因目前认为是环境因素、遗传因素和结肠的慢性炎症综合作用的结果。

根据肉眼所见,大肠癌的大体形态可分为以下类型。

1.隆起型

肿瘤呈息肉状、结节或"菜花样"向肠腔内突出,境界清楚,有蒂或广基底,表面可有出血、坏死,可形成溃疡,该溃疡较浅,使肿瘤外观如盘状。溃疡底部一般高于肠黏膜。镜下检查多为分化良好的腺癌,浸润性小,生长缓慢,淋巴转移迟,手术切除后预后好,多见于右半结肠,特别是盲肠。

2.溃疡型

癌组织向肠壁深层及周围浸润,形成"火山口样"溃疡,底部深达肌层或浆膜,不规则,表面有坏死物附着,肿瘤和周围组织界限不清,镜下多为腺癌,分化差,淋巴转移早,预后差,是大肠癌最常见的类型。

3.浸润型(缩窄型)

此型肿瘤以向肠壁各层浸润生长为特点。癌组织以纤维组织为主,多质硬,局部肠壁增厚,表面黏膜皱襞增粗、不规则或消失、变平,早期多无溃疡,后期可出现浅表溃疡。肿瘤向肠壁内浸润生长,常累及肠壁大部,导致管腔狭窄或梗阻。镜下多为硬癌,淋巴转移早,预后较差,常见于左半结肠,特别是乙状结肠和直肠—乙状结肠交界部。

4.胶样癌(黏液样癌)

癌组织中形成大量黏液,肿瘤外观呈半透明的胶陈状,质软,切面有较多黏液,肿瘤界限不清,外形不一,可隆起呈巨块状或形成溃疡,以浸润为主。组织学多为黏液腺癌或印戒细胞癌。此型少见,常与溃疡性结肠炎有关,主要发生在直肠,青年人多见。

大肠癌的病理组织学类型以腺癌为主,其次是黏液癌、未分化癌和鳞状细胞癌。

大肠癌的转移有直接浸润、淋巴转移、血行转移和腹腔种植转移等途径。

(二)临床表现

临床表现因肿瘤发生的性质和部位而异。一般来说,良性肿瘤可无症状或症状很轻。有的恶性肿瘤早期也无明显症状,从而会影响诊断、治疗和预后。患者临床常表现为贫血、消瘦、大便次数增多、变形,并有黏液血便。有时出现腹部肿块和肠梗阻症状。好发部位以直肠为主,乙状结肠为次,其他部位较少。

(三)超声表现

1.声像图基本特征

(1)肠壁增厚:表现为肠壁不均匀增厚或向腔内、腔外生长之不规则肿块,多呈"假肾征"或"靶环征"表现。

(2)肠腔狭窄:由于癌肿在肠壁呈环形浸润生长,致肠腔狭窄、变形,其肠腔显示如"线条状"改变。

(3)肿瘤回声:肿瘤一般呈低回声或强弱不均的实质性回声,多伴有较丰富的血流信号。

(4)梗阻征象:肿物部位近端肠管扩张、内容物滞留。根据肿瘤浸润生长方式以及狭窄程度的不同,分为不完全性或完全性肠梗阻。

(5)其他征象:肿瘤部位肠管僵硬,肠蠕动消失。

(6)肿瘤转移征象:局部系膜淋巴结肿大和(或)肝等器官内转移灶。

2.声像图分型

按肿瘤的形态和声像图特征可分为以下 4 型。

(1)肠内肿块型:肿瘤呈局限性隆起,向腔内突起,表面不规则或呈菜花状,肿块与肠壁相连,周围肠壁多正常。

(2)肠壁增厚型:不均匀增厚的肠壁呈低回声,包绕肠腔含气内容物,即"靶环征"。斜断面扫查呈"假肾征"。

(3)肠外肿块型:肿瘤向管腔外生长浸润,管腔受压、狭窄、变形不明显。

(4)混合型:肿瘤向腔内凸出,并侵犯肠壁全层,向浆膜外生长浸润,无包膜,边界不清。

(四)鉴别诊断

1.结肠间质肉瘤

肿瘤可向肠腔内或肠腔外生长。肿物一般较大,直径多>5.0cm,形态规则或不规则的瘤体内可见大片液化坏死区,溃疡深大而不规则,肿瘤内可发生假腔。结肠间质肉瘤易发生肝和周围淋巴结转移。

2.结肠恶性淋巴瘤

以回盲部最多见,表现为肠壁增厚或形成肿块,呈弱回声,透声性较好。

3.肠结核

好发部位在回盲部,该处发生率占肠道结核的 40.0%～82.5%。增殖型肠结核由于极度增生的结核性肉芽肿和纤维组织使肠壁呈瘤样肿块,声像图显示为肠壁局限性增厚、边缘僵硬、管腔狭窄变形,与结肠肿瘤容易混淆。鉴别诊断除结合病史、体征以及其他检查资料进行分析外,X 线钡剂灌肠对肠结核的诊断具有重要价值。

（五）临床价值

经腹超声主要适合于进展期结肠癌,可弥补临床触诊的不足。超声可以为临床提供"假肾征"等重要的诊断线索,以便 X 线钡剂造影和纤维肠镜进一步证实。还可用来提示进展期结肠癌有无肝和淋巴结转移。但结肠的准确分期尚需要依赖 CT 等其他检查。经腹超声引导下穿刺活检有助于确定病理组织学诊断、分级和鉴别诊断。高频经直肠超声和超声内镜可清晰显示肠壁的 5 层结构和病变侵犯范围;三维超声检查可进一步全面评估肿瘤的形态、大小、浸润深度和范围等,并可观察周围淋巴结肿大情况。

三、肠 梗 阻

（一）病因、病理

肠梗阻主要指肠管内容物的下行发生了急性通过障碍,病因常见有肿瘤、炎症或术后粘连、肠套叠等,此类病因造成的肠梗阻称为机械性肠梗阻;麻痹性肠梗阻常由手术麻醉等引起。

（二）临床表现

以腹部阵发性绞痛、腹胀、呕吐、肠鸣音亢进为主,严重者可发生水、电解质紊乱和休克,完全性梗阻时患者无排便、排气。

（三）超声表现

(1)肠管扩张的范围取决于梗阻部位的高低,扩张的肠管内积液及肠内容物常表现为无回声暗区,其内可见点、条状强回声。

(2)肠壁黏膜皱襞水肿、增厚,部分呈"鱼背骨刺状"排列(图 3-54)。

(3)机械性肠梗阻时可见肠蠕动明显增强,肠内容物随蠕动来回漂移。

(4)肠道肿瘤引起肠梗阻,此时可发现实质性低回声包块,呈"靶环征"或"假肾征"。

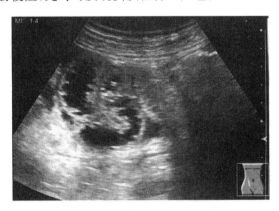

图 3-54　肠梗阻声像图

注　肠管扩张,肠壁黏膜水肿、增厚,肠壁和环状襞重度增厚,邻近有积液(＊)。

（四）鉴别诊断

机械性肠梗阻有典型超声表现,诊断不难。重要的是寻找梗阻病因,对于肿瘤导致的肠梗阻,大部分患者通过超声检查能找到肿块,初步判断肿瘤的部位。肠梗阻扫查时根据肠管体表投影可初步判断梗阻部位。肠管高度积气,超声检查无法显示扩张的肠管和积液时需进行放射性检查。

(五)超声的临床价值

肠梗阻是指肠内容物通过障碍,是一种常见急腹症,发病急、进展快。肠梗阻临床可表现为腹痛、呕吐、腹胀等,患者痛苦较大,若缺乏有效的治疗,可导致穿孔、休克等,甚至死亡。及时明确诊断肠梗阻部位、病因,对于早期提供治疗方案有重大意义。影像学检查是目前诊断肠梗阻的常用方法,比较常见的有腹部 X 线摄影、腹部 CT 等。近年来研究发现,超声在诊断肠梗阻中发挥了重要的作用,具有无创、可重复操作、简便的特点。

四、肠套叠

肠套叠是指一段肠管及其肠系膜套入与其相连的肠腔内,继而导致肠内容物通过障碍。肠套叠占肠梗阻的 15%～20%,分原发性和继发性两类,前者多发生于婴幼儿,后者则多见于成人。大多数肠套叠是近端肠管向远端肠管内套入,逆行套叠少见,不及总数的 10%。

(一)病因、病理

1.原发性肠套叠

肠管无器质性病变,主要由肠管蠕动功能紊乱所引起。好发于婴幼儿,较继发性多见,是婴儿时期一种特有的、最常见的急腹症,好发于 1 岁以内,2 岁以下发病占 80%;肥胖儿多见。大多数是单发的,一般由鞘部、套入部组成。套入部又分头部和颈部。一般一个肠套叠由 3 层肠壁组成,称为单套,外壁称为鞘部;套入部由反折壁和最内壁组成,鞘部开口处为颈部;套入部前端为头部。单套全部套入相连的远端肠管则形成复套,其壁由 5 层组成。肠套叠的类型较多见,按套入部位不同可分为以下几类。

(1)回盲型:肠套叠头部,带领回肠末端进入升结肠,盲肠、阑尾也随之翻入结肠内,此型最常见,占总数的 50%～60%。

(2)回结型:回肠从距回盲瓣几厘米处起,套入回肠最末端,穿过回盲瓣进入结肠,约占 30%。

(3)回回结型:回肠先套入远端回肠内,然后整个再套入结肠内,约占 10%。

(4)小肠型:小肠套入小肠,少见。

(5)结肠型:结肠套入结肠,少见。

(6)多发型:回结肠套叠和小肠套叠合并存在,少见。肠套叠的基本病理变化是被套入的肠段进入鞘部后,其顶点可继续沿肠管推进,肠系膜也被牵入,肠系膜血管受压迫,造成局部循环障碍,逐渐发生肠管水肿,肠腔阻塞;套入的肠段绞窄而坏死,鞘部则扩张,呈缺血性坏死,甚至穿孔而导致腹膜炎,因此属于绞窄性肠梗阻范畴。

2.继发性肠套叠

因肠管本身具有器质性病变而引起,较少见。多见于成人和大龄儿童(5 岁以上)。继发性肠套叠是由于肠壁内肿块被肠蠕动推动,成为肠套叠的起点,连同所附肠管套入相连的肠管腔内所致。病因多见于肠息肉(以小儿结肠幼年性息肉、PJ 综合征多见)、肠肿瘤(以小肠脂肪瘤、回盲部癌为主)、梅克尔憩室、肠壁血肿(如过敏性紫癜)等。肠套叠类型以小肠型和结肠型多见。

（二）临床表现

原发性常表现为腹痛（婴儿表现为阵发性哭闹）、呕吐、果酱样血便和腹部包块，这些是婴儿原发性急性回盲型肠套叠的典型四大临床表现。继发性肠套叠呈慢性或亚急性起病，临床表现以间歇性反复发作的腹痛为主，少部分患者可扪及腹部包块，位置常不固定。

（三）超声表现

声像图表现为沿肠管长轴见局部呈多层低和中等回声相间的结构，即"套筒征"，短轴切面呈"同心圆征"或"靶环征"。在成年人应注意套入的肠管壁有无肿瘤等异常回声。CDFI有助于显示套叠肠管壁和系膜的血流信号及其改变。完全缺乏血流信号提示肠壁缺血、坏死。

（四）鉴别诊断

肠套叠主要应与肠道肿瘤鉴别。后者起病慢，病程相对较长，声像图多数表现为"假肾征"，边缘欠规整，很少有"同心圆征"。对成年人肠套叠，要特别注意同时有无肿瘤存在。

此外，有时排空的胃窦部也可呈现"同心圆征"，但是这种征象多为暂时性，不固定，动态观察可随蠕动消失。

（五）超声的临床价值

超声对肠套叠诊断的准确率在92%以上，与传统采用的X线空气或钡剂灌肠检查比较，方法简便、迅速，结果准确、可靠。在超声监视下，对小儿单纯性套叠利用加温生理盐水灌肠复位治疗，效果良好，与国内报道的X线摄影下空气灌肠复位成功率相近，且无X线照射的缺陷，为治疗肠套叠开辟了新途径。

五、急性阑尾炎

（一）病因、病理

1.阑尾管腔阻塞

此为最常见（最主要）的原因，约60%的患者是由于淋巴滤泡增生引起的阻塞。粪石及大量淋巴滤泡增生均可引起阻塞，但是最主要的是淋巴滤泡细胞增生。

引起阑尾穿孔最常见的原因也是阑尾管腔阻塞。

2.细菌入侵

阑尾管腔阻塞后细菌入侵，多为革兰阴性杆菌及厌氧菌。而右下腹阑尾区（麦氏点）压痛则是本病重要的一个体征。急性阑尾炎一般分4种类型：急性单纯性阑尾炎、急性化脓性阑尾炎、坏疽及穿孔性阑尾炎和阑尾周围脓肿。

（二）临床表现

急性阑尾炎是最常见的急腹症。其临床表现为持续伴阵发性加剧的右下腹痛，伴恶心、呕吐，多数患者白细胞和嗜中性白细胞计数增高。

（三）超声表现

正常阑尾超声不易显示，国内外报道其显示率为50%～60%。正常阑尾纵断面呈盲管状结构，横断面呈同心圆形，管壁层次清晰，柔软并可压缩。外径<7mm[平均(4.5±1.0)mm]。

阑尾炎声像图表现如下。

(1)阑尾肿胀,外径:成人≥7mm,儿童≥6mm,阑尾壁厚≥3mm。加压时管腔不可压缩,局部压痛明显。

(2)纵断面呈盲管状结构,盲管另一端与盲肠相连,横断面呈圆形或同心圆形,中央无回声区代表积液或积脓。

(3)单纯性阑尾炎时,阑尾层次结构比较清晰、完整;黏膜界面回声或其他层次中断或消失、阑尾形状不规则、不对称代表溃疡、坏死甚至穿孔;阑尾周围可以伴有低—无回声区代表积液或积脓。

(4)阑尾腔内可伴有粪石样强回声,后方伴声影。粪石嵌顿于阑尾根部时,阑尾根部增粗,伴有腔内积液(脓)征象。偶见阑尾腔内积气。

(5)间接征象:①阑尾系膜脂肪增厚或阑尾周围覆盖厚层网膜脂肪组织,不可压缩并伴有压痛,为感染引起的炎性脂肪组织;②患儿常伴有肠系膜淋巴结肿大;③相邻回肠/盲肠黏膜增厚。

(6)CDFI:多普勒能量图可以发现位于浅表的阑尾和炎性脂肪血流信号增加而有助于诊断,腔内张力过高、坏疽性阑尾炎和深部阑尾炎可无血流信号出现。

(四)鉴别诊断

在诊断中应注意将阑尾周围炎与阑尾穿孔形成的周围脓肿相区别,前者为包绕在阑尾周围的无回声带,而后者系阑尾旁较大的局限性不规则无回声区。还应将发炎的阑尾与含液的肠管进行鉴别,肠管管腔内径较大,可压闭,动态观察可见蠕动及环状皱襞,并与上、下端肠管连通。

阑尾穿孔时,还须与各种急腹症鉴别。

(1)右侧宫外孕或黄体囊肿破裂:患者为育龄女性,宫外孕者多有停经史,无转移性右下腹痛。无回声或混合回声包块以盆腔内为主,液体较多时无回声区出现在右结肠外侧沟及其他部位。穿刺可吸出不凝血液。

(2)胆囊或上消化道穿孔:主要表现为穿孔部位有不规则的囊性或囊实性包块,压痛明显,而阑尾部位无明显包块。前者有胆囊结石病史,后者超声检查或立位X线透视均可见右膈下游离气体。

(3)此外,还应与卵巢肿物扭转、输尿管结石、回盲部肿瘤、回盲部结核、肠套叠、克罗恩病、局限性肠梗阻、脓肿等相鉴别。

(五)超声的临床价值

据国外报道,临床拟诊阑尾炎而手术的患者中阴性者竟占20%～40%。由于患者症状不典型而延误诊断,以致阑尾炎合并穿孔和腹膜炎者也并非少见。传统影像技术,如腹部X线摄影、钡剂灌肠等阳性率较低,通常无助于临床诊断。CT虽然具有重要价值,但有放射性辐射和设备昂贵的缺点。自从1985年Puylaert描述"靶环征"为多数急性阑尾炎的声像图特征以来,超声因其方便快捷、敏感性和特异性较高、无电离辐射等优点,应用比较广泛。临床研究和经验证明,超声诊断急性阑尾炎有以下优点。

(1)高分辨力超声对急性阑尾炎的检出率较高,可提供许多客观的影像学依据,并可确定阑尾的变异位置,对指导手术、确定切口位置有一定帮助。

(2)超声能准确提示阑尾有无穿孔,周围有无渗出、粘连以及阑尾周围有无脓肿形成等重要信息,有利于选择合理的治疗方法。

(3)方法简便,无创伤,便于重复,对疑有阑尾炎的儿科患者、孕妇等常作为首选。

但是,对于体型肥胖、腹部胀气显著的患者,超声检查是困难的。由于超声仪器和技术条件的限制,部分超声检查结果模棱两可,有必要进一步行 CT 检查。

(赵　嘉)

第四章　泌尿系统超声诊断

第一节　泌尿系统解剖概要

一、肾及其血管

肾属于后腹膜实质性脏器,位于腰部脊柱两侧,左肾略高于右肾 1～2cm,左肾的前方有胃、脾、胰尾及结肠脾曲,右肾的前方有右肝、十二指肠及结肠肝曲。肾的外形似蚕豆,肾门位于肾中部内侧,是肾动脉、肾静脉、输尿管、神经及淋巴管的出入之处。肾门内肾静脉在前,肾动脉居中,输尿管在后,三者合称为肾蒂。肾门向肾内延续为肾窦,肾窦内含有肾动脉、肾静脉以及肾小盏、肾大盏、肾盂和脂肪组织等。肾盂在肾窦内向肾实质展开,形成 2～3 个大盏和 8～12 个小盏,正常成人肾盂容量为 5～10mL。肾实质由皮质及髓质组成,皮质位于外层,厚度为 0.8～1.0cm,髓质位于内层,由 10～12 个肾锥体组成。皮质伸入髓质的部分称为肾柱,肾锥体的尖端与肾小盏的相接处称为肾乳头。肾的被膜分为 3 层,由内向外依次为纤维囊、脂肪囊与肾筋膜(图 4-1)。

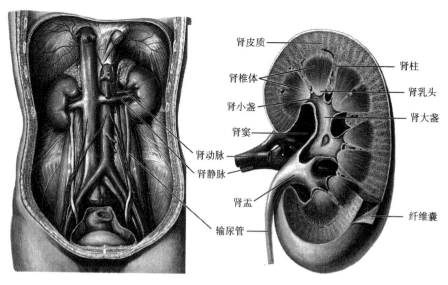

图 4-1　肾与输尿管的解剖结构

在发育过程中,肾可出现畸形或位置与数量的异常,包括马蹄肾、多囊肾、双肾盂及双输尿管、单肾、低位肾。

肾动脉起源于腹主动脉,在肠系膜上动脉分支下方的两侧,分出右肾动脉和左肾动脉。左肾动脉则行经左肾静脉、胰体尾部后方进入左肾门;右肾动脉走行于下腔静脉、胰腺头部和肾静脉之后进入右肾门。双侧肾动脉到达肾门附近处分为前、后两支,前支较粗,后支较细。前支在分为 4～5 支段动脉后进入前部的肾实质,后支进入后部的肾实质。根据其分布的区域,可将肾实质分为上段、上前段、下前段、下段和后段,除后段血液由后支供应外,其余各段血液均由前支供应(图 4-2)。由前支和后支肾动脉分出大叶间动脉进入肾柱,达到髓质与皮质交界处时,大叶间动脉呈弓状转弯,称为弓状动脉。弓状动脉呈直角向肾皮质分出小叶间动脉,再从小叶间动脉分出入球小动脉进入肾小球。

不经肾门直接入肾实质的动脉称为迷走肾动脉或副肾动脉,多起源于腹主动脉或肾上腺动脉,其发生率为 20%。

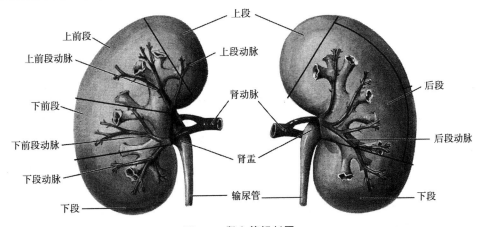

图 4-2 肾血管解剖图

二、输尿管

输尿管是一对肌性黏膜组成的管道状结构,管径平均 0.5～1.0cm。全长分为上、中、下 3 段,又称为腹部、盆部及壁内部。输尿管腹部起自肾盂下端,沿腰大肌前面斜行向外下走行,男性的输尿管经过睾丸血管的后方,而女性输尿管则与卵巢血管交叉,通常于血管的后方走行,输尿管进入骨盆时,经过髂外动脉的前方。

输尿管盆部较腹部短,沿盆腔侧壁向下后外方走行,男性在输精管后外方与之交叉,女性从子宫动脉后下方绕过,至膀胱底穿入膀胱壁内。

输尿管壁间部位于膀胱壁内,长约 1.5cm。当膀胱充盈时,壁内部的管腔闭合,有阻止尿液反流至输尿管的作用,如输尿管内部过短或肌组织发育不良,则可能发生尿液反流。儿童该部输尿管较短,易发生反流现象,但随着生长发育,大部分儿童反流现象会消失。

在解剖因素的影响下,输尿管有 3 个狭窄,第一个狭窄在肾盂输尿管连接部;第二个狭窄在输尿管跨越髂血管处;第三个狭窄在输尿管膀胱连接部,狭窄处内径 0.2～0.3cm。

三、膀 胱

膀胱是储存尿液的器官,其形状、大小、位置及壁的厚度随尿液充盈的程度而异。正常成

年人的膀胱容量为 $350\sim500mL$。膀胱空虚时呈一棱锥体形,充盈时呈椭圆形,膀胱分尖、体、底、颈 4 部分,膀胱尖部朝向前上方,膀胱底部朝向后下方,尖部与底部之间为膀胱体部,膀胱颈部位于膀胱的最下方,与男性前列腺及女性盆膈相连。男性膀胱位于直肠、精囊和输尿管的前方,女性膀胱位于子宫的前下方和阴道上部的前方。

膀胱是一个肌性的囊状结构,膀胱内壁覆有黏膜,正常膀胱排空时壁厚约 3mm,充盈时壁厚约 1mm。膀胱底部内面有一个三角形区域,位于两侧输尿管开口及尿道内口之间,此处位置固定,厚度不会改变,称为膀胱三角区,是肿瘤、结核和炎症的好发部位。

膀胱的生理功能是储存尿液和周期性排尿。正常人在每次排尿后,膀胱内并非完全空虚,一般还有少量尿液残留,称为残余尿。正常成人的残余尿量为 $10\sim15mL$。

四、前列腺

(一)前列腺的解剖

前列腺是由腺组织和平滑肌组成的实质性器官,呈前后稍扁的板栗形,位于尿生殖膈上,上端宽大称为前列腺底部,邻接膀胱颈,下端尖细称为前列腺尖部,底与尖之间的部分称为前列腺体部。正常前列腺重 $8\sim20g$,上端横径约 4cm,上下径约 3cm,前后径约 2cm。前列腺的体积与性激素密切相关,小儿前列腺较小,腺组织不明显,性成熟期腺组织迅速生长,中年后腺体逐渐退化。前列腺内有 $30\sim50$ 个管状腺埋藏于肌肉组织中,形成 $15\sim30$ 个排泄管,开口在前列腺尿道精阜两侧的隐窝中,前列腺分泌的前列腺液即由此排出,腺泡腔内的分泌物浓缩、凝固后形成淀粉样小体,可发生钙化而形成前列腺结石。前列腺位于盆腔的底部,其上方是膀胱,下方是尿道,前方是耻骨,后方是直肠。前列腺的左右,由许多韧带和筋膜固定。前列腺与输精管、精囊紧密相邻,射精管由上部进入前列腺,并开口于前列腺尿道精阜部。前列腺包膜坚韧,但在射精管、神经血管束穿入前列腺处和前列腺与膀胱连接处及前列腺尖部处存在薄弱,不利于对癌肿和炎症的限制。

(二)前列腺的分区

1.五叶分法

前列腺传统上分为左右侧叶、后叶、中叶和前叶。两侧叶紧贴尿道侧壁,位于后叶侧部前方,前叶和中叶的两侧;后叶位于射精管、中叶和两侧叶的后方;中叶位于尿道后方两侧射精管及尿道之间;前叶很小,位于尿道前方、两侧叶之间,临床上无重要意义。

2.内外腺分法

从生理病理角度将前列腺分为内腺和外腺。内腺为前列腺增生好发部位,外腺为肿瘤好发部位。

3.区带分法

由 McNeal 提出,他把前列腺划分为前基质区、中央区、周缘区、移行区和尿道旁腺。前列腺前纤维基质区由非腺性组织构成,主要位于前列腺的腹侧,该区既不发生癌肿也不发生增生。中央区位于两个射精管和尿道内口至精阜之间并包绕射精管,较五叶分法中的中叶范围略大,占前列腺体积的 $20\%\sim25\%$,发生癌肿的比例占 $8\%\sim10\%$;周缘区位于前列腺的外侧、后侧及尖部,占前列腺体积的 $70\%\sim75\%$,约 70% 的癌肿发生在该区;移行区位于精阜之上、近段尿道及近端括约肌周围,占前列腺的 $5\%\sim10\%$,此区是前列腺增生的好发部位,癌肿的发病比例占 $20\%\sim24\%$;尿道旁腺局限于前列腺近端括约肌内,约占前列腺体积的 1% 。

(三)前列腺的血管

前列腺的血供主要来源于髂内动脉的膀胱下动脉,血供较丰富,分支到前列腺可分为两组:前列腺包膜组和前列腺尿道组。后者在膀胱颈与前列腺连接处沿尿道纵轴走向发出分支,主要供应膀胱颈部和尿道周围腺体。包膜组动脉供应前列腺的腹侧和背侧,主要供应前列腺边缘部位。彩色血流图上可显示两组动脉分支,尤其是左右尿道支动脉和包膜组动脉。

(崔剑楠)

第二节　泌尿系统超声检查技术和超声表现

一、超声检查技术

(一)患者准备

肾超声检查一般无须做特殊的准备,若同时检查输尿管、膀胱和前列腺,可让受检者在检查前 60 分钟饮水 $>500\text{mL}$,并保持膀胱充盈,以使肾盂、肾盏、前列腺显示得更加清晰。

经直肠和会阴探测前列腺需用探头隔离套保护,是否充盈膀胱根据检查需要而定。

(二)体位

肾、输尿管、膀胱超声探测的常用体位为仰卧位、侧卧位,由于肾的位置靠后,故探测时还可采取俯卧位。经腹壁探测前列腺最常采用仰卧位,也可根据检查需要采用侧卧位或截石位。

(三)仪器

1.肾、输尿管和膀胱的超声检查

探头首选凸阵探头,成人常用的探头频率为 $3.0\sim3.5\text{MHz}$,儿童常用的探头频率为 5.0MHz 。

2.前列腺的超声探测

(1)经腹壁检查:探头首选凸阵探头,成人常用的探头频率为 3.5MHz ,儿童常用的探头频率为 5.0MHz 。

(2)经会阴检查:首选小凸阵或扇形超声探头,成人常用的探头频率为 3.5MHz ,儿童常用的探头频率为 5.0MHz 。

(3)经直肠检查:选用双平面直肠探头或端射式直肠探头,探头频率为 $5.0\sim10.0\text{MHz}$ 。

(四)检查方法

1.肾(图 4-3)

(1)仰卧位冠状切面扫查:此体位较常用,扫查右肾、左肾分别以肝、脾为声窗,透声好,声像图清晰,可清晰显示肾内血流情况;当腹部胃肠气体干扰时,观察肾上极需嘱患者吸气配合。

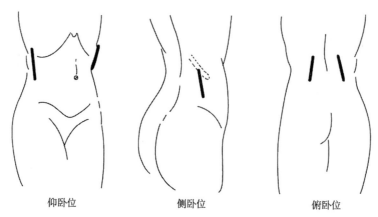

仰卧位　　　　　　　　　侧卧位　　　　　　　　　俯卧位

图 4-3　肾的超声检查方法

（2）侧卧位经侧腰部扫查：检查一侧肾时，患者取对侧卧位。侧卧位检查可使肠管移向对侧，有利于肾的显示，扫查时也可利用肝或脾作为声窗，对肾进行冠状切面及横切面的扫查。

（3）俯卧位经背部扫查：当前两种途径显示效果不佳时可使用该途径，受肋骨影响少，易获得整个肾的声像图，但对于背肌发达的受检者，声衰减明显，图像不够清晰。

2.输尿管（图 4-4）

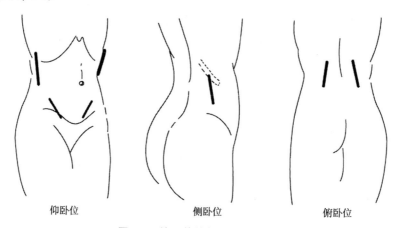

仰卧位　　　　　　　　　侧卧位　　　　　　　　　俯卧位

图 4-4　输尿管的超声检查方法

（1）侧卧位经侧腰部扫查：探头在侧腰部沿着肾盂、肾盂输尿管连接部探测到输尿管腹部或部分的腹部输尿管。

（2）俯卧位经背部扫查：探头沿着肾盂、肾盂输尿管连接部探测到髂嵴以上的腹部输尿管。

（3）仰卧位经腹壁扫查：探头置于下腹部，先找到髂动脉，在髂动脉的前方寻找扩张的输尿管，再沿着输尿管长轴向下探测至盆腔部及膀胱壁内部输尿管，或先找到膀胱输尿管出口处，再沿输尿管走行向上探测。

3.膀胱

（1）经腹壁扫查：患者仰卧位，探头置于耻骨联合上方，做多切面的扫查。

（2）经直肠扫查：检查前排净大便，检查时患者取膝胸位、截石位或左侧卧位。在探头表面外裹隔离套，外涂耦合剂，插入肛门即可检查。经直肠探测，主要观察膀胱三角区。

4.前列腺

(1)经腹壁扫查:常采用仰卧位,也可根据需要采用侧卧位或截石位。探头放置于耻骨上,利用充盈膀胱作为"透声窗",对前列腺做多切面的扫查。

(2)经直肠扫查:方法同经直肠扫查膀胱,该方法可清晰地显示前列腺形态、大小及内部结构,径线测量准确,是前列腺扫查的最佳方法(图 4-5A)。

(3)经会阴部扫查:患者取膝胸位或左侧卧位。在探头表面外裹隔离套,在会阴部或肛门前缘加压扫查,探测前列腺(图 4-5B)。

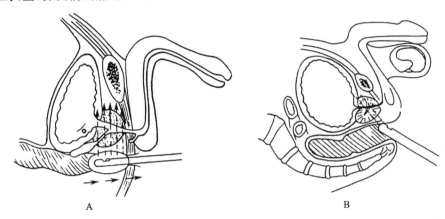

图 4-5 前列腺超声扫查示意图

注 A.前列腺经直肠超声检查;B.前列腺经会阴部超声检查。

二、正常超声表现

(一)肾的正常超声表现

1.正常声像图

正常肾二维声像图,从外向内分别为周边的肾轮廓线、肾实质和中央的肾窦回声。肾包膜光滑、清晰,呈高回声。肾窦回声位于肾中央,宽度一般占肾的 1/3～1/2,通常表现为长椭圆形的高回声区,其回声强度高于胰腺回声。肾窦回声是肾窦内各种结构的回声综合,它包括肾盂、肾盏、血管、脂肪组织等的回声,边界毛糙、不整齐,中间可出现无回声区,当大量饮水或膀胱过度充盈时,可略增宽,但＜1.0cm,排尿后此种现象可消失。肾包膜和肾窦之间为肾实质回声,呈低回声,包含肾皮质和肾髓质(肾锥体)回声,肾锥体回声较肾皮质回声为低。正常情况下,彩色多普勒诊断仪能清晰显示主肾动脉、段动脉、大叶间动脉、弓状动脉直至小叶间动脉及各段伴行静脉。正常时肾能随呼吸运动而活动。

2.正常测量值

(1)正常肾大小:男性正常肾超声测量值,长径 10～12cm;宽径 4.5～5.5cm;厚径 4～5cm。女性正常肾超声测量值略小于男性。

(2)正常肾动脉血流速度测量值:肾动脉主干及分支收缩期峰值流速(PSV)通常＜60cm/s;阻力指数(RI)0.56～0.70,搏动指数(PI)0.70～1.40;加速度(11 ± 8)m/s^2;加速时间＜0.07 秒。

（二）输尿管的正常超声表现

正常输尿管超声一般不能显示,当大量饮水使膀胱充盈时,输尿管才能显示,表现为中间呈无回声的两条平行、明亮条带状回声且有蠕动,正常输尿管回声分离一般为 0.1～0.3cm。输尿管开口处位于膀胱三角的左、右两上角,稍向膀胱内隆起,彩色多普勒可显示输尿管开口处向膀胱内喷尿的彩色信号。

（三）正常肾、输尿管腔内声像图

使用微探头超声探测肾盂、肾盏,其正常声像图表现为肾盂内腔面光滑,肾盂腔呈无回声液性区,黏膜层呈带状高回声,黏膜下层呈带状低回声,黏膜及黏膜下层连续、完整。肾锥体呈三角形低回声,肾实质呈中等偏低回声,肾包膜呈带状高回声,肾盂与输尿管连接部是一个重要的解剖标志,该处声像图表现为输尿管腔突然变大。

（四）膀胱的正常超声表现

1.正常声像图

正常膀胱充盈时,膀胱壁呈光滑带状回声,厚度 0.1～0.3cm,膀胱内尿液呈无回声,膀胱形态随尿液充盈情况而变化。

2.膀胱容量测定

膀胱容量指受检者有尿意、急于排尿时,膀胱所能容纳的尿量。一般在腹中线处取膀胱的纵断面,测其上下径(d_1)与前后径(d_2),然后将探头横置,取膀胱的最大横断面,测量左右径(d_3),通常按容积公式计算:$V(mL)=0.52\,d_1 \cdot d_2 \cdot d_3(cm)$。正常人膀胱容量 250～400mL。

3.残余尿量测定

残余尿量指排尿后未能排出而存留在膀胱内的尿量。残余尿量应在排尿后立即测量。正常情况下残余尿量少于 10mL。

（五）前列腺的正常超声表现

1.正常声像图

经腹部探测前列腺,正常前列腺横切面呈栗子状,包膜完整、光滑,内部回声呈低回声,分布均匀。前列腺纵切面呈椭圆形或慈菇形,尖端向后下方,正中矢状面可见稍凹入的尿道内口,在前列腺的后上方两侧可见对称的长条状低回声,为精囊。

经直肠探测前列腺纵切图可显示膀胱颈部、前列腺底部、体部、尖部、前列腺部尿道和射精管。尿道内口距精阜的距离可在超声图像上测量。以射精管、尿道、膀胱颈部为标志,可较明确定位中叶、后叶和侧叶。两侧精囊在横切图上呈"八"字形,对称分布于前列腺底部上方,形态自然,底部较大,颈部较小,精囊内可见纤细扭曲的条状回声,囊壁厚度<1mm。

2.正常超声测值

(1)上下斜径(长径):须在经直肠正中矢状断面上测量,因经腹扫查常不能完整显示其下缘,所以测量通常不准确。

(2)左右径(宽径):在经直肠最大横断面或经腹壁最大斜断面上测量。

(3)前后径(厚径):在经直肠正中矢状断面或横断面上测量。

正常前列腺的宽径、长径、厚径大致分别为 4cm、3cm、2cm 左右。

3.前列腺体积的计算

通常使用椭球体公式计算,即 $V = 0.52\, d_1 \cdot d_2 \cdot d_3$。$d_1$、$d_2$、$d_3$ 为前列腺的 3 个径线。前列腺形态越接近椭球体则计算值越精确。由于前列腺的比重接近 1.05,所以体积数大致等于重量的数值。正常前列腺重量随年龄变化,儿童期前列腺在 10g 以下,青春期前列腺开始迅速增大,20 岁后可达到 20g,当前列腺增生时体积增大。

（崔剑楠）

第三节　肾脏疾病

一、肾囊性病变

肾囊性病变是先天性、遗传性或获得性肾囊性疾病的总称。其病因和病理类型复杂。根据形态大致可分为单纯性肾囊肿(包括孤立性肾囊肿和多发性肾囊肿)和多囊肾两类。

（一）单纯性肾囊肿

1.病因、病理

单纯性肾囊肿是最常见的肾实质良性囊性病变,以老年者居多,多数为单侧孤立性病变,少数可见于双侧,也可为多发性,呈圆形或椭圆形。囊壁菲薄,囊内为无色或淡黄色液体,如合并出血,囊液为深棕色。

2.临床表现

绝大多数单纯性肾囊肿无临床症状,在超声体检中无意发现或因腹部包块就诊时发现。当囊肿巨大或合并感染、出血时,可出现腰痛、腹痛。

3.超声表现

(1)二维超声:单纯性肾囊肿的超声表现为无回声,壁薄、光滑,内透声性好,后方回声增强(图 4-6)。如合并出血或感染,囊肿内可出现低回声;在某些病例中,也可出现囊壁钙化(图 4-7)。

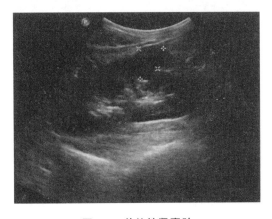

图 4-6　单纯性肾囊肿

注　肾下极可见一囊性无回声区,壁薄、光滑,内透声性好,后方回声增强。

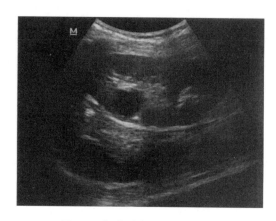

图 4-7　肾囊肿合并出血或感染

注　肾中极可见一囊性无回声区,内透声性好,后方回声增强,囊壁可见强回声光点。

(2)多普勒超声:单纯性肾囊肿内部及周边无血流信号,复杂性肾囊性病变的实性部分可测得血流信号,超声造影及 CT 有助于鉴别。

4.鉴别诊断

根据声像图即可作出诊断,需要鉴别的情况如下。

(1)巨大肾盂积水:当囊肿巨大时,与巨大肾盂积水较难鉴别。超声引导下穿刺抽取囊液检查并注入造影剂进行造影,对鉴别诊断有重要价值。

(2)肝囊肿:突出于肾上极的囊肿使肝脏受压,容易误认为肝囊肿。多方位检查或在深呼吸时观察囊肿、肝、肾三者之间的运动关系有助于鉴别。此外,肾窦受压是肾囊肿的佐证。

(3)肾盂旁囊肿:位于肾窦内的淋巴性囊肿(图 4-8)。若单纯囊肿突入肾窦,与肾盂旁囊肿很难鉴别。

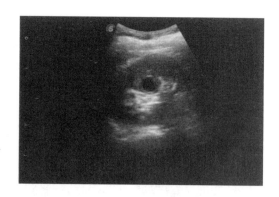

图 4-8　肾盂旁囊肿

注　肾盂旁可见一囊性无回声区,内透声性好,后方回声增强。

(4)囊性肾癌:囊性肾癌少见,主要为肾囊腺癌。若声像图表现为囊壁局限性增厚、分隔或分隔的起始部有异常动脉血流信号,追踪观察囊肿直径短期内变大,穿刺抽吸囊液为血性,都提示有恶性囊肿的可能。对可疑恶性的囊肿,须进一步行 CT 或 MRI 检查。

5.超声的临床价值

单纯性肾囊肿属良性肿瘤,通常在体检时无意中发现,囊肿较小且无其他继发改变者可应用超声进行随访、监测。对于极少数超声检查不能确诊者可行超声造影及超声引导下穿刺活检予以鉴别。较大的单纯性囊肿可行超声引导下囊肿穿刺抽液及硬化治疗。

(二)多囊肾

1.病因、病理

多囊肾是胚胎发育过程中,由于肾小管与集合管之间的连接发生障碍,导致尿液生成后自肾小管排出受阻,形成无数个大小不等的尿液潴留性囊肿,分为常染色体隐性遗传性多囊肾和常染色体显性遗传性多囊肾两类,两者的表现形式和预后截然不同。前者又称婴儿型多囊肾,后者又称成人型多囊肾。

2.临床表现

婴儿型多囊肾囊肿较小,但出现临床症状多较早,且病情进展迅速,预后差,多在短期内死亡。其主要表现为与肾衰竭和肝衰竭有关的临床表现。成人型多囊肾临床较为常见,且发展缓慢,早期可无明显症状。其主要临床表现有腰腹部胀痛、间歇性血尿、蛋白尿、腹部肿块、贫血、高血压和肾功能不全。随着病情的发展,肾功能衰退逐渐加重,后期可进展为尿毒症。

3.超声表现

双肾外形增大,表面凹凸不平。肾内充满大小相差悬殊的囊状无回声区,难以计数的囊肿互相挤压,以致失去圆滑的轮廓,部分囊肿壁增厚,可能伴钙化强回声斑。无数小囊肿构成的声学界面回声和囊肿的后方增强效应,使囊肿间组织回声增强,难以显示正常肾实质回声(图 4-9)。可能有肾盂积水,但与囊腔不易区别。

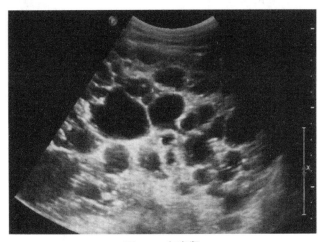

图 4-9　多囊肾

注　双肾外形增大,表面凹凸不平,肾内充满大小不等的囊状无回声区。

4.鉴别诊断

(1)多发性肾囊肿:肾囊肿数目虽多,但多可计数,而且囊肿间可见到正常肾实质回声(图 4-10)。

(2)巨大肾盂积水:多为单侧,无回声区间分隔不完全,互相连通,最大腔在中央(图 4-11)。

(3)肾囊性发育异常:肾脏外形多数缩小,常为单侧或单肾局部多囊性病变。无家族史。

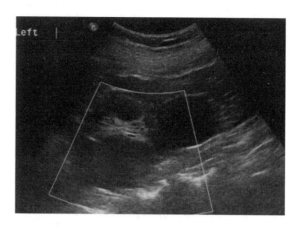

图 4-10　多发性肾囊肿

注　肾囊肿数目虽多,但囊肿间可见正常肾实质回声。

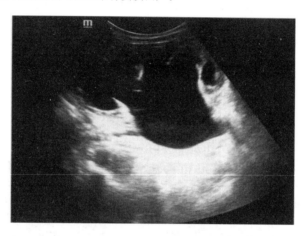

图 4-11　巨大肾盂积水

注　多为单侧,无回声区间分隔不完全,互相连通。

5.超声的临床价值

超声诊断多囊肾的准确率可高达 95%～100%。若二维超声鉴别诊断有困难,可用超声多普勒检测囊性病变内有无血流信号,超声造影观察病变内有无造影剂增强回声,可弥补二维超声的不足,对诊断有很大的帮助。若囊肿数量多、较大,且囊肿压迫肾实质而导致肾功能严重受损,可在超声引导下经皮肾囊肿穿刺,进行囊肿抽吸减压或注入硬化剂等药物治疗,以减轻压迫,缓解病情。

(三)肾肿瘤

1.病因、病理

肾肿瘤主要包括肾恶性肿瘤和肾良性实质肿瘤。90%以上的肾实质性肿块为恶性病变,主要包括肾细胞癌、肾母细胞癌,肾良性实质肿瘤中血管平滑肌脂肪瘤最多见。

肾细胞癌多见于成人,约占肾恶性肿瘤的 85%,肾母细胞癌是小儿最常见的肾恶性肿瘤。肾细胞癌病理上分为透明细胞癌、颗粒细胞癌及未分化腺癌,多数肾癌为透明细胞癌,其肿瘤组织一般分布比较均匀,但也会伴有出血、坏死或钙化等。肿瘤自肾小管上皮细胞发生,随着肿瘤的生长,可侵犯肾盂、肾盏、肾周筋膜及肾外脏器。肿瘤转移多通过血液循环转移至肺、肝、脑及骨骼等器官,也会转移到肾门淋巴结及腹膜后淋巴结。

肾血管平滑肌脂肪瘤又称为肾错构瘤,分为有结节性硬化系统疾病的常染色体显性遗传疾病和不伴结节性硬化的单发疾病。前者多数患者有面部红褐色结节硬化,同时还可伴有其他器官异常。

2.临床表现

肾细胞癌临床上表现为无痛性肉眼血尿。肾母细胞癌早期临床上可无任何明显症状。肿瘤很大时,可对周围器官产生压迫症状,如压迫胃肠道引起呕吐、肠梗阻;压迫血管造成下肢水肿、静脉曲张等。肾血管平滑肌脂肪瘤多无临床症状,当瘤内出血时,患者会突发急性腹痛、腰部肿块及低热,严重时会发生休克。

3.超声表现

(1)肾细胞癌。

1)肾实质内异常回声肿块,形状多呈圆形或椭圆形,少数肿块也可呈不规则形;2～3cm大小的肿块多呈中等回声,4～6cm大小的肿块多呈低回声,肿块内部回声均匀或不均匀;如果肿块内部出血、坏死,则会形成无回声的液性区,若有钙化,则会出现强回声。

2)彩色多普勒检查时根据肿周边血管走行及内部血管的血流表现可分为4种不同类型:抱球型、星点型、少血流型和血流丰富型。①抱球型,表现为肿瘤周边血流信号丰富,内部散在点状或条状血流;②星点型,表现为肿瘤周边彩色血流较少,仅内部有少数星点状彩色血流;③少血流型,表现为肿瘤内部很少的彩色血流信号,甚至没有血流信号;④血流丰富型,表现为肿瘤内部彩色血流信号甚多。

肿瘤侵犯周围结构及转移时,肾癌向外生长突破肾包膜,可表现为肾包膜连续性中断,肾轮廓不完整甚至肾形态失常,肾活动度受限。肾癌向内侵犯肾盂肾盏可造成肾盂积水;肿瘤血行转移可表现为肾静脉与下腔静脉低回声栓子,彩色血流信号缺损或消失;肾癌淋巴转移则表现为肾门或腹主动脉旁低回声肿块。

(2)肾母细胞癌。

1)肾实质区见圆形或椭圆形肿块,肿块边界清楚,内部回声中等稍强,一般回声均匀,当肿瘤内坏死液化时可在肿块内出现无回声区。

2)肿瘤体积较大,压迫肾窦会造成肾盂积水的表现,肿块向外扩展时肾体积增大、变形,肾包膜及周围组织破坏。

(3)肾血管平滑肌脂肪瘤。

1)肾实质内高回声肿块,后方无回声衰减,肿块形态规则、边界清晰,内部回声分布欠均匀。肿块可多发,也可单发,当肿块较大且发生出血时,内部回声不均匀,典型者呈高回声与低回声层层交错,呈"洋葱样"(图4-12)。

2)彩色多普勒表现为肿块没有明显的血流信号。

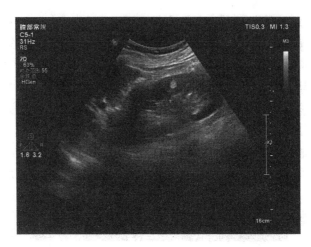

图 4-12　肾血管平滑肌脂肪瘤声像图

4.鉴别诊断

(1)与肾细胞癌鉴别:分化较好的肾细胞癌与回声较低的肾错构瘤,声像图表现有相似之处。前者表现为肿块内回声高低不均匀,肿瘤周围可有声晕,较小的包膜下肿瘤也可导致肾外形发生改变。后者虽无包膜回声,边缘不规则,但与周围肾组织有明确境界,且多以向内生长为主,仅在较大的肿瘤方可向肾外膨出,肿瘤内以高回声为主,分布较均匀,鉴别诊断多无困难。

(2)与肾错构瘤鉴别:血管含量较多的肾错构瘤,其内部回声相对较高,需与高回声型肾癌鉴别。前者边缘不甚圆滑,内部回声较高,彩色多普勒检测肾错构瘤内部血管稀少,无明显血流信号,周边无血管绕行征象。肾癌则有球体感,周边多有声晕或有血管环绕,肿瘤内部回声不均匀或血流信号较多。鉴别诊断困难时,超声造影可提供较大帮助。

(3)与肾柱肥大鉴别:在肾纵断面图上,肥大肾柱为类似椭圆形的低回声,需与肾肿瘤鉴别。仔细观察可发现肾柱与肾窦分界清楚,内部回声强度与实质回声一致,横断面显示肾柱低回声,与肾皮质相连续,相互之间无分界。而肾肿瘤横断面与肾皮质有较明显的分界,且有球体感,两者有明显区别。

5.超声的临床价值

超声检查技术可敏感地确定有无肾肿瘤,肿瘤的位置、大小及形态,同时观察肿瘤与周围血管和脏器的关系,有无转移病灶,还可进行术前分期,具有重要的临床意义。超声对体积较大、回声较高的肾肿瘤诊断敏感性较高,但是对小于2cm的肿瘤,声像图表现为低回声或弱回声者,若观察不够仔细则较易漏诊,必要时可采用超声造影协助诊断。某些肾良性肿瘤或其他病理性质的恶性肿瘤,声像图表现互有交叉时,鉴别诊断较为困难。对此,在超声引导下经皮肾穿刺活检可明确诊断。

二、肾结石

(一)病因、病理

肾结石是泌尿系统的常见疾病之一。肾结石主要是某些因素造成尿中晶体物质浓度升高或溶解度降低,晶体在局部生长、聚集,最终形成结石。男性多于女性。根据结石所含成分不同,可将其分为若干类,其中草酸钙和磷酸钙为主的结石约占 80%。肾结石可单发,也可多发,可发生在一侧肾,也可双肾同时发生。肾结石大小不一,小者如粟粒或泥沙,较大的结石呈鹿角状充满整个肾盂肾盏。

(二)临床表现

结石较小且无尿路梗阻时,临床上可无明显症状。若结石嵌顿在肾盏柄部、肾盂输尿管连接处或输尿管其他狭窄处时,可引起腰痛、血尿,合并感染时可出现尿痛、尿急、尿频、血尿。

(三)超声表现

肾结石典型声像图表现为肾盂或肾盏内出现一个或多个强回声,其后方常伴声影,彩色多普勒血流成像可在结石后方见到闪烁伪像(图 4-13)。

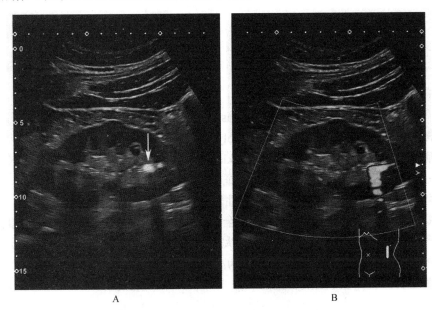

图 4-13 肾结石超声图像

注 A.灰阶超声(箭头所示为结石);B.彩色多普勒血流成像闪烁伪像。

肾钙乳症是最常见的特殊类型肾结石,其超声声像图表现为肾实质或肾盏周边部的圆形无回声区,内可见细颗粒强回声,后方伴"彗星尾"征,并可随体位变动沿重力方向移动沉淀。

(四)鉴别表现

1.肾内其他钙化灶

肾结核等肾内感染性病变最终转归为肾内钙化灶,在声像图上也表现为强回声、后方伴声影,但这类钙化通常出现在肾实质近包膜,而肾结石的强回声伴声影声像图则位于肾盏、肾盂内。

2.肿瘤伴钙化

肾脏肿瘤尤其是肾盂肿瘤伴表面钙化时,因钙化声像图与结石类似而易被误诊,但肿瘤伴钙化除了强回声伴声影外,还有内部有血流信号的实质性肿块回声。

超声因其对结石包括 X 线透光结石的高检出率和无创、无辐射成像特点,使其成为肾结石首选的影像检查方法。超声检查不但能提供有无结石,结石的大小、多少和分布等,还能通过观察有无肾盂、肾盏积水,积水程度和肾实质受压情况来评估肾结石有无梗阻、梗阻部位和程度。当患者出现感染症状时,超声可通过观察肾积水回声来判断有无肾脏积脓,并可在超声引导下行肾积脓置管引流术。

三、肾积水

(一)病因、病理

肾积水可由多种原因引起,最常见于尿路梗阻。此外,某些非梗阻原因,如先天性尿路畸形、肾盂输尿管反流、慢性尿路感染、使用利尿药和解痉药物、尿路梗阻手术后、妊娠等也常合并肾盂积水。尿路梗阻的共同病理改变是肾盂肾盏扩张、积水。

(二)临床表现

肾积水的主要临床表现是肾区胀痛,肾积水程度较重者可于患者腹部触及肿块,尤其小儿常以腹部肿块而就诊。尿路不同病理性质的梗阻病因,可产生相应的临床症状。并发感染时,可有发热、尿频、尿痛和血尿等。

(三)超声表现

1.二维超声

(1)轻度肾积水:肾外形正常,肾盂分离大于 1.5cm,肾大盏扩张,肾小盏轻度分离,肾小盏顶端呈"杯口"状,肾实质厚度正常,肾柱回声清晰(图 4-14)。

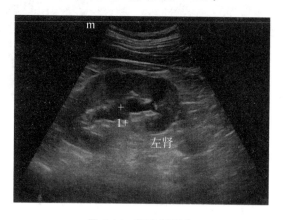

图 4-14 轻度肾积水

注 肾窦分离扩张,无回声区仅限于肾盂内。

(2)中度肾积水:肾外形轻度增大,肾盂、肾盏均明显扩张,肾小盏杯口变浅,呈圆弧状。肾实质轻度变薄,肾柱回声不清晰(图 4-15)。

(3)重度肾积水:肾盂、肾盏重度扩张,穹隆部变平。肾实质明显变薄或不能显示,肾柱呈线状,成为肾盂无回声区内的不完全分隔,甚至不能显示肾柱(图 4-16)。

2.多普勒超声

急性梗阻者肾内动脉 RI>0.7 或双侧肾动脉 RI 相差大于 0.08。CDFI 显示患侧输尿管口尿流信号明显减弱或消失。

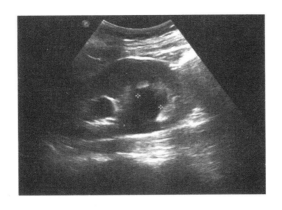

图 4-15 中度肾积水

注 肾盂与肾盏相通,呈"花朵形"。

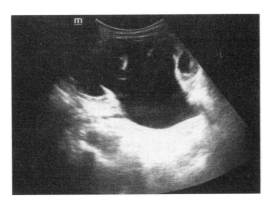

图 4-16 重度肾积水

注 多个大小肾盏与肾盂汇合的无回声区,呈"调色碟状"。

(四)鉴别诊断

1.多发性肾囊肿

多发性肾囊肿大小不等,排列散乱,囊之间分隔完整,互不相通,并可见被挤压变形的肾窦回声,肾内血管走行异常。而重度积水分隔不完整,扩张的肾盂、肾盏大小相仿,并围绕肾盂似放射状排列,最大无回声区位于中央,肾内血管走行正常。

2.结核性肾积脓

肾积水合并感染时常与结核性肾积脓难以鉴别。尽管前者肾内无回声区透声性差,但其他回声与肾积水相同,而后者无回声区内可见较多沉积,改变体位可显示向重力方向移动。此外,肾实质内可见多发钙化灶,后伴声影或呈"彗星尾征"。

3.其他因素所致肾窦扩张

如膀胱高度充盈后,可致肾窦分离,但多<1.5cm,排尿后即可恢复正常;月经期或妊娠期扩张纡曲的卵巢静脉压迫输尿管;妊娠晚期子宫与胎头可压迫输尿管。

(五)超声的临床价值

超声检查既可准确判断有无肾积水和积水的程度,又可追踪显示肾积水的原因,且超声检查不受肾功能的影响,尤其对碘过敏或静脉尿路不显影的无功能肾,该检查更具优越性。超声检查的优点还在于可多次检查,并可动态观察肾积水治疗前后的变化,估测术后患侧肾功能的转归。

四、肾结核

(一)病因、病理

肾结核是较常见的肾特异性感染,主要为结核杆菌经血行感染。肾结核早期由肾皮质内的结核结节形成结核性肉芽组织,中央为干酪样坏死组织,边缘为纤维组织增生。如病灶逐渐浸润扩大,会形成干酪样脓肿或空洞。病情进一步发展,肾内充满干酪样、钙化物质,甚至形成肾积脓,全肾破坏。肾盂与输尿管交界处结核结节和溃疡、纤维化会导致输尿管狭窄、肾积水,加快肾功能破坏。若肾功能完全丧失,则被称为"肾自截"。

(二)临床表现

肾结核早期多无明显临床症状。病灶累及范围扩大或合并感染时,可出现尿频、尿急、尿痛、血尿、脓尿等症状。病情较重,引起结核性肾积脓或有肾周围炎时,可出现腰痛或局部肿胀,并有明显压痛;引起肾积水时,可触及肾区肿块。病情较重或合并其他脏器感染时,可出现消瘦、发热、贫血等症状。

(三)超声表现

肾结核的声像图与结核病灶累及肾的范围和病理演变过程密切相关,表现多种多样:肾形态饱满、规则,肾盂、肾盏扩张、积水,肾内囊状无回声区以及肾内纤维化或钙化产生的强回声。以上声像图表现可同时出现(图 4-17)。

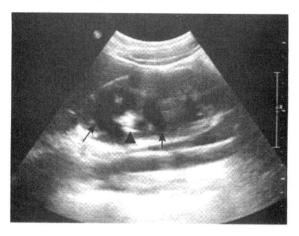

图 4-17　肾结核声像图

注　多个无回声区(箭头),斑片状强回声(三角形)。

(四)鉴别诊断

超声检查肾结核应注意与以下疾病鉴别。

1.与复杂性肾囊肿鉴别

结核性肾空洞与感染性、出血性及多发性肾囊肿,声像图表现有相似之处。前者多位于肾髓质或肾乳头以上区域,边缘不规则,壁较毛糙或稍厚,无回声区内透声较差,其周围可有斑点状或斑片状强回声;后者多见于肾包膜下或肾皮质部,多发性肾囊肿的囊壁光滑,无回声区内透声好,尿液检查多无改变;出血性或感染性肾囊肿,张力较高,多为圆形,虽囊壁可稍毛糙,但其内透声性较肾结核空洞或肾盏积脓更差,病情较重者常可见血凝块或脓栓样回声。鉴别诊断发生困难时,可结合临床症状、实验室及其他影像学检查综合判断。

2.与肾肿瘤鉴别

呈弱回声的结核性肾空洞与弱回声肾细胞癌,两者鉴别有一定难度。前者病灶后方有回声增强效应。而肾癌团块内回声较多,分布不均匀,其后无回声增强改变,较大的肿瘤可有回声衰减征象。应用彩色多普勒和声学造影,观察病灶内有无血流信号或造影剂增强,对两者的诊断与鉴别意义较大。

(五)超声的临床价值

超声诊断肾结核具有重要的临床意义。但由于肾结核初期的声像图表现缺乏特征性,敏感性较低,若超声能与尿抗酸杆菌检验和静脉尿路造影检查联合应用,对肾结核的诊断价值更大。

五、肾损伤

(一)病因、病理

肾损伤以外伤最为多见,其中闭合性肾损伤约占 80%,开放性肾损伤约占 20%。肾损伤分为以下 4 种类型。

1.I 型

肾挫伤,有外伤史,肾实质内有挫裂伤,但被膜和集合系统完整,被膜下可有小血肿。

2.II 型

肾实质裂伤,肾实质和被膜破裂,肾内有血肿,并常伴有明显肾外血肿。

3.III 型

肾盏撕裂或肾盏和肾盂撕裂,内有血凝块,同时有肾实质损伤,但肾被膜完整。

4.IV 型

肾广泛性撕裂或断裂,肾被膜、实质和集合系统均有广泛的损伤,甚至肾蒂完全断裂。

(二)临床表现

肾损伤的主要临床表现为伤侧腰腹部肿胀、疼痛或强直,血尿是最主要的症状,严重程度不一,为镜下或肉眼血尿。损伤程度较重者,可出现血压下降、休克,甚至死亡。

(三)超声表现

1.肾损伤声像图

由于肾损伤的程度不同,病理改变各异,根据肾损伤声像图所见,并结合 Nunn 肾损伤分类法,可将肾损伤的声像图表现分为以下 4 种类型(图 4-18)。

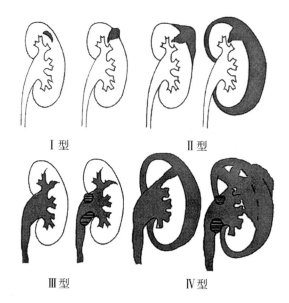

Ⅰ型　　　　　　　　　　　Ⅱ型

Ⅲ型　　　　　　　　　　　Ⅳ型

图 4-18　肾损伤示意图

（1）Ⅰ型：肾挫伤。声像图表现为肾轮廓轻度肿大，肾实质内显示局限性范围较小的弱回声或无回声区。肾包膜完整，但肾包膜下可有范围较小的弱回声或透声较差的无回声区，少数肾窦轻度分离，内有"云雾状"低回声。

（2）Ⅱ型：肾实质裂伤。肾弥漫性或局限性肿大，肾包膜局部向外膨出，内为透声稍差的无回声区。实质内显示边缘不规则的弱回声或无回声区，肾周围可有类似回声。因受肾实质内或肾周围血肿压迫，肾窦可有变形，彩色多普勒检测血肿内无血流信号。

（3）Ⅲ型：肾盏撕裂。多数患者肾外形明显增大，但肾包膜连续性较好。肾实质内可见边缘不规则的无回声区。肾窦范围扩大，外形不规整或回声散乱，与肾皮质分界不清。肾盏和肾盂不同程度地分离扩张，其内有较多积血，呈透声较差的无回声区。若有血块堵塞肾盂输尿管连接部或远端输尿管时，肾盂积血量较多，无回声区内可见"云雾状"低回声漂浮。血凝块回声多较高，可沉积在积血无回声的较低位置，改变体位实时观察血凝块有向重力方向浮动的声像图改变。

（4）Ⅳ型：肾广泛性撕裂（复合型）。除有Ⅱ型和Ⅲ型肾创伤的声像图表现之外，肾创伤较重者，肾可完全性断裂或断裂成数块，肾周脂肪囊内可见范围较大的弱回声和无回声区，血凝块机化后可形成高低不均匀的混合回声。

2.肾周围血肿声像图

肾周围可见透声较差的无回声区，其内有"云雾状"低回声。无回声区的形态与出血量的多寡、时间和病因有密切的关系。一般出血量较少、出血时间较长的患者，肾周围无回声区多呈残月形；若在较短时间内有大量出血时，可呈现椭圆形透声较差的无回声区；随着时间的推移，血肿内血凝块机化时，无回声区内可见类实质样低回声或高回声沉积。

（四）鉴别诊断

肾损伤需要与肾肿瘤相鉴别，结合病史以及肾损伤声像图直接征象及间接征象较容易鉴别。

（五）超声的临床价值

超声不仅能迅速而准确地判断有无肾损伤和损伤的程度,动态观察肾损伤后的出血情况,还可根据不同程度肾损伤的声像图征象进行分型,若结合彩色多普勒和超声造影检查,可进一步了解有无肾血管损伤及其肾内的血供情况等,从而为临床诊断与治疗提供可靠依据。

六、肾先天性异常

（一）病因、病理

肾先天性异常是泌尿系统比较常见的疾病,约占泌尿系统疾病的 10%,其中肾畸形约占泌尿系统畸形的 60%,同时可伴有泌尿生殖系统及其他系统脏器的先天性异常。肾先天性异常的种类繁多,包括肾的大小、数目、轮廓、形态、结构、位置、肾盂、轴向及其血管等均可发生异常。常见的有肾发育不全、先天性肾缺如、重复肾、马蹄肾、异位肾等。

（二）临床表现

肾先天性异常多无明显临床症状,并发尿路感染、结石及肾积水时,可出现腰腹部疼痛、尿频、尿急、血尿等症状。

（三）超声表现

先天性单侧肾缺如灰阶超声表现为一侧肾窝、盆腔及胸腔内均未见肾回声,另一侧肾窝内见肾组织,其体积通常增大,形态和结构正常,肾内部血流信号分布正常。

（四）鉴别诊断

先天性肾缺如必须排除异位肾后方可诊断,超声检查一侧肾区无肾回声,原肾床被毗邻脏器所占据,对侧肾代偿性增大,需与以下疾病鉴别。

1.与异位肾鉴别

正常肾区无肾回声,若异位肾伴有肾发育不全并被肠管内气体所遮盖时,易误诊为肾缺如。做膀胱检查若显示两个输尿管开口,并有喷尿征象,则为异位肾,仔细观察输尿管走行沿途区域或对侧肾下方周围,可显示小肾回声;若仅有一个输尿管开口,则应考虑肾缺如的可能。

2.与融合肾鉴别

一侧肾轮廓增大,肾内可见两组肾窦、两个肾门和两个输尿管,并可寻找到两个输尿管开口至乳头时,则为融合肾;若一侧肾轮廓增大,经仔细而又全面的检查均未见异位肾和融合肾迹象时,则应考虑肾缺如。

3.与肾发育不全鉴别

发育不全的肾位置较低,体积较小,加上受附近肠道气体影响,若超声检查不够细致,容易因漏诊而做出肾缺如的诊断,多见于右侧肾。

（五）超声的临床价值

超声检查不仅可显示肾的位置、形态和内部结构,同时还可检测肾的血流动力学改变及其有无积水、结石等并发症。结合病史,借助 CT、静脉尿路造影等进行综合分析与判断,可提高对肾先天性异常确诊的准确率。

（崔剑楠）

第四节　输尿管疾病

一、输尿管结石

（一）病因、病理

结石多数来源于肾脏，男性多于女性（4.5∶1）。原发者很少见，几乎都与狭窄、憩室、异物、感染等输尿管病变有关。输尿管解剖上的 3 个生理狭窄部是结石最易停留的部位，输尿管下 1/3 段者最多见，占 60％～70％。结石多为单侧，双侧共占 10％左右。输尿管结石是造成尿路梗阻的最常见原因。结石部位越高，梗阻程度越重，对肾脏的损害亦越严重。同时可并发感染。

（二）临床表现

结石对局部输尿管的刺激、损伤，可引起输尿管痉挛性收缩，出现阵发性剧烈疼痛或钝痛，并向大腿内侧放射。黏膜的损伤和刺激可引起不同程度的血尿，黏膜水肿使阻塞加重。

（三）超声表现

集合系统分离扩张。扩张的输尿管突然中断，并在管腔内显示强回声团，与管壁分界清楚，后方伴有声影。彩色多普勒超声显示患侧输尿管开口尿流信号明显减弱或消失，结石后方可见"闪烁征"。有肾盂扩张的情况下，位于第一狭窄处的结石容易显示（图 4-19）。位于第二狭窄处的结石，左侧先显示髂总动脉末端，右侧显示髂外动脉起始部，在动脉和伴随静脉前方可能显示无血流的管状结构及其内部的结石回声（图 4-20）。第三狭窄处的结石表现为输尿管开口处或乳头内的结石回声及远端扩张的输尿管（图 4-21）。输尿管结石引起的急性尿路梗阻可致肾内动脉 RI 增高。

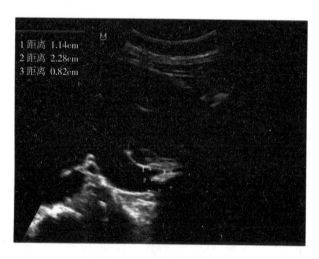

图 4-19　左输尿管结石

注　输尿管第一狭窄处结石并左侧输尿管上段扩张，左肾积水。

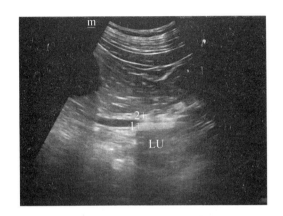

图 4-20 左输尿管(LU)中段结石并输尿管上段扩张

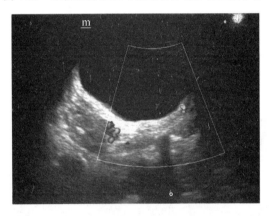

图 4-21 输尿管第三狭窄处结石

(四)鉴别诊断

1.肠道内容物

沿扩张输尿管向下扫查过程中,若输尿管有弯曲或声束偏移,容易将肠管内容物误诊为输尿管结石。对此,实时观察可发现肠管内容物随肠管蠕动而时隐时现。

2.膀胱结石

输尿管间质部的结石与膀胱结石声像图相似。对此可通过改变体位实时观察结石位置变化,若可随重力方向移动者为膀胱结石,反之则为输尿管末端结石。

3.输尿管肿瘤

乳头状肿瘤在输尿管无回声区的衬托下,可呈现出高回声。仔细观察可见输尿管局部管腔呈不规则中断,肿瘤表面不光滑,且与管壁无分界,有僵硬感。浸润性肿瘤则以管壁不规则增厚为主,较容易与结石相鉴别。

(五)超声的临床价值

输尿管结石临床多见,既往以尿路 X 线片、静脉尿路造影或逆行尿路造影检查为主,但输尿管阴性结石,X 线片显示不清;静脉尿路造影常因肾功能的状况而受限制。近年来,经腹、经阴道或经直肠超声多普勒及口服或静脉滴注甘露醇、硫酸镁、呋塞米等增加输尿管显示调节法,使超声对输尿管结石的诊断日趋完善。

二、输尿管肿瘤

（一）病因、病理

输尿管肿瘤是一种较少见的输尿管疾病且恶性居多,多发生于中、下段,病理上良性病变多为输尿管息肉或腺瘤,恶性病变多为输尿管移行上皮乳头状癌。输尿管与肾盂、膀胱和尿道均覆盖着尿路移行细胞上皮。尿内如果有致癌物质,便可能引起任何部位的尿路上皮发生肿瘤。

（二）临床表现

输尿管肿瘤多见于 40～70 岁的中老年,男与女之比为 3∶1。主要临床表现为无痛性肉眼或镜下血尿,少数因尿路梗阻而引起腰、腹部疼痛。当有血块通过输尿管狭窄部时,可发生肾绞痛等。

（三）超声表现

输尿管癌的声像图表现为扩张的输尿管管腔内出现低回声肿块或管壁呈局限性不均匀增厚,肿块以上的输尿管和同侧肾脏见不同程度的积水(图 4-22)。肿块内部通常仅见少量血流信号,造影后呈早增强、中等增强或高增强以及快速消退。

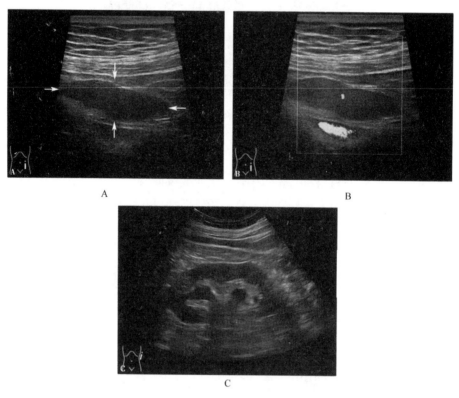

图 4-22　输尿管癌超声图像

注　A.灰阶超声,输尿管癌病灶(箭头);B.能量多普勒超声;C.患侧肾积水。

如输尿管癌由肾盂癌种植而来,同时可在同侧肾盂、肾盏内见相似回声肿瘤;如输尿管癌种植于膀胱,可在膀胱内见类似回声的肿瘤。当肿瘤向周围组织浸润时则表现为肿块与周围组织分界不清,常形成形态不规则的低回声或不均匀回声肿块。如有淋巴转移,则在肾门、后腹膜或盆腔出现圆形或椭圆形低回声结节。

(四)鉴别诊断

正常输尿管的超声显示率较低,当输尿管有肿瘤或积水存在时,其显示率可有不同程度的提高,但显示率的提高受输尿管位置影响较大,其中位于跨髂血管水平以上和膀胱后方的输尿管癌病灶较易检出,其余位置的肿瘤病灶因受肠道气体影响而检出率较低。超声造影检查在一定程度上帮助肿瘤病灶的检出及鉴别。

三、输尿管囊肿

(一)病因、病理

输尿管囊肿是一种先天性输尿管末端发育异常疾病。输尿管囊肿是由于胚胎期输尿管与生殖窦间的一层隔膜吸收不全或持续存在,导致输尿管口狭窄、尿液引流不畅而形成囊肿。囊肿通过一窄小的出口与膀胱相连通,但无膀胱内尿液输尿管反流。囊肿出口有明显狭窄者,囊肿轮廓较大,其近段输尿管扩张和并发肾积水的程度也较重。后天性因素所致输尿管囊肿罕见,如输尿管口周围炎症、水肿、黏膜膨胀,造成输尿管口狭窄,并呈不同程度的梗阻,在尿液的作用下形成囊肿。

(二)临床表现

早期患者输尿管囊肿较小时临床上多无明显症状,继发感染或因囊肿出口部狭窄较重,导致输尿管扩张和肾积水时,出现尿路感染及尿路梗阻的症状,如尿频、尿急、尿痛及排尿困难等。

(三)超声表现

二维超声显示膀胱三角区一侧呈圆形环状结构,壁菲薄而光滑,类似“金鱼眼”(图 4-23)。实时观察环状结构时大时小,即“膨缩征”。纵断面检查,可见囊肿与扩张的输尿管盆腔段连通。较大的囊肿在排尿时囊壁移向后尿道口,并不同程度地阻断尿流。彩色多普勒显示囊壁开口内向膀胱的尿流信号。少数囊肿合并结石者,在囊肿内显示点状或团状强回声,后伴有声影,有时可见结石回旋于囊肿与其上端扩张的输尿管之间。

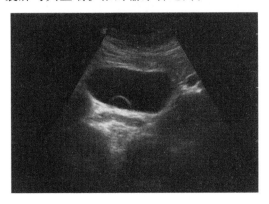

图 4-23　输尿管开口囊肿

注　膀胱三角区一侧呈圆形环状结构,壁菲薄而光滑。

（四）鉴别诊断

1.输尿管脱垂

本病与输尿管发育过长或管壁过度收缩有关。声像图显示膀胱三角区一侧或两侧见乳头状突起,表面光滑,中间有切迹,也可通过实时观察肿物有无增大与缩塌变化相鉴别。

2.输尿管憩室

本病与输尿管囊肿的声像图表现有明显不同,输尿管憩室多发生在输尿管与膀胱交界处,其特点是囊性肿物不突入膀胱腔,而位于膀胱外输尿管一侧。

3.膀胱憩室

本病多表现为突出于膀胱之外的囊性结构,呈圆形或椭圆形,可与膀胱壁相通,排尿后该憩室可缩小(图4-24)。

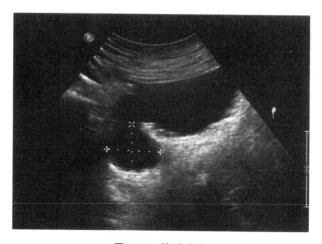

图4-24 膀胱憩室

注　可见一囊性无回声区突出于膀胱之外,可与膀胱壁相通。

（五）超声的临床价值

超声检查能够清楚地显示输尿管囊肿的形态和舒缩变化的特征,容易诊断。尤其对小儿患者,可免除膀胱镜检查和尿路造影时其不合作的麻烦。静脉尿路造影在显示合并畸形方面优于超声检查。CT和MRI也可用于输尿管囊肿的诊断,但是其敏感性和特异性均低于超声检查,很少使用。

四、输尿管狭窄

（一）病因、病理

输尿管狭窄可由多种疾病引起,多数为先天性肾盂输尿管连接部狭窄,其次为输尿管膀胱交界处狭窄,也可因膀胱、神经系统、下尿路梗阻和盆腔内脏器术后等因素引起。先天性输尿管狭窄的病理改变多见于狭窄段肌层肥厚、发育不良和纤维组织增生。

（二）临床表现

早期或轻度狭窄时常无症状,严重时可有腰痛、血尿等,临床触诊可于侧腰部触及肿大的肾。继发感染时可出现发热和膀胱刺激症状等。

（三）超声表现

输尿管狭窄按病变发生部位分为以下几类。

1.肾盂—输尿管连接部狭窄

超声可见集合系统扩张为无回声区,可呈"手套状",扩张的肾盂下端呈"漏斗状"为其特征性表现。输尿管上、中、下段均无扩张。

2.输尿管盆段狭窄

多为双侧输尿管受累,可同时发病,也可先后发病,超声表现为盆腔段输尿管逐渐变窄,肾盂及输尿管上、中段扩张。

3.输尿管下段狭窄

输尿管膀胱壁间段狭窄表现为肾盂及全程输尿管均扩张,至膀胱壁间段逐渐变窄,可呈典型的"鸟嘴状"改变。

（四）鉴别诊断

输尿管狭窄需与输尿管结石或肿瘤引起的输尿管积水鉴别,后两者是由相关疾病造成的输尿管梗阻,声像图上有结石或肿瘤的改变,而输尿管狭窄则没有这种改变,此外,输尿管逐渐变窄的特点在后两种疾病声像图上一般没有的。

（五）超声的临床价值

超声能够清晰准确地观察到肾、输尿管的形态,通过对直接征象和间接征象的诊断,可明确病因,为临床治疗提供客观的依据。尽管有时声像图显示输尿管狭窄不如静脉和逆行上尿路造影更为直观,尤其对输尿管狭窄范围的显示较为不易,但是超声可以很敏感地检出肾盂积水,并根据输尿管扩张与狭窄的声像图表现,提示输尿管狭窄的位置与狭窄的程度,从而为临床诊治本病提供较为可靠的依据。

（崔剑楠）

第五节　膀胱疾病

一、膀胱结石

（一）病因、病理

由尿路感染、下尿路梗阻、营养代谢障碍等因素而造成。膀胱结石男多于女。膀胱结石多在膀胱内形成,少数来自肾。

（二）临床表现

在临床上常见排尿时剧烈疼痛、尿频、尿线中断和脓血尿。X线检查可帮助诊断。

（三）超声表现

在超声显像中可见到充盈膀胱液性暗区内有较强的光团回声,其后有声影,转动体位可以看见结石在膀胱内随体位改变而移动。结石光团仅能看见近侧端表面轮廓,远侧端边界则由于被声影遮盖而不显示(图4-25)。

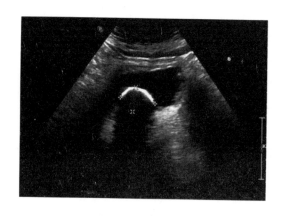

图 4-25　膀胱结石

注　膀胱内可见一强回声光团,后伴声影

二、膀胱肿瘤

(一)病因、病理

膀胱肿瘤在泌尿系统肿瘤中最为常见。膀胱癌的发生与苯胺染料等化学物质、吸烟、病毒感染以及膀胱黏膜的慢性炎症等慢性刺激有一定关系。病理上分为上皮肿瘤、非上皮肿瘤;其中上皮肿瘤占98%,而上皮肿瘤又以移行上皮乳头状癌最多见,约占90%,其余为移行上皮乳头状瘤、鳞状细胞癌和腺癌等。

(二)临床表现

膀胱肿瘤的典型临床症状为无痛性全程肉眼血尿,也可出现尿频、尿急、尿痛等症状。此外,若肿瘤坏死、继发感染和凝血块形成时,肿瘤浸润输尿管会导致单侧或双侧肾盂、输尿管积水。若肿瘤浸润或膀胱内血凝块阻塞尿道内口,可出现排尿困难和尿潴留。

(三)超声表现

常见的膀胱肿瘤超声表现多为向膀胱腔内凸出的膀胱壁肿块,呈乳头状或菜花状,中等回声或高回声,肿块基底部与膀胱壁相连,基底部可宽可窄。彩色血流图显示肿瘤的基底部有彩色动脉血流进入肿瘤。膀胱移行上皮乳头状瘤或分化较好的移行上皮乳头状癌呈中高回声的乳头状或菜花状肿块,肿块向膀胱腔内突起,膀胱肌层回声未受破坏。分化较差的乳头状癌、膀胱鳞状细胞癌及腺癌则基底较宽,肿块向肌层侵犯,肿块附着处膀胱壁层次不清。

根据声像图中移行上皮乳头状癌向膀胱壁侵犯的深度和肿瘤基底部宽阔的程度,可估计肿瘤的性质并做出分期。T_1 期的肿块偏小,呈乳头状,多有蒂,边界清楚,膀胱壁局部增厚,黏膜连续性破坏,肌层回声无中断。T_2 期的肿块较大,形态不规则,呈菜花样或乳头状,基底部较宽,与肌层界限不清。T_3 期的肿块侵犯肌层深部,膀胱充盈时肿块多向膀胱外隆起。T_4 期的肿块膀胱外界膜界限不清。

(四)鉴别诊断

1.膀胱肿瘤与膀胱结石的鉴别

膀胱肿瘤呈中低回声,当表面坏死伴钙化时也可表现为强回声后伴声影,此时要与膀胱结石鉴别,鉴别要点:改变体位时,肿瘤钙化灶不能沿重力方向移动,而膀胱结石会沿重力方向移动;此外膀胱肿瘤内可有血流信号。

2.膀胱肿瘤与凝血块的鉴别

膀胱内凝血块可随着体位的变化而移动,内部没有血流信号,而膀胱肿瘤不会随体位变化移动,内部可有血流信号。

(五)超声的临床价值

超声诊断膀胱肿瘤是临床首选的一种无创检查方法,相比膀胱镜检查,超声不受肉眼血尿和尿道狭窄等因素的限制,能够较好地观察膀胱镜容易遗漏的地方,并能对膀胱肿瘤进行分期,同时还能显示盆腔淋巴结转移的情况,是膀胱镜检查的良好补充。但超声对地毯样早期肿瘤以及 3mm 以下的肿瘤容易漏诊。微探头导管超声由于其高频率、近距离探测的优势,能够清晰显示膀胱壁的 3 层结构,确定肿瘤与膀胱壁层的关系以及肿瘤与输尿管出口的精确距离,微探头超声与膀胱镜联合使用对膀胱肿瘤的术前分期有较大的帮助。

三、膀胱憩室

(一)病因、病理

膀胱憩室分为先天性和后天性两类。先天性膀胱憩室即真性憩室,主要为膀胱壁的先天性发育缺陷,也可来自未闭的脐尿管。此类型的憩室壁与正常膀胱壁连续,往往累及肌层,有肌纤维存在;后天性膀胱憩室又称假性憩室。多因下尿路梗阻后,排尿阻力加大,膀胱内压力升高,膀胱壁肌层断裂,黏膜由肌束、纤维束间隙外凸而形成憩室。

(二)临床表现

临床上多见于后天性膀胱憩室,可由前列腺增生症、尿道狭窄等下尿路梗阻性疾病引起。憩室大小相差悬殊,大者可超过膀胱,约 5% 合并憩室内结石。膀胱憩室较小时无明显症状,较大的憩室会出现尿不尽,巨大憩室可在下腹部扪及肿块。

(三)超声表现

膀胱憩室超声表现为膀胱壁周围囊状无回声区,无回声区与膀胱有交通口(图 4-26),排尿前后无回声区大小会发生变化。当憩室内伴有结石时,表现为强回声伴声影;当憩室合并肿瘤时,在憩室腔内可现实质性肿块,与膀胱壁相连。

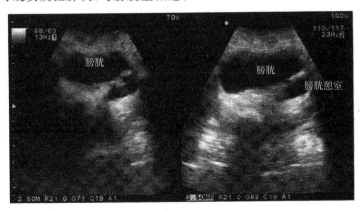

图 4-26 膀胱憩室声像图

注 膀胱与憩室之间尿液流动。

（四）鉴别诊断

1.与卵巢囊肿鉴别

卵巢或盆腔内囊肿也可表现为膀胱周围的无回声区，但不与膀胱相通，且排尿后也不会发生大小改变。

2.与脐尿管囊肿鉴别

胚胎发育时期脐尿管没有完全闭锁而形成位于膀胱顶部、脐与膀胱之间的椭圆形无回声区，边界清楚，不与膀胱相通。

3.与先天性巨输尿管鉴别

输尿管走行显示椭圆形或管状的无回声区，通常伴有不同程度的肾积水，膀胱形态正常。

（五）超声的临床价值

超声检查可以明确诊断有无膀胱憩室，并寻找到憩室开口。了解憩室的位置、大小和数目，同时尚可观察憩室内壁是否光滑，憩室排空情况，憩室内有无结石、肿瘤等并发症，以便为临床制订相应的治疗方案提供依据。

（崔剑楠）

第六节　前列腺疾病

一、前列腺炎

（一）病因、病理

成年男性常见疾病，由尿道上行感染、血行感染、会阴部外伤及老年性前列腺增生等疾病引起前列腺组织水肿，有时精囊腺可受累。治疗后大部分炎性可消退，少数重者可变为前列腺脓肿。慢性前列腺炎的致病因素复杂多样，分为细菌性和非细菌性两类，以非细菌性多见，与尿液刺激、免疫反应异常、衣原体感染等因素有关。病理可见前列腺增大、纤维化、瘢痕形成。

（二）临床表现

急性前列腺炎起病急，主要表现为尿急、尿频、尿痛、直肠及会阴部疼痛，多有寒战、高热、排尿困难等症状。慢性前列腺炎患者有骨盆区域疼痛、排尿异常、性功能障碍、焦虑、失眠等症状。

（三）超声表现

1.急性前列腺炎

前列腺大小正常或轻度增大，边界回声清晰，包膜完整，两侧形态对称。腺体组织呈弱回声，回声均匀或大致均匀，部分腺体内可见单个或多个低回声区。脓肿形成时腺体肿大，内探及不规则液性暗区，因组织不完全液化，暗区内可见少量组织回声或细小点状强回声漂浮。脓肿较大时前列腺形态失常，局部隆起。

2.慢性前列腺炎

前列腺增大、正常或小于正常，包膜完整。内回声不均，呈不规则点状、斑片状强回声，形态不规则，有时也可表现为正常图像。慢性前列腺炎常伴有前列腺钙化，腺体内可见强回声斑块，后方伴或不伴声影。周围邻近器官无继发压迫侵犯现象。

(四)鉴别诊断

急性前列腺炎可根据患者病史、临床症状及直肠指诊确诊,超声图像表现并无特异性,可观察有无脓肿形成或排除其他前列腺疾病。

慢性前列腺炎可根据临床症状及前列腺液化验即可诊断,常需与前列腺增生症和前列腺癌相鉴别。

1.与前列腺增生症鉴别

前列腺增生患者前列腺增大饱满,增大腺体内回声不均匀,可凸向膀胱腔。经直肠扫查可显示移行区增生。

2.与前列腺癌鉴别

前列腺癌患者前列腺内不均质低回声,包膜连续中断。不易与慢性前列腺炎区别时可进行超声引导下穿刺活检鉴别。

(五)超声的临床价值

急性前列腺炎超声图像无特征性,仅起到辅助诊断作用,排除其他疾病,如需确诊,则需根据病史、临床症状及直肠指诊等诊断。慢性前列腺炎超声图像同样无明显特征,但对与前列腺增生和前列腺癌的鉴别诊断有着一定意义。

二、前列腺增生症

(一)病因、病理

前列腺增生症是老年男性的常见疾病,好发于内腺,病因不明确,可能与性激素平衡失调有关,病理表现为腺组织、平滑肌及纤维组织增生,形成增生结节,增生主要部位在尿道内口周围腺体,压迫尿道,使尿道变细,阻力增加,造成尿路梗阻、膀胱壁增厚和假性憩室。

(二)临床表现

前列腺增生早期最突出的症状为尿频、尿急,以夜间明显。中期为排尿困难、尿等待、尿流中断及尿潴留等。晚期可出现尿失禁,易发生在患者入睡后。

(三)超声表现

(1)前列腺增大:增生前列腺体积增大,尤以前列腺前后径增大最为重要。临床上多用前列腺重量来确定是否存在良性前列腺增生(BPH),由于前列腺的比重为 1.00~1.05,故前列腺重量基本等于其体积。

(2)前列腺形态变圆、饱满,向膀胱突出:前列腺增生显著者腺体呈球形增大,可向膀胱凸出。在前列腺各部位增生程度不一致时,腺体可呈不对称改变。

(3)前列腺内出现增生结节:前列腺内回声不均,可呈结节样改变,增生结节多呈等回声或高回声。尿道受增生结节压迫而使其走行扭曲。

(4)前列腺内外腺比例失调:前列腺增生主要是内腺增大,外腺受压变薄,内外腺比例在2.5∶1以上。

(5)前列腺内外腺之间出现结石:增生前列腺的内、外腺之间常出现点状或斑状强回声,可呈弧形排列,后方伴声影,也可表现为散在的点状强回声,后方不伴声影。前列腺结石多和良性前列腺增生同时发生,通常没有症状及较大危害,但靠近尿道的结石如果较大,会对后尿道产生压迫。

(6)彩色血流图表现为内腺血流信号增多:前列腺增生是良性病变,与正常腺体组织比较,增生组织的供血增加,因此,内腺可以见到较丰富的血流信号,在增生结节周围可见血流信号环绕。

(7)出现膀胱小梁和小房、膀胱结石、肾积水等并发症:前列腺增生引起的尿路梗阻会引起残余尿量增多、尿潴留。可引起膀胱壁增厚,小梁、小房形成,膀胱结石及肾积水等并发症。

(四)鉴别诊断

(1)前列腺增生与前列腺癌的鉴别:前列腺增生的发病部位主要位于内腺(移行区),前列腺增生结节呈圆形或类圆形、规则,多呈中等回声,前列腺癌的发病部位主要位于外腺(周缘区),多呈不规则低回声区,对早期前列腺癌及前列腺增生合并前列腺癌鉴别较困难,可行超声引导下穿刺活检。

(2)前列腺增生与膀胱颈部肿瘤的鉴别:关键要注意观察前列腺内部结构情况以及膀胱壁是否遭到破坏,必要时经直肠探测能更清晰地显示病变。

(3)前列腺增生与慢性前列腺炎的鉴别:慢性前列腺炎前列腺大小正常或稍大,内部回声不均匀,包膜可增厚,结合临床症状或直肠指检及前列腺液化验可与前列腺增生鉴别。

(五)超声的临床价值

前列腺体积对临床诊断与治疗有较大的帮助,为了准确测量前列腺各径线,如果经腹超声无法清晰显示前列腺,应进一步采用经直肠超声探测。

三、前列腺癌

(一)病因、病理

前列腺癌是男性泌尿系统常见肿瘤,好发于外腺,病因尚不明确,可与家族遗传、饮食习惯等有关,欧美国家发病率远高于我国,但近年来我国发病率有上升趋势。病理包括腺泡腺癌、导管腺癌、鳞状细胞癌等,腺泡腺癌较为多见,约占95%。前列腺癌约70%发生于周缘区,10%~20%发生于前区,5%~10%发生于中央区。

(二)临床表现

前列腺癌早期无明显临床症状,以往发现时多数已属晚期,逐渐增大的腺体压迫尿道可引起进行性排尿困难,肿瘤压迫直肠可引起大便困难,压迫神经可引起会阴部疼痛等。

(三)超声表现

(1)二维超声:前列腺癌70%发生于周缘区。早期前列腺癌声像图往往仅显示周缘区的低回声结节或等回声结节,边界清晰或不清晰,形态欠整齐。病灶向外生长,可超过包膜,进入前列腺周围脂肪组织。一部分前列腺癌灶内有钙化征象。由于经腹壁、经会阴前列腺检查的探头频率低,难以发现较早期的前列腺癌,因此,以上表现主要是通过经直肠超声获得的。中、晚期前列腺癌的声像图容易识别,表现为前列腺内部回声不均匀,边界不整齐,高低不平,甚至包膜不完整,左右不对称。晚期前列腺癌可侵犯精囊、膀胱、直肠等。

（2）彩色多普勒：彩色血流图在一部分前列腺癌显示低回声结节处彩色血流信号明显增加，当患者前列腺特异抗原（PSA）增高，而声像图正常时，如果彩色多普勒检查发现非对称性和异常血流则提示有前列腺癌的可能性，需进一步做前列腺穿刺活检帮助确诊。

（四）鉴别诊断

（1）前列腺增生。

（2）膀胱颈部肿瘤：膀胱颈部癌可侵入前列腺，前列腺癌也可侵犯膀胱，向膀胱内生长，此时两者须鉴别。鉴别要点是膀胱癌自膀胱向腺体内侵犯，而前列腺癌自腺体外后侧向前延伸，膀胱颈部肿瘤 CDFI 多能发现一支滋养血管，而前列腺癌少有这种典型的图像。此外，血清 PSA 检查也有助于两者的鉴别。

（五）超声的临床价值

经直肠超声检查能清晰地显示前列腺及其周围邻近组织的受侵情况，对于前列腺癌的早期发现和诊断起到了积极的作用，已成为诊断前列腺癌的常规检查方法。然而，多种前列腺疾病都可使血清 PSA 增高，因此，当 PSA 增高时，需对前列腺疾病做出鉴别诊断，例如，外腺的低回声病灶还存在其他良性病变的可能性，如炎性结节、良性增生，加之内腺的增生结节需要与内腺的癌灶鉴别等，使单纯的影像学诊断受到一定的局限，最终仍然需要前列腺穿刺活检来帮助诊断。超声对盆腔淋巴结的显示能力不足，前列腺癌的临床分期多须依靠 CT、MRI。

PSA 是对前列腺癌诊断和分期的一项重要指标。将 PSA 测定和经直肠超声检查结合分析是前列腺癌诊断的重要进展，可有助于提高前列腺癌的早期诊断率。前列腺癌组织、增生的前列腺组织和正常前列腺组织均可产生 PSA，但它们的每克组织对血清 PSA 水平上升的贡献明显不同，依次为 3ng/mL、0.3ng/mL 和 0.12ng/mL。计算前列腺体积可获得预计血清 PSA（PPSA）值。PPSA＝0.12V（前列腺体积）。比较实际 PSA 测值与 PPSA 可估计发生前列腺癌的可能性大小，并且可粗略估计肿瘤组织的体积，TV＝（PSA－PPSA）/2。肿瘤的体积大小与前列腺癌的浸润和转移密切有关，也可将血清 PSA 除以前列腺体积，得到 PSA 密度（PSAD），PSAD＝PSA/V。PSA 密度反映每克组织可产生多少血清 PSA。对一些病例可做 1 年内的动态观察，了解有关指标的变化情况，如 1 年内血清 PSA 上升率大于 20％ 则为不正常，经直肠超声引导下做前列腺穿刺活检可提高前列腺癌组织的检出率。

超声引导下前列腺穿刺活检术包括经会阴前列腺穿刺和经直肠前列腺穿刺术两种。经会阴穿刺术前一般不需要灌肠。穿刺前对会阴部进行消毒和局部麻醉，在直肠超声引导下对前列腺穿刺目标进行穿刺。经直肠前列腺穿刺术前患者需灌肠，用端射式直肠超声探头扫描前列腺，找到可疑目标后将电子穿刺引导线对准穿刺目标，穿刺后需服用抗生素以预防感染。

穿刺方法有 6 针点位穿刺、8 针点位穿刺等。前列腺穿刺点数增加能够增加穿刺的覆盖面积，减少漏诊率，但穿刺点数增加也增加了创伤和并发症的概率，故穿刺点数的确定需根据患者不同的情况决定，一般在经典 6 点穿刺法的基础上首先保证前列腺癌好发区即周缘区病变不被遗漏，同时最好也覆盖到内腺区，如果前列腺体积较大，可相应扩大穿刺点数；如果指检触及硬结、两维超声发现结节或彩色血流图上发现局部异常血流信号增多，则可在怀疑目标处增加 1～3 针，并标明穿刺病灶的方位是靠近内侧还是外侧。

（崔剑楠）

第七节 阴囊疾病

一、睾丸鞘膜积液

(一)病因、病理

睾丸鞘膜腔内正常情况下有少量液体积聚,有些因素可以改变睾丸鞘膜分泌和重吸收液体的平衡,睾丸鞘膜积液延伸至精索鞘膜腔则形成混合型鞘膜积液,如精索鞘膜腔整段不闭锁,则形成交通性鞘膜积液。

(二)临床表现

临床表现为一侧或双侧阴囊肿大、囊性感,睾丸附睾难以触及,交通性睾丸鞘膜积液大小可随体位改变及腹压变化而缩小或消失。

(三)超声表现

(1)少量积液时,积液聚于睾丸上下极周围。

(2)中等量积液时,液体环绕睾丸,液体深度小于睾丸横径。

(3)大量积液时,睾丸附着于鞘膜腔一侧,液体深度大于睾丸横径(图 4-27)。

(4)睾丸鞘膜积液合并炎症或出血时,液区内可出现漂浮点状或絮状回声,慢性炎症可出现带状或网格状改变。

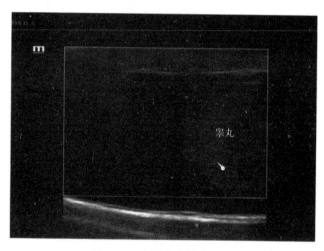

图 4-27 右侧睾丸鞘膜积液

(四)鉴别诊断

睾丸鞘膜积液要和腹股沟疝及睾丸旁囊性肿瘤相鉴别,睾丸旁囊性肿瘤囊腔内没有睾丸结构,腹股沟疝可以见到腹腔内容物,而不是液区回声。

(五)超声的临床价值

睾丸鞘膜积液超声不仅可以明确诊断,还可以准确分型。

二、睾丸鞘膜腔结石

(一)病因、病理

坏死萎缩的睾丸附件,感染或其他原因导致的钙盐沉积和坏死脱落组织是睾丸鞘膜腔结石的主要病因。

(二)临床表现

睾丸鞘膜腔结石多无症状,大多数是在超声检查时发现,当结石较大时,可被触及或出现轻微不适。

(三)超声表现

睾丸鞘膜腔结石均合并睾丸鞘膜腔积液,可以在鞘膜腔液区内看见多个或单个较小的强回声,可移动,一般大小为数毫米或更小,后方有时有声影。

(四)鉴别诊断

睾丸鞘膜腔结石要与睾丸鞘膜壁钙化灶、睾丸附件钙化灶相鉴别。

(五)超声的临床价值

睾丸鞘膜腔结石一般情况下临床意义不大,超声可以明确诊断。

三、睾丸肿瘤

(一)病因、病理

睾丸肿瘤分为原发性和继发性两大类。原发性肿瘤中又分为生殖细胞瘤和非生殖细胞瘤。由于精原细胞瘤是生殖细胞瘤中最常见的肿瘤而被单独列出,其他生殖细胞肿瘤就归类为非精原细胞肿瘤。睾丸肿瘤好发于青壮年,以实质性肿瘤居多,良性肿瘤仅占5%。本病病因分为先天性和后天性因素,先天性因素以隐睾及睾丸女性综合征发病率最高,比正常人高出10~40倍,多乳症及遗传因素与睾丸肿瘤也有一定关系。后天性因素中以局部损伤、滥用激素及特异性反复感染常见,是睾丸肿瘤的诱发因素。

(二)临床表现

在临床上常见的为无痛性睾丸肿大,特别是精原细胞瘤发展缓慢,早期患者仅有下坠感。部分患者因肿瘤出血、坏死或血管栓塞,可出现畏寒、发热、局部红肿等,常被误诊为急性附睾—睾丸炎。原有隐睾患者突然出现腹部及腹股沟肿块。少数患者可有乳房肿大、疼痛等。个别患者可因不育症就诊被发现。阴囊触诊可发现睾丸肿大、质硬光滑、无弹性、有结节感,常合并鞘膜积液。

(三)超声表现

1.二维声像图

精原细胞瘤是最常见的生殖细胞肿瘤,其发病率占睾丸原发性肿瘤的1/2。超声显像图表现为:①睾丸肿大;②低回声实质性肿块;③肿瘤内部回声不均匀;④肿瘤外形呈圆形,与正常睾丸组织有明显界限;⑤可呈多灶性分布(图4-28)。睾丸胚胎细胞瘤可因病灶内出血而高低不平,肿瘤内部回声极不规则,无回声区及强回声钙化灶可交织并存。绒毛膜上皮癌睾丸表面凹凸不平,睾丸内结构紊乱。

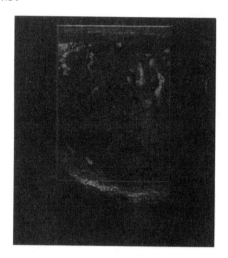

图 4-28　睾丸精原细胞瘤

注　肿瘤病灶内部分区域坏死。

2.彩色多普勒超声

应用彩色多普勒超声显像表现为彩流分布紊乱,肿瘤病灶内可见点状、线状、棒状、树杈状彩条,包块周边可见彩流抱球现象,依其肿瘤大小可呈多血管或少血管改变。有研究发现,睾丸肿瘤病灶内血管分布状态与肿瘤大小具有一定相关性,但需指出的是正常睾丸血管与炎症、肿瘤性血管的 RI 值也有叠加现象(图 4-29)。

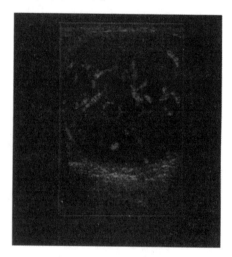

图 4-29　睾丸精原细胞瘤

注　病灶区域 CDFI 显示血流液化丰富。

(四)超声的临床价值

由于生殖细胞对 X 线、核素特别敏感,临床不宜首选采用。而正常睾丸内部回声均匀,结构规则,使用高分辨率超声,即使肿瘤直径在 3.0mm 左右也能清楚地显示出病灶,对睾丸肿瘤可做出准确定位和定性诊断。但当睾丸肿瘤形态学无特征性改变,而病灶又呈异常多血管分布时,彩色多普勒超声血流显像要鉴别炎症和肿瘤是比较困难的。这就需要结合临床其他资料做出客观评价,有效抗感染治疗后再次复查可以鉴别。

四、附睾—睾丸炎

(一)病因、病理

附睾和睾丸的炎症可单个器官受累,也可同时受累,一般分为特异性感染(如结核)及非特异性感染,后者有急、慢性炎症之别。致病菌主要是经输精管及淋巴系统入侵。急性炎症时,早期是一种蜂窝织炎,常从附睾尾部延及附睾头,局部充血、水肿,并可形成灶性小脓肿。慢性炎症时可因局部纤维化增生、硬化,形成炎性结节。双侧病变可引起不育症。结核感染时呈干酪样纤维化改变,输精管呈串珠状变粗、变硬,偶尔可形成局部肉芽肿。

(二)临床表现

在临床上,急性炎症时局部红、肿、热、痛,疼痛可向腹股沟及下腹部放射,可伴有畏寒、发热及血白细胞计数升高、全身不适等症状。阴囊肿大,精索增粗,局部触痛明显,可扪及痛性包块。慢性炎症时附睾增厚、肥大,附睾头或尾部触及硬性结节。附睾结核时输精管呈珠状增厚,睾丸与附睾界限不清,严重者可有皮肤粘连、破溃或有阴囊窦道形成。

(三)超声表现

1.二维声像图

(1)急性炎症:附睾肿大,超声显示形态不规则,回声为密集光点,分布欠均匀。附睾区域出现无回声区时常是脓肿形成的征象。阴囊内组织增厚、水肿,且呈低回声改变。常伴有睾丸鞘膜积液。

(2)慢性炎症:附睾形态失常,呈局限性增厚,超声显示内部回声不均,常在附睾尾部探及低回声不均质结节,周边界限模糊,但与睾丸分界清晰。

(3)附睾结核:超声显像图特征近似慢性附睾炎,但常于结节内探及强回声钙化灶并伴有声影。

2.彩色多普勒超声

附睾—睾丸急、慢性炎症及结核时,其病灶区多表现为多血管改变,尤其以急性炎症时明显,血管内径增宽,血流量加大。多普勒超声频谱呈高流量、低阻力型改变。各种炎症改变见图 4-30~图 4-33。

(四)超声的临床价值

附睾—睾丸炎与局部缺血可出现类似的临床表现和体征,但处理方法及预后截然不同。依靠病史及体征对两者做鉴别诊断正确率仅占 50%。应用彩色多普勒超声诊断正确率高达 97%,而且也方便,对附睾硬性结节的鉴别诊断更具独特优势,可清晰显示病变的物理性质、内部结构、血流情况。病灶内是否有钙化灶亦有利于结核的鉴别诊断,并可跟踪随访治疗效果,对临床治疗方案的选择至关重要。

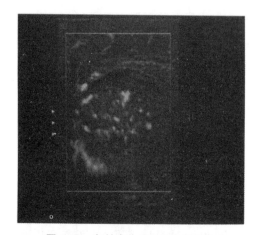

图 4-30　急性睾丸炎 CDE 血流图

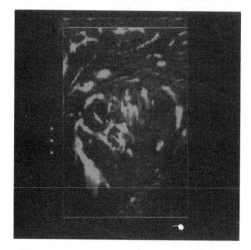

图 4-31　急性睾丸炎自动优化 CDE 血流图

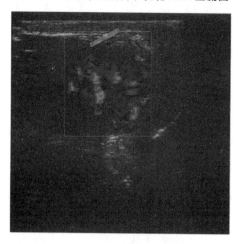

图 4-32　急性附睾炎

注　附睾充血,CDFI 显示五彩血流。

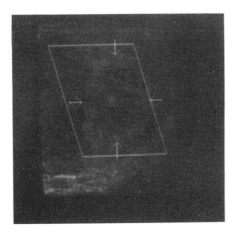

图 4-33 附睾结核

注 附睾体部低回声结节,轮廓尚清晰。

五、睾丸结核

(一)病因、病理

睾丸结核多发生于青壮年,多是附睾结核的直接蔓延,病理表现为炎症渗出、结核性肉芽肿、干酪样坏死、脓肿等。

(二)临床表现

睾丸结核一般发病缓慢,偶尔有急性过程,表现为发热、阴囊肿痛,易并发附睾结核,可以发生脓肿、破溃或瘘管形成。

(三)超声表现

睾丸体积增大或正常,包膜完整或显示不清楚,病灶单发、多发或散在分布,多呈结节或斑片状低回声,边界不清晰,血流信号可增多,可形成脓肿,可有钙化,常伴有附睾结核。

(四)鉴别诊断

睾丸结核的鉴别诊断主要是结合病史及其他检验检查等,尽量避免仅从声像图来鉴别。睾丸结核大多继发于其他脏器,当怀疑睾丸结核时,应排除肿瘤,全面检查泌尿生殖系统,结合病史和其他检查结果进行诊断。

(五)超声的临床价值

睾丸结核及生殖系统结核的发病有逐步抬头之势,临床表现及其他检查越来越不典型,所以泌尿生殖系统超声检查及随访复查对于结核的鉴别诊断有重要价值。

六、睾丸扭转

(一)病因、病理

睾丸扭转也称精索扭转,大多发生于清晨或剧烈运动时,单侧多见,撞击或外伤也可导致。

按扭转的方式,睾丸扭转分为 3 种:鞘膜内扭转、鞘膜外扭转和系膜扭转。临床多见睾丸鞘膜内扭转,多见于婴幼儿、青少年。按睾丸扭转的时间分为睾丸急性扭转、慢性扭转和睾丸扭转后自行松解;按睾丸扭转的程度可分为完全扭转和不完全扭转。睾丸扭转大于 360°,扭转时间超过 24 小时,难免坏死。

大多数的睾丸扭转为急性不全扭转,精索静脉和动脉先后受压,睾丸内血液回流障碍,如得不到及时纠正,睾丸继而失去灌注,组织淤血、缺氧,最终坏死。据有关报道,坏死睾丸还可能产生抗体,对健侧睾丸带来损伤。

(二)临床表现

临床表现多为一侧阴囊突发剧痛,继而出现阴囊红肿,睾丸质地变硬、位置异常,可以上移,可为横位,可以触及精索扭转成团。

(三)超声表现

1.睾丸急性完全扭转

轻度肿大,实质回声可稍减低,回声不均匀,内无血流显示(图 4-34),数天后,睾丸体积开始缩小。

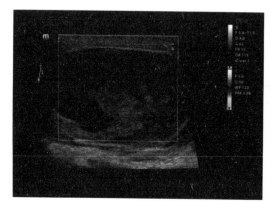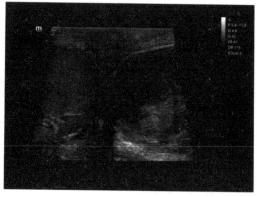

图 4-34　睾丸扭转

注　声像图表现为左侧睾丸实质回声减低、不均匀,CDFI 显示无血流信号,而右侧正常睾丸实质回声均匀。

2.睾丸不完全扭转

血流信号减少程度逐渐加重,动脉血流由低阻到高阻,晚期消失,造影显示慢进慢退的过程,晚期无灌注。

3.慢性睾丸扭转

并不少见,睾丸组织纤维化、钙化、萎缩,有时无明确病史。

4.其他表现

精索扭曲、肿胀,呈线团状或镶嵌征,附睾肿大或显示不清,阴囊壁增厚,血流信号增多,鞘膜腔或有少量积液。

(四)鉴别诊断

睾丸扭转需和睾丸炎、附睾炎等各种感染相鉴别。

(五)超声的临床价值

超声诊断睾丸扭转为首选诊断手段,具有重要的临床意义,这是与睾丸扭转的治疗和预后息息相关的,鉴于睾丸扭转后 6 小时为诊断治疗的关键时间段,所以建议涉及睾丸的常规超声检查均应注意排除睾丸扭转,当一侧阴囊或睾丸剧烈疼痛时,如果没有声像图改变,宜建议数小时内密切随访、复查。

七、睾丸外伤

(一)病因、病理

其多为外力所致,分为钝挫伤、挫裂伤和破碎,可合并睾丸脱位。

(二)临床表现

睾丸外伤临床表现相应较为简单。

(三)超声表现

1.睾丸钝挫伤

大小多正常,包膜连续,包膜下不均匀低回声区或少许积液,或者睾丸实质内出现血肿,损伤区域多无血流显示,周围血流信号增多。

2.睾丸挫裂伤

睾丸肿大,包膜回声中断,鞘膜腔内可见溢出的睾丸内容物或血凝块。

3.睾丸破碎

睾丸形态不规则,轮廓不清,实质多处断裂,回声杂乱,间有液性区域。

(四)鉴别诊断

注意鉴别睾丸局灶性炎症、肿瘤,还应与腹股沟斜疝嵌顿鉴别。

(五)超声的临床价值

睾丸外伤并不少见,大多为较轻的钝挫伤,对于睾丸创伤的分型,超声检查有重要的临床价值。

(崔剑楠)

第五章 妇科超声诊断

第一节 女性生殖系统解剖概要

一、女性盆腔及其内部结构

骨盆为环状骨性结构,由骶骨、尾骨及左右两块髋骨组成。以耻骨联合上缘、髂耻缘及骶胛上缘的连线为界,将骨盆分为大骨盆(假骨盆)和小骨盆(真骨盆)。大骨盆内主要为肠道,两侧为升、降结肠,中间为小肠,后方附着髂腰肌,为一对扇形肌肉。

小骨盆分为前、中、后3部分。前部分主要为膀胱和尿道所占据,中部正中为子宫、宫颈、阴道,两侧为输卵管和卵巢,后部为直肠子宫陷凹和直肠。小骨盆内的肌肉有闭孔肌和肛提肌,覆盖于小骨盆的内侧壁,还有深部的梨状肌与尾骨肌。该肌肉群在盆腔炎症时易受累而发生肿胀。

盆腔内的血管主要为髂内、外动静脉及其分支。髂内动脉在小骨盆内行经卵巢及子宫的外后侧,卵巢动静脉则行经卵巢的后方。

另外,腹膜沿腹前壁下行至骨盆内膀胱、子宫、直肠间反折形成3个潜在的腔隙或称为陷窝,即前腹膜与膀胱之间的前腹膜陷窝、膀胱子宫陷窝和直肠子宫陷窝,后者为女性腹膜腔最低部位(图 5-1)。

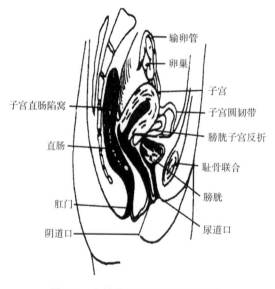

图 5-1　女性盆腔矢状切面示意图

二、女性内生殖器官

女性内生殖器指生殖器的内藏部分,包括阴道、子宫、输卵管及卵巢,后二者常称为子宫附件。女性内生殖器为小骨盆内主要器官(图 5-2)。

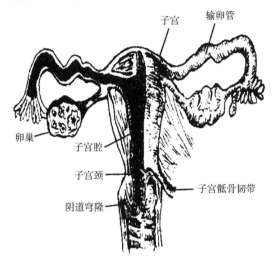

图 5-2　女性内生殖器官示意图

(一)阴道

阴道位于小骨盆下部的中央,其壁由黏膜、肌层和纤维层构成。上端包围子宫颈,下端开口于前庭后部。前壁与膀胱和尿道邻接,后壁与直肠贴近。环绕子宫颈周围的部分称阴道穹隆。后穹隆较深,其顶端与子宫直肠陷窝贴近。阴道上端比下端宽,后壁长 10～12cm,前壁长 7～9cm,平时阴道前后壁互相贴近。

(二)子宫

子宫位于骨盆腔中央,呈倒置的梨形,成年的子宫重约 50g,长 7～8cm,宽 4～5cm,厚 2～3cm。子宫体壁由 3 层组织构成,外层为浆膜层,即脏层腹膜,中间层为肌层,内层为黏膜层,即子宫内膜。子宫肌层为子宫壁最厚的一层,非孕时厚约 0.8cm。子宫腔容量约 5mL,子宫上部较宽,称为子宫体,其上端隆突部分称为子宫底。子宫底两侧为子宫角,与输卵管相通。子宫下部较窄,呈圆柱状,称为子宫颈。子宫体与子宫颈的比例,婴儿期为 1:2,成年人为 2:1。子宫腔为一个上宽下窄的三角形。子宫颈内腔呈梭形,称子宫颈管,成年妇女长约 3cm。其下端称子宫颈外口,连接阴道顶端,故子宫颈以阴道附着部分为界,分为两部分,即阴道上部与阴道部。

(三)输卵管

输卵管为一对细长而弯曲的管,内侧与子宫角相通,外端游离而与卵巢接近,全长 8～14cm,根据输卵管的形态可分为 4 部分。

1.间质部或称壁内部

间质部为通入子宫壁内的部分,狭窄而短,长约 1cm。

2.峡部

峡部为间质部外侧的一段,管腔也较窄,长 2～3cm。

3.壶腹部

壶腹部在峡部的外侧,管腔较宽大,长 5～8cm。

4.漏斗部或伞部

漏斗部为输卵管的末端,开口于腹腔,游离端呈漏斗状。伞的长度不一,多为 1.0～1.5cm。

(四)卵巢

卵巢为一对扁椭圆形的性腺,位于输卵管的后下方,子宫两侧的后上方,借卵巢系膜与子宫阔韧带后层相连。卵巢的表面为一层致密的结缔组织,称为白膜,再向内部分为皮质和髓质。皮质中有数以万计的始基卵泡及致密的结缔组织,髓质含有疏松结缔组织及丰富的血管、神经、淋巴管及少量与卵巢旋韧带相连接的平滑肌纤维。髓质内无卵泡。成年女子的卵巢约 4cm×3cm×1cm,重 5～6g,绝经期后卵巢萎缩变小、变硬。

在超声检查中熟悉女性内生殖器官形态学的基础知识是进行诊断的前提和必要条件。因此,了解有关子宫、卵巢等女性生殖系统正常与病理情况下内分泌学的变化及其影响是非常重要的基础知识。

三、女性内生殖器的毗邻关系

(一)膀胱

膀胱位于子宫前方,是一空腔脏器,其大小、形态可随充盈程度及邻近器官的变化而变化。充盈的膀胱构成良好的透声窗,并且可以推开周围的肠管,有利于经腹部扫查时观察子宫、卵巢等盆腔脏器。

(二)直肠

直肠位于子宫及阴道的后方。直肠上段有腹膜覆盖,至直肠中段腹膜折向前上方,覆于子宫颈及子宫后壁,形成直肠子宫凹陷,是腹腔的最低部分,当腹腔内有积液时是液体最易积聚的部位。

四、女性内生殖器的血管

(一)动脉

1.卵巢动脉

自腹主动脉分出,在腹膜后下行至骨盆腔,跨过输尿管与髂总动脉下段,沿骨盆漏斗韧带向内横行进入卵巢。卵巢动脉在输卵管系膜内分出分支,供应输卵管,其末梢在子宫角附近与子宫动脉上行的卵巢支相吻合。

2.子宫动脉

髂内动脉前干的分支在腹膜后向下、向前行,经阔韧带基底部、宫旁组织,距宫颈内口水平约 2cm 处横跨输尿管达子宫侧缘,并分为上、下两支:上支较粗,沿子宫上缘迂曲上行,称为子宫体支,至子宫角处又分为子宫底支、卵巢支及输卵管支;下支较细,分布于宫颈及阴道上部,称宫颈—阴道支。

3.阴道动脉

髂内动脉前干的分支,有许多小分支分布于阴道中下段前后面及膀胱顶、膀胱颈。阴道动脉与子宫动脉的阴道支及阴部内动脉的分支相吻合,因此,阴道上段由子宫动脉供应,而下段主要由阴部内动脉和痔中动脉供应。

4.阴部内动脉

髂内动脉前干的分支,经坐骨大孔的梨状肌下孔穿出骨盆腔,随即绕过坐骨棘前面,再经坐骨小孔到达会阴及肛门,其分支主要供应会阴及直肠下段、肛门。

(二)静脉

盆腔静脉均与同名动脉伴行,但在数量上较动脉多,并在相应器官及其周围形成静脉丛,且互相吻合,故盆腔静脉感染易于蔓延。右卵巢静脉直接回流至下腔静脉。左卵巢静脉经左肾静脉回流入下腔静脉。因此左侧盆腔静脉曲张比较多见。

(崔剑楠)

第二节　女性生殖系统超声检查技术和超声表现

一、妇科超声检查途径

妇科超声检查途径主要包括经腹壁扫查、经阴道扫查、经直肠扫查和经会阴扫查。

(一)经腹壁扫查

经腹壁扫查是最常采用的妇科超声检查途径,适用于所有年龄的女性。优点是检查方法简便,易被接受,扫查范围广;缺点是需充盈膀胱,探头分辨率较低,图像质量易受腹壁厚度、膀胱充盈程度及肠道胀气等因素的影响。

受检者需膀胱适度充盈,为300～500mL。以子宫矢状切面为标准,充盈膀胱将周围肠管推开,以能清晰地显示包括子宫底在内的子宫长轴完整轮廓为适度。受检者取仰卧位,检查时探头置于下腹部表面,先在盆腔中部采用矢状切面扫查,以子宫矢状面为中心,探头稍向两侧偏转、滑行,然后将探头转动90°,改为横切面扫查,从上向下或从下向上连续扫查,观察子宫、双侧附件等盆腔内结构。

(二)经阴道扫查

适用于有性生活史的女性盆腔超声检查。优点是超声探头分辨率高,探头与盆腔器官接近,能更好地显示盆腔脏器的细微结构,有助于疑难病例的鉴别诊断,且不需膀胱充盈,是已婚女性妇科超声检查的常规方法;缺点是探头穿透力有限,对于过大的子宫以及较大的盆腔肿块,需结合经腹扫查才可获得完整的诊断信息。

受检者检查前排空膀胱,有阴道出血者在清洁外阴后进行。检查时取膀胱截石位,阴道探头外套上加入耦合剂的消毒探头套,将探头轻缓插入阴道,置于阴道前穹隆或后穹隆。探头进入过程中,依次显示阴道前后壁、宫颈管及宫颈、子宫内膜及子宫肌层。先显示子宫颈管与宫腔内膜相延续的子宫矢状切面,然后将探头向左、右两侧轻轻摆动,观察子宫两侧壁,再旋转探头90°做横切面扫查,并上下轻摆动以显示子宫冠状切面,最后在子宫的两侧、子宫与髂血管间寻找卵巢,观察卵巢及宫旁结构有无占位等异常。

(三)经直肠扫查

主要适用于无性生活史,阴道萎缩、闭锁或畸形,且经腹壁扫查图像不理想的患者。

受检者检查前需排空大、小便。检查时取膀胱截石位或侧卧位,超声探头与经阴道检查相同,探头缓慢进入肛门后先观察直肠壁,然后观察直肠前方的阴道、宫颈和子宫,扫查方法与经阴道扫查相似。

(四)经会阴扫查

主要适用于怀疑阴道肿物、异物或阴道畸形时以及用于了解盆底肌群情况时。检查前无须特殊准备。

检查时取膀胱截石位,将探头置于会阴部。扫查时先观察阴道壁及阴道内有无肿物、异物或积液等异常,探头再左右、上下稍摆动,观察尿道与直肠的情况。

二、子宫

(一)形态、位置

子宫位于膀胱后方,矢状切面呈倒置梨形,宫底横切面近似三角形,体部横切面呈椭圆形。

根据长轴切面上宫体与宫颈、宫颈与阴道的相对位置关系判断子宫的倾、屈角度。正常子宫呈前倾前屈位,即宫颈与阴道、宫体与宫颈均形成向前的倾斜角度。过度前屈子宫指宫体与宫颈间向前夹角<90°。后位子宫的后倾后屈子宫指宫颈倾斜向后、宫体与宫颈角度亦向后,若宫体与宫颈向后的纵轴角度<90°,则为过度后屈子宫。

(二)声像图表现

1.子宫体

子宫体为均质实性结构,肌层呈均匀低回声。矢状切面上呈倒置梨形,宫底横切面呈倒三角形,两侧为宫角,宫体横切面呈椭圆形。

2.内膜

宫腔居中,呈线状强回声,宫腔线周围为内膜回声层。内膜回声随月经周期改变。①月经期:内膜厚度1～4mm,回声不均,宫腔内可见无回声区;②增殖期:内膜受雌激素作用增生变厚,厚度4～8mm,呈中等回声;有时可见内膜基底层呈线状强回声而功能层呈低回声,与宫腔线的强回声一起形成"三线征";③分泌期:内膜在孕激素作用下继续增厚,厚度7～14mm,血管增殖、腺体分泌,内膜功能层回声增强,使内膜全层呈较均匀一致的强回声。

由于子宫肌层的收缩,增殖期和分泌期经阴道超声(TVUS)时常见内膜涌动现象。

3.子宫颈

宫颈肌层也呈均匀低回声,但回声水平一般较宫体肌层强。宫颈管位于宫颈中央、纵切呈梭形,回声常偏低。前位、中位子宫的宫颈在宫体的下方,而后位子宫的宫颈则位于宫体的上方,此时容易将子宫颈误诊为子宫前壁肌瘤等,应注意识别图像。

(三)CDFI表现

(1)TVUS时多可见子宫外1/3肌层内的弓形动、静脉。放射状动脉在生育年龄妇女可能显示,而内膜的螺旋动脉生理情况下仅在分泌晚期或早孕时显示。

(2)子宫动脉:宫颈水平两侧可显示子宫动、静脉,子宫动脉沿子宫体侧缘上行,同时向子宫肌层发出第一级分支弓形动脉,弓形动脉发出垂直于子宫长轴、辐射状分布的放射状动脉,放射状动脉进入子宫内膜,弯曲呈螺旋状,称为螺旋动脉。子宫动脉血流频谱特征在非妊娠期表现为高速高阻型血流,妊娠期血流阻力随孕周增加逐渐下降。

(四)子宫大小测量

以清楚显示子宫轮廓及宫腔线为标准矢状切面,测量子宫长径和前后径;测量子宫横径时应先找到宫底最大切面(呈三角形,左右为宫角),然后将探头稍向下移,即两侧宫角处横切面的稍下方(呈椭圆形),显示子宫底内膜后,测量子宫最大横径。

育龄妇女子宫正常参考值:子宫长径为6.0~8.5cm,横径为3.0~5.0cm,前后径为2.0~4.0cm;经产妇子宫各径线均较未产妇及初产妇大约1cm。需要指出的是,关于子宫大小不同书籍间描述有一定差异,对于育龄妇女子宫正常参考值可以简单记忆为7cm×5cm×3cm。

(五)绝经后子宫的超声表现

绝经后子宫体萎缩、变小,但宫颈缩小不明显;子宫肌层回声可不均或回声减低,浆膜下肌层内有时可见斑点状或短条状强回声,为弓状动脉钙化所致。绝经后子宫内膜萎缩、变薄,呈线状,内膜正常参考值为<5mm。

(六)卵巢声像图表现

(1)卵巢位置、大小和声像图:卵巢位于子宫体两侧外上方,但位置多变。经阴道扫查,在髂内动脉前方容易寻找到卵巢。卵巢最大切面大小约为4cm×3cm×1cm,月经周期中卵巢的大小可有变化,主要由于活动侧卵巢内卵泡发育和排卵所致。卵巢呈扁椭圆形,边界稍有凹凸,中央部回声略高,周围为皮质,呈低回声,可显示大小不等、边清壁薄的圆形液性暗区,为卵泡声像图(图5-3、图5-4)。

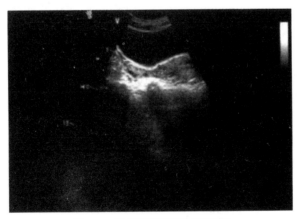

图5-3　卵巢声像图(经腹扫查)

注　可观察到呈圆形无回声的卵泡声像图。

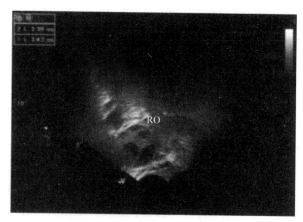

图 5-4 卵巢声像图（经阴道扫查）

注 能清晰观察到卵泡回声及数目。RO:右侧卵巢。

（2）卵泡的发育:在月经期,卵巢皮质内可见多个直径在 3～5mm 的小卵泡,随着月经周期的推移,一侧卵巢内出现主导卵泡并逐渐增大,形成优势卵泡,而其他小卵泡逐渐萎缩。优势卵泡的生长速度为 1～2mm/d,直径达 18～28mm 时成为成熟卵泡,逐渐突出于卵巢表面。测量卵泡的大小对了解其生长发育状态、药物治疗效果及判断卵泡成熟是十分重要的。显示卵泡的最大切面后测量卵泡的长径和横径,可取其平均值作为卵泡大小的评价标准。自然周期中近排卵前的卵泡最大生长速度可达 2～3mm/d,随着卵泡直径的增大,血清内雌激素水平不断提高,当卵泡达到成熟阶段时,雌激素水平达到高峰。

（3）排卵的判断:排卵时间的预测主要根据超声测量卵泡大小、血黄体生成素(LH)值、基础体温、宫颈黏液及其他激素水平改变来判断。宫颈黏液评分常作为预测排卵时间的参考依据;血 LH 峰是与排卵关系最密切的指标,LH 峰出现后 24～48 小时发生排卵,尿 LH 峰较血LH 峰延后 2～6 小时。排卵是一个极其短暂的过程,一般仅需要几秒,因此超声往往不能直接观察到卵泡破裂消失的过程,只能根据间接征象判断是否发生了排卵。

1)优势卵泡消失:原来无回声区的优势卵泡突然消失或变小。

2)血体形成:卵泡破裂后迅速缩小,在 1～45 分钟由于血液的充盈形成囊性血体结构,内为不凝血液或血块,表现为卵巢皮质内无回声区变为边界不清、形态不规则、内壁较卵泡壁稍厚的混合性回声区。

3)彩色多普勒显示卵巢血体周围环状血流信号,可记录到低阻力血流频谱。

4)盆腔积液:由于卵泡液的流出,直肠子宫陷凹可有少量积液。

5)子宫内膜呈分泌期高回声。

（4）黄体:排卵后血体大约持续 72 小时,随着颗粒细胞或卵泡膜细胞的长入而形成黄体,最后完全代替血体而形成黄体。黄体的声像表现根据排卵后血体内出血的量和时间等发生较大变化,可以表现为具有较厚而不规则的囊壁,内有完全囊性、混合性及完全实性回声的结构。月经后期若无妊娠,黄体萎缩,体积缩小。

（5）卵巢彩色多普勒表现:经阴道扫查可较准确地评价卵巢血供情况。含主导卵泡的活动侧卵巢内血流特征随月经周期发生改变。①月经期:卵巢内血流信号较少,难以记录到血流频谱。动脉频谱为低速高阻型,有时没有舒张期成分。②卵泡期:卵巢内血流信号逐渐增多,越近排卵血流信号越丰富,动脉频谱舒张期成分增多,流速增大。卵泡后期可在主导卵泡周围卵泡膜上显示半环状至环状的血流信号,RI 在 0.4~0.5。③黄体期:黄体形成过程中黄体囊周围血管增生,囊壁上血管扩张明显,产生了特征性的黄体血流,表现为环绕黄体囊的丰富血流信号,血流频谱呈高速低阻型。血流阻力最低时,RI 可低至 0.40 以下,加上二维图像的复杂多变,需与卵巢恶性肿瘤仔细鉴别。注意:经腹超声常不能清晰地显示卵巢内的细微结构,尤其是在肥胖、盆腔内有占位性病变患者,应选择经阴道超声扫查。对呈混合性或实性回声的出血性黄体有时需行彩超加以鉴别,此时经阴道彩超起重要的作用。

(七)输卵管声像图表现

输卵管由子宫角部向外延伸,呈高回声边缘的弯曲管状结构,下方为卵巢及阔韧带,由于输卵管细而弯曲,位置不固定,周围被肠管遮盖,正常情况下不能清楚显示。当盆腔有积液时,输卵管被无回声的液体衬托,可以清晰地显示出来,经阴道彩超可以显示管壁上少许血流信号,输卵管动脉呈低速中等阻力的血流频谱。

(八)青春期前女性子宫卵巢声像图表现

对于青春期前女童,妇科检查有其局限性,因此超声成为此期了解盆腔内生殖器官最重要的简便无痛的检查方法。经阴道扫查是禁忌证,但必要时采用经会阴部扫查方法可以无创而清楚地显示小儿盆腔脏器声像。

青春期前女性分为新生儿期、儿童期和青春前期。新生儿期女婴受胎儿期胎盘大量性激素的影响,子宫有一定程度的发育,内膜也有增生现象。出生后血中雌激素水平迅速下降以至消失,而幼儿性腺尚未发育,故直至青春前期,生殖器官发育处于安静状态。子宫大小较新生儿期有所缩小。

(九)子宫声像图表现

新生儿的子宫颈总长度为 3.5cm,1 岁后逐渐减少至 2.5cm,子宫颈部较长,子宫颈与子宫体的比例为 2:1,称为幼稚型子宫。此形态持续至青春前期。3~8 岁子宫长 1.5~3.0cm,宽 0.5~1.0cm,子宫颈宽度 1.5~3.0cm。10 岁子宫增大至 3.5cm 左右,13 岁增大至 6.2cm 左右,子宫体增大的幅度比子宫颈大。子宫矢状切面显示肌层呈均质较低回声,内膜呈线状,有时难以辨认。肌层内血管难以显示。

(十)卵巢声像图表现

出生时,女婴卵巢下降至盆腔内正常的位置,偶尔位于盆壁。卵巢形态多变,但通常为对称的细长形。幼女卵巢大小为 3.0mm×2.5mm×1.5mm,以后逐渐增大,直至青春前期大小为长 24~41mm,厚 8.5~19.4mm,宽 15~24mm,接近成人大小。3 岁前卵巢容积约 1cm³,至青春期前达 9.8cm³,接近成人。在 2~12 岁的女童有 68% 可以显示卵巢内小囊结构,通常不必诊断,为不同发育期的卵泡,有学者认为正常婴幼儿最大卵泡直径可达 7mm。与成人相比,在早卵泡期卵泡的比例更多。通常新生儿卵泡在达到一定的大小时就自然退化,但也可达到数毫米,这种现象在月经前一直都存在,与真正的卵泡不同,其内无发育的卵子。婴幼儿期卵巢血管逐渐增加,6~8 岁时接近成人水平。

注意:经腹扫查尽可能采用高分辨力探头,在怀疑生殖道畸形的时候可采用经会阴部扫查。

(十一)绝经期妇女子宫卵巢声像图表现

绝经后卵巢内卵泡的活动已停止,卵泡数目明显减少,卵巢门和髓质的血管硬化,随后发生玻璃样变以至完全闭塞。子宫肌层因无卵巢激素的刺激而逐渐萎缩,宫壁变薄,肌层大部分变为纤维组织,子宫体和子宫颈均收缩、变小,其过程较慢,子宫颈较子宫体的缩小更慢,因此子宫颈与子宫体长度的比例逐渐回复到幼女时期一样。内膜腺体萎缩、变薄,在绝经2年后大多数内膜只有一层含小腺体而无螺旋血管的致密基质。

(十二)子宫声像图表现

子宫体萎缩、变小,子宫边界不清,内膜呈线状,无周期性变化,在子宫腔闭合线周围显示低回声的结合带,子宫肌层回声不均,普遍回声减低。绝经时间较长者浆膜下肌层内有时可见斑点状高回声环。彩超在子宫肌层内较难找到血流信号,子宫浆膜下静脉相对扩张,呈细小裂隙。

(十三)卵巢声像图表现

绝经1年后的卵巢经腹扫查基本无法显示,经阴道扫查时有时可找到萎缩的卵巢,呈较低回声的实性结节,但无法显示卵泡结构,边界不清。彩超在卵巢内几乎不能探测到血流信号。

子宫、卵巢血流监测与意义:子宫和卵巢血供状态可随年龄、生殖状态(绝经前、绝经期或绝经后期)和月经周期而变化。

子宫的血流灌注与雌激素和黄体酮的循环水平有关。在绝经前的妇女,随产次的增加,彩色多普勒检测可见血管数量的增加,显示较丰富的血流信号。绝经期的妇女则血管数量减低,这与雌激素水平低下有关。绝经后,子宫血管则更少。但若进行了激素替代治疗,则可使子宫血管无明显减少。

在进行频谱多普勒检测时,通过血流RI和PI等有关血流参数的测定,即可观察到其血流随月经周期的明显变化。在分泌晚期和月经期RI和PI值增高(RI=0.88±0.1,PI=1.8±0.4),增殖期为中间值,而RI、PI减低是在分泌早、中期。妊娠后RI、PI在放射状动脉和螺旋动脉中明显降低。由于血流的低阻力,使子宫肌层和黏膜层有丰富的血流灌注。在绝经后的妇女,子宫动脉及其分支显示水平很低,即使能显示,也多无舒张期血流信号,且呈高阻状态。但若进行了激素替代治疗,多普勒频谱曲线形态可与绝经前状态相似。

卵巢血管供应取决于每侧卵巢的功能状态,通常亦可观察其随月经周期的变化,卵巢要经历下列变化:滤泡增殖期、排卵期、黄体期和非活动状态。排卵前的卵泡有广泛的毛细血管网。而这些毛细血管网可能是通过前列腺素 E_2 循环水平的增加来调节。这种丰富的血管网可应用阴道彩色多普勒超声显示,通常位于优势卵泡的周围区,在排卵前2~4天更易于显示。频谱多普勒检测时,RI、PI值逐渐减低。在LH达高峰时,RI、PI值最低,呈低阻力状态。黄体血管的生成和血流阻力与是否妊娠有较大关系。如果妊娠在排卵后的48~72小时,黄体便会血管化,受孕后的8~12天围绕黄体的周围显示一很强的血管环。频谱多普勒检测该血管环,RI、PI值很低,呈明显低阻力状态。这种表现持续整个妊娠早期。如果未妊娠,黄体血流则呈中等至较低阻特征和较低的收缩期血流。阻力增加直至 RI 和 PI 最高值需至下一月经周期的第 1 天。

卵巢动脉主支显示高阻力的血流频谱曲线,表现无功能或不活动的状态。卵泡增殖期显示中等阻力,而黄体期则 RI 和 PI 值降低。

绝经期和绝经后期卵巢在彩色多普勒超声血流图中显示非常少的血管,多普勒曲线显示为无舒张期的血流信号,呈高阻力指数。进行激素替代治疗的患者偶可检测到极低的舒张期血流频谱。

(崔剑楠)

第三节　子宫和宫颈疾病

一、子宫颈癌

(一)病因、病理

子宫颈癌(简称宫颈癌)的病因学研究历史悠久,也提出了许多可能的病因。概括来讲主要包括两个方面:其一是行为危险因素,如性生活过早、多个性伴侣、多孕多产、社会经济地位低下、营养不良和性混乱等;其二是生物学因素,包括细菌、病毒和衣原体等各种微生物的感染。近年来,在宫颈癌病因学研究方面取得了突破性进展,尤其在生物学病因方面成绩显著,其中最主要的发现是明确人乳头瘤病毒(HPV)是宫颈癌发生的必要条件。

1.宫颈癌发生的必要条件——HPV 感染

与宫颈癌最为密切的相关因素是性行为,因而人们很早就怀疑某些感染因子的作用。在 20 世纪 60～70 年代,人们将主要的目光投向单纯疱疹病毒(HSV)Ⅱ型,尽管 HSV 在体外被证实具有一定的致癌性,且在宫颈癌标本中有一定的检出率,但临床活体标本能检出 HSV 的始终仅占极少部分,流行病学调查也不支持 HSV 与宫颈癌的关系。而其他的因子,如巨细胞病毒、EB 病毒、衣原体等迄今尚未发现有力证据。

有研究者对 22 个国家冻存的浸润性子宫颈癌组织重新进行 HPV 试验,应用 HPVLlMY09/MY11引物检出率为 93%,对 HPV 阴性组织重新应用 LICP5＋/CP6＋引物,检出率为 95.7%,使用 14 种高危 HPVE7 引物,检出率为98.1%,总检出率为 99.7%。实验动物和组织标本研究还表明,HPV-DNA 检测的负荷量与宫颈病变的程度呈正相关,而且 HPV 感染与宫颈癌的发生有时序关系,符合生物学致病机制。这些流行病学资料结合实验室的证据都强有力的支持 HPV 感染与宫颈癌发生的因果关系,均表明 HPV 感染是宫颈癌发生的必要条件。关于 HPV 在子宫颈癌发生中的作用或重要性,有研究者认为其重要性与乙型肝炎病毒与肝癌的关系相似,高于吸烟与肺癌的关系。

2.宫颈癌发生的共刺激因子

事实证明,性活跃妇女一生感染 HPV 的机会大于 70%,但大多为一过性的,通常在感染的数月至两年内消退,仅少数呈持续感染状态,约占 15%。已经证实,只有高危 HPV 持续感染才能导致宫颈癌及其前期病变的发生,但他们之中也仅有极少数最后才发展为宫颈癌。因此可认为 HPV 感染是宫颈癌发生的必要条件,但不是充足病因,还需要其他致病因素协同刺激。现已发现一些共刺激因子与子宫颈癌的发生有关,有研究者总结宫颈癌发生的共刺激因子为:①吸烟;②生殖道其他微生物的感染,如 HSV、淋球菌、衣原体和真菌等可提高生殖道对 HPV 感染的敏感性;③性激素影响:激素替代和口服避孕药等;④内源或外源性因素引起免疫功能低下。

国外有学者将宫颈癌的发生形象地用"种子—土壤"学说来解释,其中将 HPV 感染比喻为种子,共刺激因子为营养,宫颈移行带为土壤。

3.宫颈微小浸润癌

宫颈微小浸润癌是指只能在显微镜下检出而临床难以发现的临床前宫颈癌,由 Mestwardt 于 1947 年提出微小癌的名称,此后几十年其名称、定义、诊断标准、治疗均很混乱。1974 年美国妇科肿瘤协会(SCO)提出微小浸润癌的定义,其诊断标准为癌变上皮浸润间质达基底膜下≤3mm,未波及淋巴管及血管,此定义被国际妇产科协会(FIGO)认可。1975 年 FIGO 将其诊断标准修订为基底膜下浸润深度<5mm,无融合,无淋巴管及血管癌栓。为使众多的定义趋于统一,1985 年 FIGO 根据间质浸润情况将Ⅰ A 期(微小浸润癌)分为两个亚分期,1994 年 FIGO 对Ⅰ A 期又作了新的规定。

Ⅰ A 期:镜下浸润癌,可测量的间质浸润深度≤5mm,宽度≤7mm。所有肉眼可见病变甚至仅有浅表浸润也为Ⅰ B 期。

Ⅰ A1 期:可测量的间质浸润深度不超过 3mm,宽度不超过 7mm。

Ⅰ A2 期:可测量的间质浸润深度>3mm,且≤5mm,宽度不超过 7mm。血管、淋巴间质浸润不改变分期,但应记录。

微小浸润性腺癌也有称为早期浸润性腺癌。与原位腺癌相比,微小浸润性腺癌正常腺体结构消失,代之以分布更加密集、形状更不规则的腺体,并且出现在正常腺体不应该出现的部位。然而在具体诊断工作中,很难界定病变出现在正常腺体范围以外。微小浸润性腺癌的肿瘤细胞也可以像鳞状细胞癌一样以出芽的形式向间质浸润,但在实际工作中这种浸润形式并不多见,所以当出现不规则的筛状、乳头状以及相对实性的巢状结构时,就应考虑是否有浸润。浸润性病变通常伴随有间质反应,如间质水肿、炎症反应和促结缔组织增生性反应等。对于微小浸润性腺癌的浸润深度的界定标准也有很大差异。Ostor 发现各家文献报道的早期浸润性腺癌的浸润深度从 1mm、2mm、3~5mm 不等,但是大多数研究报道所采用的深度为 5mm,并且应用这一浸润深度作为诊断标准的病例,其淋巴结转移率仅为 2%(清扫 219 个淋巴结标本仅有 5 个转移)。WHO 分类中也没有标定出具体的浸润深度,只是在其分期中提到将微小浸润性腺癌划为 FIGO Ⅰ A 期。然而在实际操作中,由于宫颈腺体结构复杂,很难准确地测量腺癌的侵犯深度,有学者提出对于微小浸润腺癌应该测量肿瘤的体积,而不只是单一测量浸润深度,其体积应小于 500mm³。浸润灶还可能出现多灶状分布,Mc Cluggage 建议如果浸润灶彼此孤立,应该分别测量,然后进行累加;如果浸润灶在同一区域,又彼此关系密切,应该测量整个病变的深度及宽度(包括间质)。

4.宫颈浸润癌

宫颈浸润癌指癌灶浸润间质范围超出了微小浸润癌,多呈网状或团块状浸润间质,包括临床分期ⅠB~Ⅳ期。

(1)鳞状细胞浸润癌:占宫颈癌的80%~85%。鳞状细胞的浸润方式大多为团块状或弥漫性浸润。

1)按照局部大体观主要有4种类型。①外生型:最常见,癌灶向外生长,呈乳头状或菜花样,组织脆弱,触之易出血,常累及阴道。②内生型:癌灶向宫颈深部组织浸润,宫颈表面光滑或仅有柱状上皮异位,宫颈肥大、变硬,呈桶状,常累及宫旁组织。③溃疡型:上述两型癌组织继续发展或合并感染、坏死,组织脱落后形成溃疡或空洞,如火山口状。④颈管型:癌灶发生在宫颈管内,常侵入宫颈管及子宫峡部供血层及转移至盆腔淋巴结。

2)根据癌细胞分化程度可分为以下几级。①Ⅰ级为高分化癌(角化性大细胞型):大细胞,有明显角化珠形成,可见细胞间桥,细胞异型性较轻,无核分裂或核分裂象<2个/高倍视野。②Ⅱ级为中分化癌(非角化性大细胞型):大细胞,少或无角化珠,细胞间桥不明显,细胞异型性明显,核分裂象2~4个/高倍视野。③Ⅲ级为低分化癌(小细胞型):多为未分化小细胞,无角化珠及细胞间桥,细胞异型性明显,核分裂象>4个/高倍视野。

(2)腺癌:占宫颈癌的15%~20%。由于其癌灶往往向宫颈管内生长,故宫颈外观可正常,但因颈管膨大,形如桶状。其最常见的组织学类型有两种。

1)黏液腺癌:最常见。来源于宫颈管柱状黏液细胞。镜下仅见腺体结构,腺上皮细胞增生,呈多层,异型性明显,见核分裂象,癌细胞呈乳突状突向腺腔。可分为高、中、低分化腺癌。

2)微偏腺癌:属高分化宫颈管黏膜腺癌。癌性腺体多,大小不一,形态多变,呈点状突起,伸入宫颈间质深层,腺细胞无异型性。常有后腹膜淋巴结转移。

(3)腺鳞癌:占宫颈癌的3%~5%。是由储备细胞同时向腺细胞和鳞状细胞分化发展而形成。癌组织中包含有鳞癌和腺癌两种成分。

(二)临床表现

(1)发病率:子宫颈癌是最常见的女性生殖道恶性肿瘤,其发病率在女性恶性肿瘤中居第二位,仅次于乳腺癌。

(2)我国每年新发病例约13.5万,占全球发病数量的1/3。

(3)高危因素:与人乳头瘤病毒(HPV)高危型别的持续感染有关。

(4)其他相关因素:早年分娩、多产、高危男性伴侣以及人体免疫功能抑制。

(5)阴道出血,早期多为接触性阴道出血,后期为不规则阴道出血。

(6)阴道排液增多,为白色或血性,稀薄如水样或米泔状,有腥臭味,晚期因癌组织坏死伴感染,可有大量泔水样或脓性恶臭白带。

(7)晚期症状:邻近组织器官及神经受累时,可出现尿频、尿急、便秘、下肢肿胀、疼痛等症状;癌肿压迫或累及输尿管时可引起输尿管梗阻、输尿管积水、肾积水及尿毒症;晚期可有贫血、恶病质等全身衰竭症状。

（8）病理特点。

1）肉眼下可见子宫颈膨大变形，有外生乳头、糜烂、溃疡。

2）子宫颈的移行带为子宫颈癌的好发部位。

3）鳞状细胞癌，占80%～85%，以镜下具有鳞状上皮分化（即角化）、细胞间桥，而无腺体分化或黏液分泌为病理诊断要点。

4）腺癌占15%～20%，镜下可见腺上皮细胞增生，呈多层，异型性明显，可见核分裂象，腺癌细胞可呈乳突状突入腺腔。

5）在原位癌基础上镜检发现小滴状，锯齿状癌细胞团突破基底膜，浸润间质，则形成子宫颈浸润癌。

6）病理类型（根据生长方式及形态划分）分为以下几类。①外生型：最常见，癌灶向外生长，呈菜花状或乳头状，组织糟脆，易出血；病灶体积较大，常累及阴道，较少浸润子宫颈深层组织及宫旁组织。②内生型：癌灶向子宫颈深部组织浸润，子宫颈表面光滑或仅有轻度糜烂，子宫颈扩张，肥大变硬，呈桶状；常累及宫旁组织。③溃疡型：上述两型继续发展，合并感染、坏死，脱落后形成溃疡或空洞，似火山口状。④颈管型：指癌灶发生于子宫颈管内常侵入子宫颈及子宫下段供血层或转移至盒腔淋巴结。

（三）超声表现

可采用经直肠方法替代经阴道超声检查，以防止子宫颈癌患者的接触性出血。

（1）子宫颈原位癌或早期浸润癌超声声像图无明显结构变化，子宫颈大小、形态基本正常，CDFI显示，子宫颈血流信号较正常子宫颈增多。

（2）子宫颈浸润癌，子宫颈失去正常形态，呈不同程度的膨大甚至呈桶状，前后唇不对称（图5-5）。

（3）癌灶形态不规则，边界不清，无包膜，呈低回声结节状。

（4）当合并感染时，内部回声强弱不等。

（5）CDFI显示：子宫颈癌灶区血管呈火山状，血管形态走形异常，分布不均，动静脉短路吻合，有丰富杂乱的血流信号，阻力指数呈低阻频谱（图5-6）。

（6）能量多普勒超声显示：癌灶区血管扭曲，粗细不等，杂乱无章，呈火球状，根据血管分型，子宫颈癌血管多为Ⅲ、Ⅳ型（图5-7）。

（7）侵犯子宫体：子宫颈癌灶向上延续侵犯子宫下段，子宫下段呈不均低回声区，与子宫颈病灶无界限，当癌灶堵塞子宫颈内口时，可引起宫腔积液及宫腔积脓（图5-8）。

（8）侵犯阴道：子宫颈癌灶向下侵犯阴道，子宫颈与阴道前后壁穹隆之间强回声界面消失，阴道壁上段增厚呈不均低回声，与子宫颈病灶相连（图5-9）。

（9）宫旁侵犯：子宫颈边界不清，子宫颈癌灶向宫旁突起，宫旁出现不均低回声结节区，向外延续可达盆壁（图5-10）。

（10）膀胱侵犯：膀胱后壁连续性消失，子宫颈前唇与膀胱后壁无界限，呈低回声，膀胱内可见癌灶侵犯。当病灶压迫输尿管时，可出现输尿管扩张积水及肾积水（图5-11）。

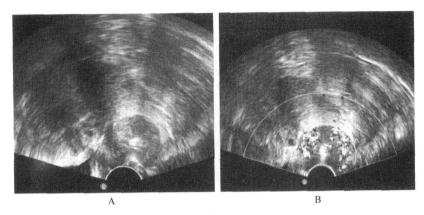

图 5-5　子宫颈癌

注　A.子宫颈失去正常形态;B.子宫颈病灶区血流信号极丰富。

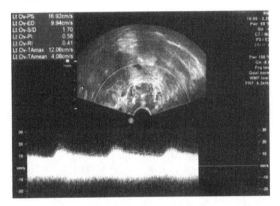

图 5-6　子宫颈癌 CDFI

注　子宫颈癌病灶呈低阻力频谱,阻力指数 RI 0.48。

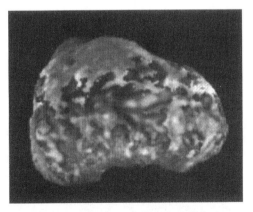

图 5-7　子宫颈癌三维能量多普勒超声

注　子宫颈体积增大,子宫颈病灶区血管形态及走形杂乱无章,粗细不等,呈火球状,血管分型为Ⅳ型。

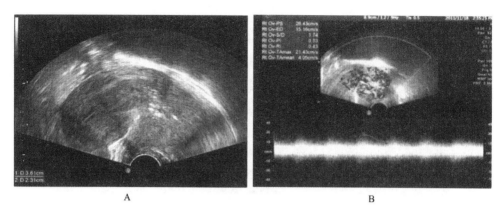

图 5-8　子宫颈癌侵犯宫体

　　注　A.子宫颈癌侵犯宫腔下段 1/2;B.能量多普勒血流宫腔下段及子宫颈病灶血流信号极丰富,阻力指数低。

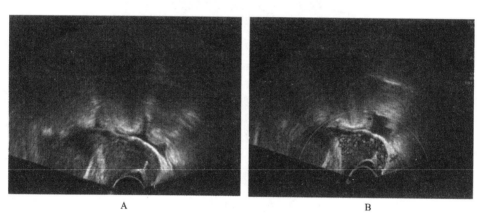

图 5-9　子宫颈癌侵犯阴道后穹隆

　　注　A.子宫颈癌侵犯阴道后穹隆;B.能量多普勒超声显示,阴道后壁上段低回声区血流信号丰富,与子宫颈后唇病灶相连,无界限。

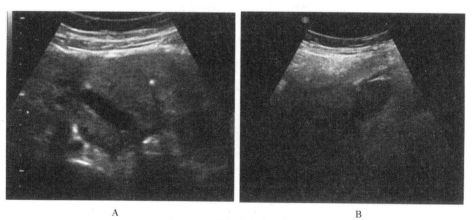

图 5-10　子宫颈癌宫旁转移

　　注　A.子宫颈癌右宫旁转移;B.子宫颈癌左宫旁转移。

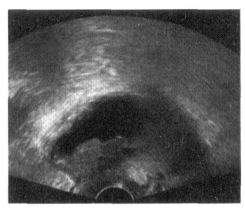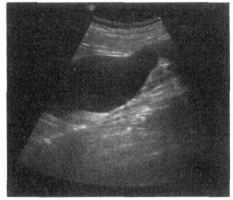

图 5-11 子宫颈癌膀胱转移

注 子宫颈癌压迫输尿管扩张积水。

(四)鉴别诊断

1.子宫颈癌与子宫颈肥大

单纯子宫颈肥大,子宫颈回声中等,前后唇对称,内部血流信号少。

2.子宫颈内生性癌与子宫内膜癌鉴别

(1)子宫颈癌子宫颈膨大、变形,子宫颈癌灶区位于内口水平。

(2)子宫颈癌向上侵犯宫体时,病灶自子宫颈向子宫下段延伸,无界限,回声偏低,当癌灶堵塞子宫颈内口时,可引起宫腔积液及宫腔积脓。

(3)子宫颈癌血流信号丰富,而子宫上段内膜尚清晰,血流信号少。

(4)子宫内膜癌病灶向下侵犯子宫颈时,主要为子宫颈管内膜回声不均偏强。

(5)内膜癌时癌灶堵塞子宫颈内口,可引起宫腔积液及宫腔积脓,但子宫颈正常。

(6)内膜癌时内膜基底层血流信号增多丰富。

(7)内膜癌晚期子宫颈受侵的病例不易与子宫颈癌晚期鉴别,需依靠病理诊断。

(五)超声的临床价值

经阴道超声对外生型宫颈癌的定性诊断价值不大,常在妇科阴道窥器检查时发现宫颈癌病变后做经阴道超声。对部分颈管型、内生型浸润癌,经阴道超声可提供病变的范围,有助于临床分期及制订手术方案;对浸润范围判断困难者,加做超声造影、弹性超声或磁共振检查则更有价值。

二、子宫肌瘤

(一)病因、病理

确切病因尚未明了,可能涉及正常肌层的体细胞突变、性激素及局部生长因子间的相互作用。因肌瘤好发于生育年龄,青春期前少见;在妊娠、外源性高雌激素作用下,肌瘤生长较快;抑制或降低雌激素水平的治疗可使肌瘤缩小;绝经后停止生长,萎缩或消退,提示其发生可能与女性激素相关。生物化学检测证实肌瘤中雌二醇的雌酮转化率明显低于正常肌组织,肌瘤中雌激素受体(ER)浓度明显高于周边肌组织,故认为肌瘤组织局部对雌激素的高敏感性是肌瘤发生的重要因素之一。研究证实,孕激素有促进肌瘤有丝分裂活动、刺激肌瘤生长的作用,肌瘤组织较周边肌组织中孕激素受体浓度升高,分泌期的子宫肌瘤标本中分裂象明显高于增殖期的子宫肌瘤。细胞遗传学研究显示 25%～50% 的子宫肌瘤存在细胞遗传学的异常,包括从点突变到染色体丢失和增多的多种染色体畸变,首先是单克隆起源的体细胞突变,并对突变肌细胞提供一种选择性生长优势;其次是多种与肌瘤有关的染色体重排。常见的有 12 号和 14 号染色体长臂片段易位、12 号染色体长臂重排、7 号染色体长臂部分缺失等。分子生物学研究提示子宫肌瘤由单克隆平滑肌细胞增殖而成,多发性子宫肌瘤由不同克隆细胞形成。还有研究认为,一些生长因子在子宫肌瘤的生长过程中可能起着重要作用,如胰岛素样生长因子(IGF)Ⅰ和Ⅱ、表皮生长因子(EGF)、血小板衍生生长因子(PDGF)A 和 B 等。

1.大体检查

肌瘤为实质性球形包块,表面光滑,质地较子宫肌层硬,压迫周围肌壁纤维形成假包膜,肌瘤与假包膜间有一层疏松网状间隙,故易剥出。血管由外穿入假包膜供给肌瘤营养,肌瘤越大,血管越粗,假包膜中的血管呈放射状排列,壁缺乏外膜,受压后易引起循环障碍而使肌瘤发生各种退行性变。肌瘤长大或多个肌瘤相融合时呈不规则形状。肌瘤切面呈灰白色,可见旋涡状或编织状结构。肌瘤颜色和硬度与纤维组织多少有关。

2.镜检

肌瘤主要由梭形平滑肌细胞和不等量纤维结缔组织构成。肌细胞大小均匀,排列成旋涡状或棚状,核为杆状。

3.特殊类型的子宫肌瘤

(1)富于细胞平滑肌瘤:肿瘤中有丰富的平滑肌细胞,排列紧密,细胞大小及形态尚一致,仅个别细胞有异形,偶见分裂象为(1～4)个/10 个高倍视野。

(2)奇怪型平滑肌瘤:肿瘤以圆形或多边形细胞为主,胞质嗜酸,核周呈透亮空隙。其特征为细胞多形性、核异型甚至出现巨核细胞。无核分裂象可见。临床呈良性表现。

(3)血管平滑肌瘤:平滑肌中血管丰富,瘤细胞围绕血管排列,与血管平滑肌紧密相连。肿瘤切面色泽较红。

(4)上皮样平滑肌瘤:平滑肌以圆形或多变形细胞组成,常排列成上皮样索或巢。肌瘤呈黄或灰色。应注意其边缘部分是否有肌层浸润,若有浸润,应视为恶性。

(5)神经纤维样平滑肌瘤:肿瘤细胞核呈栅栏状排列,像神经纤维瘤。

(二)临床表现

子宫肌瘤是妇科最常见的良性肿瘤,发病率为 5%～15%,约占妇女全身肿瘤的 20%。发病年龄多在 30～50 岁,30 岁以下少见。子宫肌瘤的临床表现与肌瘤生长的部位有关。其主要症状:①经量增多和经期延长,肌壁间表现为月经量增多,经期延长;黏膜下肌瘤为阴道持续性出血或不规则出血,浆膜下肌瘤很少伴有出血;②腹部包块,下腹部触及包块,包块可活动、无压痛、生长缓慢;③腹痛、腰痛和下腹坠胀;④压迫症状,压迫膀胱可引起尿频、尿急、排尿困难或尿潴留,压迫直肠可引起排便困难,如为阔韧带肌瘤,可压迫输尿管引起肾盂积水。

（三）超声表现

1.二维超声

（1）子宫增大、形态异常：发生肌壁间肌瘤或黏膜下肌瘤时，子宫体常均匀增大；发生浆膜下肌瘤或数目较多的肌壁间肌瘤时，子宫形态常不规则。

（2）子宫肌层回声改变。①肌壁间肌瘤，子宫肌层内见低回声、等回声或强回声病灶；瘤内回声均匀或不均匀，可伴有声衰减；病灶与正常组织分界较清晰；可见假包膜，呈增强回声。②浆膜下肌瘤，浆膜处回声异常，完全凸出浆膜外者为浆膜下肌瘤，与宫体仅以一蒂相连者为带蒂浆膜下肌瘤，也可见浆膜外凸的部分性浆膜下肌瘤。③黏膜下肌瘤，肌层内低回声结节凸向宫腔，挤压内膜，子宫内膜变形或移位。带蒂的黏膜下肌瘤可以脱垂入宫颈管内，表现为宫颈管内带蒂的实性占位（图 5-12）。

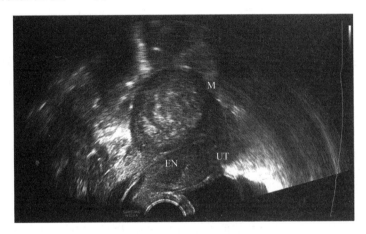

图 5-12　子宫肌瘤声像图

注　UT：子宫；EN：子宫内膜；M：子宫肌瘤。

（3）肌瘤变性声像图表现：①囊性变，瘤内出现大小不等、形状不规则的无回声暗区；②红色变，瘤体增大，内部回声减低，不均质；③钙化，瘤体内环状或斑点状强回声，伴后方声衰减；④脂肪样变，肌瘤呈均质团状高回声；⑤肉瘤变，瘤体增大，边界不清，内部回声减低、杂乱；⑥玻璃样变性，声像图无特异性，可表现为瘤内回声减低，不均匀或呈囊实性改变。

2.多普勒超声

（1）CDFI：肌壁间子宫肌瘤周边见环状或半环状血流信号，并呈分支状进入瘤体内部；浆膜下肌瘤可显示来自子宫的供血信号；带蒂的黏膜下肌瘤蒂部可显示来自附着处肌层的血流信号。瘤体内部可见少量血流信号或无血流信号。

（2）频谱多普勒超声：瘤体周边和内部均可见动脉及静脉频谱，RI 在 0.50～0.60。发生肉瘤变时，瘤内血流异常丰富，流速增加，阻力下降，RI 可低于 0.40。

（四）鉴别诊断

1.黏膜下肌瘤与子宫内膜病变鉴别

宫腔内黏膜下肌瘤呈不均质回声，需与子宫内膜病变，如内膜息肉、子宫内膜癌鉴别。鉴别要点为黏膜下肌瘤常为低回声，圆形、单发，边界清晰，内膜基底线变形或中断；内膜息肉为稍高回声，常多发，内膜基底层清晰、连续；子宫内膜癌的内膜厚薄不均、回声不均、无边界、不清晰,CDFI 显示血流较丰富,RI 低于 0.40。

2.带蒂浆膜下肌瘤与卵巢实性肿瘤鉴别

两者均可表现为附件肿块,有时鉴别较困难。若能找到同侧正常卵巢、CDFI 显示瘤体的动脉血流来自子宫,则有助于诊断浆膜下肌瘤。但是,绝经后女性因卵巢萎缩,常不能扫查到正常卵巢结构,诊断较为困难。

3.肌壁间子宫肌瘤与子宫腺肌瘤鉴别

单一较大的肌壁间子宫肌瘤有时很难与子宫腺肌瘤相鉴别。后者无假包膜,病灶与周围肌层无明显分界,病灶内血流信号较丰富,但无周边环状血流。

(五)超声的临床价值

超声检查是诊断子宫肌瘤的首选无创方法。经腹壁扫查可以较准确地判断肌瘤部位、大小及数目;较小的肌壁间、黏膜下或位于子宫后壁的肌瘤常需结合经阴道超声检查。尤其是查找卵巢,观察肌瘤的供血情况及对内膜的影响也需经阴道超声。此外,三维超声能立体反映肌瘤的血管网;超声造影也常用于子宫肌瘤消融术后疗效的判定;弹性超声可判断肌瘤的硬度;超声引导下活检可精准地鉴别肌瘤、腺肌瘤及肉瘤样变。

三、子宫腺肌病

(一)病因、病理

通过对子宫腺肌病的子宫标本作连续组织切片,发现子宫内膜的基底层常与肌层内的病灶相连,使人们相信子宫腺肌病是由基底层子宫内膜直接长入肌层所致。子宫内膜并无黏膜下层,但与身体其他器官的黏膜一样,通常都是向空腔面生长,提示可能子宫肌层有抵抗内膜入侵的能力。多次分娩、人工流产刮宫术及宫腔感染等,可破坏局部肌层的防御能力,使基底层子宫内膜得以入侵肌层并生长。由于子宫腺肌病常合并子宫肌瘤和子宫内膜增生过长,提示本病的发生还可能与较长时间的高雌激素刺激有关。此外,人绒毛膜促性腺激素(HCG)、生乳素(PRL)也与本病的发生有关。

子宫腺肌病可分为弥漫型与局限型两种类型。弥漫型者子宫呈均匀增大,质较硬。通常子宫增大不超过 3 个月妊娠大小,过大者常合并子宫肌瘤。剖面见肌层肥厚,常以后壁为甚。增生的平滑肌束呈小梁状或编织样结构,边界不清,无包膜。增厚的肌壁中可见小的腔隙,直径多在 5mm 以内。腔隙内常有暗红色陈旧性积血。偶见肌壁内形成较大的积血囊腔,可向子宫表面突出,甚至发生破裂。局限型者,子宫内膜在肌层内呈灶性浸润生长,形成结节,但无包膜,故难以将结节从肌壁中剥出。结节内也可见含陈旧性出血的小腔隙。有的结节向宫腔突出,颇似黏膜下子宫肌瘤。

镜下见子宫肌层内有呈岛状分布的子宫内膜腺体与间质。其周围平滑肌纤维呈不同程度的增生。子宫内膜侵入肌层的深度不一,严重者可达肌层全层,甚至穿透子宫浆膜,引起子宫表面粘连和盆腔子宫内膜种植。病灶中的子宫内膜多呈增生反应或简单型(腺囊型)增生过长,偶为分泌反应。一般认为是由于病灶中的内膜系来自子宫内膜的基底层,故而对孕激素不敏感或缺乏反应所致。

（二）超声表现

子宫腺肌病表现为子宫弥漫性增大或呈球形增大,轮廓清晰,肌层回声弥漫性不均匀,后方可伴栅栏状回声衰减,肌壁间可有不均匀低回声区或大小不等的无回声区(图5-13)。子宫内膜与子宫肌层界线常不清晰。也可表现为子宫肌层不对称性增厚,病变区域较正常子宫肌层回声稍低或栅栏状回声衰减。子宫腺肌瘤表现为边缘欠规则的网形,低回声,无包膜,子宫可呈局限性隆起或非对称性增大。彩色多普勒显示血流分布紊乱,呈星点状、条状散在分布,动脉血流阻力指数中等,无肿块周围环状血流。

经静脉法超声造影:注射造影剂后,子宫肌层呈弥漫性增强,无明确边界。

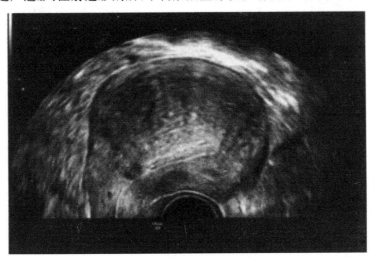

图 5-13　子宫前壁腺肌病声像图

注　子宫前壁肌层弥漫性增厚,内部回声杂乱,呈栅栏状,内膜向后偏移。

1.二维超声

根据病灶的分布,可以分为弥漫型、前/后壁型和局灶型。①弥漫型:子宫呈球形增大,3条径线之和常大于15cm,肌层回声不均质增强,常有"栅栏状"衰减。②前/后壁型:病变局限分布于前壁或后壁肌层,偶见分布于侧壁,以后壁多见。子宫呈不对称性增大,宫腔内膜线前移或后移,无病灶的肌层回声正常,有病灶的肌层增厚,回声不均,呈"栅栏状"衰减。③局灶型:常指子宫腺肌瘤,子宫不规则增大,局部呈结节状。病灶呈不均质回声,后伴声衰减或呈"栅栏状"衰减,病灶与正常肌层之间边界不清晰(图5-14)。

2.多普勒超声

(1)CDFI:病灶处血流信号增多,呈星点状、条状散在分布或呈放射状排列。局灶型者仅在病灶部位血流信号稍增多,病灶周边无环绕血流信号。

(2)频谱多普勒超声:病灶的动脉频谱与子宫动脉各级分支的频谱基本相同,RI常大于0.50,偶尔可见低阻型动脉频谱,静脉性频谱较多见。

（三）鉴别诊断

前/后壁型腺肌病与巨大子宫肌瘤鉴别:鉴别要点是寻找病灶周围有无正常肌层(子宫肌瘤常在病灶周围扫查到正常肌层);边界是否清晰;有无包绕血流信号等特征。

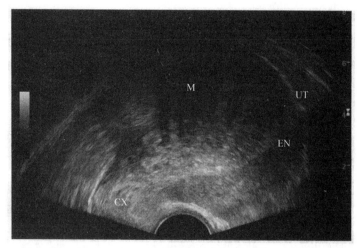

图 5-14 后壁型子宫腺肌病声像图

注 UT:子宫;EN:子宫内膜;CX:宫颈;M:病灶。

(四)超声的临床价值

子宫腺肌病患者有无临床症状以及声像图有无特征均与病灶的大小及范围有关,轻者超声难以确诊。超声造影有助于提高诊断率,确诊取决于病理诊断。对此病的超声诊断应重视病史,有进行性痛经的病例可适当放宽诊断标准。

四、子宫内膜病变

(一)子宫内膜增生症

子宫内膜增生症也称内膜增生或内膜增生过长,是在无拮抗性雌激素的持续作用下由内膜不规则增生发展而来。

1.病因、病理

子宫内膜增厚,厚度为 0.3~2.5cm,颜色呈灰白色或淡黄色,表面平坦或息肉状突起,可伴有水肿,切面有时见扩张的腺体形成的囊隙。按内膜增生程度分为单纯型、腺囊型、腺瘤型及不典型增生 4 类。

(1)单纯型增生:轻度子宫内膜增生过长,腺体增生,分布不均匀,间质致密,可有不规则水肿区。

(2)腺囊型增生:腺体不同程度扩张,形成小囊状。

(3)腺瘤型增生:腺体高度增生,向腔内呈芽孢状突起。

(4)不典型增生:出现腺上皮细胞的异型性,视为癌前病变。

2.临床表现

其多见于青春期和更年期,最常见症状为不规则阴道出血,闭经后持续阴道出血,月经频发或月经周期紊乱,月经量多。妇科检查子宫轻度增大、饱满,可伴有卵巢轻度增大。

3.超声表现

(1)子宫大小、形态无异常。

(2)子宫内膜明显增厚,即绝经前妇女子宫内膜厚度超过 1.2cm,绝经期妇女子宫内膜厚度超过 0.5cm,增厚内膜与子宫肌层分界清晰。

(3)子宫内膜回声可表现为均匀回声、多小囊状,甚至呈团状。单纯性增生内膜回声多呈均匀高回声;复杂性增生内膜回声其内可见小囊状或筛孔状无回声区,无回声区可大小相等排列整齐,亦可大小不等分布不均,呈蜂窝状,无回声区多为扩张的腺体;不典型增生内膜回声不均,可见斑块状增强回声和低回声相间。

(4)多数伴有单侧或双侧卵巢增大或卵巢内潴留囊肿。

(5)多普勒超声:通常情况下,轻度子宫内膜增生内无血流信号或偶见点状彩流信号,子宫内膜增生明显时,可见内膜内条状血流信号。

4.鉴别诊断

(1)子宫内膜息肉:病灶多数呈类圆形或梭形高回声团,边界清晰,附着于子宫腔内壁,与子宫内膜有界线,子宫腔可中断或变形。内膜息肉样增生与内膜多发息肉鉴别困难。

(2)药物或异位妊娠引起的子宫内膜反应性增厚,可结合临床病史及相关其他检查进行鉴别。

(二)子宫内膜息肉

子宫内膜息肉是比较常见的瘤样病变,是由局部增生的内膜腺体及间质组成,有蒂,并向子宫腔内突出,有的根蒂较长,甚至突出于子宫颈内口。

1.病因、病理

一般认为息肉是雌激素敏感性病变,主要由子宫内膜腺体及具有灶状纤维化和厚壁血管的间质组成。用他莫昔芬治疗乳腺癌患者的子宫内膜息肉发病率较高。息肉可单发,也可多发,大体光滑,红色或棕色,椭圆形,质软,直径小至数毫米,大至数厘米。大息肉一端常变细成蒂,小息肉常呈圆柱状,远端圆滑。

2.临床表现

发病年龄多见于 35 岁以上者,可表现为月经量过多、月经间期出血和经前出血。单发性较小息肉可无任何症状。

3.超声表现

(1)子宫大小正常或略增大,形态无异常。

(2)子宫腔内见占位性病变(图 5-15),使子宫腔回声中断或变形,多数呈类圆形或梭形中高回声团,边界清晰,附着于子宫腔内壁,与子宫内膜有界线。

(3)多普勒超声:子宫肌层血流信号无异常变化,息肉蒂部可见点状、短条状血流信号伸入息肉内。经阴道超声扫查有利于子宫形态的显示。

4.鉴别诊断

(1)黏膜下肌瘤:常有月经量过多或不规则阴道出血史,白带增多。若肌瘤脱入阴道内可见紫色肿块,易误诊为内膜息肉。宫腔镜有助于诊断。声像图特征表现为子宫腔内或突向子宫腔的低回声团,边界清晰。

(2)宫颈息肉:由子宫颈管内膜炎症增生形成,由宫颈口突出肿物,多为单个,也可为多个。表面光滑,色红,质软。超声表现为子宫颈管内中等回声结构,常呈椭圆形。由于息肉回声与子宫颈管内膜回声相似,较小的宫颈息肉超声诊断困难。

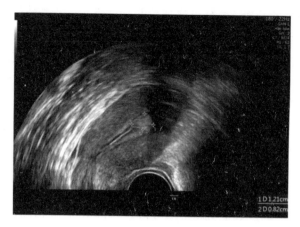

图 5-15　子宫内膜息肉

注　子宫腔内可见大小约 1.2cm×0.8cm 类圆形高回声团,边界清晰,附着于子宫腔内壁,与子宫内膜有界线。

（3）功能失调性子宫出血:本病多发生于生育年龄妇女,于产后或流产后月经周期有一定规律性,但周期短,经期长,经量多。诊断性刮宫有助于诊断。

（4）子宫内膜癌:常见于绝经后妇女,多表现为绝经后阴道出血或血性分泌物。起初出血量少,伴有恶臭白带,后出血量增多,伴有下腹疼痛。声像图特征表现为子宫增大,内膜增厚,回声不均,与子宫肌层分界不清,脉冲多普勒超声表现为低阻力动脉型血流频谱。妇科检查子宫增大,诊断性刮宫可确诊。

（三）子宫内膜癌

子宫内膜癌又称子宫体癌,是指来源于子宫内膜上皮的癌肿,占宫体恶性肿瘤的 90% 以上,以来源于子宫内膜腺体的腺癌最常见,主要是老年妇女的疾病,多发年龄在 50～65 岁,但目前年轻妇女所占比例有所增加。

1.病因、病理

大多数影响体内雌激素水平的因素均可影响子宫内膜癌的发病率。子宫内膜癌可分为两个主要类型:Ⅰ型为雌激素依赖型,肿瘤经过子宫内膜增生过长的发展过程,也称子宫内膜腺癌;Ⅱ型为非雌激素依赖型,肿瘤不经过子宫内膜增生过长的过程,常见于年龄较大的妇女。

2.临床表现

大多数患者表现为异常子宫出血,绝经妇女表现为绝经后出血,育龄妇女表现为月经量过多。子宫内膜腺癌可伴有肥胖、高血压、糖尿病。约 40% 浆液性腺癌伴有阴道排液。

3.超声表现

（1）早期子宫内膜癌,子宫大小、形态多无明显变化,部分患者表现为局灶性内膜增厚,可伴不规则低回声区(图 5-16)。

（2）随着癌肿的增大,子宫可轻度增大,但外形正常,子宫腔内为不规则的高、中、弱回声或粗糙的点状、线状构成增高回声团块。

（3）病变侵入肌层后,子宫明显增大,宫内可见不规则肿块,内部回声不均,肿块周围无包膜,不能区分子宫体及子宫腔回声。

（4）子宫受到广泛浸润破坏者，体积显著增大，外形不规则，子宫内回声杂乱，可见不规则低回声及无回声区。

（5）当癌组织阻塞子宫颈时，子宫腔内可见无回声区，可伴点状回声。

（6）晚期子宫内膜癌除上述表现外，子宫一侧或双侧可见肿块，并伴腹水，甚至有远处转移病灶的相应表现。

（7）多普勒超声：彩色多普勒显示在肿块周边及内部可见高流速、多向性紊乱的彩色血流信号，脉冲多普勒显示低阻力动脉型血流频谱，RI<0.4。

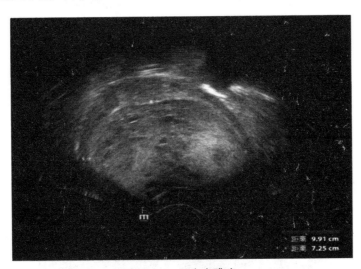

图 5-16　子宫内膜癌

注　子宫明显增大，子宫腔内可见大小约 9.9cm×7.3cm 的不规则团块，内部回声不均，团块与子宫分界不清。

4.鉴别诊断

（1）子宫内膜增生症：子宫内膜增生症是内膜腺体和基质的异常增殖，常伴有功能性子宫出血，多发生于年龄较轻或绝经期妇女。二维超声表现为内膜均匀性增厚（厚约 1.2cm），呈梭形或椭圆形团块状高回声，间有点状低回声或无回声，增厚的内膜与肌层界线清晰。彩色多普勒显示血流信号稀疏，RI>0.6。

（2）子宫肌瘤变性：二维超声表现为肌瘤失去漩涡状结构特点，假包膜不明显；子宫内膜癌超声表现为内膜破坏、消失，子宫腔内低回声肿物、宫腔内积液等。同时，要根据彩色多普勒显示肿块周边及内部低阻动脉血流等特点，结合老年患病，绝经后子宫出血、阴道排液等临床表现进行综合分析。最终确诊需靠诊断性刮宫病理检查。

5.超声的临床价值

超声检查作为一种无创性检查，尤其是经阴道超声检查，可更清楚地显示子宫形态、大小及内膜等，有助于发现子宫内膜的微小病变，从而提高诊断的准确率。

（崔剑楠）

第四节 卵巢和输卵管疾病

一、卵巢瘤样病变

卵巢瘤样病变又称为囊性非赘生性囊肿,是一种特殊的囊性结构,而非真性的卵巢囊肿,多能自行消退,包括卵泡囊肿、黄体囊肿、黄素囊肿、卵巢子宫内膜异位囊肿、多囊卵巢综合征等。

(一)卵泡囊肿

1.病因、病理

卵泡囊肿是由于卵泡发育不成熟或成熟后不排卵,致使卵泡内液体潴留而形成。

2.临床表现

患者无症状、体征或有月经失调病史。

3.超声表现

单侧附件区无回声占位,囊壁菲薄,内壁光滑,囊内透声好(图 5-17),直径多不超过 4cm,偶有更大者,月经后随访,囊肿缩小或消失。

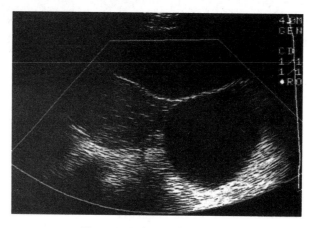

图 5-17 子宫左侧囊肿声像图

4.鉴别诊断

较小者诊断无困难,5cm 以上者需要随访。

5.超声的临床价值

超声便于随访观察囊肿变化,能避免不必要的手术治疗。

(二)黄体囊肿

1.病因、病理

黄体囊肿是由于黄体持续存在所引起的,多出现在月经中后期或妊娠早期。

2.临床表现

卵巢黄体囊肿内出血或破裂时,患者可见急性腹痛。

3.超声表现

(1)与滤泡囊肿相似,直径一般不超过5cm。

(2)急性囊内出血时,囊肿内透声较差,可见絮状回声或高回声。

(3)囊肿破裂出血时,子宫直肠窝可见游离液暗区。

(4)彩色多普勒囊内无血流信号,囊壁可见环状血流信号。

4.鉴别诊断

黄体囊肿破裂时,需与宫外孕破裂相鉴别,二者均可于附件区见到边界不清、形态不规则的肿块,均可见腹痛、腹盆腔游离液暗区。但宫外孕可有停经、阴道出血、HCG阳性,而黄体破裂则HCG阴性。

5.超声的临床价值

超声在囊肿破裂时,可以估算出血量多少,动态观察结合临床表现及实验室检查,可鉴别是囊肿破裂出血还是宫外孕破裂出血,从而帮助临床医生选择治疗方案。

(三)黄素囊肿

1.病因、病理

黄素囊肿常与滋养细胞肿瘤伴发,也可见于正常妊娠。由于HCC水平过高,刺激卵巢内卵泡,使之过度黄素化所致。囊肿常呈双侧多房性,大小不一。随滋养细胞肿瘤治疗后,囊肿可自行消退。

2.临床表现

患者多为生育期、妊娠期女性或患有葡萄胎、绒毛膜癌、多胎等,常无临床表现。

3.超声表现

(1)双侧卵巢内见圆形或类圆形囊样占位,壁薄,边界清晰,囊内见纤细、多房样分隔,囊内为无回声区(图5-18)。

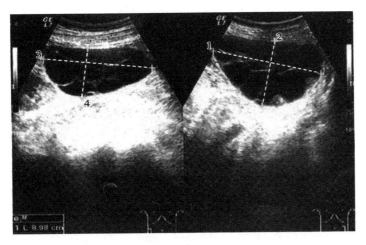

图5-18　黄素囊肿声像图

(2)彩色多普勒囊壁见低阻力血流信号。

4.鉴别诊断

黄素囊肿需与多房型囊腺瘤鉴别。黄素囊肿患者有妊娠病史,HCG水平异常。囊腺瘤与妊娠无关。

5.超声的临床价值

超声可观察到囊肿壁厚度,其内有无分隔,以此与囊腺瘤相鉴别。

(四)多囊卵巢

多囊卵巢是多囊卵巢综合征的卵巢形态学改变,是育龄女性常见的内分泌紊乱性疾病,发病年龄多在 20~40 岁。

1.病因、病理

本病与下丘脑—垂体功能失调、卵巢酶系统功能缺陷、肾上腺皮质功能紊乱和卵巢内局部调控机制异常有密切关系。2/3 以上的患者双侧卵巢对称性增大,为正常的 2~3 倍。临床中约有 25% 的正常妇女卵巢可表现为多囊卵巢改变,因此须结合病史及激素水平检测。少数患者双侧卵巢增大不明显或卵巢仅一侧增大。外形无明显变化,表面光滑、饱满,颜色呈白珍珠样,不见白体萎缩痕迹。增厚的卵巢表面下是一些小的、充满透明液体的小囊肿,壁薄,触之较硬。

2.临床表现

多发生于生育期,育龄妇女发病率为 5%~10%,主要表现为月经稀发或量过少、继发闭经、肥胖、不孕、多毛。

3.超声表现

(1)子宫较小,内膜较薄,与正常月经周期的内膜改变不相符。

(2)双侧卵巢对称性增大,面积>11cm²,在一个卵巢切面上可显示≥12 个卵泡,每个卵泡直径 2~9mm。

(3)卵巢包膜增厚,髓质面积增大,皮质回声增强,卵泡被挤向周边,呈"车轮"样改变(图 5-19)。

(4)多普勒超声:在卵巢髓质内常可见到一条贯穿卵巢的纵行彩流信号,可记录到中等阻力卵巢动脉血流频谱,与正常卵泡期卵巢血流相比,血流显示率较高,血流阻力较低。

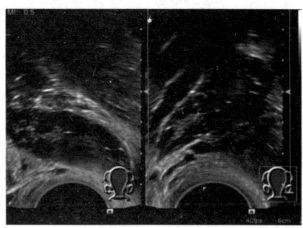

图 5-19　多囊卵巢

注　双侧卵巢同一切面可见十余个小卵泡,呈"车轮样"改变。

4.鉴别诊断

(1)慢性盆腔炎形成输卵管卵巢囊肿可表现为多房性囊性包块,应注意避免与多囊卵巢相混淆。前者体积较大,间隔纤细,有盆腔炎病史,肿物与周围组织粘连,较固定。

(2)卵巢门细胞瘤(卵巢支持—间质细胞瘤):因分泌过多雄激素,当血睾酮＞300ng/L时,临床表现类似多囊卵巢综合征,但卵巢门细胞瘤多为单侧实性肿物,且具有独特的病理形态。

5.超声的临床价值

超声检查不能直接诊断多囊卵巢综合征,只能提示卵巢呈多囊样的形态学改变,需结合临床症状和内分泌检查结果诊断。

(五)卵巢子宫内膜异位囊肿

卵巢是子宫内膜异位症好发部位,多见于生育期妇女,以30～40岁最为常见。

1.病因、病理

其发生与经血逆流入盆腔、体腔上皮生化、脉管播散及自身免疫功能障碍有关。双侧发病者较多见,早期病灶表面呈红色或紫蓝色,可多发。陈旧病灶因异位的子宫内膜含周期性出血而形成有紫褐色陈旧性血性黏稠液体的囊肿,称为子宫内膜异位囊肿,因囊内所含液体的颜色似巧克力,故又称为"巧克力囊肿",常与子宫阔韧带、盆腔壁发生组织粘连。

2.临床表现

渐进性痛经、月经不调、不孕、性交痛、下腹坠痛。少数患者可出现月经失调,也可导致不孕。

3.超声表现

(1)单侧多见,切面形态规则,呈圆形或椭圆形,随病程长短,囊内特点:囊内透声性差,其内可见细密光点填充(图5-20)。

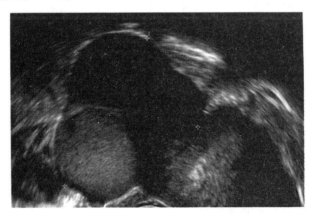

图5-20　巧克力囊肿

注　右侧卵巢内可见多个囊性无回声区,边界清晰,壁较厚,囊内透声性差,其内可见细密光点填充。

(2)包膜较厚,内壁光滑或尚光滑。据文献报道,约20%的内膜囊肿囊壁上可见一个或数个囊壁结节突向囊腔。

(3)囊肿较大时可发生裂隙或破裂,导致液体渗出或流入盆腔内,致使卵巢与邻近脏器粘连,此时囊肿变形甚至消失。

(4)多普勒超声:巧克力囊肿壁上可见少许血流信号,囊内无血流信号。若囊肿内有分隔则有两种情况:一是囊肿内多个巧克力囊肿形成的囊肿间的间隔,其隔上可有条状或分枝状血流信号;二是单个巧克力囊肿内由于组织机化、纤维素沉积形成的不全分隔,其隔上无血流信号。

4.鉴别诊断

(1)成熟性畸胎瘤:肿物包膜完整,壁厚、光滑,内部回声多样,结构复杂。

(2)卵巢纤维瘤:形态规则的圆形、卵圆形或分叶状的实质性或囊实混合性低回声区,后方回声伴轻度衰减。

(3)黏液性囊腺瘤:圆形液性无回声区内有细弱光点,壁厚、边界清,后方回声增强。较大时呈多房并有间隔光带。

5.超声的临床价值

经阴道超声的应用,有助于盆底内小的子宫内膜异位病灶的检出,检出率可达85%以上。卵巢巧克力囊肿的声像变化多样,可与其他附件肿块如卵巢囊腺瘤、畸胎瘤及炎性肿物等有相似表现,仍有一定的误诊率。

(六)卵巢过度刺激综合征

卵巢过度刺激综合征(OHSS)为体外受孕辅助生育的主要并发症之一,属于促排卵过程中所出现的自限性疾病。

1.病因、病理

双侧卵巢呈多囊泡状增大,可达5~12cm,囊壁薄、透明、蓝灰色。卵巢过度刺激综合征时毛细血管通透性增加,可形成胸腔积液、腹水,体重增加,继而造成低血容量,血液浓缩、黏度增加而形成血栓;低血容量时易致肾灌注不足,引起少尿、高血钾、高血钠、氮质血症、酸中毒,严重者可危及生命。

2.临床表现

(1)轻度:排卵后3~6天或注射HCG后5~8天开始,有胃胀、食欲差、下腹不适、沉重感或轻微下腹痛。

(2)中度:有明显下腹胀痛,可有恶心、呕吐、口渴,偶伴腹泻,体重增加≥3kg。

(3)重度:出现烦躁不安、脉搏快、血压低等大量体液丢失的临床表现,并有腹水、低血容量休克、血液浓缩、尿少、水和电解质平衡紊乱等,体检见腹部紧张,腹水征阳性。

轻、中度无须特殊处理,严重者须密切观察,记出水量,检测血电解质及肝、肾功能,治疗上予以扩容、补充水及电解质、适时穿刺等。

3.超声表现

双侧卵巢体积呈均势性增大,成熟卵泡呈均势性增大、数目增多,增大的卵巢呈多囊改变,囊内透声性好;个别囊内可见极低回声分布在囊壁下方,囊腔大小一般在2~6cm。直肠子宫陷凹及胸腹腔内可见积液暗区。

OHSS超声分度标准:轻度,卵巢直径<5cm,少量腹水;中度,卵巢直径5~12cm,中量腹水;重度,卵巢直径>12cm,大量腹水。

4.鉴别诊断

卵巢囊腺瘤:为良性肿瘤病变,外形较规整,内分隔粗细不均,囊大小、形态不规则。可根据有无促排卵的病史加以鉴别。

二、卵巢良性肿瘤

(一)卵巢囊腺瘤

卵巢囊腺瘤在卵巢肿瘤中最常见,包括浆液性和黏液性囊腺瘤,常见于生育前妇女。

1.病因、病理

来源于卵巢表面的生发上皮。浆液性囊腺瘤可呈单房或多房,囊内充满淡黄色清澈液体,单房者囊内壁光滑,多房者囊内可见乳头状突起。黏液性囊腺瘤多呈多房性,瘤体较大,内含黏液状或胶冻状液体。少数可见向囊腔内或向壁外生长的乳头状突起,如穿破囊壁,可引起腹膜种植,在腹腔内产生大量黏液,形成腹膜假黏液瘤。

2.临床表现

较小时多无症状。体积较大可产生压迫症状,蒂扭转或肿瘤合并感染时可出现急性腹痛。

3.超声表现

(1)二维超声:单房或少房性囊腺瘤边界清晰,囊壁薄而完整,厚度均匀,内壁光滑(图 5-21A)。多房性囊腺瘤囊内有多发的纤细分隔,分隔光滑而均匀;黏液性囊腺瘤囊内分隔相对较多(图 5-21B);乳头状囊腺瘤囊壁上有乳头突出,呈结节状或不规则状。多房性浆液性囊腺瘤与黏液性囊腺瘤难以区分。

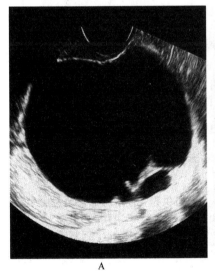
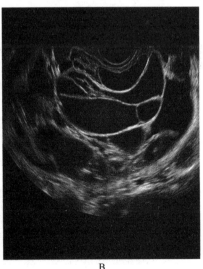

A　　　　　　　　　　　　　B

图 5-21　卵巢囊腺瘤声像图

注　A.浆液性囊腺瘤;B.黏液性囊腺瘤。

(2)多普勒超声:瘤内无回声或低回声的囊性部分无血流信号;囊壁、分隔以及乳头可见细条状血流,动脉频谱呈低速、中等阻力,RI 大于 0.40。当分隔或乳头增多、血流较丰富、血流阻力较低时,需注意交界性囊腺瘤或囊腺癌可能。

4.鉴别诊断

需与卵巢囊腺癌鉴别。

5.超声的临床价值

超声仅能分辨部分浆液性或黏液性卵巢囊腺瘤,需要借助病理学确诊。

(二)成熟性畸胎瘤

成熟性畸胎瘤是最常见的卵巢肿瘤之一,占卵巢肿瘤的10%~20%,可发生于任何年龄,生育期妇女多见。

1.病因、病理

肿瘤来源于原始生殖细胞肿瘤,主要为外胚层组织,包括皮肤、毛发、皮脂腺等,部分可有牙齿及神经组织;此外,可见中胚层组织,如脂肪、软骨等,多为单侧,也可双侧发病。恶变率1%~3%,通常发生于绝经后患者,肿瘤切面除毛发、油脂外,尚有实性部分或坏死组织。

2.临床表现

一般无临床症状,妇科或超声检查时发现。肿瘤体积较大时可有轻度腹胀或压迫感。肿瘤蒂扭转时,则引起急腹症。

3.超声表现

(1)二维超声:病灶呈圆形或椭圆形,双侧或单侧发生。囊肿较小时周边可见部分卵巢组织,囊肿较大则难以显示正常卵巢结构。囊壁较厚,内壁不光滑;内部回声见均匀、细小、密集光点,为特征性"毛玻璃状",根据月经周期、病程长短的不同,囊内液体回声水平有多样表现。双侧卵巢均有病灶时,由于合并盆腔粘连,双侧囊肿紧靠,呈"接吻征"(图5-22)。

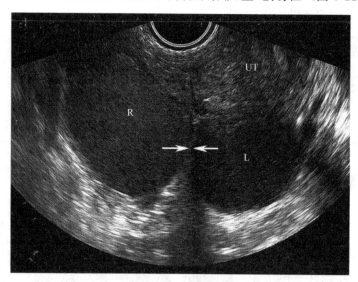

图 5-22 双侧卵巢子宫内膜异位囊肿声像图

注 UT:子宫;L:左侧囊肿;R:右侧囊肿;箭头示两囊肿囊壁紧贴。

(2)多普勒超声:囊壁上可见少许血流信号,囊内无血流信号。卵巢内多个异位囊肿之间的间隔可有条状或分枝状血流。

4.鉴别诊断

畸胎瘤声像图特征明显,诊断率高,但仍有一定的漏(误)诊率,可能误诊为卵巢囊腺瘤、单纯性囊肿、卵巢纤维瘤、巧克力囊肿、炎症性积液等,需与肠管回声、周围组织相鉴别。

5.超声的临床价值

超声诊断畸胎瘤的诊断率达 90％以上,经盆腔扫查时,强调寻找两侧卵巢,可以有效降低漏诊率。

(三)卵巢纤维瘤

1.病因、病理

卵巢纤维瘤是卵巢良性实质性肿瘤中较常见的一种,占卵巢肿瘤的 2％～5％。好发于绝经期前后的女性,多数为单侧。1937 年美国外科医生梅格斯报道,约占 15％的纤维瘤伴发腹水、胸水,因此肿瘤伴发胸水、腹水者称为梅格斯综合征。切除肿瘤后,胸水、腹水即可自行消失。

2.临床表现

纤维瘤生长较慢,早期较小时无临床症状,较大时可出现下腹部不适或腹胀感,挤压膀胱可出现尿频、尿急。少数具有梅格斯综合征的患者可有胸水、腹水。

3.超声表现

肿瘤为圆形或椭圆形实性肿块,轮廓清晰,边界规整,有完整的包膜,内部呈实性均匀低回声或中、高回声,有的后方有衰减。大多数无血流信号显示。

4.鉴别诊断

(1)与浆膜下子宫肌瘤鉴别:联合经腹及经阴道超声检查,辨别肿瘤和子宫及卵巢的关系,肿瘤来源于子宫,则排除卵巢纤维瘤可能。

(2)与恶性卵巢肿瘤鉴别:合并胸、腹水时,需与恶性卵巢肿瘤相鉴别,后者形态多样,内部回声杂乱,生长迅速,血流丰富。

5.超声的临床价值

超声可观察肿物的形态、边界、血流信号等,提示良性肿物的诊断。

三、卵巢恶性肿瘤

(一)卵巢囊腺癌

1.病因、病理

卵巢囊腺癌包括浆液性囊腺癌和黏液性囊腺癌。浆液性囊腺癌是最常见的恶性卵巢肿瘤,1/2 为双侧性,多为部分囊性部分实性,实性部分呈乳头状生长,此瘤生长迅速,常伴出血坏死。黏液性囊腺癌常只限一侧,多由黏液性囊腺瘤演变而来,囊腔变多,间隔增厚,有增殖的乳头状物。

2.临床表现

早期多无症状,偶在妇科检查时发现。随着肿块的增大,可出现腹胀、腹痛、下腹不适感和压迫症状,严重时可出现不规则阴道出血及合并腹水;当肿瘤浸润或压迫周围组织器官时,出现腹壁和下肢的水肿,大、小便不畅和下坠,腰痛等,甚至出现恶病质状态。

3.超声表现

二维超声:声像图上难以区分浆液性或黏液性囊腺癌,多表现为囊实性肿块。囊性为主的肿块囊壁厚而不均,内有粗细不均的分隔,囊液常呈无回声;实性为主者囊内壁见实性块状突起,内部可见大小不等的囊性区,乳头向外生长时肿块边界难辨,形态不规则(图 5-23)。盆腹腔可伴有腹水。

多普勒超声:囊腺癌多在肿块边缘,分隔上和中央实性区见到丰富的血流信号(图 5-24),可记录到低阻力或极低阻力频谱,RI≤0.40,肿块边缘血流流速较高,最大流速通常大于30cm/s。

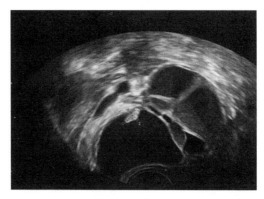

图 5-23 乳头状浆液性囊腺癌(手术证实)二维声像图

注 右附件区可见多个囊性无回声,边界清,内透声性欠佳,内可见细密光点,部分囊壁可见低回声实性光团突向腔内。

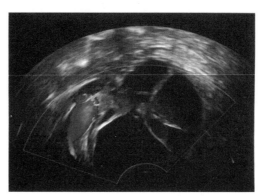

图 5-24 乳头状浆液性囊腺癌(手术证实)彩色多普勒声像图

注 右附件区可见囊实混合性包块,以囊性为主,其间可见光带分隔。彩色多普勒显示光带分隔上可见少许血流信号。

4.鉴别诊断

需与卵巢囊腺瘤相鉴别,卵巢囊腺瘤多表现为囊实性肿块,形态规则,边界清晰,囊壁、囊内间隔及乳头状可见细条状血流,可记录到低速中等阻力频谱,最大血流速度常在 15cm/s 左右,RI 值 0.40 左右。

5.超声的临床价值

对于囊性混合性或实质性卵巢肿块,超声具有良好的鉴别能力。经阴道超声和多普勒超声的应用能更清晰地显示肿块内部细节及血流情况,有助于肿块良、恶性的鉴别。

(二)卵巢转移性肿瘤

1.病因、病理

凡原发肿瘤的瘤细胞经过淋巴管、血管或体腔侵入卵巢,形成与原发病灶相同病理特性的卵巢肿瘤,称为卵巢转移性肿瘤,占卵巢恶性肿瘤的 5％～10％。体内任何部位的原发性恶性肿瘤均可转移至卵巢,最常见的原发部位为胃和肠道,其次为乳腺。常见卵巢转移性肿瘤为克鲁肯贝格瘤,大多来自胃肠道,肿瘤大小不等,多保持卵巢原形或呈肾形。镜下可见印戒细胞,间质内可见黏液,形成黏液湖。

2.临床表现

卵巢转移性肿瘤有其特有的原发病灶症状。①盆腔肿块:多为双侧性,多表面光滑、活动,少数也有单侧或较固定;②腹水征:由淋巴引流障碍和转移瘤渗出所致,绝大多数为淡黄色,少数为血性;③腹痛:由于肿瘤向周围浸润或侵犯神经引起;④月经失调或绝经后阴道出血:部分卵巢转移瘤具有分泌激素功能所致;⑤恶病质:出现卵巢转移性肿瘤已是肿瘤晚期,故可表现为消瘦、贫血、慢性面容等。发现双侧卵巢实性肿块并伴有消化道症状时,应考虑到转移肿瘤的可能,并需尽可能找到原发灶。

3.超声表现

二维超声:双侧卵巢均受累,呈实性不均质肿块,可伴衰减,无明显包膜反射,但边界清晰,呈肾形;有时在盆腹腔可扫查到边界不清、形态不规则、与肠道等回声的肿块(图 5-25),常常合并腹水(图 5-26)。

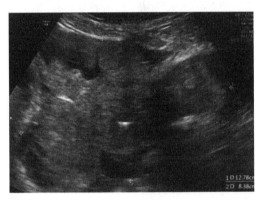

图 5-25　转移性卵巢癌(手术证实)1

注　盆腔内可见不规则囊实混合性包块,边界不清,内回声不均,以实性为主。

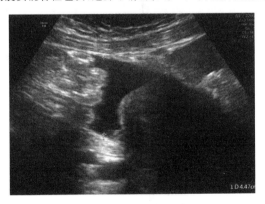

图 5-26　转移性卵巢癌(手术证实)2

注　盆腔内可见大量积液暗区,部分肠管漂浮其中。

多普勒超声:瘤体内血流丰富,肿块内血流频谱以中等阻力(RI＞0.40)为主(图 5-27),很少记录到低阻血流,此点与原发性卵巢恶性肿瘤不同。

4.鉴别诊断

与卵巢原发性恶性肿瘤进行鉴别,需结合病史及临床症状。卵巢原发性恶性肿瘤多为单侧,阻力指数较低(RI≤0.40);卵巢转移性肿瘤多为双侧,阻力指数 RI>0.40。

5.超声的临床价值

原发性和转移性卵巢肿瘤有着不同的治疗和预后,因此,确定卵巢肿瘤是原发还是继发非常重要。如果不能发现或诊断卵巢转移肿瘤,则需二次手术或可能失去手术机会。有 38% 转移到卵巢的肿瘤是在原发灶之前发现,超声若能准确诊断卵巢转移肿瘤则可避免二次手术。

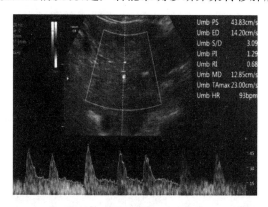

图 5-27　转移性卵巢癌(手术证实)彩色多普勒声像图

注　彩色多普勒显示实性肿块内可见血流信号,测得其中一支动脉频谱 RI 为 0.68。

(三)内胚窦瘤

1.病因、病理

内胚窦瘤为卵巢生殖细胞恶性肿瘤,具有胚体外卵黄囊分化特点,又称为卵黄囊瘤,血清甲胎蛋白(AFP)升高。好发于 18～20 岁年轻女性,恶性程度高,60% 为单侧。肿瘤一般较大,生长迅速,切面上大部分为实性,质地较软,常伴有出血、坏死和囊性变。早期即可发生转移,预后差。

2.临床表现

患者出现腹胀、腹痛,发热,甚至可触及腹部包块。

3.超声表现

(1)表现为实性为主的巨大的混合性肿块,形态不规则,边界清晰,内部回声不均,常见多个大小不等的囊性区。

(2)彩色多普勒显示血管分布紊乱,血流信号丰富,阻力指数低。

4.鉴别诊断

内胚窦瘤需与颗粒细胞瘤相鉴别,较困难。

5.超声的临床价值

典型的内胚窦瘤具有实性肿块、内见多发小囊腔结构的声像图特征,再结合患者年龄及AFP升高的辅助检查,可对典型内胚窦瘤作出诊断。

（四）颗粒细胞瘤

1.病因、病理

颗粒细胞瘤为卵巢性索—间质肿瘤的主要类型，又称为功能性卵巢肿瘤，分泌雌激素。好发于育龄期，青春期和绝经后也有发生。单侧多见，多为实性，质地较软。

2.临床表现

由于肿瘤可分泌雌激素，常有高雌激素水平的临床表现，如性早熟、月经不调、绝经后阴道流血等。

3.超声表现

（1）附件区见实性肿块，体积不大，边界清晰，内回声不均匀，有时可见多发小囊性区。常合并子宫增大，内膜厚。

（2）彩色多普勒显示血管扩张，肌层血流信号增多。

4.鉴别诊断

颗粒细胞瘤需与其他卵巢实性肿瘤相鉴别，较困难。

5.超声的临床价值

根据肿物回声特点及血液供应状态，可提示恶性肿瘤的诊断。

四、卵巢良、恶性肿瘤鉴别诊断

1.鉴别要点

根据肿瘤不同的生长特性，良、恶性肿瘤在形态、边界、内部回声、生长速度、是否伴腹水等方面均有一定差异，超声声像图也有相应改变，超声鉴别诊断要点见表5-1。

表5-1　卵巢良、恶性肿瘤的超声鉴别诊断

鉴别要点	良性肿瘤	恶性肿瘤
物理性质	大多为囊性	一般为混合性或实质性
肿瘤壁	规则、光滑、整齐、壁薄、清晰	不规则、不光滑、壁厚薄不均、不清晰、高低不平
内部回声	多为无回声，内部光点均匀一致，中隔薄而均匀，内壁光滑或有规则乳头	多为中等或中低回声，内部光点不均匀、不一致，中隔厚薄不均，内壁不平，有不规则乳头
腹水	一般无（除纤维瘤）	常有
生长速度	缓慢（肿块大小稳定）	迅速（肿块增大迅速）
彩色血流分布	无、稀少或星点状	短条状、繁星状或网状
多普勒参数	搏动指数＞1.0，阻力指数＞0.55	搏动指数＜1.0，阻力指数＜0.55

2.注意事项

（1）根据超声显示的肿块图像，可初步判定为囊性、混合性或实质性，但进一步的诊断尚需慎重。应仔细观察肿瘤边界、内部回声、对侧卵巢与子宫情况，以及有无腹水。

（2）位于子宫后方的肿块探查不清时，需配合阴超扫查。除少数卵巢肿瘤有特殊声像图外，绝大部分仍需要结合临床综合考虑，如患者年龄，症状（腹胀、腹痛、月经失调、消瘦、贫血等），病程长短，妇科检查情况（肿块质地、表面光滑程度、活动度等），实验室检查结果（激素水平、其他辅助检查)。必要时,过段时间后再进行超声复查。

(3)对不能作出组织学诊断的卵巢肿瘤不要勉强诊断,因为超声不能代替病理。若临床上迫切需要了解肿块性质,可在超声引导下行细针穿刺,做细胞学检查,但这必须在做好手术准备的情况下进行。如细胞学检查结果为恶性肿瘤,应尽早手术。一般对有手术指征的卵巢肿瘤不主张穿刺。

(崔剑楠)

第五节　妊娠滋养细胞疾病

一、葡萄胎

(一)概述

1.病因、病理

葡萄胎发生的确切原因虽尚未完全清楚,但已取得一些重要进展。

(1)完全性葡萄胎(CHM)。

1)营养学说:营养状况与社会经济因素是可能的高危因素之一。饮食中缺乏维生素 A 及其前体胡萝卜素和动物脂肪者发生葡萄胎的概率显著升高。

2)年龄及前次妊娠史:年龄是另一高危因素,大于 35 岁和大于 40 岁的妇女妊娠时葡萄胎的发生率分别是年轻妇女的 2 倍和 7.5 倍;相反,小于 20 岁妇女的葡萄胎发生率也显著升高,其原因可能与这两个年龄段容易发生异常受精有关。前次妊娠有葡萄胎史也是高危因素,有过 1 次和 2 次葡萄胎妊娠者,再次葡萄胎的发生率分别为 1% 和 15%～20%。既往自然流产史和不孕史也被认为可增加葡萄胎的发生。

3)遗传学因素:细胞遗传学研究表明,完全性葡萄胎的染色体核型为二倍体。根据基因起源可分为两组染色体均来源于父系的完全性葡萄胎(AnCHM)及两组染色体分别来自父亲和母亲的双亲来源的完全性葡萄胎(BiCHM)。AnCHM 中 90% 为 46,XX,由 1 个细胞核基因物质缺失或失活的空卵与单倍体精子(23,X)受精,经自身复制为二倍体(46,XX),另有 10% 核型为 46,XY,认为系由 1 个空卵分别和 2 个单倍体精子(23,X 和 23,Y)同时受精而成。AnCHM 的染色体基因均为父系,但其线粒体 DNA 仍为母系来源。BiCHM 系一种独特类型,约占完全性葡萄胎的 20%,常与家族性复发性葡萄胎相关,发病机制被认为与母体印迹基因出现破坏有关。基因组印迹指哺乳动物和人类的某些基因位点,其父源性和母源性等位基因呈现不同程度的表达,即在一方的单等位基因表达时,另一方沉默。研究表明,必须由父母双亲染色体的共同参与才能确保基因组印迹的正常调控,而后者又是胚胎正常发育所必需。在完全性葡萄胎时,由于缺乏母系染色体参与调控,则引起印迹紊乱。迄今为止,已被研究报道与葡萄胎有关的印迹基因有 p57KIP2、PHLDA2、IGF2、H19、CTNNA3、ASCL2/HASH2 等(Fisher RA,2002)。

4)其他:地理环境、气候、温度、病毒感染及免疫等方面,也在葡萄胎发病中起作用。

(2)部分性葡萄胎(PHM):部分性葡萄胎的发生率远低于完全性葡萄胎,根据来自爱尔兰的调查资料显示,部分性和完全性葡萄胎的发生率分别为每1 945次妊娠和695次妊娠发生1次。有关部分性葡萄胎高危因素的流行病学调查资料较少,一项病例对照研究显示,与部分性葡萄胎发病有关的高危因素有不规则月经、前次活胎妊娠均为男性和口服避孕药大于4年等,但与饮食因素无关。

细胞遗传学研究表明,部分性葡萄胎其核型90％以上为三倍体,如果胎儿同时存在,其核型一般也为三倍体。最常见的核型是69,XXY,其余为69,XXX或69,XYY,为1个正常单倍体卵子和2个正常单倍体精子受精或由1个正常单倍体卵子(精子)和1个减数分裂缺陷的双倍体精子(卵子)受精而成,所以一套多余的染色体也来自父方。已经证明,无论是完全性还是部分性葡萄胎,多余的父源基因物质是造成滋养细胞增生的主要原因。另外,有极少数部分性葡萄胎的核型为四倍体,但其形成机制还不清楚。

(3)完全性葡萄胎:大体检查水泡状物形如串串葡萄,大小自直径数毫米至数厘米不等,其间有纤细的纤维素相连,常混有血块蜕膜碎片。水泡状物占满整个宫腔,虽经仔细检查仍不能发现胎儿及其附属物或胎儿痕迹。镜下见绒毛体积增大,轮廓规则,滋养细胞增生,间质水肿和间质内胎源性血管消失。

(4)部分性葡萄胎:仅部分绒毛变为水泡,常合并胚胎或胎儿组织,胎儿多已死亡,合并足月儿极少,且常伴发育迟缓或多发性畸形。镜下可见部分绒毛水肿,轮廓不规则,滋养细胞增生程度较轻,且常限于合体滋养细胞,间质内可见胎源性血管及其中的有核红细胞。此外,还可见胚胎和胎膜的组织结构。

完全性葡萄胎和部分性葡萄胎的核型、病理及临床特征鉴别要点见表5-2。

表5-2 完全性和部分性葡萄胎核型、病理和临床特征比较

特征	完全性葡萄胎	部分性葡萄胎
核型	常见为46,XX和46,XY	常见为69,XXX和69,XXY
病理特征		
胎儿组织	缺乏	存在
绒毛水肿	弥漫	局限
滋养细胞增生	弥漫,轻至重度增生	局限,轻至中度增生
羊膜、胎儿红细胞	缺乏	存在
临床特征		
诊断	葡萄胎妊娠	易误诊为流产
子宫大小	50％大于停经月份	小于停经月份
黄素化囊肿	15％～25％	少
并发症	<25％	少
GTN发生率	6％～32％	<5％

2.临床表现

(1)完全性葡萄胎:近30年来,由于超声诊断及血HCG的检测,完全性葡萄胎的临床表现发生了变化,阴道流血仍然是最常见的临床表现,90％的患者可有阴道流血。而其他症状如

子宫异常增大、黄素化囊肿、妊娠剧吐、子痫前期、甲状腺功能亢进、呼吸困难等却极少见。完全性葡萄胎的典型症状如下。

1)停经后阴道流血:为最常见的症状。停经时间8~12周开始有不规则阴道流血,量多少不定,时有时无,反复发作,逐渐增多。若葡萄胎组织从蜕膜剥离,母体大血管破裂,可造成大出血,导致休克,甚至死亡。葡萄胎组织有时可自行排出,但排出之前和排出时常伴有大量流血。葡萄胎反复阴道流血如不及时治疗,可导致贫血和继发感染。

2)子宫异常增大、变软:约有50%葡萄胎患者的子宫大于停经月份,质地变软,并伴有血清HCG水平异常升高。其原因为葡萄胎迅速增长及宫腔内积血所致。约1/3患者的子宫大小与停经月份相符,另有少数子宫大小小于停经月份,其原因可能与水泡退行性变、停止发展有关。

3)腹痛:因葡萄胎增长迅速和子宫过度快速扩张所致,表现为阵发性下腹痛,一般不剧烈,能忍受,常发生于阴道流血之前。若发生卵巢黄素囊肿扭转或破裂,可出现急腹痛。

4)妊娠呕吐:多发生于子宫异常增大和HCG水平异常升高者,出现时间一般较正常妊娠早,症状严重,且持续时间长。发生严重呕吐且未及时纠正时可导致水、电解质平衡紊乱。

5)妊娠期高血压疾病征象:多发生于子宫异常增大者,出现时间较正常妊娠早,可在妊娠24周前出现高血压、水肿和蛋白尿,而且症状严重,容易发展为子痫前期,但子痫少见。

6)卵巢黄素化囊肿:由于大量HCG刺激卵巢,卵泡内膜细胞发生黄素化而形成囊肿,称为卵巢黄素化囊肿。常为双侧性,但也可单侧,大小不等,最小仅在光镜下可见,最大直径可在20cm以上。囊肿表面光滑,活动度好,切面为多房,囊肿壁薄,囊液清亮或琥珀色。光镜下见囊壁为内衬2~3层黄素化卵泡膜细胞。黄素化囊肿一般无症状。由于子宫异常增大,在葡萄胎排空前一般较难通过妇科检查发现,多由B型超声检查作出诊断。黄素化囊肿常在水泡状胎块清除后2~4个月自行消退。

7)甲状腺功能亢进征象:约7%的患者可出现轻度甲状腺功能亢进表现,如心动过速、皮肤潮湿和震颤,但突眼少见。

(2)部分性葡萄胎:可有完全性葡萄胎的大多数症状,但一般程度较轻。子宫大小与停经月份多数相符或小于停经月份,一般无腹痛,妊娠呕吐也较轻,常无妊娠期高血压疾病征象,一般不伴卵巢黄素化囊肿。有时部分性葡萄胎在临床上表现不全流产或过期流产,仅在对流产组织进行病理检查时才发现。有时部分性葡萄胎也和完全性葡萄胎较难鉴别,需刮宫后经组织学甚至遗传学检查方能确诊。

(二)完全性葡萄胎

1.超声表现

(1)二维超声:子宫显著增大,明显大于孕周;在宫腔内可见弥漫分布的、大小不一的囊泡样回声,小囊泡的直径在0.3~1.0cm,大者达2cm以上,呈"蜂窝状"。不典型者宫腔呈弥漫分布的粗大点状强回声或呈"落雪状"。子宫肌壁与蜂窝状病灶分界清晰,肌壁回声均匀。完全性葡萄胎常合并卵巢黄素化囊肿(发生率为25%~60%)。多为双侧性,位于子宫两侧,呈椭圆形多房结构,壁薄,可见后方回声增强(图5-28)。

(2)多普勒超声:子宫动脉血流丰富,呈低阻高速型,子宫肌层及病灶内血流信号较少。卵巢黄素化囊肿壁及分隔上可见少量血流信号。

2.鉴别诊断

(1)与稽留流产鉴别:稽留流产宫腔内回声杂乱,有团状实性回声及无回声等征象;葡萄胎为宫腔呈"蜂窝样"或"落雪样"改变。CDFI 有助于鉴别,稽留流产宫内异常回声伴局部子宫肌层血流信号丰富,而葡萄胎血流信号不明显。结合血清 HCG 水平有助于鉴别二者。

(2)与部分性葡萄胎鉴别:部分性葡萄胎可见胚胎或胎儿组织,有时可见羊水回声及胎盘组织。子宫大小与孕周相符或略大于孕周。

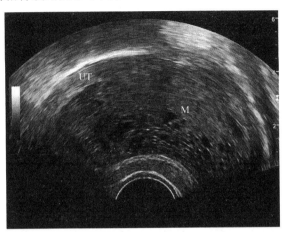

图 5-28　完全性葡萄胎超声声像图

注　UT:子宫;M:病灶。

3.超声的临床价值

葡萄胎如未及时诊断并处理,可反复发生出血,宫腔积血,也可在葡萄胎组织自然排出时发生大出血。超声检查结合血清 HCG 检测对葡萄胎确诊率较高。超声能指导临床清宫,评价清宫是否彻底。黄素化囊肿在清宫后 2～4 个月自行消退。

(三)部分性葡萄胎

1.超声表现

(1)二维超声:子宫大小与孕周相符或略大于孕周;宫腔内可见存活或死亡的胎儿组织;可见明显增大的胎盘组织,胎盘的局部呈"水泡样",正常胎盘组织与异常胎盘组织间分界清晰,通常不伴卵巢黄素化囊肿。

(2)多普勒超声:子宫肌层及病灶内见星点状血流信号。

2.鉴别诊断

(1)与完全性葡萄胎鉴别:完全性葡萄胎时,子宫大于停经月份,宫腔内充满"蜂窝状"及"落雪状"回声,无羊膜腔与胎儿组织,多合并卵巢黄素化囊肿。

(2)与稽留流产鉴别:稽留流产时,胎盘可呈"蜂窝状"或回声杂乱,整个胎盘发生回声水平的异常改变,并且胎儿结构常变形、模糊不清。

3.超声的临床价值

虽然部分性葡萄胎与稽留流产的临床处理都是清宫,但超声除了要监测是否有残留组织外,还要复查部分性葡萄胎的转归,警惕恶变等发生。血清 HCG 的异常是主要的诊断依据。另外,超声造影对于判断病灶的范围及血管分布有较精准的诊断价值。

二、妊娠滋养细胞肿瘤

(一)病因、病理

妊娠滋养细胞肿瘤 60％继发于葡萄胎,30％继发于流产,10％继发于足月妊娠或异位妊娠。继发于葡萄胎排空后半年以内的妊娠滋养细胞肿瘤的组织学诊断多数为侵蚀性葡萄胎,而 1 年以上者多数为绒毛膜癌,半年至 1 年者,绒毛膜癌和侵蚀性葡萄胎均有可能,但一般来说时间间隔越长,绒毛膜癌可能性越大。继发于流产、足月妊娠以及异位妊娠,后者组织学诊断则应为绒毛膜癌。侵蚀性葡萄胎恶性程度一般不高,大多数仅造成局部侵犯,仅 4％的患者并发远处转移,预后较好。绒毛膜癌恶性程度极高,在化疗药物问世以前,其病死率高达 90％以上。现由于诊断技术的进展及化学治疗的发展,绒毛膜癌患者的预后已得到极大的改善。

侵蚀性葡萄胎的大体检查可见子宫肌壁内有大小不等、深浅不一的水泡状组织,宫腔内可有原发病灶,也可以没有原发病灶。当侵蚀病灶接近子宫浆膜层时,子宫表面可见紫蓝色结节。侵蚀较深时可穿透子宫浆膜层或阔韧带。镜下可见侵入肌层的水泡状组织的形态与葡萄胎相似,可见绒毛结构及滋养细胞增生和分化不良。但绒毛结构也可退化,仅见绒毛阴影。

绝大多数绒毛膜癌原发于子宫,但也有极少数可原发于输卵管、子宫颈、子宫阔韧带等部位。肿瘤常位于子宫肌层内,也可突向宫腔或穿破浆膜,单个或多个,大小在 0.5～5.0cm,但无固定形态,与周围组织分界清,质地软而脆,海绵样,暗红色,伴出血、坏死。镜下特点为细胞滋养细胞和合体滋养细胞不形成绒毛或水泡状结构,成片高度增生,排列紊乱,并广泛侵入子宫肌层并破坏血管,造成出血、坏死。肿瘤中不含间质和自身血管,瘤细胞靠侵蚀母体血管而获取营养物质。

(二)临床表现

1.无转移妊娠滋养细胞肿瘤

大多数继发于葡萄胎后,仅少数继发于流产或足月产后。

(1)阴道流血:在葡萄胎排空、流产或足月产后,有持续的不规则阴道流血,量多少不定。也可表现为一段时间的正常月经后再停经,然后又出现阴道流血。长期阴道流血者可继发贫血。

(2)子宫复旧不全或不均匀性增大:常在葡萄胎排空后 4～6 周子宫未恢复到正常大小,质地偏软。也可因受肌层内病灶部位和大小的影响,表现出子宫不均匀性增大。

(3)卵巢黄素化囊肿:由于 HCG 的持续作用,在葡萄胎排空、流产或足月产后,两侧或一侧卵巢黄素化囊肿可持续存在。

(4)腹痛:一般无腹痛,但当子宫病灶穿破浆膜层时可出现急性腹痛及其他腹腔内出血症状。若子宫病灶坏死、继发感染,也可引起腹痛及脓性白带。黄素化囊肿发生扭转或破裂时也可出现急性腹痛。

(5)假孕症状:由于肿瘤分泌的 HCG 及雌、孕激素的作用,可表现为乳房增大,乳头及乳晕着色,甚至有初乳样分泌,外阴、阴道、宫颈着色,生殖道质地变软。

2.转移性妊娠滋养细胞肿瘤

大多为绒毛膜癌,尤其是继发于非葡萄胎妊娠后绒毛膜癌。肿瘤主要经血行播散,转移发生早而且广泛。最常见的转移部位是肺(80％),其次是阴道(30％)以及盆腔(20％)、肝(10％)和脑(10％)等。因为滋养细胞的生长特点之一是破坏血管,所以各转移部位症状的共同特点是局部出血。

转移性妊娠滋养细胞肿瘤可以同时出现原发灶和继发灶症状,但也有不少患者原发灶消失而转移灶发展,仅表现为转移灶症状,若不注意,常会误诊。

(1)肺转移:表现为胸痛、咳嗽、咯血及呼吸困难。这些症状常呈急性发作,但也可呈慢性持续状态达数月之久。在少数情况下,可因肺动脉滋养细胞瘤栓形成,造成急性肺梗死,出现肺动脉高压和急性肺功能衰竭。但当肺转移灶较小时也可无任何症状,仅靠胸部 X 线检查或 CT 作出诊断。

(2)阴道转移:转移灶常位于阴道前壁,呈紫蓝色结节,破溃时引起不规则阴道流血,甚至大出血。一般认为系宫旁静脉逆行性转移所致。

(3)肝转移:为不良预后因素之一,多同时伴有肺转移,表现上腹部或肝区疼痛,若病灶穿破肝包膜,可出现腹腔内出血,导致死亡。

(4)脑转移:预后凶险,为主要的致死原因。一般同时伴有肺转移和(或)阴道转移。脑转移的形成可分为 3 个时期:首先为瘤栓期,表现为一过性脑缺血症状,如猝然跌倒、暂时性失语、失明等;继而发展为脑瘤期,即瘤组织增生侵入脑组织形成脑瘤,出现头痛、喷射样呕吐、偏瘫、抽搐直至昏迷;最后进入脑疝期,因脑瘤增大及周围组织出血、水肿,造成颅内压进一步升高,脑疝形成,压迫生命中枢、最终死亡。

(5)其他转移:包括脾、肾、膀胱、消化道、骨等,其症状视转移部位而异。

(三)超声表现

1.二维超声

绒毛膜癌的声像图表现与侵蚀性葡萄胎的声像图表现相似。子宫大小正常或增大,肌层回声不均匀,以增强回声为主,局部可见大小不等的"蜂窝状"液性暗区,无包膜,边界不清晰,形态不规则。合并黄素化囊肿者有相应表现。发生宫旁转移时可出现盆腔肿块。

2.多普勒超声

病灶血流丰富,频谱呈低阻型,并见"动静脉瘘频谱"。

(四)鉴别诊断

1.与子宫肌瘤变性鉴别

后者有子宫肌瘤病史,无阴道流血,无血清 HCG 值增高;结节边界清晰,呈类圆形,周边有环绕的血流信号。

2.与妊娠残留鉴别

有近期分娩史、流产史或刮宫史,残留组织位于宫腔内,回声以增强为主,一侧边缘常血流丰富。

3.与子宫内膜癌鉴别

后者常发生在绝经前后,宫腔内异常不均质回声,血清 HCG 阴性。

(五)超声的临床价值

依据超声表现,结合临床病史,检查血清 HCG 水平是否有异常,可辅助临床诊断及鉴别诊断。血清 HCG 持续高水平或上升 2 周至 6 个月即可诊断。此病治疗原则以化疗为主,经阴道超声及超声造影随访观察病灶大小及血流变化,可用于指导和判定疗效。

(崔剑楠)

第六章 产科超声诊断

第一节 妊娠生理概要

妊娠是指胚胎和胎儿在母体子宫内发育生长的过程。自卵子受精开始,至胎儿及其附属物从母体排出为妊娠终止。临床上从末次月经的第一日开始计算,约为280天(40周)。受精卵受精后8周(月经龄10周)内称为胚胎,第9周(月经龄11周)开始称为胎儿。临床上分为3个时期:妊娠未达到14周,称为早期妊娠;第14~27^{+6}周,称为中期妊娠;第28周及其后,称为晚期妊娠。妊娠期间,胚胎和胎儿不断发育成熟,母体子宫、卵巢也相应发生一系列适应性解剖和生理改变。

一、胚胎、胎儿发育过程

胚胎和胎儿发育过程详见表6-1。

表6-1 胚胎和胎儿发育过程

时间(月经龄)	发育过程
妊娠4周	妊娠囊平均内径3mm,胚盘与体蒂形成,卵黄囊出现,初级绒毛膜形成
妊娠5周	胚芽2~5mm,原肠胚形成,三胚层胚盘出现,原条和脊索形成,神经管开始闭合,中胚层形成原始心管,并出现心管搏动
妊娠6周	胚芽6~10mm,神经管在妊娠6周末完全闭合,大脑3个初级脑泡即前脑、中脑和菱脑发育形成,原肠形成,上肢芽出现,眼沟、听窝及耳结节出现
妊娠7周	胚芽10~14mm,3个初级脑泡进一步分化,演变为各部位的脑室系统,大脑各结构原基开始形成,眼、鼻和口开始发育,手板形成,下肢芽出现,尾部变细
妊娠8周	头臀长约20mm,胚胎已初具人形,可区分头部及躯干,头占胎体一半,足板形成,能分辨出眼、耳、鼻、口,心脏外形形成,原始生殖腺开始发育,直肠和泌尿生殖窦分开
妊娠9周	头臀长约30mm,四肢更加明显,可辨认肱骨与股骨,躯干开始增长和变直,生理性中肠疝出现
妊娠10周	头臀长约40mm,完成胚胎过程。心脏、面部结构已基本形成,肛膜出现孔眼,颅骨、脊柱开始骨化,男、女性腺开始分化
妊娠11周	头臀长约50mm,肾上升至正常位置,四肢可活动,手指、足趾形成,生理性中肠疝回复到腹腔内
妊娠12周	头臀长60~70mm,可出现躯干活动,如翻身等;肾脏与集合管相通,开始产生尿液

时间（月经龄）	发育过程
妊娠 14 周末	头臀长 80mm，部分胎儿可确定性别，大脑外侧裂开始形成一浅沟，羊膜与绒毛膜的胚外中胚层相连，封闭胚外体腔
妊娠 16 周末	头臀长约 120mm，外生殖器发育完全，头皮长出头发，开始呼吸运动，部分孕妇已能自觉胎动
妊娠 19 周末	胼胝体、小脑蚓部逐渐发育完善
妊娠 20 周末	大脑外侧裂发育完成，眼上、下睑分开
妊娠 24 周末	体重约 630g，各脏器均已发育
妊娠 28 周末	体重约 1 000g，眼半张开，出现眼睫毛
妊娠 32 周末	体重约 1 700g，睾丸下降
妊娠 36 周末	体重约 2 500g，睾丸已位于阴囊
妊娠 40 周末	体重约 3 400g

二、胎儿生物学统计指标

（一）判断孕龄

以妊娠龄作为孕龄，即从妊娠前 14 天算起，至胎儿由子宫娩出的时间，约 40 周，相当于胎龄加 14 天。对于月经周期 28 天的妇女来说，妊娠龄的第 1 天即末次月经的第 1 天。

1.妊娠囊

超声首先观察到的妊娠标志为圆形或卵圆形结构，内部无回声。早期妊娠囊的重要特征是"双环征"。获取妊娠囊 3 条径线（纵径、横径、前后径），取平均值估算，正常妊娠囊的增长率每天约为 1.2mm。

2.卵黄囊

妊娠囊内的小囊性结构，内部呈无回声，囊壁薄。一般在妊娠 5～6 周可显示，卵黄囊大小为 3～8mm，最大尺寸在妊娠 7 周，平均 5mm。卵黄囊是宫内妊娠的标志。

3.胚芽

径线在 2mm 时常能探测到原始心管搏动，6 周左右妊娠早期测量头臀长（CRL）估计孕龄相对准确，一般在妊娠 5 周末即可测量，此法适用于妊娠 7～12 周。从胚胎的头部测量至臀部，不包括卵黄囊，即胎儿正中矢状切面，测量从头顶至骶尾部的直线长度。

（二）评估胎儿生长

1.双顶径（BPD）

丘脑平面测量，在妊娠 31 周前，BPD 平均每周增长 3mm，妊娠 31～36 周平均每周增长 1.5mm，妊娠 36 周后平均每周增长 1mm。在妊娠 12～28 周，测量值最接近孕周。

2.头围（HC）

同双顶径测量平面，妊娠晚期可代替双顶径计算方法。可沿颅骨外缘测得头围，也可利用公式计算：HC＝（BPD＋OFD）×1.62，式中 OFD 为枕额径。

3.腹围(AC)

标准切面:胎儿腹部最大横切面,此切面胎胃及胎肝内门静脉 1/3 段同时显示。妊娠 35 周左右,头围、腹围径线基本相等(在这之前头围略大于腹围),35 周后腹围可超过头围。可沿腹壁皮肤外缘直接测量或根据公式计算:AC=(前后径＋横径)×1.57。

4.股骨长度(FL)

适用于妊娠中、晚期的孕龄评估,纵切股骨,显示整条股骨干,包括两端,测量时不包括股骨大转子及骨骺,测量点应在两端中点上,妊娠 30 周前股骨增长速度为 2.7mm/周,在 31～36 周增长速度每周为 2mm,在 36 周后增长速度每周为 1mm。

5.其他

如肱骨长、小脑横径、眶间距、下颌骨长度及足底长度。

(崔剑楠)

第二节 产科超声检查技术

产科超声检查是应用超声的物理特性,对胎儿及其附属物进行检查,是了解胚胎、胎儿主要解剖结构大体形态的重要方法。

一、产科超声检查途径和方法

(一)检查途径

主要是经腹壁扫查,经腹壁扫查是最常用的超声检查途径,适用于所有孕周的孕妇。孕妇一般取仰卧位,充分暴露下腹部,妊娠中、晚期为了更好地显示胎儿的解剖结构,可根据胎儿体位调整孕妇体位,如左侧卧位、右侧卧位。

(二)探头和仪器调节

超声常用凸阵探头。在探测深度内,尽可能使用高频率探头,常用腹部探头频率为 3.5～5.0 MHz;阴道探头采用端式凸阵阴道探头,探头频率为 7～9MHz 或变频探头。检查前将超声仪器调节至产科超声设置。确定超声仪器和其他设备工作状态良好,超声设备适合进行检查操作。超声医师要熟悉超声设备,能够保存图像、数据和其他信息,保护患者隐私。

(三)扫查方法

扫查时探头置于下腹部表面,孕妇呈仰卧位,妊娠早期者适当充盈膀胱,在孕妇腹部涂适量耦合剂,探头在孕妇腹部滑动,找到胎儿头部后从胎儿头部、腹部至足部连续序贯化扫查,胎儿脊柱从颈部至骶尾部采用矢状切面和水平横切面连续扫查,留存标准切面图。从上向下或从下向上连续扫查,观察胎儿及附属物等结构。特殊情况下可以经会阴、阴道超声检查观察孕妇宫颈长度和胎儿及附属物部分结构。

(四)报告书写

超声检查报告的书写首先应填写一般项目,包括姓名、性别、年龄等;胎儿生长发育的测量值要记录在报告单上;超声描述要客观,对于阳性超声表现要详细描述,阳性结果要有图像记录。因胎儿、孕妇等因素导致对胎儿解剖评价受限的情况,要记录在报告上,要根据超声检查当时的情况如实记录。超声检查报告单上应附有胎儿检查图像,有阳性结果的应附有阳性图像。

(五)质量控制

产前超声筛查胎儿畸形难度较大,风险较高,对超声医师的技术依赖性大,因此需进行严格的质量控制才能有效地提高产前超声的检查质量。主要措施包括:指定专人负责定期抽查留存图像的质量;定期对产前超声医师进行培训和实操训练,提高诊断水平;定期对检查病例进行随访,提高诊断正确率。

二、产科超声常用的超声成像模式

(一)二维超声

二维超声是所有超声扫查的基础,适用于所有产科超声检查(图 6-1A)。

(二)多普勒超声

多普勒超声包括彩色多普勒血流成像和频谱多普勒超声。用于观察胎儿和胎盘的血流动力学特征(图 6-1B、C)。

(三)三维超声

应用三维容积探头自动扫描感兴趣区,获得一组由连续二维切面组成的容积数据,通过旋转、平移三维容积数据,可对感兴趣区进行任何方位、角度的观察,可显示二维超声扫查难以获得的切面,并进行立体成像,作为二维超声检查的补充检查方式(图 6-1D)。

三、产科超声检查前孕妇准备

妊娠早期受检者需膀胱适度充盈,检查前 1 小时饮水约 500mL,膀胱有较明显的尿意即可。妊娠 3 个月后一般不需要充盈膀胱。检查前应告知孕妇产科超声检查的适应证、检查内容、检查的局限性等。经会阴、阴道超声检查需排空膀胱后进行。

四、产科超声检查的重要时机

妊娠 $11\sim13^{+6}$ 周时,超声检查的主要目的是确认胎儿存活,通过测量胎儿头臀长确定准确的孕龄,发现多胎妊娠(确定绒毛膜性和羊膜囊性),并筛查严重结构异常和染色体异常相关超声软标记。

妊娠 $20\sim24^{+6}$ 周时,超声筛查的主要目的是评估胎儿生长和发现胎儿严重结构异常,这是出生缺陷综合防治的重要组成部分。

妊娠 $28\sim34^{+6}$ 周时,超声检查主要是对胎儿生长发育(胎儿大小)进行监测,发现胎位异常和其他与不良围生期结局相关的情况。之前未确诊或未表现出来的晚发性胎儿先天性异常偶尔也可被发现。

3 个时期的检查不能互相替代,只有三者结合才能得到更高的检出率。

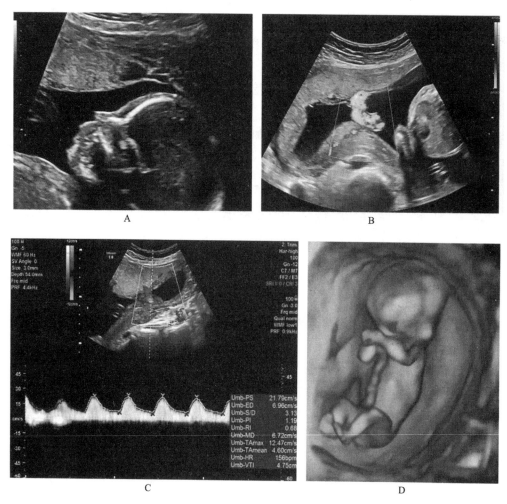

图 6-1　产科超声常用超声成像模式声像图

注　A.二维超声示胎儿颜面部正常矢状切面声像图;B.多普勒超声示胎盘脐带插入点声像图;C.胎儿脐动脉多普勒血流;D.胎儿三维超声声像图。

五、产科超声检查安全性及局限性

(一)安全性

超声仪器设置使用条件,调节至产科条件下进行产前超声检查是安全的,一般不会产生明显的生物效应。目前尚无研究证实产前超声检查会对胚胎、胎儿产生不良影响。但是,胎儿超声检查仍应遵循"最小剂量"原则,应尽可能减少对胎儿双眼、生殖器等敏感器官进行长时间的照射,并应尽可能减少高能量彩色多普勒血流成像的应用。

(二)局限性

随着超声诊断技术的不断发展,人们对产前超声检查发现胎儿畸形寄予了很大期望。但是,由于超声是一种物理的影像学诊断方法,伪像和误区不可避免;一些外在因素、操作人员的技术水平、胎儿畸形的程度及内脏器官发育不同步等因素都可能影响超声诊断的效果。因此,超声每次检查结果只代表胎儿当前的状况，并不意味着以后检查是正常的。由于胎儿器官的发育是逐步完善的过程，有些胎儿畸形是在胎儿发育至妊娠中、晚期才表现出来的。因此，超声不能检出所有的胎儿畸形，诊断符合率不可能达到 100%。

（崔剑楠）

第三节　正常妊娠

妊娠是指由受精卵在母体子宫内着床开始，逐渐发育、生长为胚胎、胎儿，直至胎儿及其附属物完全排出子宫为止的整个过程，正常妊娠全程约 280 天（妊娠 40 周）。虽然目前仍没有明确的报道超声检查对胎儿有任何致畸作用或其他不良影响，但产科超声检查特别是妊娠早期超声检查应严格遵循 ALARA（合理获得的同时，尽量降低暴露剂量及暴露时间）原则获得诊断信息。

一、产科超声检查时机

目前超声检查已经成为产科临床检查的重要手段之一，但是在不同的国家和地区，由于医疗水平和人民医疗意识的程度不同，整个妊娠期中超声检查的时间和次数存在一定的差异。产科超声检查在不同的妊娠时期有不同的目的和内容，中国医师协会超声医师分会《产前超声检查指南》推荐产前超声检查的 3 个重要时间段为 11～13^{+6} 周、20～24 周、28～34 周。

在缺乏临床需要时，妊娠 11 周前不需要做超声检查。在临床需要时，妊娠 11 周前的超声检查目的为确定妊娠是否存在、胚胎是否存活、妊娠位置、胚胎超声孕周与停经时间是否一致、胚胎的数量及绒毛膜性，同时检查孕妇有无合并其他妇科疾病。

妊娠 11～13^{+6} 周应常规进行超声检查。此次检查的主要目的为评估胎儿大小、排除胎儿严重结构畸形及染色体畸形。检查内容包括测量胎儿大小，观察胎儿颅骨光环、脑组织、脊柱及肢体等结构，观察脐带、胎盘、羊水等胎儿附属物情况。有条件的情况下进行颈项透明层（NT）等染色体异常软指标检查。

妊娠 20～24 周进行系统超声筛查，仔细排查胎儿畸形。妊娠 28～34 周进行常规超声筛查，评估胎儿生长发育情况，进一步排查迟发的胎儿畸形，如脑积水、肾盂积水、膈疝及消化道闭锁等。必要时在出生前可再进行超声检查，观察胎儿大小、胎方位、羊水及胎盘情况，为生产方式的选择提供参考。

在上述推荐时间段以外的时间，如孕妇出现产科检查指征及各种急诊症状（如阴道出血、腹痛、外伤、胎动异常等）时，孕期内的任何时间均可进行超声检查。

二、产科超声检查途径

产科超声的检查途径可分为经腹部超声检查、经阴道超声检查、经会阴超声检查。

（1）经腹部超声检查是产科超声检查的常规手段，几乎适用于所有类型的产科超声检查。

早孕期检查需要充盈膀胱;一般妊娠 10～12 周后即可不需要充盈膀胱,具体时间因孕妇子宫位置、腹部脂肪、肠气干扰等情况有一定差异;妊娠中、晚期孕妇检查前应排空小便,以避免过度充盈的膀胱对子宫颈及子宫下段的压迫而影响检查结果。

(2)经阴道(直肠)超声检查是妇产科特有的检查方式,检查前排空小便,不需充盈膀胱,图像分辨力较腹部超声明显提高,一般用于早孕期检查、晚孕期子宫颈长度测量等。

(3)晚孕期因胎头遮挡,子宫颈及子宫下段难以显示清晰,同时因孕妇阴道流液、出血,阴道感染,孕妇拒绝等原因,不能行经阴道超声检查时,经会阴超声检查也可显示子宫颈和子宫下段。上述 3 种检查途径并没有严格的选择依据,在临床工作中可以根据具体需要灵活选择,检查中要注意调节机械指数在胎儿检查的安全范围内。

三、妊娠早期超声检查要点

妊娠早期超声检查是指从超声可观察的妊娠开始即确认胎儿存活到妊娠 13^{+6} 周进行的超声检查。妊娠 11 周前的超声检查并不是必需的,只有在孕妇出现临床症状或特殊指征条件下才进行超声检查。

从受精卵至受精 56 天即妊娠 10 周内称为"胚胎",妊娠 10 周后称为"胎儿",妊娠 10 周胎儿的主要解剖结构及各器官已经发育成形,后期进一步的发育主要是胎儿的生长和器官的成熟。中国医师协会超声医师分会《产前超声检查指南》将妊娠早期超声检查分为妊娠早期普通超声检查和妊娠 11～13^{+6} 周 NT、冠臀长(CRL)及胎儿附属物超声检查。妊娠早期普通超声检查包括评估妊娠早期胚胎存活性、妊娠囊位置、胚胎数目及绒毛膜性、胎龄的评估、妊娠早期的测量、解剖结构的观察、孕妇子宫、卵巢及盆腔有无病变。妊娠 11～13^{+6} 周 NT 超声检查则主要是测量 NT 及其他染色体异常软指标,估测染色体异常的风险。

(一)妊娠早期普通超声检查

1.评估妊娠早期胚胎活性

通过观察卵黄囊和胚芽(胚胎)的存在及大小、形态,初步判断胚胎存活性,一般来说,在胚芽长度达到 2～4mm 时超声即可观察到原始心管搏动从而判断胚胎存活性。妊娠 10 周后则可根据胎心、胎动直接判断存活性。

2.判断妊娠囊位置

通过观察妊娠囊与子宫腔关系排除异位妊娠。如果妊娠囊内未见卵黄囊和胚胎,需仔细观察妊娠囊周围蜕膜反应及妊娠囊与宫腔线的关系,排除假妊娠囊。在子宫先天畸形,如双角子宫、纵隔子宫、双子宫、单角合并残角子宫等情况时,应注意妊娠囊是否在子宫内合适的位置生长。对于有过剖宫产或子宫肌瘤挖除病史的瘢痕子宫,应注意观察妊娠囊与瘢痕之间的关系。

3.胚胎数目及绒毛膜性

应尽量在妊娠 13^{+6} 周前通过超声检查来确定多胎妊娠的绒毛膜性,否则在更大的孕周将难以判断绒毛膜性。

4.孕龄的评估

妊娠早期准确地测定孕龄对于临床处理是至关重要的,可为胎儿后期的生长评估提供有价值的参考信息。在妊娠早期若干和孕龄相关可以提供测量的数据中,CRL 被认为是妊娠早期孕龄评估最准确的指标之一,但胚胎较小时测量误差较大,妊娠 8~13^{+6} 周时,通过 CRL 测量来估算孕周较为准确。对于 CRL 超过 84mm 的胎儿,由于胎儿躯体的扭曲运动增加,难以取得测量 CRL 标准切面,可通过头围的测量来评估孕周。

5.其他

了解孕妇子宫、卵巢及盆腔有无病变。

(二)妊娠 11~13^{+6} 周 NT、CRL 及胎儿附属物超声检查

1.检查时机

胎儿 CRL 对应超声孕周为 11~13^{+6} 周,CRL 为 45~84mm 时测量 NT。

2.检查内容

(1)胎儿数目及绒毛膜性。

(2)观察胎心搏动,测量胎心率。

(3)胎儿生物学测量:测量 CRL 评估孕周。

(4)测量 NT。

1)标准测量平面:胎儿正中矢状切面,切面特征包括胎儿仰卧位,且胎儿躯干长轴与声束垂直时,清晰显示胎儿面部轮廓、鼻尖、鼻部皮肤和鼻骨显示为短线状高回声;下颌骨可显示为圆点状高回声;另外要求胎儿颅脑结构显示清楚,包括丘脑、中脑、脑干、第四脑室及颅后窝池均可显示。在此切面中,胎儿颈背部皮下清楚显示的长条形带状无回声即为 NT。

2)测量方法:应尽可能放大图像至胎儿头颈部及上胸部占满屏幕,使得测量游标的最小移动只能改变测量结果 0.1mm。显示清晰 NT 前后平行的两条高回声带,测量时应在 NT 最宽处,且垂直于 NT 无回声带,测量游标的内缘应置于无回声的 NT 外缘测量(图 6-2)。测量次数不少于 3 次,记录测量所得的最大数值。有脐带绕颈时,应分别测量脐带绕颈处上下的 NT 厚度,并取其平均值。注意区分皮肤和羊膜,避免将羊膜误认为皮肤而误测 NT。

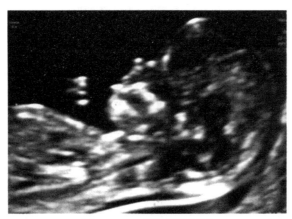

图 6-2　NT 测量标准切面

注　胎儿正中矢状切面,胎儿颈背部皮下清楚显示的长条形带状无回声即为 NT。

3)NT 正常值范围:随孕周增大 NT 有一定的增厚,但不超过 3.0mm。NT 增厚则胎儿染色体异常的风险增大,应进一步进行更详细的胎儿染色体检查。

（5）胎儿附属物。

1）胎盘，观察胎盘位置、厚度、范围。

2）羊水量，测量羊水最大深度。

（6）孕妇子宫和附件：要注意观察子宫颈内口，检查子宫及附件有无合并疾病。

（7）在设备和人力资源允许的情况下，妊娠 $11\sim13^{+6}$ 周时还可以做其他染色体异常软指标的检查，如胎儿鼻骨、三尖瓣反流、静脉导管反流等。

（三）早孕期的常用超声测量

1.妊娠囊的测量

在胚胎尚未形成时可以通过测量平均妊娠囊直径（MSD）估算孕周，即妊娠囊内充满液体的空间 3 个正交测量的平均值。由于妊娠囊大小受多重因素影响，MSD 对于孕周的参考差异性较大。

2.CRL 的测量

取胎儿的正中矢状面，并使头臀连线与声速尽量处于垂直的方向，在胎儿自然屈曲的状态下，放大图像至充满屏幕的大部分宽度，仔细辨别头、臀的边界，测量 CRL（图 6-3）。

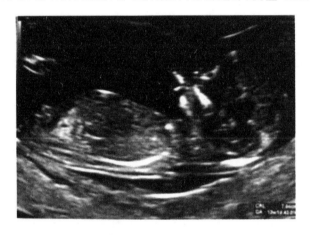

图 6-3　冠臀长（CRL）测量切面

注　胎儿自然屈曲的状态下，在胎儿的正中矢状面测量 CRL。

3.双顶径的测量

妊娠 10 周时还看不清丘脑，通过双侧脉络丛、大脑中线、第三脑室来判断标准切面，妊娠 13 周后可观察到丘脑。测量时使声束与大脑中线垂直。

四、妊娠中、晚期超声表现

1.胎儿头颅

胎儿头颅主要采用横切面检查。最重要、最常用的横切面有丘脑水平横切面、侧脑室水平横切面和小脑横切面，通过这 3 个切面可以观察颅内重要结构，包括大脑、丘脑、透明隔腔、第三脑室、侧脑室、脉络丛、小脑、小脑蚓部、颅后窝池等，测量双顶径和头围、侧脑室宽度、小脑横径等。

2.胎儿脊柱

胎儿脊柱主要检查切面包括矢状切面、横切面及冠状切面。矢状切面上脊柱呈两行排列整齐的串珠状平行强回声带,从枕骨延续至骶尾部并略向后翘,最后融合在一起。在腰段膨大,两强回声带略增宽,其间为椎管,椎管内有脊髓、马尾等。横切面上脊椎呈 3 个分离的圆形或短棒状强回声,2 个后骨化中心较小且向后逐渐靠拢,呈"八"字形排列,前方中央较大者为椎体骨化中心。冠状切面上可见整齐排列的 2 条或 3 条平行强回声带,中间 1 条反射回声来自椎体,两侧的来自椎弓骨化中心。

3.胎儿面部

可通过矢状切面、冠状切面及横切面来检查,主要观察的结构有双眼球及眼眶、上唇等。

4.胎儿肢体骨骼

妊娠中期时羊水适中,胎动较活跃,四肢成像较好,此时期是检查胎儿四肢畸形的最好时期。四肢超声检查应遵循一定的检查顺序,对胎儿每条肢体从近段逐一追踪显示至远段,分别依次显示肱骨、尺骨、桡骨、手、股骨、胫骨、腓骨、足。

5.胎儿胸部

观察胎儿的胸部最常用的切面是横切面,横切面上肺位于心脏两侧,两侧肺大小相近,呈实质性均匀中等回声,随妊娠进展,肺回声渐强。胎儿胸廓的大小与肺的大小有关,观察和测量胸廓的大小可以间接了解胎儿肺的发育情况。

6.胎儿心脏

检查胎儿心脏的主要切面有四腔心切面、左心室流出道切面、右心室流出道切面、三血管切面或三血管气管切面、主动脉弓切面、动脉导管弓切面、上下腔静脉长轴切面等。通过这些切面观察胎儿心脏各个结构,包括左心房、右心房、左心室、右心室、主动脉、肺动脉、动脉导管、房间隔、卵圆孔及卵圆孔瓣、室间隔、二尖瓣、三尖瓣等。

7.胎儿腹部

腹部脏器主要有肝、胆囊、胃、肠、双肾、膀胱。主要筛查切面有上腹部横切面、双肾横切面、脐孔切面、膀胱切面等。

8.胎儿外生殖器

男胎外生殖器较女胎者易显示。胎儿生殖器在 20 周后 94%～100% 可正确辨认。男性可显示阴茎和阴囊,32 周后睾丸下降,在阴囊内可显示双侧睾丸回声。女性可显示双侧大阴唇、小阴唇回声。

9.胎盘

超声观察的内容包括胎盘着床位置、大小、数目、内部回声、成熟度、与宫颈内口关系、胎盘后方回声以及胎盘内多普勒血流情况等。一般情况下,胎盘厚度 2.0～4.0cm,超声测量胎盘厚度时应在近胎盘中心的横切面或纵切面上,垂直于胎盘内外缘测量最厚处厚度。

10.脐带

脐带横切面可显示 2 条脐动脉和 1 条脐静脉的横断面呈"品"字形排列,纵切面上表现为 2 条脐动脉围绕脐静脉呈螺旋状排列。整个妊娠期脐带长度几乎和胎儿身长一致,但超声不能确定正常妊娠脐带长度。脐动脉多普勒血流成像可评估胎盘-胎儿循环。脐动脉搏动指数(PI)、阻力指数(RI)及收缩期最大血流速度(S)与舒张末期血流速度(D)比值(S/D)均可用来反映胎盘血管阻力,正常情况下,PI、RI、S/D 随孕周增大而降低,妊娠 7 周脐动脉阻力大,只可测到脐动脉收缩期血流信号,妊娠 14 周后,所有胎儿都应该出现舒张期血流,通常妊娠晚期 S/D 比值<3.0。

11.羊水超声测量

(1)羊水指数:以母体脐部为中心,划分出左上、左下、右上、右下 4 个象限,声束平面垂直于水平面,分别测量 4 个象限内羊水池的最大深度,4 个测值之和即为羊水指数(AFI)。AFI≥20.0cm 时为羊水过多,AFI<5.0cm 时为羊水过少。

(2)最大羊水池深度:寻找羊膜腔内最大羊水池,其内不能有肢体或脐带,声束平面垂直于水平面,测量其最大垂直深度即为最大羊水池深度。最大羊水池深度<2.0cm 为羊水过少,最大羊水池深度>8.0cm 为羊水过多。

12.胎儿生物物理评分

胎儿生物物理评分主要应用于晚孕期评估胎儿是否存在宫内缺氧,通过实时超声持续观察 30 分钟评价 4 项指标:胎儿呼吸样运动(FBM)、胎动(FM)、肌张力(FT)及羊水量(AFV),总分 8 分(表 6-2)。临床医师可根据评分进行相应的处理,8 分:无明显缺氧改变,可于 1 周内或后再重复监测 1 次;6 分:可能有缺氧,如胎肺成熟,宫颈条件好,可予以引产;≤4 分:胎儿宫内情况不良,特别是 0~2 分,需终止妊娠。

表 6-2 胎儿生物物理评分

项目	2 分(正常)	0 分(异常)
FBM	30 分钟内至少有 1 次(FBM)且持续 30 秒以上	30 分钟内无 FBM 或持续时间不足 30 秒
FM	30 分钟之内出现 3 次以上躯干、胎头或大的肢体活动	30 分钟内出现<3 次躯干、胎头或肢体活动或无胎动
FT	胎儿躯干或肢体至少有 1 次伸展并恢复至原来的屈曲状态,手指推开、合拢	无活动,胎儿肢体伸展不屈或胎动后不回复屈曲位
AFV	最大羊水池深度≥2cm	最大羊水池深度<2cm

(1)胎儿呼吸样运动(FBM):在实时超声观察下见胎儿胸廓或腹壁节律的运动为胎儿呼吸样运动,也可经矢状切面观察膈肌的上下节律运动。

(2)胎动(FM):是指胎儿在宫内的活动,指躯体旋转及四肢运动。

(3)胎儿肌张力(FT):正常情况下胎儿在宫内有一定张力,肌肉有一定的收缩性,肢体一般处于屈曲状态,胎体和肢体活动后又回复到原来的屈曲状态为正常的胎儿肌张力。

(4)羊水量(AFV):即羊膜腔内羊水容量,最大羊水池深度≥2cm 为正常。

(崔剑楠)

第四节 异常妊娠

一、流产

(一)病因、病理

流产是指妊娠在 28 周前或胎儿体重在 1 000g 以下而终止者。根据流产发生的时间,分为早期及晚期两种。早期流产是指流产发生在妊娠 12 周以前;晚期流产是指流产发生在妊娠 12 周至不足 28 周。

导致流产的原因很多,包括遗传因素、环境因素、母体因素、胎盘内分泌功能不足及免疫因素等。早期流产的常见原因是胚胎或胎儿染色体异常、孕妇的内分泌异常、免疫功能紊乱等,晚期流产多由宫颈功能不全、严重的先天性畸形等因素引起。

病理上,多数流产是胚胎先死亡,然后底蜕膜出血,形成血肿,刺激宫缩排出胚胎或胎儿。少数先有宫缩、流血、宫颈扩张,此时胎儿依然存活。待胎盘完全从宫壁上脱落后胚胎才死亡。8 周前的流产由于胎盘绒毛尚未完全成熟,与子宫蜕膜连接得不是很紧密,多数妊娠物可整个从宫壁剥落,形成完全流产。8~12 周的流产由于胎盘已与蜕膜紧密连接,常常不能被完全排出。

(二)临床表现

流产的主要症状是阴道流血和腹痛。在临床上流产过程可划分为以下 4 个不同阶段。

1.先兆流产

妊娠 28 周以前出现阴道流血、腰痛等症状,但宫颈口未开,无妊娠物排出,胎儿仍然存活。先兆流产可能继续妊娠,上述症状消失;也可能发展为难免流产。

2.难免流产

流产已不可避免,阴道流血增多、宫颈扩张。腹痛加剧、胚胎已死亡或仍存活,羊膜已破或未破。

3.不全流产

部分妊娠物已排出,但仍有部分残留在宫腔内。此时因宫缩不良,出血很多,严重时可致出血性休克。

4.完全流产

妊娠物已全部排出,宫缩良好,出血明显减少或停止,腹痛消失。

宫颈机能不全往往是在无宫缩的情况下宫颈口扩张,羊膜囊膨出。胎儿及妊娠附属物排出,与自然分娩过程相似。

5.稽留流产

胚胎或胎儿死亡后数天或数周滞留在宫腔未能及时自然排出。表现为恶心、呕吐等早孕反应消失,出现少量断续的阴道流血、腹痛等,也可能没有任何症状。如果稽留流产时间过长,可能引起凝血功能障碍,造成严重出血,威胁母体生命。

(三)超声表现

1.先兆流产

子宫和妊娠囊大小与停经月份相符,囊内胚胎或胎儿存活,有胎心搏动,宫颈内口闭合。部分先兆流产患者在妊娠囊一侧可见局限性、新月形无回声区或呈云雾样低回声,为宫内积血表现。

2.难免流产

宫内胚胎停止发育,需慎重诊断。确定胚胎停止发育的标准分成 3 类:①胚胎长度≥0.7cm,未见胎心搏动;②平均妊娠囊直径≥2.5cm,未见胚胎;③首次超声检查后一定时间复查,没有出现有胎心搏动的胚胎(初次超声检查显示妊娠囊内没有卵黄囊或胚胎,2 周后复查仍未见;或妊娠囊内见卵黄囊,但未见胚胎,11天后复查仍未见胚胎及胎心搏动)。超声表现为子宫大小和停经月份相符或略小,如有宫颈内口开放,妊娠囊可部分下移至宫颈内口或宫颈管内,妊娠囊变形,张力下降(图 6-4)。

3.不全流产

部分妊娠物已经排出宫腔。宫腔内可见不规则斑状或团状回声,CDFI 可见其内血流(图 6-5),宫颈口扩张、闭合或有妊娠物堵塞。

4.完全流产

妊娠物已全部排出。子宫内膜呈线状,宫腔内可有少许积血声像表现,但无斑状或团块状回声。

5.稽留流产

如有妊娠囊,囊壁变薄、皱缩变形,回声减弱,宫内胚胎或胎儿已经死亡,无胎心搏动;如无妊娠囊,可表现为宫腔内杂乱回声,呈团块状实质性回声和低回声或无回声区。CDFI 团块内和周边有丰富的血流信号。宫颈内口未开,子宫小于停经月份。

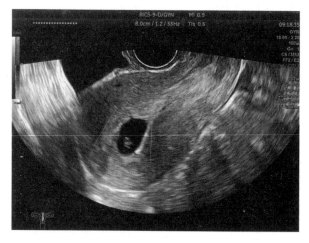

图 6-4 难免流产

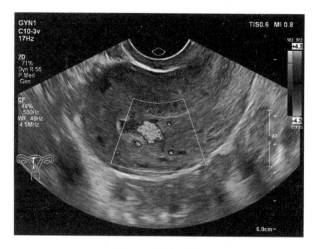

图 6-5 不全流产

（四）鉴别诊断

1.双胎妊娠

先兆流产伴宫腔积血时需与双胎妊娠鉴别。双胎妊娠的宫腔内可见两个胚囊声像均呈高回声环，形态规则或胚囊内可见到卵黄囊及胚芽。先兆流产伴宫腔积血时，积血暗区多呈新月形或不规则形分布，且内无卵黄囊和胚胎。

2.宫颈妊娠

难免流产妊娠囊下移至宫颈时，需与宫颈妊娠鉴别。

3.异位妊娠

异位妊娠合并宫腔积血时，宫腔内积血暗区需与胚胎停育空妊娠囊鉴别。宫腔内积血暗区无"双环征"表现，形态可变化。

4.部分性葡萄胎

稽留流产伴有绒毛退行性改变时，需与部分性葡萄胎鉴别。部分性葡萄胎时胎盘部分滋养细胞异常增生，母体血清 HCG 水平明显增高，子宫往往大于停经月份，宫腔内可见蜂窝状回声，但 CDFI 在蜂窝状回声中无血流信号。

（五）超声的临床价值

超声检查可根据妊娠囊的形态、卵黄囊是否出现、胚胎有无原始心管搏动、宫腔内回声和宫颈内口是否开放等情况，结合临床症状、血清 HCG 水平来诊断和鉴别各型流产，以指导临床给予正确的治疗方案。

二、异位妊娠

（一）概述

1.病因、病理

受精卵在子宫体腔以外着床称为异位妊娠，又称宫外孕。各种原因引起的输卵管功能性或器质性病变，如慢性输卵管炎、输卵管发育不全、发育异常、输卵管手术后和盆腔子宫内膜异位症等，使受精卵经过输卵管时受到阻碍、时间延长，不能按时将受精卵运送到宫腔而在输卵管内种植着床。宫内放置节育器后也可能引起慢性输卵管炎。异位妊娠包括输卵管妊娠、卵巢妊娠、宫角妊娠、宫颈妊娠、腹腔妊娠、残角子宫妊娠、剖宫产瘢痕妊娠等。其中，以输卵管妊娠最为常见，占 95%～98%，约 80% 发生在输卵管壶部。

2.临床表现

异位妊娠临床表现主要有停经、腹痛、阴道流血、晕厥。早期异位妊娠可能无症状，一般腹痛及阴道流血多发生在妊娠 6～8 周。输卵管妊娠流产、破裂等都可引起腹痛，还可伴恶心、呕吐、肛坠胀感等。

妇科检查子宫饱满，但小于停经周数。宫颈举痛明显，一侧附件可触及软包块。腹盆腔内出血时，腹肌紧张，附件触痛明显，子宫有漂浮感，移动性浊音阳性。出血较多时患者呈贫血貌，大量出血时面色苍白，表现出休克症状。因异位妊娠发生的部位不同、病程不同，超声图像各异。声像图上异位妊娠的主要特征有宫腔空虚、附件包块、盆腹腔积液。

（二）输卵管妊娠

1.超声表现

子宫正常大或稍增大；内膜增厚，但宫腔内未见妊娠囊结构；宫腔内有积血或分泌物形成小暗区时，要注意与宫内妊娠早期、异常宫内妊娠和宫内宫外同时妊娠相鉴别。根据不同的妊娠阶段，输卵管妊娠可分为 4 种类型。

（1）未破裂型：妊娠囊仍位于输卵管内。附件区可见输卵管环，显示为厚壁高回声边缘的无回声液性暗区，代表空的妊娠囊，似"甜面圈"，故称为"甜面圈征"（图 6-6）。停经 6 周以上，经阴道扫查有时可见卵黄囊和胚胎，此时盆、腹腔内多无或有极少量游离液体声像。

（2）流产型：妊娠囊经输卵管伞端排出到腹腔。附件区可见边界不清、形态不规则的混合性包块，CDFI 或可有血流信号。盆腔内可见游离液体，量较少。

（3）破裂型：妊娠囊生长穿破输卵管浆膜层。附件区包块较大，形态不规则，内部回声杂乱，CDFI 可见血流信号。盆、腹腔内常有大量游离液体。

（4）陈旧型：流产或破裂型输卵管妊娠，长期反复出血，血肿机化。附件区实质性不均高回声包块，边界清晰，包块内不能辨认妊娠囊结构，CDFI 血流信号不丰富。盆腔少量积液。

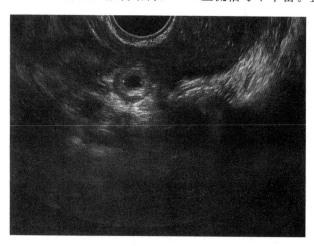

图 6-6　输卵管妊娠"甜面圈征"

2.鉴别诊断

（1）黄体破裂：主要依据病史鉴别。黄体破裂多发生在月经周期后半期，有急性下腹痛，无停经史。血与尿 HCG 均为阴性。

（2）流产：各类流产涉及宫腔内妊娠囊不典型时，需与输卵管妊娠鉴别。宫内妊娠流产子宫往往增大，宫腔内大多有异常回声，双附件区无包块。

3.超声的临床价值

超声检查是辅助诊断输卵管妊娠的主要手段。推荐经阴道超声检查，因其能较腹部超声更早发现附件区包块，避免输卵管妊娠破裂等出血量较大的危急情况出现。

（三）剖宫产瘢痕妊娠

剖宫产术后子宫瘢痕妊娠是指受精卵着床于前次剖宫产子宫切口瘢痕处的一种异位妊娠，仅限于妊娠早期（≤12 周）诊断。

1.超声表现

剖宫产切口处存在瘢痕扩大伴妊娠囊或胎盘嵌入子宫前壁下段肌层,CDFI 血流丰富。如果妊娠囊足够大,可以观察到子宫浆膜层表面向膀胱隆起,此时可考虑诊断剖宫产瘢痕妊娠(图 6-7)。其他表现包括:宫腔内未探及胎儿;矢状切面子宫前壁连续性中断,子宫前壁和膀胱间存在滋养层,多普勒检查证实滋养层周围血管和血流灌注(图 6-8)。

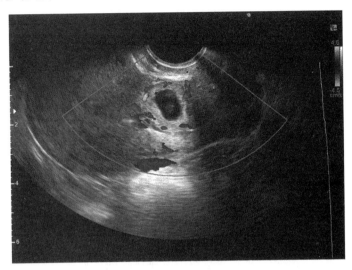

图 6-7　剖宫产瘢痕妊娠嵌入性胚囊

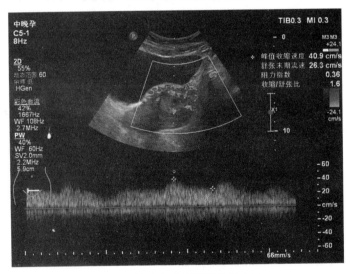

图 6-8　剖宫产瘢痕妊娠滋养血流

2.鉴别诊断

难免流产:瘢痕子宫妊娠难免流产时,如妊娠囊流产至宫腔下段,需与瘢痕妊娠鉴别。难免流产胚胎或胎儿已死亡,周边血流不明显,子宫前壁与膀胱间无滋养层血流。

(四)腹腔妊娠

腹腔妊娠是指妊娠位于输卵管、卵巢及阔韧带以外的腹腔内。腹腔妊娠患者在妊娠早期时,常有突然剧烈腹痛伴少量阴道出血史,较大孕周时腹部可触及胎儿肢体,却难以扪清子宫轮廓。

1.超声表现

宫腔内无妊娠囊或妊娠中、晚期宫颈纵切面未见宫颈内口处羊膜和羊水回声。腹腔内可见妊娠囊,较大孕周发生腹腔妊娠时,胎儿与孕妇腹壁紧贴,羊膜囊周围无低回声的子宫肌层包绕。如胎儿死亡,胎体边界不清,胎盘呈界限不清的不均质实质性包块。

2.鉴别诊断

主要与残角子宫妊娠相鉴别。较大孕周残角子宫妊娠时,由于妊娠囊周边的低回声肌层十分薄,难以与腹腔妊娠囊周边的大网膜、腹膜包裹相鉴别,但残角子宫妊娠的多切面扫查可发现其与单角子宫相连的某些特征。

(五)宫颈妊娠

宫颈妊娠是指受精卵直接种植在宫颈内口以下的宫颈壁。由于着床在以纤维结缔组织为主的宫颈内,妊娠一般很少维持至20周。临床以无痛性阴道出血为主要症状,可表现为间歇性阴道大量出血。宫颈变大,呈紫蓝色。

1.超声表现

在膨大宫颈上方可见子宫体正常大或略大,子宫呈“沙漏型”表现;妊娠囊完全位于宫颈管内;宫颈内口关闭。CDFI宫颈肌层血流异常丰富。

2.超声的临床价值

根据妊娠囊(胎囊型)或包块(包块型)周围的血流情况及血流阻力指数可分为少血流型和富血流型。胎囊型:宫颈管内见妊娠囊影像,有时可见胎儿心管搏动。宫颈内口紧闭,子宫体正常大小或稍大。可合并子宫肌瘤等图像。

监测包块周边血流信号及阻力指数,可以判断孕囊种植程度。包块型:宫颈管内见混合性包块,与宫颈管肌壁间界限不清。有时因侵入宫颈管肌壁,使局部回声呈蜂窝状,彩色多普勒显示较丰富的血流信号。

(六)卵巢妊娠

卵巢妊娠是指受精卵在卵巢着床和发育。因卵巢与输卵管紧邻,临床表现极为相似。卵巢妊娠诊断标准:①双侧输卵管正常;②妊娠囊位于卵巢组织内;③卵巢及妊娠囊通过卵巢固有韧带与子宫相连;④妊娠囊壁上有卵巢组织。

1.超声表现

超声诊断卵巢妊娠主要通过显示妊娠囊与卵巢关系确定,卵巢妊娠未破裂时,超声可见一侧卵巢增大,形态不规则,卵巢内可见一厚壁环状囊性回声,外周有血管包绕。卵巢妊娠术前往往误诊为输卵管妊娠或卵巢黄体破裂。

2.超声的临床价值

应该对所有停经后发生腹痛、子宫出血或月经异常的育龄女性进行包括超声在内的有关妊娠检查,排除异位妊娠的可能。剖宫产瘢痕妊娠患者并不一定有症状,需要保持高度怀疑,这对确诊剖宫产瘢痕妊娠十分重要。如盲目刮宫,会造成大出血,严重时将无法控制出血,甚至需切除子宫以止血。

三、胎儿宫内生长受限

(一)病因、病理

胎儿宫内生长受限(FGR)是指胎儿受各种不利因素影响,未能达到其应有的生长速率。表现为胎儿体重低于同孕龄平均体重的 2 个标准差或低于同孕龄正常体重的 10%,又称胎儿宫内生长迟缓(IUGR)。

FGR 的病因复杂且目前尚不明确,通常认为主要有以下 4 类因素可能影响胎儿宫内生长发育。

1.孕妇因素

最常见,占 50%~60%。

(1)营养因素:孕妇偏食、妊娠剧吐及摄入蛋白质、维生素及微量元素不足。

(2)妊娠并发症与合并症:并发症如妊娠高血压疾病、多胎妊娠、前置胎盘、胎盘早剥、过期妊娠、妊娠期肝内胆汁淤积症等;合并症如心脏病、慢性高血压、肾炎、贫血、抗磷脂抗体综合征等,均可使胎盘血流量减少,灌注下降。

(3)其他:孕妇年龄、地区、体重、身高、经济状况、子宫发育畸形、吸烟、吸毒、宫内感染、母体接触放射线或有毒物质等。

2.胎儿因素

研究证明,生长激素、胰岛素样生长因子等调节胎儿生长的物质在脐血中降低,可能会影响胎儿内分泌和代谢。胎儿基因或染色体异常、先天发育异常时,也常伴有胎儿生长受限,以 21-三体综合征、18-三体综合征或 13-三体综合征,三倍体畸形,特纳综合征(45,XO)等较常见。细菌、病毒等病原微生物感染时,如胎儿感染风疹病毒、巨细胞病毒、弓形虫、梅毒螺旋体时可导致 FGR。此外,双胎妊娠也可导致 FGR。

3.胎盘因素

胎盘各种病变,如胎盘梗死、炎症、功能不全等导致子宫胎盘血流量减少,胎儿血供不足。

4.脐带因素

脐带过短、脐带过长、脐带过细、脐带扭转、脐带打结等均不利于胎儿获得营养,也可导致 FGR。

(二)超声表现

(1)胎儿生长曲线<正常同孕龄均值第 3 百分位数,可作为任何妊娠期 FGR 诊断。

(2)对双顶径、头围和腹围连续超声测量,生长速率降低,未能达到双顶径、头围和腹围的生长潜能,有>50 百分位数的下降。

(3)伴有羊水过少,胎盘灌注不良的超声征象。

(4)妊娠晚期超声多普勒脐动脉 S/D>3,子宫动脉在妊娠晚期仍有舒张早期切迹。

(三)鉴别诊断

主要是 FGR 儿与早产儿的鉴别,一般根据胎龄与体重即可区别,对于胎龄未明的低体重儿则可从意识、皮肤、耳郭、乳腺、跖纹、外生殖器等方面加以鉴定,从而判断是 FGR 儿还是早产儿。临床上往往可以发现一些低体重儿肢体无水肿,躯体缺毳毛,但耳郭软而不成形,乳房结节和大阴唇发育差的矛盾现象,则提示为早产 FGR 儿的可能。

(四)超声的临床价值

FGR 胎儿建议行脐血管穿刺染色体检查;每2～3周检查1次超声进行评估,以达到早期诊断的目的,FGR 治疗越早,效果越好,妊娠32周前进行治疗疗效佳,妊娠36周后进行治疗疗效差。

四、死 胎

(一)病因、病理

妊娠20周后胎儿在子宫内死亡,称为死胎。胎儿在分娩过程中死亡,称为死产,也是死胎的一种。

胎儿缺氧是造成胎儿宫内死亡最常见的原因,约50%死胎为胎儿宫内缺氧所致。临床观察还可能主要与以下因素有关。

1.胎盘及脐带因素

这是引起胎儿宫内缺氧、死胎的重要因素,主要表现为胎盘功能异常和结构异常,如胎盘老化、轮状胎盘、膜状胎盘、胎盘早剥、脐带先露、脱垂、缠绕、扭转、打结等。

2.孕妇因素

死胎中有33.3%的病例是由于母体因素造成的。最常见的原因是产前出血、高血压、糖尿病、多胎妊娠等。

3.胎儿因素

严重的胎儿疾病,如胎儿生长受限、染色体异常、畸形、感染、胎儿免疫性溶血性疾病等易发生流产和死胎。

但仍有50%的死胎与这些风险因子均不相关,被称为"不可解释因素"。

(二)超声表现

胎死宫内时间较短者,胎儿形态、结构无明显变化,实时二维灰阶、M 型、多普勒超声均显示胎心和胎动消失,羊水和胎盘可无明显变化。胎死宫内时间较长者,除无胎心、胎动外,胎儿可出现全身水肿、颅骨重叠、脊柱弯曲等明显形态学异常表现。

(三)超声的临床价值

胎死宫内超过4周,弥散性血管内凝血(DIC)发生概率将明显增加,引产时可引起严重出血。因此,超声及时诊断,尽早引产,可防止退行性变的胎盘释放凝血活酶进入母体血液循环。

(崔剑楠)

第五节 多胎妊娠

一、双胎妊娠

(一)双胎的胚胎发育

1.双胎妊娠的类型

双胎可分为单卵双胎和双卵双胎,在自然受孕的双胎中,二者比例恒定,约 2/3 为双卵双胎,约 1/3 为单卵双胎。

2.双胎的羊膜及绒毛膜类型

双卵双胎一定发育为双绒毛膜囊双羊膜囊(DCDA),两个胎儿处于相对独立的环境中。但是单卵双胎则不同,根据细胞分裂时间的不同,单卵双胎可以发育为 DCDA、单绒毛膜囊双羊膜囊(MCDA)、单绒毛膜囊单羊膜囊(MCMA)或联体双胎。

3.双胎病理妊娠

由于双胎妊娠胚胎发育的特殊性,双胎特有的病理类型包括双胎输血综合征、选择性双胎之一宫内生长迟缓、双胎反向灌注序列征、单绒毛膜囊单羊膜囊双胎脐带缠绕、联体双胎、寄生胎等。

(二)单绒毛膜囊双胎的胎盘血管吻合

无论正常或异常单绒毛膜囊双胎,由于双胎共用一个胎盘,因此在胎盘表面或深部均存在多种类型的血管吻合,使两个胎儿的血液循环之间存在沟通。血管吻合的类型包括动脉—动脉吻合、动脉—静脉吻合、静脉—静脉吻合。尽管存在上述血管吻合,但是正常单绒毛膜囊双胎的血液沟通处于动态平衡状态,不会影响各自的生长发育。

(三)产前超声评价双胎妊娠的绒毛膜性

由于单绒毛膜囊双胎发生病理妊娠的风险明显高于其他双胎,因此,孕早期确定双胎的绒毛膜性至关重要。判断方法如下。

1.妊娠早期妊娠囊数目

妊娠 6~7 周发现单个妊娠囊两个胚胎为单绒毛膜囊双胎,两个妊娠囊两个胚胎为双绒毛膜囊双胎。

2.双胎峰

妊娠 10~14 周观察双胎隔膜,如基底部增厚,呈"九"形,称为双胎峰,是双绒毛膜囊双胎的特征;如基底部不增厚,呈"T"形,称为"T"峰,是单绒毛膜囊双胎的特征。

3.双胎隔膜厚度、隔膜层数、胎儿性别等

与妊娠囊数目及双胎峰相比较,这些方法准确性较差。

二、双胎输血综合征

双胎输血综合征(TTTS)是发生在双胎中的一种特殊类型的病理妊娠,两个胎儿分别呈现出不同的临床特征,病情异常危重,常导致一胎或双胎的宫内死亡。

(一)病因、病理

TTTS主要发生于单绒毛膜囊双羊膜囊双胎。由于两个胎儿循环之间通过胎盘血管吻合发生单向的灌注,导致两个胎儿分别呈现出"受血儿"和"供血儿"的特点,并引起一系列的病理生理改变。多数研究认为,位于双胎共用胎盘深部的单向的动脉—静脉吻合增多,位于胎盘表面"保护性"的双向的动脉—动脉吻合减少,是引起TTTS的主要原因。胎盘血管吻合的内径、数目,双胎占有胎盘面积的不均衡,脐带边缘性附着或帆状胎盘等,也被认为是引起TTTS的重要因素。

(二)临床表现

在上述病理基础下,供血儿表现为体重减少、血容量减少、肾血供减少(泌尿减少及膀胱缩小)、羊水减少;而受血儿则表现为体重增加、血容量增加、肾血供增加(泌尿增加及膀胱增大)、羊水增多。据报道,发生在妊娠28周以前未经治疗的TTTS,围生期病死率高达90%~100%。27%的存活儿有不同程度的神经系统后遗症。

(三)超声表现

1.双胎妊娠绒毛膜囊与羊膜囊的确定

明确双胎类型是妊娠早期双胎超声检查重要内容之一。超声评估绒毛膜性和羊膜囊性的最佳时间从早期妊娠第7周开始。中期妊娠20周后超声特征将不明显。

(1)双绒毛膜囊双羊膜囊双胎:妊娠早期可清晰地看见两个绒毛膜囊,分别有卵黄囊和胚芽;早期妊娠后期,如两个胎盘紧邻,则可见胎盘间三角形的突起(又称双胎峰,图6-9)。妊娠中、后期超声"双胎峰征"不明显,甚至可能消失。超声或可通过性别判断绒毛膜性,如性别不同,则是双卵双胎;性别相同,则可能是单卵双胎,也可能是双卵双胎。

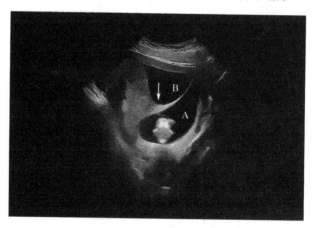

图6-9 双绒毛膜囊双羊膜囊双胎"双胎峰征"

注 A、B为胎儿;箭头所示为双胎间羊膜囊分隔。

(2)单绒毛膜囊双羊膜囊双胎:宫内仅见一个绒毛膜囊、一个胎盘,胎盘无"双胎峰征"表现,囊内可见纤细羊膜囊分隔(图6-10),为两个羊膜囊、两个胚芽或胎儿。双胎儿性别相同。

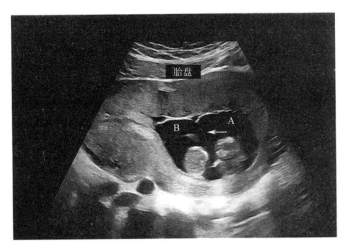

图 6-10　单绒毛膜囊双羊膜囊双胎纤细羊膜囊分隔

注　A、B 为胎儿;箭头所示为双胎间羊膜囊分隔。

(3)单绒毛膜囊单羊膜囊双胎:宫内见一个绒毛膜囊,内无羊膜囊分隔,两个胚胎或胎儿位于一个共同羊膜囊内,常伴双胎脐带互相缠绕。两个胎儿同性别。

2.双胎妊娠常见并发症

双胎输血综合征(TTTS)是单绒毛膜囊双胎的一种严重并发症。几乎仅在单绒毛膜囊双羊膜囊双胎中出现,胎盘中的不平衡的动—静脉吻合造成双胎儿间血液发生转移,形成一系列病理生理改变、临床症状和相应的超声表现。超声主要表现为一胎(供血儿)羊水过少,另一胎(受血儿)羊水过多。TTTS 超声诊断标准:①单绒毛膜囊双羊膜囊双胎;②两个羊膜囊内羊水量有差异(受血儿 20 周前羊水最大深度≥8cm,20 周后≥10cm;供血儿羊水过少,最大羊水深度≤2cm),并排除羊水量不一致的其他疾病。

基于超声产前表现,TTTS 分为 5 期。

Ⅰ期:供血儿羊水过少,充盈膀胱可见;受血儿羊水过多。

Ⅱ期:供血儿羊水过少且膀胱不显示;受血儿羊水过多。

Ⅲ期:多普勒超声异常,可包括下列一项或以上异常:脐动脉舒张期血流频谱消失或反向;静脉导管 a 波血流消失或反向;脐静脉血流出现搏动。

Ⅳ期:胎儿出现水肿。

Ⅴ期:双胎之一或双胎死亡。

(四)超声的临床价值

超声诊断是产前确定羊膜囊性和绒毛膜性的有效方法,在妊娠早期,超声对绒毛膜性的准确判断对临床处理和预后评估有重要意义。

(崔剑楠)

第六节　胎儿畸形

一、中枢神经系统畸形

(一)无脑儿

1.病因、病理

妊娠 11 周左右,胎儿颅骨骨化完成。如果该过程发生障碍,则形成无脑儿,通常认为无脑儿由露脑畸形逐渐演变而来。无脑儿大脑、头皮及颅盖骨完全缺失。可合并开放性脊柱裂。

2.超声表现

(1)10~14 周(露脑畸形阶段):未见正常颅骨光环,双侧大脑半球向两侧分开,无侧脑室,无明显脉络膜强回声。冠状面上分开的大脑半球呈典型的"米老鼠征"。

(2)大部分脑组织脱落后,胎儿头部无颅盖骨,无大脑,仅见颅底或颅底部分脑组织。胎儿颈项短,冠状面见双眼眶位于最高处且无前额,称为"青蛙"面容(图 6-11)。

(3)多伴有羊水过多,出现在妊娠 25 周后。

(4)常合并其他畸形,包括脊柱裂、唇/腭裂、摇椅足及脐膨出等。

3.鉴别诊断

(1)巨大脑膨出:也可显示为大量脑组织浸泡于羊水内,但仔细观察脑膨出时总是可以看到脑部覆盖有部分颅盖骨。

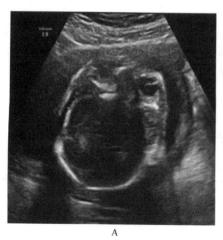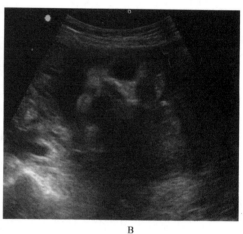

A　　　　　　　　　　　　　B

图 6-11　正常胎儿与无脑儿超声影像图

　注　A.眼眶切面显示颅骨光环完整;B.胎头呈一堆不规则的脑组织回声,颅盖缺失,双眼眶位于最高处且无前额,称为"青蛙"面容。

(2)羊膜带综合征:除脑组织暴露外,还有面裂、肢体异常(狭窄环、截肢、截指/趾)等,主要取决于羊膜带束于胎体的位置。

(3)头颅无钙化:指成骨发育不全、软骨发育不全等头颅颅骨钙化欠佳的疾病。胎儿颅骨薄,钙化差,但仍可见颅骨光环。这种病例总有其他骨骼系统异常的超声表现。

4.超声的临床价值

出生后,无脑儿不能存活。产前超声可早期发现无脑儿,应及时终止妊娠。发现无脑儿应推荐优生遗传咨询。

(二)露脑畸形

1.病因、病理

露脑畸形指颅盖骨大部分缺失,脑组织外露,随时间进展可出现脑组织碎裂、脱落,成为无脑儿。

2.超声表现

产前超声表现为颅骨光环缺失,可见不规则形的脑组织(图6-12)。

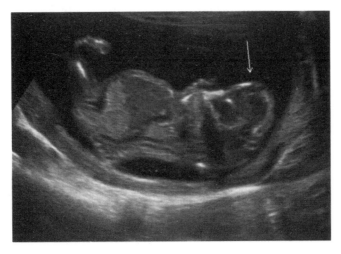

图6-12 露脑畸形

注 未见正常颅骨光环,可见脑组织漂浮(箭头)。

3.鉴别诊断

露脑畸形应与无脑儿及脑膨出相鉴别,无脑儿不能显示脑组织,而脑膨出时颅骨光环大部分可显示。

4.超声的临床价值

与无脑儿一样,露脑畸形患儿出生后无法存活,产前超声发现后应终止妊娠。

(三)脑积水

脑积水指各种原因引起的脑室扩张,其中约80%合并脊柱裂。

1.病因、病理

引起脑积水的主要原因包括宫内感染、血管发育异常、大脑发育异常及颅内肿瘤压迫等,表现为双侧侧脑室扩张,甚至合并第三脑室扩张。严重的脑积水会压迫脑实质,预后较差。

2.超声表现

判断脑室扩大的标准:①正常:侧脑室三角区内径小于1cm;②脑室扩大:侧脑室三角区内径1.0~1.5cm;③脑积水:侧脑室三角区内径大于1.5 cm(图6-13)。

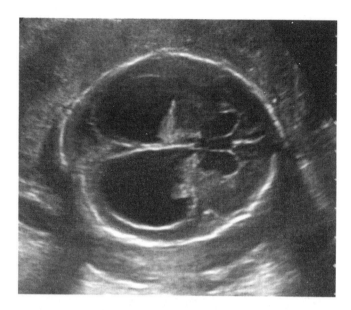

图 6-13　胎儿脑积水

注　双侧脑室显著扩大。

严重的脑积水可引起双顶径及头围明显增大。部分脑积水合并脊柱裂、脊髓脊膜膨出、小脑延髓池消失、小脑"香蕉征"等,被称为 Chiari Ⅱ 畸形。

3.鉴别诊断

鉴别诊断包括胼胝体缺失、全前脑无裂畸形、孔洞脑、水脑畸形等,MRI有助于准确诊断。

4.超声的临床价值

轻度脑室扩大可进行优生遗传咨询后动态观察,部分病例预后较好。脑积水患儿可在出生后行脑室分流术治疗,但是严重的脑积水预后很差。

(四)脊柱裂

脊柱裂指脊柱后方骨性成分融合障碍导致椎管闭合不全,根据皮肤连续性是否中断分为开放性脊柱裂和隐性脊柱裂。脊柱裂好发于腰骶段。目前认为孕期补充叶酸可降低发生率。

1.病因、病理

正常胚胎发育约12周,中胚叶形成的脊柱成分呈环形包绕神经管而形成椎管。如果神经管不闭合,则椎弓根无法闭合,保持开放状态,并可发展成脊髓脊膜膨出。

开放性脊柱裂相对多见,常合并脑积水等其他中枢神经系统畸形。隐性脊柱裂相对少见,常无明显阳性症状。

2.超声表现

(1)开放性脊柱裂:开放性脊柱裂在妊娠中期即可发现,病患处越大,超声越容易发现,较小者易漏诊。

1)脊柱矢状切面(旁矢状切面):椎弓强回声连续性中断,局部皮肤及软组织回声连续性中断,合并脊髓、脊膜膨出时,裂口处可见囊性或囊实性包块,内有脊髓及神经组织。

较大脊柱裂矢状切面上可见脊柱明显后凸(图6-14)。

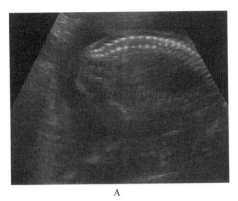
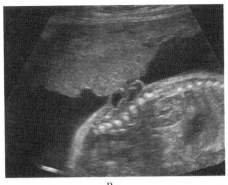

A　　　　　　　　　　　　B

图 6-14　正常胎儿与脊柱裂胎儿声像图比较

注　A.正常胎儿脊柱矢状切面显示椎体及椎弓强回声连续;B.脊柱裂胎儿矢状切面显示脊柱裂囊性结构。

2)脊柱横切面上脊椎 3 个骨化中心失去正常的"品"字形形态,后方两个椎弓骨化中心向后开放,呈"V"形或"U"形改变。裂口处合并脊髓脊膜膨出时,可见囊性包块或囊实性包块(图 6-15)。

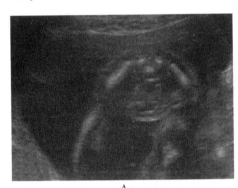
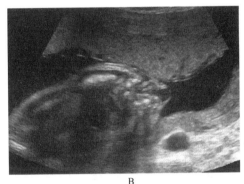

A　　　　　　　　　　　　B

图 6-15　正常胎儿和脊柱裂胎儿横切面超声声像图比较

注　A.正常胎儿脊柱横切面(胎儿背部朝向探头),椎体及两个椎弓骨化中心呈"品"字形,两个椎弓骨化中心呈"八"字形;B.脊柱裂胎儿横切面,显示脊柱裂两个椎弓骨化中心呈"U"形,局部囊性结构突出。

脊柱冠状切面后方的两个椎弓骨化中心距离增大。此时要注意与腰膨大相鉴别。

脊柱裂部位与病变水平的确定:主要在脊柱矢状切面上确定,靠近头侧的最上一个受累椎体就是病变水平,可以以第 12 肋骨相连的椎体为第 12 胸椎开始向上或向下计数,或以髂骨上缘所对应的椎体为第 5 腰椎或第 1 骶椎开始计数,以确定病变受累的具体部位和受累平面。

脊柱裂的脑部特征(Arnold Chiari Ⅱ型)常见于 24 周以前。

(2)头颅测量值小于相应孕周。

(3)香蕉小脑征:小脑变小,弯曲呈"香蕉状",小脑发育不良甚至缺如。

(4)柠檬头征:横切面,胎头前额隆起,双侧颞骨塌陷,形似柠檬,称为"柠檬头征"。

(5)颅后窝池消失。

(6)侧脑室扩大或脑积水:合并畸形足畸形,先天性髋关节脱位,泌尿系统畸形,与染色体异常相关的畸形。

(7)闭合性脊柱裂:闭合性脊柱裂在产前超声检查中常难以发现,极少部分在闭合性脊柱裂处的皮下出现较大的膨出或脂肪瘤时可能会被检出(图6-16)。

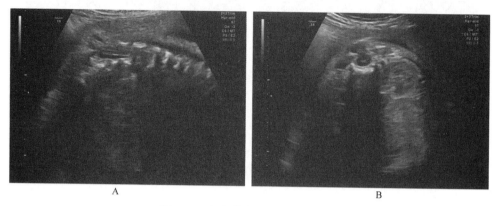

图6-16 闭合性脊柱裂超声声像图

注 A.矢状切面,脊柱裂椎弓回声不连续,局部膨出物表面皮肤软组织完整;B.横状切面,脊柱两椎弓呈外"八"字形,局部皮肤软组织回声连续、完整。

3.鉴别诊断

骶尾部畸胎瘤:畸胎瘤大多是混合性或实性为主的肿块,常位于会阴部向臀部生长,皮肤软组织完整,脊柱回声正常。无脊柱裂脑部特征(图6-17)。

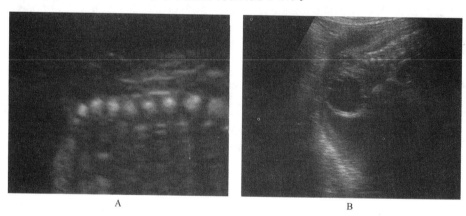

图6-17 骶尾部畸胎瘤超声声像图

注 A.矢状切面,脊柱裂椎弓回声不连续,局部显示囊性结构;B.矢状切面,显示骶尾部畸胎瘤脊柱回声连续。

体蒂异常:体蒂异常时,除脊柱异常弯曲外,还有多发畸形、腹壁裂、脐带极短或无脐带,胎体固定。

羊膜带综合征:有相应的多发畸形及羊膜带回声,无脊椎裂开或缺损。

4.超声的临床价值

开放性脊柱裂严重影响患儿下肢运动及排便、排尿功能,超声发现后,应尽早终止妊娠并接受优生遗传咨询。

二、唇腭裂

唇腭裂是一种常见的先天性颜面部缺陷,发生率约为 1:1 000。目前认为遗传因素和环境因素是导致唇腭裂的主要原因。

(一)唇裂

1.病因、病理

正常胚胎发育中,两侧上颌突与中鼻突融合形成上唇。若融合障碍,则形成唇裂。

唇裂按照部位可分为单侧唇裂、双侧唇裂和正中唇裂。按照裂隙程度可分型如下。

(1)Ⅰ度:唇裂只限于唇红。

(2)Ⅱ度:唇裂超过唇红,但是并未裂至鼻底。

(3)Ⅲ度:上唇至鼻底完全裂开。

唇裂可单独发生,也可向内延伸至牙槽甚至腭,形成牙槽弓裂和腭裂。

2.超声表现

妊娠中期胎儿超声检查可检出唇裂,表现为胎儿上唇连续中断,可为单侧,也可为双侧(图 6-18)。如为双侧唇裂,人中部位可见组织凸起,具有特征性。三维超声有助于显示唇裂的部位和程度。需要注意的是,正常胎儿上唇中部的人中部位稍凹陷,容易被误诊为正中唇裂。

3.超声的临床价值

产前超声发现胎儿唇裂应注意发现其他胎儿畸形,排除家族病史,并进行遗传咨询。正中唇裂常合并严重的全前脑无裂畸形。单纯唇裂可以于出生后行手术治疗。

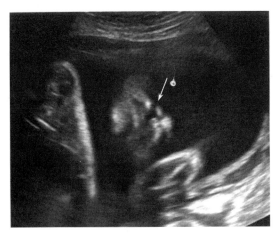

图 6-18　胎儿上唇裂(箭头)

(二)腭裂

1.病因、病理

腭由两个前腭突和两个侧腭突发育而来,约在胚胎第 3 个月,腭发育完成并将口腔与鼻腔完全隔开。上述胚胎发育异常导致腭裂发生。

腭裂可为单侧、双侧或正中。腭裂可单独发生,也可合并唇裂。

2.超声表现

产前超声诊断单纯腭裂很困难。胎儿面部朝上时,较大的唇腭裂可以由外到内依次显示中断的上唇、牙槽和腭。腭裂可引起羊水过多,是需要引起关注的间接征象。

3.超声的临床价值

腭裂可引起吮吸、进食及语言等生理功能障碍,严重的腭裂还可导致面部畸形。腭裂可能合并染色体异常或遗传综合征,应进行遗传咨询。腭裂患儿需要接受较复杂的修复手术。

三、胸腔畸形

(一)先天性肺囊腺瘤样畸形

1.病因、病理

先天性肺囊腺瘤样畸形(CCAM)是一种先天性局部肺发育不良,终末细支气管过度生长,形成多囊样包块,绝大多数为单侧发生。

2.超声表现

CCAM超声分型可简单地分为大囊型和微囊型(以实性改变为主)。前者以囊性病变为主,呈囊实混合回声,囊泡直径>5mm;后者囊泡直径<5mm,为实质性均质高回声,高分辨力超声仪器的高频探头在强回声的实性肿块内部可显示出弥漫分布的筛孔状囊性暗区。

与其他胸内占位性病变一样,CCAM可对同侧和对侧肺产生明显压迫,导致正常肺组织回声极少,从而引起肺发育不良和胎儿水肿。心脏及纵隔可受压移位,偏向对侧。肿块越大,心脏及纵隔移位越明显。肿块明显压迫心脏及胸内大血管时,可引起胎儿腹水及全身水肿。可有羊水过多。

3.鉴别诊断

(1)膈疝:胸腔内异常回声包块为腹内脏器组成,腹腔内不能显示胃泡,包块一般紧贴心脏,心脏、纵隔移位,肺受压、发育不良。矢状切面或冠状切面膈肌连续性中断。

(2)隔离肺:一般位于左肺基底部,呈叶状或三角形,边界清晰的高回声团块,回声较均匀,CDFI检查其供血动脉来源于主动脉。

4.超声的临床价值

先天性肺囊腺瘤样畸形很少合并染色体异常及遗传综合征。部分病例在随访过程中肿块逐渐缩小甚至消失,预后很好。但是也有一部分病例肿块持续增大,压迫心脏及对侧正常肺组织,引起胎儿水肿甚至宫内死亡。

(二)隔离肺

1.病因、病理

隔离肺指与支气管树不相通的肺组织,通常由体循环供血。隔离肺可分为叶内型和叶外型(ELS)。叶内型与正常肺组织包裹在同一胸膜下,产前超声难以发现;叶外型包裹在自身的异常胸膜下,与正常肺组织相对独立,产前超声可以发现。叶外型还可进一步分为膈上型和膈下型,后者较少见。

2.超声表现

由于绝大多数胎儿期诊断的肺隔离是ELS,下面主要介绍ELS的超声特征。ELS多位于左侧胸腔内,超声表现为左肺基底部叶状或三角形,边界清晰的高回声包块,包块大小不一,较大者可引起纵隔移位和胎儿水肿。少数内部偶然可以观察到囊肿(即扩张的支气管或与CCAM共存)。此外,ELS还可出现在腹腔内,常表现为腹腔内高回声团块。CDFI有助于诊断隔离肺,显示滋养血管来自胸主动脉或腹主动脉。

3.鉴别诊断

(1)先天性肺囊腺瘤畸形:大囊型包块内多能显示多个囊泡,微囊型与隔离肺较难区别,CDFI检测供血动脉有助于鉴别,肺囊腺瘤畸形血供来自肺动脉。

(2)膈疝:胸腔内异常回声包块为腹内脏器组成,回声不均匀,腹腔内不能显示胃泡,包块一般紧贴心脏,心脏、纵隔移位,肺受压、发育不良。矢状切面或冠状切面膈肌连续性中断。

4.超声的临床价值

隔离肺极少合并染色体异常及遗传综合征。隔离肺有自愈倾向,肿块较小时可动态观察;如肿块持续增大,则可压迫心脏,引起胎儿水肿甚至宫内死亡。

(三)膈疝

1.病因、病理

膈疝指由于膈肌发育障碍,腹腔脏器经膈肌缺损疝入胸腔。左侧膈疝较多见,其次为右侧膈疝,双侧膈疝较少见。

2.超声表现

腹腔内脏器通过膈肌缺损处进入胸腔,形成胸腔内包块,心脏向对侧移位。如为左侧先天性膈疝(CDH),胃疝入胸腔较常见,表现为心脏左后方出现胃泡,与左房相邻,而腹腔内胃泡不能显示。如果为右侧CDH,则疝入胸腔的器官主要为肝右叶,由于肝为实质性器官,回声与肺实质回声相近,给诊断带来困难,CDFI追踪显示肝门静脉,如果门静脉超过膈肌水平,可确定胸内实质性回声为肝,从而确立诊断。由于内脏疝入胸腔,故腹围缩小。

胸腹腔矢状及冠状切面显示正常膈肌弧形低回声带中断或消失,理论上此种征象最具有诊断价值,是诊断CDH的直接征象,但实际上大部分病例超声很难确认,只有在右侧较大的膈肌缺损时,此征象才明显。

CDH可合并羊水过多,部分胎儿可有胸腔积液、腹水、胎儿水肿及颈部透明层明显增厚。

3.鉴别诊断

(1)肺囊腺瘤:较大的肺囊腺瘤回声混杂,也可造成胎儿纵隔移位改变,但上腹部横切面可见胃泡、脐静脉等正常结构回声,矢状切面显示膈肌连续。

(2)隔离肺:位于右侧较大的隔离肺需和右侧膈疝相鉴别,前者呈叶状或三角形、边界清晰的高回声团块,回声较均匀,CDFI检查供血动脉来源于主动脉。

4.超声的临床价值

健侧肺体积是判断膈疝预后的重要指标。目前多采用肺头比(LHR)来衡量正常肺体积,如LHR低于0.6,胎儿出生后不能存活。

膈疝的并发症包括先天性心脏病、染色体异常及遗传综合征。单纯膈疝可于出生后行手术治疗。产前超声发现膈疝应注意排除其他畸形,除确认疝入物外,还应计算 LHR,建议咨询遗传专科及小儿外科。

四、心脏畸形

(一)单心室

1.病因、病理

单心室又称"单室心"。单心室的形成可能为室间隔未发育或某个房室瓣闭锁导致所有的房室瓣都连接于唯一的一个心室。其病理类型如下。

(1)两个心房及两个房室瓣均连接于单个心室。

(2)仅一个心房的房室瓣连接于单个心室,另一个心房与卵圆孔相连。

(3)单个房室瓣汇合了两个心房的血液连接于单个心室,一定存在原发房间隔缺损。

2.超声表现

(1)双流入道单心室:仅可见 2 个心房、2 个房室瓣、1 个心室。彩色多普勒可见 2 条房室血流。

(2)单流入道单心室:单心房、单心室(图 6-19),可见 1 个心房、1 个房室瓣及 1 个心室。彩色多普勒可见 1 条房室血流。

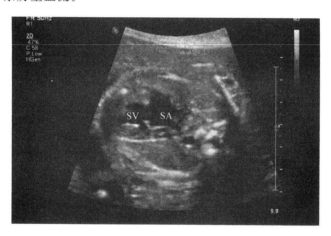

图 6-19　单流入道单心室声像图

注　SV:单心室;SA:单心房。

3.超声特点

(1)部分型:原发孔房间隔缺损,二尖瓣瓣环下移与三尖瓣呈同一水平(图 6-20A、B)。

(2)过渡型:原发孔房间隔缺损合并流入道型室间隔缺损,左、右房室瓣环形成共同房室环,二尖瓣前叶的前半部与三尖瓣隔叶及部分前叶融为一体,称为前共瓣。二尖瓣前叶的后半部与三尖瓣后叶融为一体,称为后共瓣。前后共瓣保持相融(图 6-20C)。

(3)完全型:前共瓣与后共瓣之间完全分开,原发孔房缺与流入道型室缺相通,超声可见心脏中央"十"字交叉结构消失,原发房间隔与室间隔连续性中断,仅见一组房室瓣(图 6-20D、

图 6-21）。

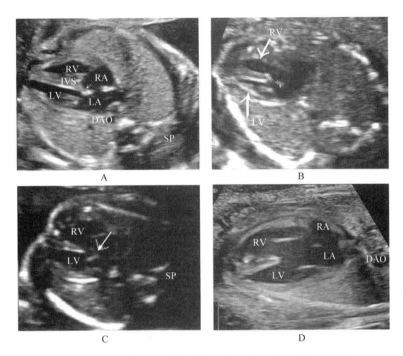

图 6-20 不同类型心内膜垫缺损和正常心脏四腔心切面图

注 A.正常心脏,箭头所示为正常房间隔;B.部分心内膜垫缺损,四腔心切面,测量键所示为原发房间隔缺损;C.中间型心内膜垫缺损四腔心切面,箭头所指为融合的瓣膜,其上方原发房间隔及下方的室间隔膜部缺损;D.完全型心内膜垫缺损四腔心切面,可见心内膜垫胎儿心脏中央十字交叉结构消失,仅见一组房室瓣。RV:右心室;LV:左心室;IVS:室间隔;RA:右心房;LA:左心房;DAO:降主动脉;SP:脊柱。

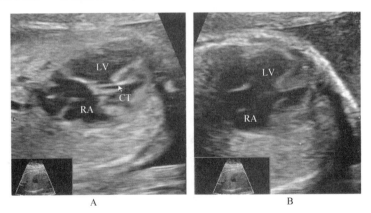

图 6-21 完全型心内膜垫缺损四腔心切面

注 A.瓣膜关闭状态显示腱索(CT)(箭头)附着点;B.瓣膜开放状态显示一组房室瓣及房室间隔缺损。LV:左心室;RA:右心房。

4.鉴别诊断

(1)与完全性心内膜垫缺损鉴别:近心尖部总能见到一些残存的室间隔回声。

(2)与左、右心发育不良等先天性心脏畸形鉴别:心室的左、右侧壁厚度不一致。

（二）室间隔缺损

1.病因、病理

室间隔缺损是较常见的胎儿先天性心脏病,可单独存在,也可合并其他心脏畸形,妊娠中期较大的室间隔缺损比较容易诊断。

2.超声表现

(1)室间隔回声连续性中断,可以在四腔心、左心室流出道或双心室短轴等切面显示(图6-22)。

(2)室间隔与声束平行时,容易出现膜周部室间隔缺损的伪像。

(3)彩色多普勒显示过隔血流信号。

(4)肌部小室间隔缺损、心尖部室间隔缺损容易漏诊。

3.超声的临床价值

单纯室间隔缺损可能合并染色体异常,需要优生遗传咨询。如果不合并其他异常,单纯较小的室间隔缺损可以于出生后行外科治疗,手术效果好。肌部室间隔缺损有可能自愈。

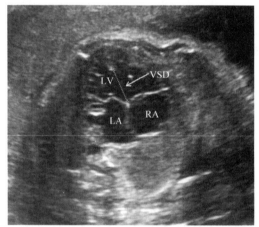

图6-22　胎儿室间隔缺损

注　四腔心切面显示室间隔上部连续性中断(箭头)。LA:左心房;LV:左心室;RA:右心房;VSD:室间隔缺损。

（三）心内膜垫缺损

心内膜垫缺损也称为房室间隔缺损,分为部分型、过渡型和完全型。部分型表现为原发孔房间隔缺损和二、三尖瓣裂,完全型表现为原发孔房间隔缺损、室间隔流入道缺损和共同房室瓣,过渡型介于部分型和完全型之间。

（四）法洛四联症

1.病因、病理

法洛四联症是最常见的一种圆锥动脉干畸形,为发绀型先天性心脏病,包括室间隔缺损、主动脉骑跨、肺动脉狭窄、右心室肥厚四大征象。

2.超声表现

(1)四腔心可正常。

(2)室间隔缺损。

(3)主动脉骑跨(图6-23、图6-24)。

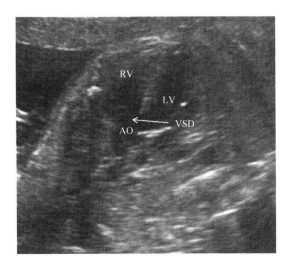

图 6-23　胎儿法洛四联症(四腔心切面)

注　显示室间隔缺损(箭头)、主动脉骑跨。AO:主动脉;LV:左心室;RV:右心室;VSD:室间隔缺损。

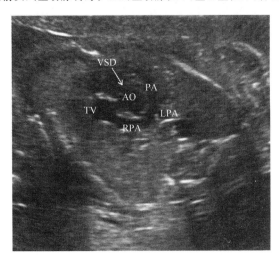

图 6-24　胎儿法洛四联症(短轴切面)

注　显示室间隔缺损(箭头),肺动脉较主动脉明显变窄。AO:主动脉;LPA:左肺动脉;PA:肺动脉;RPA:右肺动脉;TV:三尖瓣;VSD:室间隔缺损。

(4)胎儿期肺动脉狭窄的诊断标准为肺动脉内径小于或接近主动脉。

(5)胎儿期右心室肥厚不明显。

(6)注意观察排除右位主动脉弓、胸腺缺如。

3.超声的临床价值

胎儿法洛四联症的四腔心可完全正常,因此只有同时观察流出道切面才能发现异常。如合并右位主动脉弓、胸腺缺如,则罹患迪格奥尔格(DiGeorge)综合征(22 号染色体长臂 22q11 缺失引起)概率明显增高。法洛四联症的其他变异型包括肺动脉闭锁、肺动脉瓣缺如综合征等。单纯轻型法洛四联症,出生后手术治疗效果较好。

(五)完全性大血管转位

1.病因、病理

完全性大血管转位指肺动脉与左心室相连、主动脉与右心室相连的复杂心脏畸形,出生后会引起严重的发绀,危及患儿生命。

2.超声表现

(1)四腔心可正常。

(2)主动脉与肺动脉呈平行关系。

(3)主动脉与右心室相连。

(4)肺动脉与左心室相连(图 6-25)。

(5)可伴主动脉狭窄或肺动脉狭窄。

(6)伴或不伴室间隔缺损。

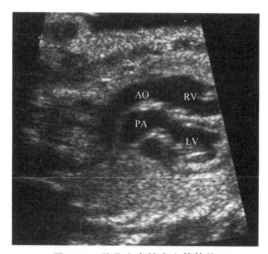

图 6-25 胎儿完全性大血管转位

注 左心室与肺动脉相连,右心室与主动脉相连,肺动脉与主动脉呈平行关系。AO:主动脉;LV:左心室;PA:肺动脉;RV:右心室。

3.超声的临床价值

完全性大血管转位几乎不合并染色体异常或其他遗传综合征。如不合并室间隔缺损,患儿出生后发绀严重,危及生命,需要紧急手术治疗。

五、消化道畸形

(一)病理、临床表现

消化道闭锁与狭窄可发生在消化道的任何部位,如食管闭锁、十二指肠闭锁与狭窄、空肠闭锁、回肠闭锁、结肠闭锁、肛门闭锁等。

(二)超声表现

消化道闭锁与狭窄的共同超声特征有闭锁以上消化道扩张,出现逆蠕动,羊水过多。不同部位的闭锁与狭窄有其特征性表现。

1.食管闭锁

胃泡小或不显示。伴有气管食管瘘者,由于有足够的羊水经过瘘管到胃,胃可正常充盈。闭锁以上食管可随吞咽出现扩张和缩小交替变化,80%的食管闭锁(伴有或不伴有气管食管瘘)胎儿在妊娠晚期羊水过多。

2.十二指肠闭锁

典型超声表现为胃及十二指肠近段明显扩张,胎儿上腹横切面时可见典型的"双泡征",位于左侧者为胃,右侧者为扩张的十二指肠近段,两者在幽门管处相通(图6-26)。

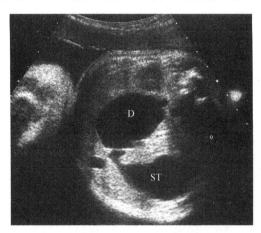

图 6-26 十二指肠闭锁声像图

注 胎儿上腹部横切面,胃泡和十二指肠均明显扩张,呈"双泡征"。ST:胃泡;D:十二指肠。

3.空肠与回肠闭锁

如果产前超声发现胎儿腹腔中部多个扩张肠管切面,实时超声下肠蠕动明显增强,并出现逆蠕动,应怀疑小肠闭锁的可能。但是闭锁的确切部位、闭锁类型与导致闭锁的原因产前超声不能显示与确定。

4.肛门闭锁

产前超声诊断本病主要依靠结肠扩张来推断,但很多肛门闭锁不表现结肠扩张,因此肛门闭锁产前超声诊断困难。有时在胎儿盆腔下部显示"V"形或"U"形扩张的肠管。

(三)鉴别诊断

胎粪性腹膜炎:胎粪性腹膜炎可出现肠管扩张,但胎粪性腹膜炎回声混杂,可见散在分布的点状、斑状、团状强回声,可有腹腔积液,透声差或有假性囊肿。

(四)超声的临床价值

先天性食管闭锁的预后与其是否伴发畸形有关,不伴有其他畸形者预后较好。新生儿病死率低于10%,多发畸形者病死率可高达85.7%。

单纯十二指肠闭锁与狭窄预后较好,但患唐氏综合征风险明显增高,约30%的十二指肠闭锁胎儿有唐氏综合征,而15%的唐氏综合征胎儿可发生十二指肠闭锁。

空肠与回肠闭锁外科手术治愈率较高,总病死率低于10%。长期随访资料表明,患儿生长发育和智力发育未见障碍,能正常生活、学习和工作。

肛门闭锁手术治疗效果较好,总病死率低于 10%。

六、泌尿系统畸形

(一)肾积水

1.病因、病理

胎儿肾积水指胎儿肾集合系统扩张,通常是由于输尿管狭窄等梗阻性因素造成的。最常见的原因是肾盂输尿管连接部狭窄。

2.超声表现

通常以肾集合系统扩张前后径>1cm 作为胎儿肾积水的诊断标准(图 6-27)。同时,产前超声还应观察肾实质回声及厚度、对侧肾有无积水、输尿管有无扩张、膀胱是否充盈等,羊水量是否正常可用于间接评估肾功能。部分正常胎儿可以出现暂时性双肾肾盂轻度扩张,但是动态观察可恢复正常。

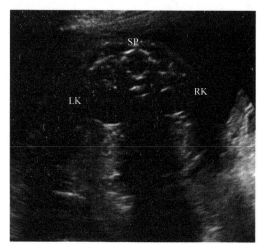

图 6-27 胎儿双肾轻度积水

注 横切面显示双肾集合系统扩张。LK:左肾;RK:右肾;SP:脊柱。

3.超声的临床价值

肾积水的预后取决于出现时间及梗阻的严重程度。轻微的肾积水预后较好,可随访观察至出生后 2 岁;单侧重度肾积水,如对侧肾及输尿管膀胱正常,也可考虑继续妊娠;如双侧重度肾积水,肾实质变薄而且回声增强,膀胱充盈受限,羊水减少,则预后很差。

(二)多囊肾

1.病因、病理

胎儿多囊肾可分为 4 型。

(1)Potter Ⅰ 型:常染色体隐性遗传性多囊肾(婴儿型)。

(2)Potter Ⅱ 型:多囊性发育不良肾。

(3)Potter Ⅲ 型:常染色体显性遗传性多囊肾(成人型)。

(4)Potter Ⅳ 型:梗阻性囊性肾发育不良。

其中 PotterⅠ型多囊肾产前超声表现典型,而且是一种致死性畸形。PotterⅠ型多囊肾的病理改变为双肾集合管呈纺锤形囊性扩张,双肾呈海绵样,肾皮质与髓质分界不清。

2.超声表现

PotterⅠ型多囊肾的产前超声表现为双肾明显增大,回声增强(微囊增加了界面,导致肾脏呈强回声),膀胱不显示,羊水极少或无羊水,胎儿解剖结构显示困难(图6-28)。需要注意的是,因为妊娠早期羊水并非全部来源于胎儿泌尿,所以Ⅰ型多囊肾在早孕期时羊水量可正常。

少数正常胎儿的双肾回声增强,但是双肾不大、膀胱可显示、羊水量正常。这种情况可以随访动态观察。

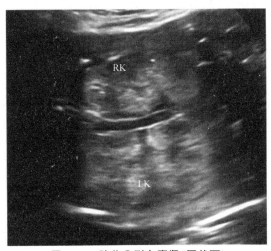

图 6-28　胎儿Ⅰ型多囊肾(冠状面)

注　双肾增大,回声增强。LK:左肾;RK:右肾。

3.临床价值

PotterⅠ型多囊肾很少合并染色体异常,但是可以合并梅克尔—格鲁贝尔综合征等遗传综合征。由于双肾无正常功能,胎儿出生后不能存活。发现 PotterⅠ型多囊肾应进行优生遗传咨询。

(三)双肾缺如

1.病因、病理

双肾缺如是由于胚胎期双侧生肾组织和输尿管芽生长紊乱,未能正常发育造成的。

2.超声表现

(1)双肾区未见正常肾,彩色多普勒未见正常双侧肾动脉。

(2)双侧肾上腺平卧于脊柱两侧。

(3)膀胱未显示。

(4)无羊水(图6-29):需要注意的是,由于妊娠早期羊水并非全部由胎儿泌尿产生,因此双肾缺如胎儿在妊娠16周以前羊水量可正常。此外,由于无羊水,胎儿解剖结构显示困难,难以检出其他合并畸形。

3.超声的临床价值

双肾缺如很少合并染色体异常,但是可以合并尾部退化综合征、并腿畸形等。双肾缺如引起羊水过少,导致双肺发育不良,属于致死性畸形。

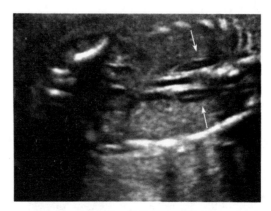

图 6-29　胎儿双肾缺如

注　双肾区未显示肾,双侧肾上腺平卧于脊柱两侧(箭头)。该胎儿同时合并无羊水。

七、骨骼系统畸形

(一)成骨发育不全

1.病因、病理

成骨发育不全又称脆骨病,包括一大类导致胎儿骨骼脆弱的疾病,常合并蓝色巩膜及牙齿异常。

2.超声表现

(1)四肢长骨明显缩短,呈"电话听筒样"。

(2)长骨弯曲成角,可见骨折。

(3)颅骨骨化差,透声好,近场脑组织清晰显示,加压可见颅骨光环变形。

(4)胸廓小,双肺发育不良。

引起胎儿四肢长骨缩短的原因还包括其他类型的骨骼发育异常、胎儿宫内发育迟缓(IUGR)等,但是一般不会出现"电话听筒"样长骨和骨折等表现。

3.超声的临床价值

成骨发育不全预后差,超声发现后建议优生遗传咨询,需要评价下一胎罹患该病的风险。

(二)软骨发育不全

1.病因、病理

软骨发育不全包括纯合子型与杂合子型,后者常见。由于常合并双肺发育不良,通常为致死性畸形。

2.超声表现

(1)四肢短小(图 6-30)。杂合型:妊娠晚期近端肢体进行性变短;纯合型:在妊娠中期开始严重的短肢畸形。

(2)颅底窄,头颅大,额顶部突出,鼻根相对低平。

（3）椎骨骨化差，宽度小，呈低回声，横切面不能显示 3 个骨化中心。

（4）胸腔狭窄，腹部相对膨隆。

（5）可伴发羊水过多、脑积水等。

（6）妊娠晚期超声诊断率为 31%～37%。

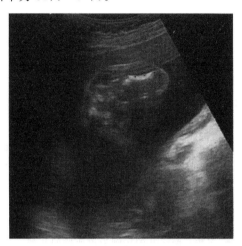

图 6-30 软骨发育不全，长骨短小

3.鉴别诊断

（1）成骨发育不全：以骨骼脆性增加为特点。四肢长短不一，胸廓小，同时伴有长骨、肋骨和颅骨骨折。

（2）致死性发育不全：头颅脊柱的临床特点与软骨发育不全相似，但肢体严重弯曲，腹部相对较小及严重发育不良。

4.超声的临床价值

如胸廓狭小导致肺发育不良，则预后很差。产前超声发现软骨发育不良时应进行优生遗传咨询，接受必要的染色体及基因检查。

（三）马蹄内翻足

1.病因、病理

马蹄内翻足是常见的先天性足畸形，主要表现是足下垂、内翻、内收。男孩多见，可单侧或双侧发病。马蹄内翻足可孤立出现，也可继发于脊柱裂、神经肌肉异常、胎膜早破等。

2.超声表现

正常足与小腿骨骼的关系是小腿骨与足底平面垂直，即在显示小腿骨骼长轴切面时，只能显示足跟部或显示足背足底矢状切面，不能显示足底平面。足内翻畸形时，超声在显示小腿骨骼长轴切面的同时，可显示出足底尤其是前足足底平面，即足底平面和小腿骨骼长轴切面同在一个切面内显示，且这种关系持续存在，不随胎动而改变。

足内翻严重程度不同，超声表现也不同。足内翻严重者有上述典型表现，而轻者前足内翻、内收轻，前足足底平面不会完全与小腿骨骼长轴切面平行。

妊娠晚期孕周过大、羊水相对较少，胎儿受宫腔容积限制与压迫，出现内翻姿势，但胎足活动后姿势恢复正常，可排除足内翻畸形，降低假阳性率。

检出足内翻畸形后，应对胎儿全身骨骼及器官进行详细观察，检出可能的合并其他部位或器官的畸形。

3.超声的临床价值

单纯马蹄内翻足可以在出生后行骨科保守或手术治疗,治疗效果较好。如合并其他畸形,预后取决于其他畸形的严重程度。

(崔剑楠)

第七节　胎盘及附属物异常

一、前置胎盘

早期妊娠胎盘在声像图上呈均匀强回声"新月形"结构贴附在子宫壁上。妊娠12周后可显示清楚的胎盘轮廓,实质呈中等回声,光点细而均匀,胎盘后方的"胎盘后复合体"呈混合回声。胎盘位于宫腔一侧,表面近胎儿面为中、高回声的羊膜,基底部与子宫壁交界处为低回声的基底膜,中央的胎盘实质回声随妊娠进展而由高到低,由均匀到不均匀。妊娠晚期,羊膜、基底膜及胎盘实质内可见逐渐增多的点状、短线状高回声分布(表6-3、图6-31)。纵切胎盘时可测量胎盘表面羊膜至基底膜的距离,此为胎盘厚度。正常厚度一般不超过5cm。膀胱充盈时可测量胎盘下缘距宫颈内口的距离,正常大于70mm。CDFI:妊娠12~13周时,易显示胎盘内绒毛间血流;妊娠16~18周时,低流速模式下显示胎盘内小动脉;妊娠晚期,胎盘后及胎盘内血流丰富。

表6-3　胎盘分级

级别	绒毛膜板	胎盘实质	基底膜
0级	直而清晰,光滑平整	均匀分布,回声细微	分辨不清
I级	出现轻微波状起伏	出现散在点状强回声	似无回声
II级	出现切迹并伸入胎盘实质内,未达到基底膜	出现逗点状强回声	出现线状排列小点状强回声,其长轴与胎盘长轴平行
III级	深达基底膜	出现环状回声及不规则点状和团状强回声,后方伴声影	点状强回声增大,可融合相连,后方伴声影

1.病因

(1)子宫蜕膜血管生长缺陷:多胎产、多次刮宫、高龄、子宫瘢痕等增加前置血管危险性。多次刮宫、分娩损伤子宫内膜,引起炎性或萎缩性病变;为摄取足够营养而胎盘面积扩大,伸展至子宫下段。此外,子宫下段切口瘢痕妨碍胎盘随子宫宫体、子宫峡部的增长伸展而向上"迁移",也可诱发胎盘前置。

(2)胎盘面积过大:多胎妊娠、胎儿红细胞增多症时,胎盘面积大,可延伸至子宫下段达子宫颈内口。

(3)胎盘异常:副胎盘。主胎盘在子宫体部,其副胎盘可达子宫下段、子宫颈内口处。

(4)受精卵滋养层发育迟缓:受精卵抵达子宫体腔时,其滋养层尚未发育至能着床的阶段而继续下移,植入子宫下部,就地生长发育成前置胎盘。

（5）吸毒及毒品影响子宫胎盘血供：吸烟孕妇的胎盘面积增大、重量增加,胎盘前置的危险性因而增加。

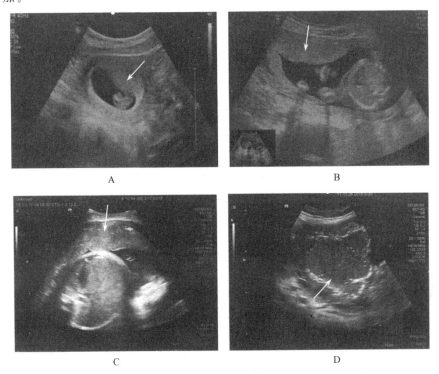

图 6-31　胎盘分级

注　A.0 级胎盘;B.I 级胎盘(胎盘呈中等均匀回声);C.Ⅱ级胎盘(胎盘实质回声略显粗糙,胎盘母体面出现散在强回声点);D.Ⅲ级胎盘(胎盘成熟,胎盘实质内可见强回声环)

2.超声表现

妊娠晚期胎盘回声位于子宫下段或覆盖宫颈内口。完全覆盖宫颈内口者为中央性前置胎,部分覆盖者为部分性前置胎盘,位于下段紧邻宫颈内口(间距＜2cm)者为边缘性前置胎盘(图 6-32)。

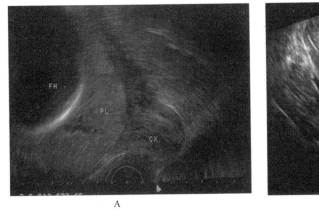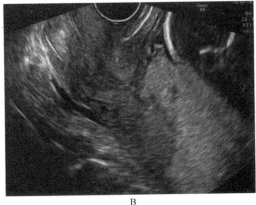

图 6-32

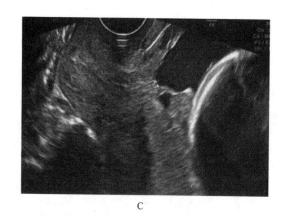

C

图 6-32　前置胎盘

注　A.中央性前置胎盘;B.部分性前置胎盘;C.边缘性前置胎盘。

胎盘下缘明确位于胎儿先露部上方者基本可以除外胎盘前置,但注意副胎盘前置。

胎盘移动现象:由于子宫下段尚未形成,妊娠早、中期胎盘低置率为 4%～10%,妊娠晚期 90% 消失。但中央性的只有 1/4 于妊娠晚期消失。妊娠中期超声诊断为胎盘前置状态。

3.鉴别诊断

子宫下段肌层收缩:子宫下段局部收缩增厚,回声类似胎盘,找到正常的胎盘回声可鉴别,随时间而改变。

副胎盘前置:主胎盘位置正常,但有一副胎盘位于子宫下段或覆盖宫颈内口。

膀胱过度充盈:膀胱过度充盈,延长了子宫颈,使胎盘相对位置变低,排空膀胱后假象消失。

二、胎盘早剥

(一)病因、病理

胎盘早剥确切的原因及发病机制尚不清楚,可能与下述因素有关。

1.孕妇血管病变

严重妊娠期高血压疾病、慢性高血压、慢性肾病或全身血管病变等。

2.机械性因素

腹部直接受到撞击;脐带相对过短,分娩过程中胎儿下降牵拉;羊膜穿刺时刺破胎盘附着处。

3.宫腔内压力骤减

双胎妊娠分娩时,第一胎娩出过速;羊水过多时,人工破膜后羊水流出过快。

4.子宫静脉压突然升高

妊娠晚期或临产后,孕妇长时间仰卧位,巨大妊娠子宫压迫下腔静脉,回心血量减少,血压下降。

5.其他

如高龄孕妇、吸烟、可卡因滥用、孕妇代谢异常、孕妇有血栓倾向、子宫肌瘤(尤其是胎盘附着部位肌瘤)等。

（二）超声表现

因胎盘着床部位、剥离部位、剥离面大小、出血缓急等不同,胎盘早剥有不同声像图表现。超声检查阴性结果不能完全排除胎盘早剥,尤其是子宫后壁胎盘。

1.胎盘后剥离胎

胎盘后复合体处增厚,胎盘胎儿面凸向羊膜腔,早期血肿呈等回声或高回声,CDFI无明显血流信号(图6-33)。凝血块进入羊膜腔,羊水内见絮状或团块状高回声,为重型胎盘早剥的声像。后期出血自行停止后,如剥离面小,数天后胎盘后血肿逐渐液化,1周后呈低回声,2周后呈无回声,与宫壁分界清楚。部分血肿发生机化后,呈不均质高回声团。

2.胎盘边缘血窦破裂

胎盘边缘与子宫壁剥离,显示边缘胎膜隆起,胎膜下有不均质低回声,不形成胎盘后血肿。

3.胎盘前剥离

胎盘剥离发生在胎盘与羊水之间的绒毛膜板下,较其他类型的剥离少见。

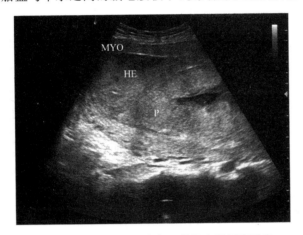

图6-33 胎盘增厚,胎盘与母体面之间见高回声

注 P:胎盘;HE:血肿;MYO:子宫肌层。

（三）鉴别诊断

1.胎盘内血池

位于胎盘实质内的不规则形无回声区,内有云雾样回声流动。

2.胎盘囊肿

位于胎盘的羊膜面或母体面的无回声,圆形、壁薄。

3.胎盘血管瘤

多位于绒毛膜板下胎盘实质内,可突向羊膜腔,低回声,回声较均匀,边界清晰,CDFI可见较丰富的血流信号。

4.子宫局部收缩

若发生在胎盘附着处,可见向胎盘突出的半圆形低回声区,子宫舒张后图像恢复正常。

（四）超声的临床价值

超声检查可以发现和诊断胎盘早剥,更为重要的是除外前置胎盘,指导临床及时处理,避免出现子宫胎盘卒中、产后大出血等危重情况。严重胎盘早剥伴有严重胎儿窘迫时,要考虑尽量缩短超声检查的时间,为实施抢救争取宝贵的时间。

三、胎盘植入

（一）病因、病理

胎盘植入大多因为蜕膜基底层部分或完全缺失，胎盘直接附着于子宫肌层。因而剖宫产后瘢痕妊娠；人工流产、宫腔镜操作、体外受精胚胎移植术（IVF-ET）等影响子宫内膜完整性的因素；双角子宫、子宫腺肌病、黏膜下肌瘤等病理性子宫内膜缺陷；前置胎盘、母体高龄、吸烟等，都是胎盘植入的高危因素。

（二）超声表现

胎盘内多个大小不一、形态不规则的液性暗区，为胎盘内静脉池，常被称为"胎盘内陷窝"（图 6-34A）；胎盘与子宫壁间的低回声带缺失（提示蜕膜异常）（图 6-34B）；子宫浆膜与膀胱壁间的高回声缺失，呈现不规则回声（提示全层植入可能）（图 6-34C）；胎盘组织的回声出现在子宫浆膜面（图 6-35A）；彩色多普勒血流出现在子宫的浆膜面（图 6-35B）。

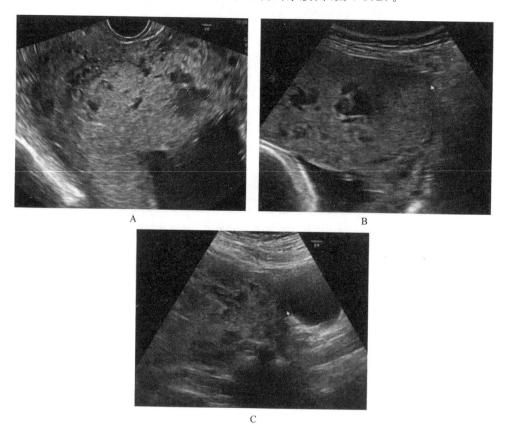

A

B

C

图 6-34　胎盘植入

注　A."胎盘内陷窝"；B.胎盘与子宫壁间低回声异常缺失；C.子宫浆膜与膀胱壁间高回声缺失，为不规则回声。

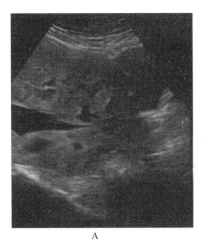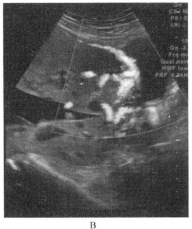

A   B

图 6-35　子宫浆膜面胎盘组织声像

注　A.子宫下段浆膜面回声不规则,无肌层回声;B.彩色多普勒显示为充盈的血管。

四、单脐动脉

正常脐带内含一条脐静脉和两条脐动脉,当脐动脉只有一条时称为单脐动脉。

(一)病因、病理

单脐动脉是脐带异常中最常见的一种,发生率约为 1%,左侧缺如约占 70%,右侧缺如约占 30%。单脐动脉发生的原因可能是发育不良或者继发于栓塞的动脉萎缩。

(二)超声表现

超声表现为脐带横切面显示脐结构异常,仅见一根脐动脉和一根脐静脉,呈"吕"字形(图 6-36),彩色多普勒显示为一红一蓝两根血流,而在膀胱两侧壁观察仅见一侧有血流信号(图 6-37)。

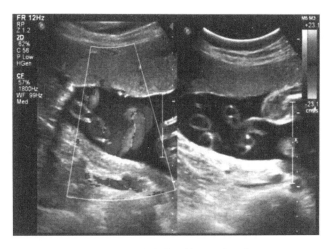

图 6-36　单脐动脉短轴切面声图像

注　脐带横切面显示脐结构异常,仅见一根脐动脉和一根脐静脉,呈"吕"字形。

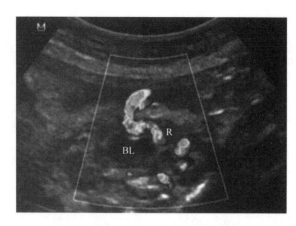

图 6-37　单脐动脉膀胱切面声像图

注　膀胱右侧显示血流信号,左侧未见血流信号(左侧脐动脉缺如)。BL:膀胱;R:右侧。

单脐动脉可以是单发的,也可合并其他结构畸形。单脐动脉伴有其他结构异常时应进行染色体核型分析。单脐动脉不伴有其他结构异常的胎儿应进行严密的产科评价和随访观察。

(三)鉴别诊断

双脐动脉之一细小:脐动脉横切面可见 3 个圆形无回声区,其中一根血管相对细小;膀胱两侧壁似可见一根脐动脉,但将探头向头侧或足侧偏斜,仍可见另一根细小的脐动脉。

(四)超声的临床价值

超声发现单脐动脉后,仍需进一步检查有无伴发其他结构异常。如果无其他结构异常,胎儿染色体异常的发生率较低,预后良好,但需要随访胎儿生长发育情况。如合并其他结构异常,应建议抽羊水排除染色体异常。另外,如果超声发现其他系统异常时,也应仔细扫查脐动脉。

五、羊水过多

(一)病因、病理

病因十分复杂,任何引起羊水生成、吸收异常的疾病都可以导致羊水过多,部分羊水过多发生的原因是可以解释的,但大部分病因尚不明确。现将已知的病因排列如下。

(1)胎儿畸形:18%～40%的羊水过多合并有胎儿畸形,包括以下几种。

1)神经管缺陷性疾病:约占 50%。

2)消化道畸形:约占 25%,主要是上消化道闭锁,包括食管闭锁、十二指肠闭锁以及十二指肠狭窄。

3)膈疝以及巨大的颈部淋巴囊肿。

4)腹壁缺陷。

5)骨骼发育异常。

6)其他:胎儿先天性心脏病、先天性多囊肾、先天性肺囊腺瘤样病变、胎儿颌面部结构异常等。

(2)胎儿染色体异常:包括 21-三体综合征、18-三体综合征、13-三体综合征等。

(3)双胎妊娠:在双胎妊娠中合并羊水过多者约占 10%,尤其以单绒毛膜双羊膜囊双胎最为多见,最常见于双胎输血综合征。

(4)妊娠期糖尿病或糖尿病合并妊娠。

(5)母胎血型不合。

(6)宫内感染。

(7)胎盘异常。

(二)临床表现

主要表现为机械性压迫,羊水越多则症状越明显。

(1)急性羊水过多:多发生于妊娠中期,由于子宫体积数日内急剧增加,导致横膈上举,患者可表现为呼吸困难、腹部胀痛,甚至不能平卧,查体腹壁紧张,子宫体明显大于停经月份,胎儿触诊不清,胎心音不能闻及。

(2)慢性羊水过多:多发生于妊娠晚期,患者多无明显症状,多于产前检查时发现,不易扪及胎儿,胎心音轻、远,甚至听不清。

(三)超声表现

(1)羊水量的测量异常:目前,临床广泛应用的羊水量测量方法有两种。

1)羊水指数(AFI),即孕妇仰卧位,以脐横线和腹白线为标志,将腹部分为 4 个象限,各象限最大羊水暗区垂直径之和为 AFI,AFI≥18cm,则诊断羊水过多。目前国内资料多以 AFI≥25cm 为诊断标准。

2)单一最大羊水暗区垂直深度(AFV),此方法较简便,但需要对子宫作全面扫查,寻找羊水最大暗区,AFV≥8cm 诊断羊水过多(图 6-38、图 6-39A)。

(2)胎儿被大片液性暗区包围(图 6-39B)。

(3)胎盘受羊水压迫变薄(图 6-40)。

(4)合并胎儿异常时可出现相应的超声特征(图 6-41～图 6-43)。

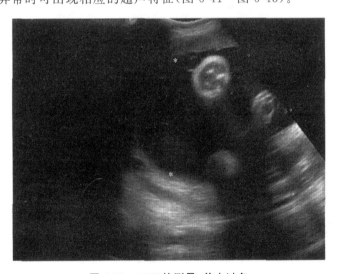

图 6-38　AFV 的测量,羊水过多

注　AFV 10cm(＊所示)。

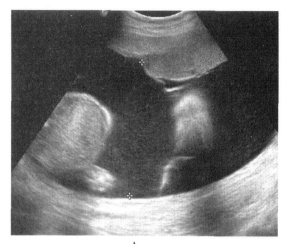
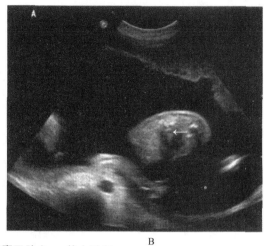

图 6-39 单绒毛膜双羊膜囊双胎之一,羊水过多

注 A.AFV 9.2cm;B.箭头所示为胎体,周围大片液性暗区。

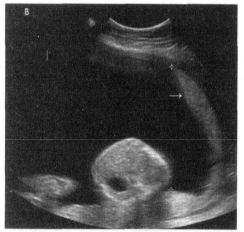

图 6-40 羊水过多,胎盘受压变薄

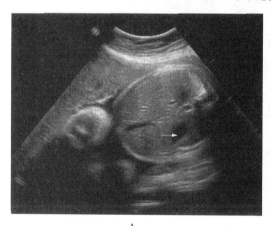
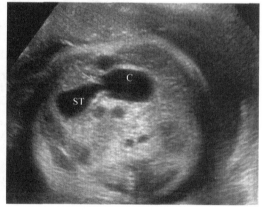

图 6-41 正常胎儿胃泡声像图与羊水量异常合并异常胃泡声像图比较

注 A.正常胎儿的胃泡(箭头);B.胎儿十二指肠闭锁合并21-三体综合征的患者,该图所示为"双泡征"(箭头,ST:胃泡,C:扩张的肠管)。

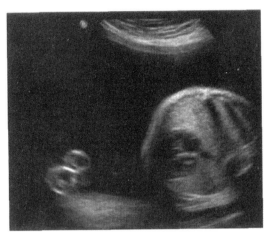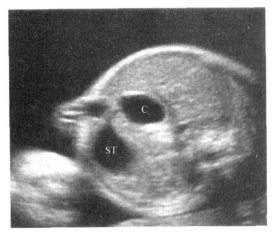

A B

图 6-42　环形胰腺致十二指肠狭窄（产前诊断为上消化道闭锁）

注　A.所示该患者羊水过多,胎体周边被大量羊水暗区包围;B.同时还发现"双泡征"。

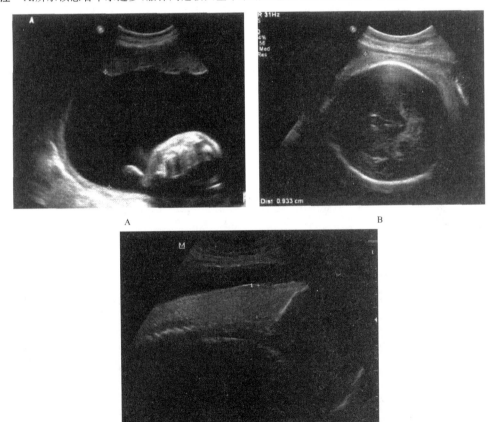

A B

C

图 6-43　急性羊水过多合并胎儿水肿（经病毒学检测诊断 B-19 病毒感染）

（四）超声的临床价值

超声检查可以评估羊水量及寻找导致羊水过多的原因。如果超声未发现胎儿畸形,临床可根据羊水增长的速度及临床症状、孕周大小决定处理方案。

六、羊水过少

(一)病因、病理

主要与羊水生成的减少及羊水吸收、外漏增加有关。常见的原因如下。

(1)胎儿畸形及染色体异常。

1)先天性泌尿系统异常:在羊水过少的胎儿畸形病例中最为常见。

2)染色体异常:发生羊水过少的染色体异常有三倍体、18-三体综合征和45,X等。

(2)过期妊娠。

(3)胎儿宫内生长迟缓。

(4)胎膜早破。

(5)双胎输血综合征:在受血儿发生羊水过多、血容量增加的同时,供血儿会出现羊水过少及贫血的表现。

(6)药物的影响:前一节曾提到过应用吲哚美辛治疗羊水过多,有文献报道,应用吲哚美辛治疗后,部分患者也会出现羊水过少。

(二)临床表现

(1)患者的临床表现多不典型,胎盘功能不良的患者可有胎动减少的主诉,胎膜早破的患者会出现大量的阴道流液。

(2)腹部检查时,患者的宫高及腹围小于妊娠周数,可有子宫紧裹胎儿感。

(3)人工破膜时流出的羊水量极少。

(三)超声表现

(1)羊水量测量的异常:AFV≤2cm 诊断羊水过少,有的文献也以 3cm 为标准进行诊断;AFI≤8cm 为诊断羊水过少的临界值,称为羊水偏少,AFI≤5cm 为诊断羊水过少的绝对值(图 6-44)。

(2)羊水与胎儿之间的界面不清。

(3)胎儿卷曲,胎体聚集交叉、互相挤压,胎儿体表结构难以辨认(图 6-45、图 6-46)。

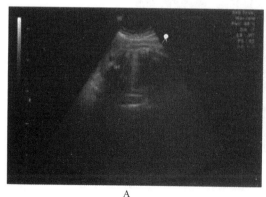

A

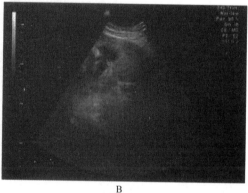

B

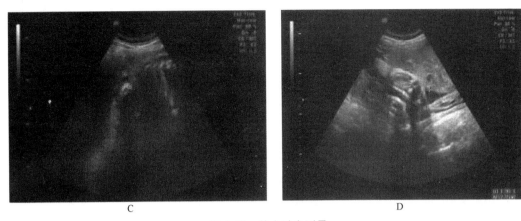

图 6-44 羊水过少测量

注 A～D 为同一例患者 4 个象限羊水测量，AFI 为 4.5cm，羊水过少，合并脐带绕颈两周，行剖宫产手术，术中计羊水量为 150mL。

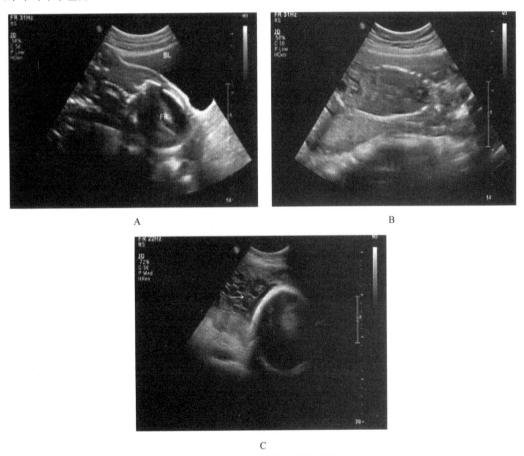

图 6-45 羊水过少的胎体特征

注 A 和 B 为同一例患者，妊娠 21 周，羊水过少，AFV 1.5cm，胎体紧贴胎膜，胎体聚集，结构难以辨认；C.妊娠足月，羊水过少，羊膜腔内充满脐带（箭头）。

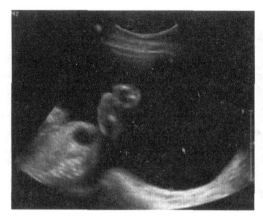

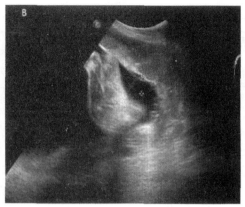

图 6-46　单绒毛膜双羊膜囊双胎羊水异常

注　A.一胎儿羊水过多(AFV 9.2cm);B.另一胎儿羊水过少(AFV 1.5cm)。

（崔剑楠）

第七章　头颈部、腹部与四肢血管超声诊断

第一节　血管解剖概要

一、颈部解剖

（一）颈内动脉系统

根据解剖位置，颈内动脉系统血管分颅内段与颅外段两大部分。双侧颈内动脉颅外段始于颈总动脉分支至颈动脉管口入颅前段。右侧颈总动脉由无名动脉分出，左侧颈总动脉直接起自主动脉弓。双侧颈总动脉走行于胸锁乳突肌的内缘，在甲状软骨上缘或第四颈椎水平分出颈内动脉和颈外动脉。颈内动脉颅内段包括岩骨段（C5 段）、海绵窦段（C4 段）、膝段（C3 段）、床突上段（C2 段）和终末段（C1 段）。C2、C3、C4 段组成颈内动脉虹吸部。由 C1 段分出大脑中动脉、大脑前动脉、后交通动脉。双侧大脑前动脉之间为前交通动脉。眼动脉是从颈内动脉虹吸部发出。

（二）椎—基底动脉系统

椎—基底动脉系统即后循环系统，主要包括基底动脉、椎动脉及小脑的 3 支供血动脉（小脑后下动脉、小脑前下动脉及小脑上动脉）。超声检查主要是基底动脉与双侧椎动脉。双侧椎动脉正常起源于双侧锁骨下动脉，也可能直接起源于主动脉弓（起源异常）。在颈部于颈椎横突孔上行，经枕骨大孔入颅，至脑桥下缘汇合成基底动脉。基底动脉的终末分支是双侧大脑后动脉。正常情况下，大脑后动脉的血液供应多数来自后循环的椎—基底动脉系统，但有 25%～30% 的人群通过颈内动脉供血。以后交通动脉为界，大脑后动脉可分为交通前段（P1 段）和交通后段（P2 段）。

（三）颅内外动脉侧支循环途径

正常人大脑前循环和后循环在颅底形成一个类似六边形的基底动脉环（Willis 环）结构。基底动脉环是双侧颈内动脉系统间、颈内动脉与椎—基底动脉系统之间侧支循环通路的解剖结构基础。典型的侧支循环途径有：①通过眼动脉建立起颈内、颈外动脉之间的侧支通路；②通过前交通动脉建立双侧颈内动脉系统间的侧支循环通路；③通过后交通动脉建立颈内动脉系统与椎—基底动脉系统之间的侧支循环通路。

（四）颈部动脉

1.无名动脉

无名动脉直接发自主动脉弓,自胸锁关节水平分出右侧锁骨下动脉和颈总动脉。无名动脉存在生理性不发育的情况,即右侧锁骨下动脉、颈总动脉直接起源于主动脉弓。

2.锁骨下动脉

正常右侧锁骨下动脉自无名动脉分出,左侧锁骨下动脉直接起源于主动脉弓。双侧锁骨下动脉同样可能存在生理性变异,如起源或起点异常。

3.颈总动脉

右侧颈总动脉起源于头臂干、无名动脉,左侧颈总动脉直接发自主动脉弓。双侧颈总动脉走行于胸锁乳突肌内缘,在甲状软骨水平上缘或第四颈椎椎体水平,分出颈内动脉和颈外动脉。颈总动脉血液的70%上行向颈内动脉系统供血,30%分流入颈外动脉。因此,颈内动脉管径大于颈外动脉。正常颈内动脉颅外段无分支,从颈总动脉分出后向后外侧上行,经颈动脉管进入颅内。

4.颈内动脉

颈内动脉在甲状软骨上缘自颈总动脉分出。近端管径相对增宽,称为颈内动脉球部(颈动脉窦部),远段经颈动脉管进入颅内。颈内动脉入颅后沿蝶鞍外侧通过海绵窦上行,在颅底部走行弯曲,可分为4段:岩骨段、海绵窦段、床突上段、颅底段(终末段)。眼动脉是颈内动脉的第一大分支,颈内动脉狭窄或闭塞是造成缺血性眼病的重要原因。

5.颈外动脉

颈外动脉自颈总动脉分出后,位于颈内动脉的前内侧,在颈动脉三角内上升。两侧颈外动脉之间有丰富的吻合。颈外动脉的重要分支有甲状腺上动脉、舌动脉、面动脉、枕动脉、咽升动脉、颞浅动脉、上颌动脉、脑膜中动脉,其中上颌动脉和颞浅动脉是颈外动脉较大的终末分支。

6.椎动脉

双侧椎动脉分别发自于左、右侧锁骨下动脉。椎动脉从锁骨下动脉分出至入颅前,按其解剖结构走行可以分为颈段或 V1 段、椎间隙段或 V2 段、枕段或 V3 段。入颅后为颅内段或 V4 段。

二、腹部解剖

腹主动脉为主动脉穿过膈肌的主动脉裂孔(相当于 T_{12} 下缘水平)至脐平面(相当于 L_4 水平)分出左、右髂总动脉之前的一段,位于脊柱前方并稍偏中线左侧。其主要分支包括腹腔干、肠系膜上动脉、肾动脉、睾丸(或卵巢)动脉、肠系膜下动脉和髂总动脉。

下腔静脉由左、右髂总静脉在第五腰椎前方稍偏右侧汇合而成,然后沿脊柱前方在腹主动脉的右侧上行,到达肝脏的下方,通过肝的右纵沟后部的腔静脉沟再穿过膈肌的腔静脉孔和心包,最后进入右心房。其主要属支包括肝静脉、肾静脉、肾上腺静脉、睾丸(或卵巢)静脉和髂总静脉。根据下腔静脉主要属支的起始位置将其分为 3 段:肾静脉开口以下为下段,肾静脉开口以上至肝静脉开口以下为中段,肝静脉开口以上至右心房为上段。

三、四肢血管

（一）上肢血管

静脉与同名动脉伴行。

1.锁骨下动脉

左、右两侧锁骨下动脉分别起于主动脉弓和无名动脉,锁骨下动脉在颈部的主要分支:椎动脉、胸廓内动脉(乳内动脉)、甲状颈干。锁骨下动脉穿过锁骨和第 1 肋之间的间隙成为腋动脉。

2.腋动脉

在越过大圆肌外下缘后成为肱动脉,其主要分支为肱深动脉。

3.肱动脉

沿肱二头肌内侧下行至肘窝,平桡骨颈高度分为桡动脉和尺动脉。

4.桡动脉

走行于前臂外侧至腕部,与掌深弓连接。

5.尺动脉

走行于前臂内侧至腕部,与掌浅弓连接。

（二）下肢血管

静脉与同名动脉伴行。

1.髂外动脉

沿腰大肌内侧缘下降,在腹股沟韧带水平延续为股总动脉。

2.股总动脉

在腹股沟韧带下方分叉成股浅动脉和股深动脉,股深动脉位于股浅动脉外侧,较股浅动脉为深,其分支为大腿肌肉供血,股浅动脉走行于大腿内侧,向下经收肌管出收肌膜裂孔,进入腘窝,成为腘动脉,其在大腿段无重要分支。

3.腘动脉

经膝关节后方下行,发出 4 支动脉:膝上内动脉、膝上外动脉、膝下内动脉、膝下外动脉。

4.胫前动脉

在膝下从腘动脉发出,向前外方穿过骨间膜后沿小腿前外侧下行至足背,成为足背动脉。

5.胫前动脉和腓动脉

腘动脉分出胫前动脉后成为胫腓干,之后分出胫后动脉和腓动脉。

（杨敏敏）

第二节　血管超声检查技术和超声表现

一、颈部血管超声检查方法和正常声像图

（一）颈部血管超声检查方法

1.仪器条件及受检者准备

（1）仪器条件：采用高频线阵探头，常用频率 7.0～10.0MHz。分叉位置高、血管位置较深、体型肥胖或颈部短粗者，必要时可用 2.0～5.0MHz 凸阵探头或 5.0～8.0MHz；小凸阵探头或 2.0～3.5MHz 扇形探头。

（2）受检者准备：检查前无须特殊准备。

2.检查方法

（1）体位选择：患者仰卧，颈部伸展、放松，头稍转向检查对侧（以患者感觉无不适状态为宜）进行颈动脉超声检测。

（2）扫查方法与标准切面图。

1）右侧自无名动脉分叉处，左侧自主动脉弓起始处从颈总动脉近心端（颈根部）向远心端（头侧）移动做横向扫查，显示颈总动脉近心端、中部、远端、颈动脉分叉处、颈内与颈外动脉。颈外动脉位于前内侧，颈内动脉位于后外侧。

2）探头从颈根部以颈总动脉血管长轴做纵向扫查，观察 CCA 至 ICA、ECA 分支水平 1～2cm 范围内的血管腔，越过 ICA 与 ECA 分叉水平可以观察到颈内及颈外动脉长轴。探头侧向前内侧方显示颈外动脉，探头侧向后外侧方显示颈内动脉。

3）在常规颈动脉二维显像的基础上，通过彩色血流或能量多普勒超声显像，可以进一步观察颈动脉各段的解剖结构及血流充盈状态。若高频探头对 ICA、ECA 结构检查显像不满意，可转换低频凸阵探头（2.0～5.0MHz），尽可能探测到颈内动脉颅外段全程血管腔结构。

4）采用脉冲多普勒超声测量颈总动脉中段、颈动脉球部、颈内动脉近段、颈外动脉近段的峰值流速、舒张末期血流速度，检测均在血管长轴进行，选择血流平稳、不受生理因素影响的部位定量测量。

5）先显示颈总动脉纵切面图像，然后探头稍向外侧移动，即可显示穿行于横突孔的椎动脉。在一排颈椎横突及其后方的声影间寻找相关结构后，向近心端扫查至颈根部，显示椎前发自锁骨下动脉的起始部，转而再向头端追踪至颅底第二横突孔，观察椎动脉灰阶图像。

6）以彩色多普勒或能量多普勒显像观察椎动脉从 V1～V3 段全程血流充盈状态及走行；以脉冲多普勒超声检测 V1～V3 段血流频谱，并测量 V1、V2 段的收缩期峰值流速及舒张末期流速。

7）以灰阶显像从无名动脉上行或从颈总动脉下行观察左、右侧锁骨下动脉血管结构。

（3）注意事项。

1）取样门要置于血管腔中心色彩较亮处，原则上取样容积的长度为动脉内径的 1/3～1/2

宽度,但在诊断颈动脉狭窄时,通常将取样容积调至 1～2mm,采集最高血流速度。

2)取样线应与血管长轴方向保持一致,声速与血流方向夹角应≤60°。

3)调节血流增益,注意过高会使流速增大,高估动脉狭窄程度,频带增宽,频窗变小,层流误诊为湍流;过低会使频谱显示不清。

4)调节血流速度标尺,根据被检查血管的流速而定,注意过高会使彩色暗淡,充盈不良;过低会使彩色混叠。

5)取样框大小和位置:根据观察部位的范围而定,最好将其范围设置在刚好覆盖待观察区域的范围时为宜。

6)取样框方向:使声速与血管的夹角尽量小一些,以增加检测血流的敏感度。

(二)正常超声表现

1.颅内动脉超声

(1)脑动脉血流频谱特征:正常脑动脉血流频谱为类似"直角三角形"特征。频谱周边为明亮色彩血流信号,中间接近基线水平色彩偏暗,形成"频窗"。收缩期快速升高的尖锐波峰(Sl峰),是收缩期最高峰值流速的测量点,随后的收缩期第二个波峰(S2 峰)即大动脉搏动波峰,舒张早期形成低谷波峰(D 峰)。正常脑动脉血流频谱特征为 Sl＞ S2＞D(图 9-2A)。TCCS检测与 TCD 检测方式及成像模式不同,但其获取的动脉血流频谱形态与 TCD 相同。

(2)脑动脉血流动力学参数:常规 TCD 或 TCCS 对颅内动脉测量的血流动力学参数包括:收缩期峰值速度(peak systolic velocity,PSV)、舒张期末流速(end of diastolic velocity,EDV)、平均速度(mean velocity,MV)、血管搏动指数(PI)和血管阻力指数(RI)。正常颅内动脉 PI 为 0.65～1.10、RI 为 0.55～0.85。

(3)血流方向的判断:不同的动脉解剖走行不同,探头检测到的血流方向也存在差异。朝向探头的血流为正向,频谱位于基线上方;背离探头者为负向,频谱位于基线下方。如果多普勒取样位于动脉的分支水平或动脉迂曲走行时,可以检测到双向血流频谱。

2.颈部动脉超声

(1)颈总动脉:通过前后位、内外侧位、后前位检测,观察动脉管腔与管壁结构、腔内回声。正常颈总动脉的管壁分为内膜层(连续性"细线样"光滑的等回声带)、中膜层(平滑肌为主要组成的低回声带)与外膜层(由疏松结缔组织构成的高回声带)。正常内中膜厚度包括内膜层和中膜层(IMT)。

颈总动脉管径及 IMT 的测量在颈总动脉分叉下方 1.0～1.5 cm 范围内,取内膜均匀、无斑块病变的部位测量。

正常颈总动脉受心动周期血流动力学的变化及血细胞与血管壁之间的黏滞性影响,从血管周边至动脉管腔中央呈现出由弱到强、由低速到高速、由暗到明亮的色彩变化,呈现典型层流血流动力学变化特征。

正常颈总动脉多普勒频谱为窄带型,收缩期频窗清晰,舒张期流速较低,收缩与舒张期血流信号同方向,血管阻力介于颈内动脉与颈外动脉之间。

(2)颈内动脉:正常颈内动脉自颈总动脉分出后出现局限性管径相对增宽,称为颈内动脉球部。球部以远的颈内动脉管腔相对一致。颈内动脉与颈外动脉及颈总动脉远端在同一断面可以显示出典型的"Y"形结构。常规颈内动脉管径及 IMT 的测量部位应在颈总动脉分支水平上方、球部以远段、管腔相对平直均匀的阶段测量。

正常颈内动脉近段球部为低速涡流伴双向("红蓝"交替)血流成像特征,球部以远的颈内动脉管腔内径相对减小,局部血流恢复层流状态,即中心明亮伴周边相对暗带的 CDFI 特征成像。

(3)颈外动脉:颈外动脉自颈总动脉分出后即可观察到多个分支,是颈外动脉与颈内动脉鉴别的特征。彩色多普勒血流成像可见多条动脉分支结构,血流充盈与颈总动脉、颈内动脉相同,具有中心亮带血流特征。正常颈外动脉血管阻力高于颈总动脉,血流频谱为高阻力型。当颈内动脉重度狭窄或闭塞后,颈外动脉管径相对增宽,血流阻力减低,呈"颈内动脉化"特征。表 7-1 是正常颈外动脉与颈内动脉的基本鉴别特征。

表 7-1　正常颈内、颈外动脉的鉴别

分类	颈内动脉(ICA)	颈外动脉(ECA)
解剖结构特征	无分支	多个分支
超声检测位置	后外侧,探头朝向脊柱	前内侧,探头朝向颜面
多普勒频谱特征	低阻力型	高阻力型
颞浅动脉敲击试验	无变化	传导震颤性血流频谱

(4)椎动脉:通过二维超声、彩色多普勒血流成像与频谱多普勒超声分别检测 V1 段、V2 段与 V3 段。通过 TCCS 完成 V4 段(颅内段)彩色多普勒血流成像与血流动力学参数检测。

某些生理性变异可能影响二维和(或)彩色多普勒血流成像。常见变异有:①走行变异,即 V2 段绕行 1 个或 2~3 个椎体横突后,再进入横突孔上行;②起点变异,当 V1 段为非 SA 上壁分支,称为生理性起点变异;③起源变异,左侧 VA 直接起自主动脉弓;右侧 VA 起自颈总动脉与锁骨下动脉之间、无名动脉等。

椎动脉血流频谱为低阻力型,与颈内动脉相似。当出现生理性管径不对称时,彩色多普勒血流成像显示收缩期"明亮"的正向为主的血流成像。频谱多普勒显示收缩期为正向高尖的血流频谱、舒张期低速负向血流频谱,显示为二相波、三相波或四相波特征。

(5)无名动脉:无名动脉管径较颈总动脉、锁骨下动脉粗大,自主动脉弓分出,与左侧颈总动脉与锁骨下动脉组成主动脉弓上 3 大主干动脉分支。正常检查可经锁骨上窝显示典型的无名动脉与颈总动脉、锁骨下动脉分支呈现的横向"Y"形结构特征。脉冲波多普勒血流频谱特征显示其动脉血流阻力指数高于颈总动脉,但低于锁骨下动脉。

(三)腹部血管超声检查方法

1.仪器条件及受检者准备

(1)仪器条件:采用 2.0~5.0MHz 凸阵探头为佳,体瘦者可用 5.0MHz,肥胖者及深部血管可以用 2.0MHz。

(2)受检者准备:检查前空腹 8~12 小时。

2.检查方法与标准切面

(1)体位选择常规取仰卧位,必要时侧卧位或俯卧位。

(2)扫查方法与标准切面图。

1)腹主动脉:探头置于剑突下、腹部正中线偏左1~2cm,连续性纵切和横切扫查腹主动脉及其分支。先扫查腹主动脉各段的横断面,而后行纵断面扫查,深吸气后屏气,利用下移的肝作为透声窗,有助于腹主动脉上段的检查,探头加压可消除部分肠道气体的干扰,也有助于检查,但肥胖、腹胀及大量腹水患者可导致该切面检查不满意,甚至失败,此时可采用右侧卧位或左侧卧位侧腰部腹主动脉长轴冠状面扫查,利用脾、左肾或肝、右肾作为透声窗来显示腹主动脉。①腹正中腹主动脉长轴矢状面:腹主动脉呈一长条状无回声,上起自第12胸椎之前,至第4腰椎水平分为左、右髂总动脉,从上到下管径逐渐变细,可见管壁的搏动。②腹正中腹主动脉横切面:腹主动脉在脊柱前方,略偏左侧一圆形无回声区,与心搏节律一致,管壁光滑。

2)下腔静脉:将探头置于剑突下正中线偏右约2cm处,自上往下纵切追踪观察下腔静脉的管壁和管腔内情况,横切下腔静脉位于腹主动脉右侧或将探头置于右前腹肋间或右侧腰部,呈冠状面扫查,利用肝和右肾作为透声窗,能够显示呈平行排列的下腔静脉和腹主动脉的长轴图像,站立位或Valsalva动作时,由于下腔静脉扩张,有助于帮助观察。①剑突下下腔静脉纵切面:下腔静脉呈长管状无回声,管壁随心脏舒缩有明显波动,吸气时管径缩小,呼气相反。②剑突下下腔静脉横切面:在脊柱右前方、腹主动脉右侧,呈现略带椭圆形或较扁平、似三角形无回声。

3)门静脉探头置于脊柱右前方、中线略偏向右处,沿门静脉解剖走向斜断扫查门静脉。

(3)注意事项。

1)腹主动脉测量时在纵切和横切时测量腹主动脉前后径及左右径,测量方法均为从一侧管壁外缘至对侧管壁外缘,由于动脉扩张后常扭曲,测量时应以所测动脉的解剖位置为标准,而不是以患者本身为标准。

2)必须熟悉腹主动脉解剖。腹主动脉分3段,分别以肠系膜上动脉和肾动脉为界,分为上段、中段、下段,从近段至远段逐渐变细,至分叉处最细。

3)检查下腔静脉时避免过度加压,过度加压可能影响静脉管腔形态和血流状态。

3.二维声像图

(1)腹主动脉:在剑突与脐之间腹中线偏左纵切时,即可显示腹主动脉。腹主动脉管壁呈两条平行的较强回声光带,内膜面平滑,管腔内为无回声。腹主动脉内径2.0~3.0cm。

(2)腹腔主动脉的主干:在腹主动脉纵切面时,在其前壁可见1条短而粗的分支,即为腹腔动脉干。管壁回声较强,腔内为无回声区。

(3)肠系膜上动脉:肠系膜上动脉在腹腔动脉稍下方0.5~1.0cm处,自腹主动脉发出,紧贴腹主动脉下行,在胰腺及脾脏静脉的后方继续下行,经左肾静脉前方再下行。横切面时位于腹内为无回声。肠系膜上动脉管径与进食有密切关系。

(4)肠系膜下动脉:起源于腹主动脉分叉处上方3~4cm、前壁,沿腹主动脉的腹侧向左前下行,进入乙状结肠系膜,长约4cm,因胃肠气体的干扰,所以超声显示较为困难。

4.彩色多普勒超声

(1)腹主动脉:当探测腹主动脉的探头指向剑突时,在管腔内可见红色的血流,中央色彩明亮,管壁两旁色彩较暗淡,收缩期色彩鲜亮,其中央可有发亮的白色,舒张期时色彩较暗淡或不显色(图7-1)。

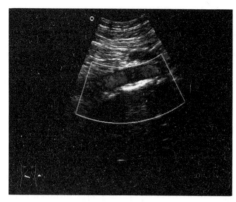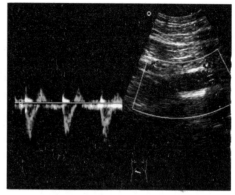

图7-1　腹主动脉彩色多普勒血流图及频谱图

(2)腹腔动脉主干:在腹腔动脉干纵切时可显示红色的血流。收缩期色彩明亮。横切面时,向左走行的脾动脉为蓝色,向右走行的肝总动脉为红色。

(3)肠系膜上动脉:把探头垂直于肠系膜上动脉时,近心端血流为红色,远心端血流为蓝色,探头的正下方无颜色。

5.脉冲多普勒超声

(1)腹主动脉:在腹主动脉收缩期显示呈正相单尖峰形,频带窄,舒张期显示呈正相低速血流,峰速度为(90～130)cm/s。

(2)腹腔动脉:在腹腔动脉显示为正相双峰形频谱,上升支陡直,下降支缓慢,呈斜坡形。收缩期峰速度约为143.2cm/s,舒张期末速度为39.3cm/s。进食后流量略有上升,但不如肠系膜上动脉的明显。

(3)肠系膜上动脉:肠系膜上动脉频谱在空腹时收缩期显示呈单峰形,峰尖,上升速度快,下降支陡直,舒张期为极低速的血流,并有反向血流。进食后舒张期血流增加,反向血流消失。进食后45分钟血流量增加。

(4)肠系膜下动脉:在肠系膜下动脉频谱与肠系膜上动脉显示相似,但血管外周阻力更大,舒张期血流速度降低更为明显。

二、四肢血管超声检查方法

(一)仪器条件及受检者准备

(1)仪器条件:上肢血管通常用5.0～10.0MHz线阵探头,检查左侧锁骨下动脉起始段时可用相控阵探头或2.0～5.0MHz凸阵探头;下肢血管通常用5.0～7.0MHz线阵探头,股浅动脉远段和胫腓干可用3.0～5.0MHz凸阵探头,胫前动脉远段和足背动脉可用7.0～10.0MHz线阵探头。

(2)受检者准备:检查前无须特殊准备。

(二)检查方法

1.体位选择

一般采用仰卧位,检查上肢血管时被检肢体外展、外旋,掌心向上,当被检者怀疑患有胸廓出口综合征时,可采用坐位检查锁骨下动脉和腋动脉,以便了解上肢体位变化对上述血管产生的影响;检查下肢血管时受检的肢体略外展、外旋,膝关节稍弯曲,呈现"蛙腿位",俯卧、侧卧多用于腘动脉等。检查股静脉时,可用坐位或床头抬高30°(头高脚低位),大腿轻度外旋,使下肢静脉充盈。检查腘静脉及其远端静脉时,最好用站立位,主要也是让下肢静脉充盈,容易检查。

2.扫查方法与标准切面图

(1)上肢血管:探头置于胸锁关节附近的锁骨上窝,探头朝向后下方显示锁骨下动脉内侧段,探头置于颈根部,在锁骨上、下方横切观察锁骨下动脉中远段。右锁骨下动脉起始段显示不清时,可选择低频凸阵探头。左侧锁骨下动脉起始段位置较深,将腔内探头置于锁骨上窝及胸骨上窝,沿锁骨下动脉走行探查,可提高左锁骨下动脉起始段显示率。腋动脉可从肩部前方或经腋窝扫描,其为锁骨下动脉的直接延续。腋动脉下行至上臂为肱动脉,肱动脉上段可从上臂内侧显示,其远心段可从肘窝及前臂上段的前方显示。肱动脉在前臂上段分叉后成为桡动脉、尺动脉,桡动脉和尺动脉在腕部很表浅、易显示,必要时可从腕部逆向扫描至其起始端。

(2)下肢血管:在腹股沟韧带下方先横切,找到股总动脉,再在此基础上纵切显示长轴。探头沿着股总动脉长轴向下扫查,在下方的股浅和股深动脉分叉处,显示股浅动脉和股深动脉的起始端,再向下沿股浅动脉走行扫查到股内侧内收肌群处,进入收肌管至腘窝移行为腘动脉,自腘窝处纵切显示腘动脉长轴。探头在膝下胫骨的前方,小腿前外侧扫查胫前动脉,足背动脉是胫前动脉的直接延续,探头在胫骨中段、小腿前内侧扫查胫后动脉及腓动脉,胫后动脉至足底分为足底内侧动脉和足底外侧动脉。小腿动脉显示困难时,可以用彩色和能量多普勒观察。

3.注意事项

(1)间断加压检查时不应在长轴切面下进行,以免静脉滑出探测切面而产生静脉被压的假象。

(2)可通过锁骨下静脉血流频谱间接评价左、右无名静脉及上腔静脉的通畅性。

(三)正常超声表现

1.动脉

(1)二维超声:主要表现如下。①走行自然,管径无局限性狭窄或扩张;②管壁内膜和中层完整、光滑,分别表现为均质线条状稍高回声和低回声,以管径较大且较为浅表的四肢动脉为明显,如腋动脉、肱动脉、股动脉近段及腘动脉等;③管腔清晰,管腔内的血流呈无回声,无斑块或血栓栓塞;④具有搏动性。

(2)多普勒超声。

1) CDFI:①动脉管腔内彩色血流充盈好,呈红色或蓝色,动脉内血流速度越高,彩色越明亮,流速越低,彩色越暗淡;②动脉内的彩色血流具有搏动性,表现为与心动周期内动脉流速变化相一致的周期性彩色亮度变化;③直行的动脉段内的血流呈层流,表现为动脉管腔的中央色彩较为明亮,边缘色彩较为暗淡;④在正常四肢动脉,由于收缩期的前进血流和舒张期的短暂反流,彩色多普勒血流成像还可显示红蓝相间的色彩变化。

2)频谱多普勒超声:静息状态下,正常四肢动脉的血流频谱呈典型的三相波,即收缩期为快速上升的正向波,舒张早期的短暂反流形成反向波以及舒张晚期为低速正向波(图7-2)。在老年或心排血量较差的患者,四肢动脉的血流频谱可呈双相型,甚至单相型。

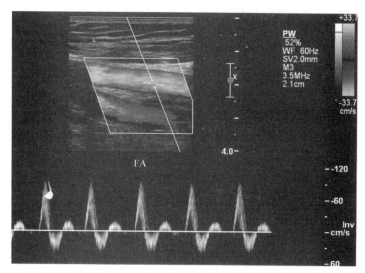

图7-2　正常四肢动脉频谱多普勒超声图像

　　注　正常四肢动脉典型的脉冲波多普勒频谱呈三相型。FA:股动脉。

　　正常四肢动脉脉冲波多普勒频谱波形呈现清晰的频窗,无湍流。血流速度从肢体近端到远端逐渐下降。应用脉冲波多普勒检测动脉内的血流速度对诊断动脉狭窄甚为重要,一般采用狭窄处收缩期峰值流速来评估动脉狭窄的程度。还可以根据频谱形态来大致判断动脉狭窄的具体节段,狭窄处血流频谱形态呈"高速高阻",狭窄处近端血流频谱形态呈"低速高阻",狭窄远端血流频谱形态则呈小慢波改变,即血流速度低、阻力低、收缩期加速时间明显延长(图7-3)。

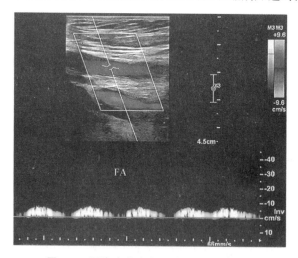

图7-3　四肢动脉狭窄远端呈小慢波频谱

　　注　显示为收缩期缓慢上升,舒张期缓慢下降,峰值流速低。FA:股动脉。

　　2.静脉

　　(1)二维超声:四肢静脉内径多大于伴行动脉内径,且随呼吸运动变化。超声表现具有以下特征:①管壁菲薄,在二维超声上表现为细线状;②内膜光滑;③管腔内的血流呈无回声,高分辨率超声仪可显示流动的红细胞而呈低回声；④具有可压缩性，由于静脉壁很薄，仅凭腔内血液的压力使静脉处于开放状态，探头适度加压即可使管腔闭合；⑤静脉管腔内可看见静脉瓣膜结构（图7-4），常见于锁骨下静脉、股静脉及大隐静脉等。

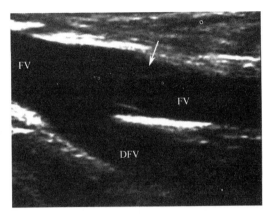

图 7-4　正常四肢静脉的二维超声图像

　注　静脉管壁菲薄，管腔内的血流呈无回声，可看见静脉瓣膜结构（箭头）。FV：股静脉；DFV：股深静脉。

（2）多普勒超声。

1）CDFI：①单向性回心血流信号，挤压远端肢体时，管腔内血流信号增强，而当挤压远端肢体放松后或瓦氏动作时，血流信号立即中断或出现短暂反流后中断；②一些正常肢体静脉（如桡、尺静脉，胫、腓静脉）可能探测不到自发性血流，但人工挤压肢体远端时，管腔内可呈现血流信号；③一定的外力可使静脉管腔闭合，血流信号也随之消失。

2）频谱多普勒超声：①自发性，不管肢体处于休息还是运动状态，四肢静脉内均存在血流信号，特别是大、中静脉，而小静脉内可探测不到自发血流；②期相性，四肢静脉内的血流速度、血流量随呼吸运动发生周期性变化；③单向性，由于静脉瓣的作用，正常四肢静脉血液仅回流至心脏，呈单向性；④深吸气后屏气时（瓦氏动作），四肢大、中静脉的内径明显增宽，血流信号减少、短暂消失或出现短暂反流；⑤加压远端肢体时，近端四肢静脉血流信号增强或速度加快。

（杨敏敏）

第三节　头颈部血管

一、颅脑血管疾病

（一）病因、病理

病因为胚胎发育异常的先天性畸形。在胚胎期脑血管胚芽演化过程中，即在不同阶段发生病变。由于动脉压力大而静脉压力低，短路血流通畅，其通路日益扩大，畸形血管团的体积范围亦日增，有几条灌注动脉和引流静脉可增粗如索。畸形区的静脉压增高，远端静脉因血液回流不畅而怒张，病变区血管壁菲薄，极易破裂出血。瘘口大小不一，大型者血管畸形成团，通常有核桃大小，甚至拳头大小，可涉及1～2个脑叶，呈楔形或三角形。小型者肉眼难见，通常不超过 30mm,如米粒大小。绝大部分病变区位于幕上半球浅部,而于中线及深部较少。供血动脉以大脑中动脉为多,而颈外动脉的脑膜支及头皮动脉供血较少。

(二)临床表现

1.头痛

约 60% 的患者表现为长期慢性头痛或突发性加重,常呈搏动性,可伴有颅内杂音,低头时更明显。周期性头痛者可能与血管痉挛有关。

2.癫痫

约 30% 的患者表现为癫痫大发作或颞叶性精神运动性发作形成。

3.定位征

天幕上病变可进行性出现精神异常、偏瘫、失语、失读、失计算等局灶症状;天幕下病变可见眩晕、复视、眼球震颤、步态不稳及构音障碍等症状。

4.脑水肿

约 25% 的患者出现视乳头水肿,多继发于出血后导致的脑水肿。

5.颅内出血

40%~60% 的患者为蛛网膜下腔出血,以 10~40 岁多发,其中约 65% 的患者发病于 20 岁以前。后颅凹动、静脉畸形以蛛网膜下腔出血为首发症状者占 80% 以上。

6.血管杂音

当病灶伸展于大脑表面时,相应头颅骨或眼眶部、颈部听诊可闻及血管杂音,压迫颈总动脉可使杂音减低或消失。

7.单侧突眼

单侧突眼常是由于静脉压力增高、眼静脉回流不畅所致。

8.并发症

常见的并发症有颅内动脉瘤、多囊肾、先天性心脏病、肝海绵样血管瘤等。

(三)超声表现

1.颅内异常血管团

病变处的脑组织局限性回声不均或中、高、低回声相间。CDFI 显示病变区域紊乱的"血管团"形成的特征性血流成像。

2.频谱多普勒异常

①供血动脉血流速度明显升高,收缩期与舒张期流速为非对称性升高,以舒张期血流速度增加为主;②血流频谱异常,流速升高、频带增宽,呈"毛刺样"改变,频谱内频窗消失,出现涡流或湍流相间的高频"乐性杂音",伴随条索状高频信号分布于频谱的基线上下方;③由于动脉血流收缩与舒张期非对称性升高,血管搏动指数减低,通常 <0.65;④脑动脉舒缩功能异常,CAVM 血管团内动、静脉血液混合,即使增加血液中 CO_2 浓度,供血动脉的血流速度也无明显改变,说明患者脑血管舒缩功能受损。

(四)鉴别诊断

对于 CAVM 的 TCD 或 TCCS 检查特征的鉴别,主要与动脉硬化性血管狭窄或蛛网膜下腔出血后脑血管痉挛引起的动脉血流速度升高相鉴别。

二、颈部血管疾病

（一）颈动脉硬化病变——内膜增厚（或伴斑块形成）

1.病因、病理

主要病因为脂质代谢紊乱、动脉壁功能障碍。可由高血压、糖尿病、高血脂、吸烟、长期情绪紧张及缺乏运动等引起。

早期表现为内膜下结缔组织疏松变性；（血液中脂质积聚在内皮下）继而胆固醇及钙盐沉积，形成纤维斑块，导致管腔狭窄；（巨噬细胞吞噬脂质形成泡沫细胞）平滑肌细胞迁移至内皮下，转化成成纤维细胞，最后内膜破裂，形成溃疡。

2.临床表现

轻者可无临床症状，重者可出现短暂性脑缺血发作（TIA）或脑卒中。

3.超声表现

（1）二维超声：颈动脉硬化早期，病变局限于内膜层，超声可见内膜层粗糙，伴阶段性增厚，回声不均匀，不连续改变 IMT≥1.0mm。随后在内膜不均匀增厚的基础上，病变累及中膜平滑肌层，超声可见内膜回声不均匀，IMT 进一步增厚，并向管腔内突出，弥漫性血管内—中膜增厚 1.0＜IMT＜1.5mm（图 7-5）。

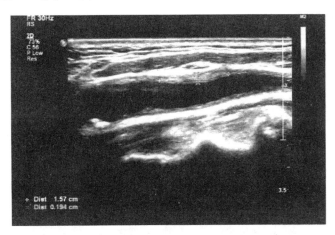

图 7-5　颈动脉弥漫性血管内—中膜增厚声像图

（2）斑块情况的评价：具体如下。

1）斑块的显微组织结构包括表面致密的纤维帽，并与深层的平滑肌细胞相连，核心部分为脂质和碎片状坏死的组织。由于斑块形成的时间及病理组织结构不同，斑块的特性及稳定性也不同。

2）斑块的分类。①根据斑块声学特征分为：均质回声斑块，包括低回声斑块、等回声斑块、强回声斑块；不均质回声斑块，斑块内部包含强或中或低回声斑块。斑块的声波特性与斑块的稳定性相关，均质型回声斑块中以等回声或强回声特征的斑块相对稳定，而低回声或不均质回声斑块是不稳定型斑块。②根据斑块形态学特征分为：规则型，如扁平斑块，基底较宽，表面纤维帽光滑，回声均匀，形态规则；不规则型，斑块形态不规则，表面不光滑，纤维帽不完整。溃疡性斑块:表面纤维帽破裂不完整,表面不光滑,局部组织缺损,形成"火山口样"缺损(图7-6)。③根据斑块超声造影后增强特点分为:易损斑块,斑块由周边向内部呈密度较高的点状及短线状增强;稳定斑块,斑块无增强或周边及内部呈稀疏点状增强。

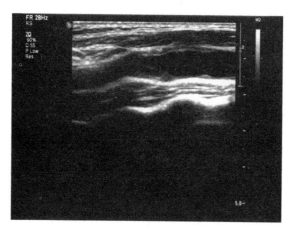

图7-6 溃疡性斑块声像图

(3)多普勒超声。

1)在常规颈动脉二维显像的基础上,通过彩色血流或能量多普勒超声显像,可以进一步观察颈动脉各段的解剖结构及血流充盈状态,不规则或溃疡型斑块处血流信号充盈缺损。

2)管腔轻度狭窄处血流束局部变细,流速正常或轻度增快。

3)中、重度狭窄血流束呈细线状五彩镶嵌的涡流或湍流信号,血流速度增快,频谱增宽、充填;重度狭窄时远段峰值流速减低,加速时间延长,呈低速、低搏动改变,近段血流阻力增大(图7-7、图7-8)。

4)完全闭塞时管腔内血流信号消失,不能检测到血流频谱,闭塞上段血流速度降低或出现方向逆转(图7-9)。

5)以彩色多普勒显像观察锁骨下动脉血流充盈状态;以脉冲多普勒超声检测锁骨下动脉血流频谱及测量收缩期峰值流速及舒张末期流速。

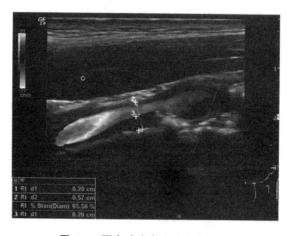

图7-7 颈内动脉中度狭窄声像图

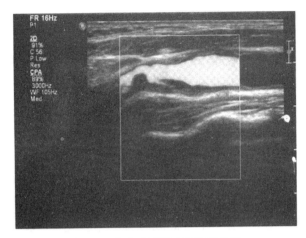

图 7-8 颈内动脉重度狭窄声像图

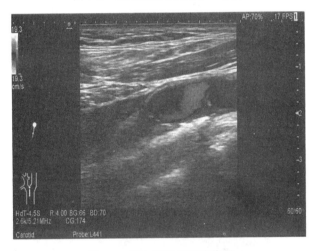

图 7-9 颈内动脉闭塞声像图

（4）颈动脉狭窄超声评价标准（表 7-2）。

表 7-2 颈动脉狭窄超声评价标准

狭窄程度	PSV(cm/s)	EDV(cm/s)	PSVICA/PSVCCA
正常或<50%	<125	<40	<2.0
50%～69%	125～230	40～100	2.0～4.0
70%～99%	>230	>100	>4.0
闭塞	无血流信号	无血流信号	无血流信号

4.鉴别诊断

（1）与大动脉炎性血管狭窄或闭塞鉴别：病理基础为非特异性炎性病变造成颈总动脉结构损害，颈内、外动脉很少受累。超声表现为颈总动脉血管壁均匀性、向心性增厚，管腔狭窄，血栓形成，血管闭塞等。

（2）与颈动脉栓塞鉴别：颈动脉栓塞见于某些心源性病变（如心房纤颤等）血栓脱落造成颈动脉闭塞。超声表现为管腔内充填低或不均回声，局部血管内膜清晰，无动脉硬化斑块形成。

（3）与颈内动脉肌纤维发育不良鉴别：病因不明，超声表现为一侧或双侧颈内动脉管径不均性缩窄，血流充盈不良，呈"串珠样"改变，多普勒频谱为低速高阻型。

5.超声的临床价值

颈动脉超声检查可对颈动脉硬化性病变、多发性大动脉炎、颈动脉体瘤、锁骨下动脉窃血综合征等颈部血管常见疾病的病变部位、范围、严重程度以及颅外脑循环异常做客观评估。

（二）椎动脉狭窄闭塞性病变

1.病因、病理

椎动脉狭窄闭塞性病变主要病因为动脉粥样硬化或多发性大动脉炎，好发于椎动脉起始部。

2.临床表现

狭窄可导致椎—基底动脉供血不足症状，如头晕、耳鸣、复视、偏盲、面部麻木、吞咽障碍、共济失调、感觉异常等。

3.超声表现

（1）二维超声：椎动脉内—中膜增厚，内膜粗糙，斑块形成，多见于起始段（开口处多见）（图7-10）。

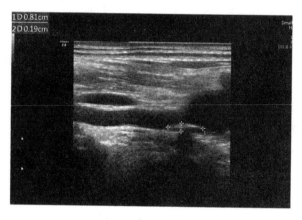

图7-10　椎动脉开口处斑块声像图

（2）多普勒超声：在常规颈动脉二维显像的基础上，通过彩色血流或能量多普勒超声显像，可以进一步观察椎动脉各段的解剖结构及血流充盈状态。管腔狭窄时，可见血流束变细，彩色血流充盈缺损，血流速度可增快，频谱增宽、充填（图7-11）。完全闭塞时管腔内血流信号消失，不能检测到血流频谱，对侧椎动脉可出现内径增宽、流速增快等代偿性改变。另外，椎动脉闭塞时应注意观察是否存在侧支循环血流。

4.鉴别诊断

需与椎动脉先天发育不良、管径不对称相鉴别，后者表现为一侧椎动脉管径较细（＜2.5mm）或双侧管径相差（0.5±0.04）mm，但血流充盈尚可，频谱形态正常。

5.超声的临床价值

超声检查可对椎动脉狭窄性病变的病变部位、范围、严重程度以及颅外脑循环异常进行客观评估。

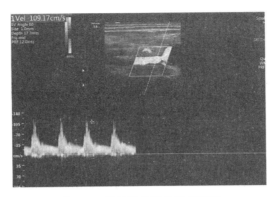

图 7-11　椎动脉开口处狭窄频谱

（三）颈动脉支架

颈动脉狭窄患者因心血管疾病或其他原因不能接受外科手术治疗时或药物治疗不能有效控制脑缺血病变的进程时，通常采用微创性的介入性颈动脉支架置入的治疗手段。

超声技术对于颈动脉狭窄介入治疗患者的检查应包括治疗前、后的动态评估。术前对动脉硬化斑块的回声特性、分布范围、血管残余管径、血流速度参数等形态学和血流动力学变化综合评价，准确地评估血管狭窄程度。颈动脉体瘤超声检查特征见图 7-12。

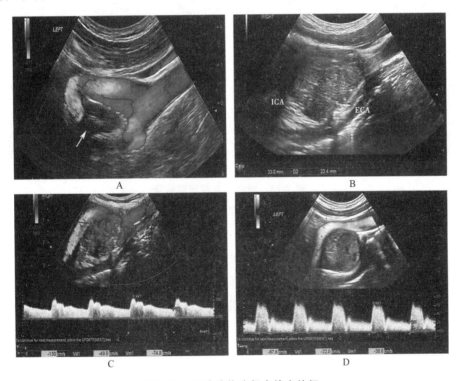

图 7-12　颈动脉体瘤超声检查特征

注　A.彩色多普勒血流成像纵切面显示，颈内、外动脉分叉增宽，其间可探及 1 个低回声为主的包块（白色箭头），其内无明显血流充盈；B.颈内、外动脉分叉处探及 1 个 33mm×22.4mm 包块，颈内动脉（ICA）与颈外动脉（ECA）血管结构相对受压；C.纵切面彩色多普勒血流成像显示瘤体内血流丰富；D.神经鞘瘤结构，彩色多普勒血流成像显示瘤体内无明显血流成像。

1.超声表现

(1)二维超声:纵切面成像显示血管腔内平行的网状强回声(图7-13A)。横切面成像显示为"双环状"结构,内层为强回声支架影像,外层为血管壁或贴附血管壁的斑块结构。

对于支架术后的患者,二维超声检测包括支架近端、中段、远端的内径,注意支架残余狭窄(支架扩张不全)及术后1～3个月内膜增生及斑块再生情况。

(2)彩色多普勒血流成像:支架术后血流充盈状态与二维超声测量的管径及内膜观察部位相对应(图7-13B)。支架置入成功者超声表现为血流充盈完全,血流速度分布正常。支架以远动脉管腔内和支架旁颈外动脉的血流速度分布均正常。

(3)频谱多普勒超声:支架内血流速度与术前比较恢复正常,血流频谱正常。若发现支架内流速异常升高,可疑支架内残余狭窄或再狭窄时,可以观察到近、中、远段的流速变化,特别是狭窄段与狭窄远段(尽可能长范围检测)流速的异常。同时,要结合颅内动脉血流动力学的检测结果,才能准确判断支架术后血管再狭窄的程度。对于术后再狭窄程度的超声评价,目前国际上尚无统一标准。

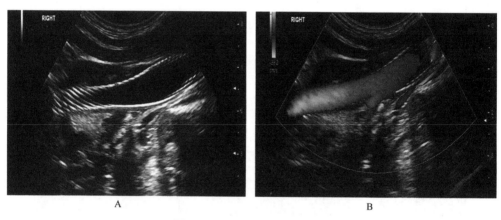

图7-13　颈动脉支架超声检查

注　A.颈动脉支架二维灰阶成像(纵切面);B.支架内彩色血流成像。

2.鉴别诊断

对于颈动脉支架的超声检查,应注意支架内血栓形成与支架内膜增生或斑块的再生相鉴别。通常支架内血栓形成发生于支架术后早期,与患者用药不规范等相关。超声表现为支架内壁低回声覆着,血流充盈不全。内膜增生或斑块形成通常发生在术后3个月以上。

(四)颈动脉内膜切除术

1.病因、病理

颈动脉狭窄的血运重建除支架置入外,还可以采用颈动脉内膜切除术(CEA)治疗,是颈动脉狭窄治疗有效及经典的外科方法。

2.超声表现

对于实施CEA的患者,超声检测应包括患侧颈动脉术前、术中和术后的解剖结构及血流动力学的综合评估。

(1)二维超声：术前超声检测主要针对病变血管腔内动脉粥样硬化斑块的累及范围、血管残余与原始内径及病变狭窄程度的精准评估，包括斑块累及范围、颈动脉分叉位置高低等，减少残留斑块的风险，可提高 CEA 的成功率。术后要关注内膜结构切除完整性，病变区域是否有残留斑块导致的动脉残余狭窄及其狭窄程度等。

(2)彩色多普勒血流成像：术前针对狭窄段动脉血流充盈特征，细化评估狭窄段、狭窄近段与远段血管腔内彩色血流充盈成像形成的"血流束"的改变。术中、术后检查病变血管血流充盈是否明显改善或恢复正常，以及中心层流带血流成像特征的恢复等。

(3)频谱多普勒超声：术前动脉狭窄段呈高流速，术后管腔内血流速度恢复正常。狭窄远段流速术前明显减低，术后血流速度恢复正常。CEA 术后 1 周内常规颈动脉超声检查应注意原狭窄段管腔的畅通性，有无新鲜的血栓，残余内膜、动脉管腔周边软组织有无异常回声，即血肿出现。

3.超声的临床价值

头颈动脉超声是临床筛查脑卒中高危人群的重要手段，也是针对缺血性脑血管病变的无创性、精准化筛查评估手段，已经在临床上得到广泛的应用。相比肿瘤的治疗，脑血管病变的早筛查、早诊疗，可以减少患者的病死率、致残率、复发率。头颈血管超声的临床应用与精准化评估，将助力我国脑卒中防治工作的广泛开展与不断深入。术后软组织内血肿是 CEA 围手术期并发症发生的重要原因，超声检查对 CEA 的术前、术后评估具有重要的临床价值。

（杨敏敏）

第四节　腹部血管

一、腹主动脉及其属支疾病

(一)腹主动脉瘤

1.病因、病理

腹主动脉瘤是指腹主动脉壁局部节段性、永久性扩张，可由多种病因引起，如动脉粥样硬化、外伤、感染、囊性中层坏死、梅毒、马方综合征、先天性异常等。其中动脉粥样硬化最常见，约占 95%。

基本病理改变是动脉壁中层弹力纤维损坏、变性、断裂，动脉壁失去弹性，在血流的冲击下形成动脉瘤。

(1)根据动脉瘤的结构，腹主动脉瘤可分为 3 类。

1)腹主动脉瘤真性动脉瘤：动脉瘤的壁与腹主动脉壁连续。多数动脉瘤属于此类，多发生于肾动脉水平以下、髂动脉分叉上方部分。

2)腹主动脉瘤假性动脉瘤：多由外伤、感染引起，血液从破裂的动脉壁外流，在动脉周围形成血肿，之后血肿的内表面被内皮覆盖，形成瘤壁，瘤壁由纤维组织、血块机化物、动脉壁等共同构成，内腔仍与血管相通。

3）腹主动脉瘤夹层动脉瘤：由于中膜坏死，血液从撕裂的内膜口向疏松的中层流入，使中层撕开，形成一个假腔，假腔的另一处可见再破入血管腔内，形成一个血液通道，多数为胸主动脉向下延伸。

（2）按其发生的部位，腹主动脉瘤也可分为两类。

1）肾动脉水平以上的高位腹主动脉瘤：可累及肾动脉。

2）肾动脉水平以下的腹主动脉瘤：多见于髂总动脉水平以上。

2.临床表现

大多数腹主动脉瘤患者没有明显的症状，多数是在体检或瘤体破裂时才被发现。腹主动脉瘤可有上腹部饱满感或下腹部、下腰背疼痛，多数呈持续性或进行性加重，偶呈搏动性，常不受体位、运动等影响。瘤体扩张较快时，疼痛可十分明显，甚至类似于主动脉夹层。

3.超声表现

腹主动脉瘤的超声表现依其病理类型而异。

（1）腹主动脉瘤真性动脉瘤。

1）二维超声：腹主动脉失去正常形态，管腔内径大小不一，常向一侧突出。局部血管呈梭形或囊状扩张（前后径＞4cm）（图7-14）。病变段腹主动脉可见与心率同步搏动。局部扩张的无回声区前后壁与其两侧的腹主动脉前后壁相连续，无回声区也与腹主动脉无回声区相连续。腹主动脉瘤内常有血栓形成。

2）彩色多普勒：腹主动脉瘤内收缩期呈现与腹主动脉相连续的彩色血流，形态因管腔的大小和有无血栓而异，大的腹主动脉瘤多为五彩镶嵌甚至为漩流表现（图7-15）。若较大的血栓使管腔狭窄时，CDFI则显示明亮的高速细流束，并呈五彩镶嵌。当腹主动脉瘤累及分支时，CDFI显示分支血管的出口处血流束变细，甚至看不到血流束。

3）频谱多普勒：动脉瘤内呈低速充填型湍流频谱，其分支开口处也可呈高速湍流频谱，发生闭塞时则无血流信号。

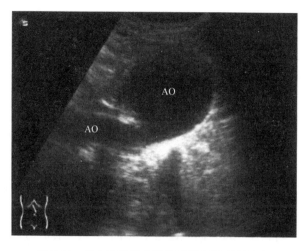

图7-14　腹主动脉真性动脉瘤局限性囊状扩张

注　AO：腹主动脉。

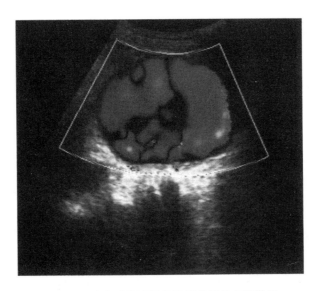

图 7-15　腹主动脉真性动脉瘤的彩色多普勒图

（2）腹主动脉瘤假性动脉瘤。

1）二维超声：腹主动脉旁显示厚壁无回声区，壁回声不均匀，边界欠清，与主动脉壁不连续，搏动不明显。主动脉壁和管腔回声通常无异常。

2）彩色多普勒：收缩期高速彩色血流经破裂口进入瘤体，舒张期转换色彩从破口流向腹主动脉，瘤内可形成红蓝相间的涡流。

3）频谱多普勒：将取样容积置于腹主动脉破口处，可获得收缩期高速血流和舒张期反向中速血流频谱。瘤腔内则为低速湍流充填型频谱。

（3）夹层动脉瘤。

1）二维超声：腹主动脉增宽，内膜分离，可见细线样回声，形成真假两个腔。若动脉中层环形剥离，横断面呈双环状，内环为细而弱的内膜回声，随血管搏动颤动，有时可见中断处，为破口所在。外环为外膜高回声，中间为剥离形成的腔，纵断面显示双层管壁，两层间的剥离腔不均匀。若动脉壁为部分剥离，则在横断面和纵断面均显示一侧动脉壁分离呈双层。

2）彩色多普勒：真腔内彩色血流束可变窄，可见彩色血流从真腔经破裂口进入假腔。收缩期真腔内色彩明亮，而假腔内为色彩暗淡的血流，无血流信号。

3）频谱多普勒：破口如能测到，一般为高速湍流频谱。真腔内仍有腹主动脉频谱，但峰值减低。当再有破口时，剥离腔内可有收缩期低速血流频谱。

4.临床价值

超声检查对腹主动脉瘤具有极高的诊断价值，可以为临床医师提供动脉瘤的详尽形态和血流动力学资料，特别是可以对血管瘤波及的范围和瘤内有无血栓及血栓的部位、大小、范围进行准确诊断，以及对腹主动脉瘤周围和动脉壁夹层之间的渗漏情况进行动态监测。

（二）肾动脉狭窄

1.病因、病理

肾动脉狭窄（RAS）的常见病因为动脉粥样硬化、多发性大动脉炎和纤维肌性发育不良。

血压持续升高为其主要临床表现,如血压控制不佳,可引起急性左心衰竭,患肾缺血可引起肾萎缩和肾损害等严重并发症。

2.超声表现

(1)患肾正常大小或萎缩(肾长径<9cm 或较健侧小 1.5cm 以上)。

(2)狭窄段管腔变窄,血流束变细,流速明显升高,阻力增大(图 7-16);狭窄后段(紧接狭窄之后 3cm 以内)为杂色血流信号,仍可探及高速射流。闭塞段管腔内无明显血流信号。

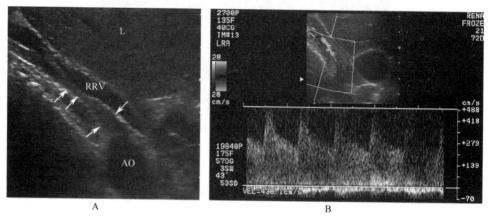

图 7-16 肾动脉狭窄的声像图表现

注 A.右肾动脉中段狭窄,管壁内缘显示不清(箭头)。RRV:右肾静脉;AO:腹主动脉;L:肝。B.上半部分图显示狭窄段及其远心段血流紊乱;下半部分图显示狭窄段流速加快,峰值流速达 438cm/s。

(3)狭窄动脉的肾内动脉分支血流频谱呈小慢波改变,表现为频谱形态低平、圆钝,频谱上升倾斜,流速减低,阻力降低(图 7-17)。肾动脉狭窄的诊断标准见表 7-3。

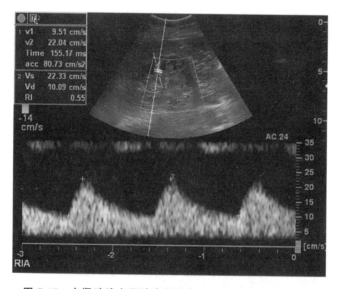

图 7-17 右肾动脉主干狭窄所致肾内叶间动脉小慢波改变

注 表现为峰值流速减小(PSV=22cm/s),加速时间延长(AT=0.16 秒),加速度减小(AC=0.8m/s²)。

表 7-3 肾动脉狭窄的诊断标准

肾动脉狭窄程度	超声表现
内径减少＞60％的肾动脉狭窄	①肾动脉湍流处峰值流速≥180cm/s；②肾动脉与腹主动脉峰值流速比值≥3。注：当腹主动脉峰值流速＜50cm/s时，不宜使用肾动脉与腹主动脉峰值流速比值指标，此时，肾动脉峰值流速≥200cm/s可提示≥60％的肾动脉狭窄；严重肾动脉狭窄的肾动脉峰值流速可在正常范围内
重度肾动脉狭窄(内径减少≥70％或80％)	除上述的表现外，还包括：①肾内动脉小慢波改变，表现为收缩早期波峰消失，频谱低平，收缩早期频谱倾斜；②收缩早期加速时间≥0.07秒
肾动脉闭塞	①肾动脉主干管腔内既无血流信号，也未能探及血流频谱；②肾内动脉小慢波改变

3.鉴别诊断

(1)肾动脉狭窄病因的鉴别诊断：依据患者的年龄、性别、狭窄部位和其他动脉声像图表现，能够鉴别大多数3种常见病因：动脉粥样硬化、多发性大动脉炎和纤维肌性发育不良。

(2)除肾动脉狭窄以外，肾动脉先天发育不良、肾动静脉瘘、肾静脉血栓形成、主动脉狭窄等也可引起肾血管性高血压，需与这些疾病进行鉴别。

4.超声的临床价值

CDFI对肾动脉狭窄的诊断价值是肯定的，可以作为血管造影前的筛查手段，也是介入治疗疗效评价和随访的重要工具。对于超声检查失败和诊断困难的病例，应建议进一步行其他影像学检查。肾动脉造影是诊断本病的"金标准"。磁共振血管成像或CT血管成像依据血管形态改变来诊断动脉狭窄，对本病的诊断有一定帮助。

(三)急性肠系膜血管缺血性疾病

肠系膜血管缺血性疾病是由各种原因引起急性或慢性肠道血流灌注不足或回流受阻所导致的肠壁缺血、坏死和肠管运动功能障碍的一类疾病的总称，分为急性和慢性两种。肠系膜动脉包括腹腔动脉、肠系膜上动脉和肠系膜下动脉。肠系膜静脉通过肠系膜上、下静脉回流至门静脉系统。以下主要介绍急性肠系膜血管缺血性疾病。

1.病因、病理

急性肠系膜血管缺血性疾病是各种原因所致的肠系膜血管闭塞或血流量锐减引起的肠壁缺血、坏死和肠管运动功能障碍的一种综合征。病情发展迅速，病情严重，病死率高达60％～90％。常见病因包括：①肠系膜动脉栓塞或血栓形成；②肠系膜静脉血栓形成；③非阻塞性的肠系膜血管缺血。

2.超声表现

(1)肠系膜动脉栓塞或血栓形成：血栓形成或栓塞段及其远段动脉管腔内无血流信号。对于动脉粥样硬化基础上形成的血栓，二维超声有时可显示壁上的钙化斑块。

(2)肠系膜静脉血栓形成：静脉增宽，腔内充满低回声，管腔不能被压瘪，CDFI显示管腔内无血流信号。

(3)继发性改变：肠道缺血后肠壁增厚，肠腔狭窄，如肠壁已坏死，肠壁内无血流信号显示。有时可见腹腔积液。

3.鉴别诊断

肠系膜上静脉血栓形成需与门静脉高压所致肠系膜上静脉血流淤滞相鉴别,后者肠系膜上静脉管径也增宽,但通过调节仪器仍可显示管腔内充满低速血流信号,管腔可被压瘪。

4.超声的临床价值

超声不仅能够显示肠系膜血管的血流状况,而且能够发现腹腔积液、肠管改变等继发征象,是本病首选的影像学检查方法。肠内气体干扰和操作者丰富的临床经验是影响其诊断的主要因素,如不能确诊,应进一步行其他影像学检查。

(四)慢性肠系膜血管缺血性疾病

1.病因、病理

慢性肠系膜血管缺血性疾病常由肠系膜血管狭窄所致,动脉狭窄的主要病因包括动脉粥样硬化、多发性大动脉炎等。通常,在 3 支肠系膜动脉中至少有两支出现严重狭窄(内径减少>70%)才会出现慢性肠系膜缺血的临床表现,典型症状为餐后腹痛、腹胀、体质量下降和腹泻。

2.超声表现

狭窄段血流束变细,流速明显升高,狭窄后段(紧接狭窄之后 3cm 以内)为杂色血流信号,狭窄远段血流频谱为小慢波改变(图 7-18)。进食后,肠系膜上动脉和腹腔干血流的生理反应减弱或消失。

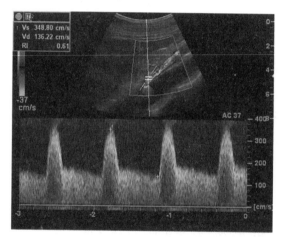

图 7-18　肠系膜上动脉狭窄

频谱多普勒超声显示狭窄处峰值流速(PSV)升高(349cm/s),舒张末期流速(EDV)也升高(136cm/s),RI降低为 0.61。肠系膜血管狭窄诊断标准见表 7-4。

表 7-4　肠系膜血管狭窄的诊断标准

肠系膜动脉狭窄率	超声表现
管径狭窄>70%	禁食时腹腔干收缩期峰值流速≥200cm/s 或禁食时肠系膜上动脉收缩期峰值流速≥275cm/s 或舒张末期流速>45cm/s
管径狭窄>60%	禁食时肠系膜上动脉或腹腔干与腹主动脉收缩期峰值流速比值>3.5

3.鉴别诊断

利用收缩期峰值流速来诊断肠系膜动脉狭窄存在个体差异,心功能不全和弥漫性动脉粥样硬化患者可出现低流速血流,从而表现为假阴性;相反,有的患者尤其是有高心排血量和高代谢疾病的年轻人和儿童可出现假阳性,在这种情况下,肠系膜动脉与腹主动脉收缩期峰值流速比值指标可以帮助避免一些误诊或漏诊。

4.超声的临床价值

本病临床表现缺乏特异性,超声是首选的影像学检查方法。CDFI对肠系膜血管闭塞的阳性诊断可靠性强,可使患者获得及时救治;对动脉狭窄程度的判断较为准确,可为患者诊治提供重要依据。对于CDFI检查失败和诊断困难的病例,应进一步行其他影像学检查。

二、下腔静脉及其属支疾病

(一)下腔静脉阻塞综合征

1.病因、病理

下腔静脉的任何部位受压迫或阻塞,引起静脉回流障碍,导致阻塞远端淤血、水肿和侧支循环形成病征,称为下腔静脉阻塞综合征。如合并肝静脉阻塞则称为布—加综合征。病因不明,有学者认为血栓形成为主要原因。原发性血栓形成常由于原因不明的髂静脉血栓形成、静脉炎或白塞综合征所致;膜性狭窄和闭塞一般考虑为先天性发育缺陷所致;继发性者主要为腹腔内感染的波及、下腔静脉手术、外伤和特发性腹膜纤维化所致,其次为肾脏恶性肿瘤、肝癌或腹水压迫等。少见的病因有高凝状态、发绀型先天性心脏病、静脉壁肿瘤、结缔组织病等。

2.临床表现

上段(肝静脉段)阻塞表现为肝大、腹水和肝功能不全。中段(肾静脉开口部)阻塞表现为全身水肿、蛋白尿、低蛋白血症、高胆固醇血症,常伴有肾衰竭或出血性肾梗死。患者可出现剧烈腰痛、肾肿大、血尿等。下段静脉阻塞时,表现为双下肢水肿、表浅静脉(下腹和侧腹壁)扩张且血流走行向上,少数可合并肺梗死。

3.超声表现

(1)依据肝段下腔静脉梗阻的病因和病理类型及相应的异常超声表现,可将其分为5型,以下为各型二维超声。

1)膜型:肝段下腔静脉内显示向上突起或斜行的膜状分离,有膜孔者偶尔可显示膜孔形成的回声中断。

2)狭窄、闭锁型:下腔静脉局部关闭增厚,回声增强,管腔内显示实质性团块状回声。CDFI显示血流自团块与血管壁之间绕行进入右心房。

3)外压型:下腔静脉局部有压迹,管腔狭窄或闭塞,压迹处可见异常团块或条索状回声。

4)肝静脉梗阻型:肝静脉近端狭窄、闭锁,有隔膜和栓子填塞的征象(图7-19)。

5)混合型:兼有上述两型或两型以上特征。

(2)彩色及频谱多普勒超声:下腔静脉完全闭塞,阻塞段无血流信号显示,其远端静脉扩张;下腔静脉右房入口处狭窄,可见狭窄局部呈喷射状彩色血流(图7-20)。多普勒显示狭窄部正常血流的三相波消失,代之为连续的湍流频谱,远端流速减慢;完全狭窄者,其远端无血流信号或出现反流。

此外,尚可有肝尾叶肿大,肝静脉可显示扩张、弯曲、变细、闭塞,肝静脉之间可显示有交通支,并可有门静脉高压的征象。

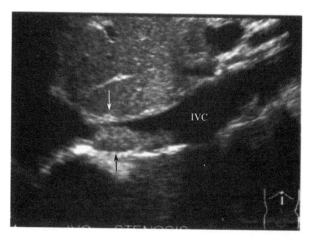

图 7-19　下腔静脉(IVC)内可见血栓形成

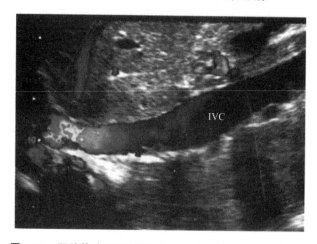

图 7-20　下腔静脉(IVC)病变处血流充盈缺损呈五彩镶嵌状

4.鉴别诊断

(1)肝硬化:肝脏大小多正常或缩小;肝静脉无扩张及交通支;下腔静脉管腔正常。

(2)右心疾病:心扩大或三尖瓣大量反流,致下腔静脉和肝静脉扩张;下腔静脉及肝静脉无梗阻或狭窄。

5.超声的临床价值

超声声像图可显示布—加综合征的病理解剖学特点,不仅可以确定病变的部位、形态、类型、范围、程度和病因,而且可以了解肝脏内部的结构异常。彩色和频谱多普勒可获取血流动力学资料,不仅能明确诊断肝内和下腔静脉的血流状态,而且可以观察侧支循环的形成。超声检查有利于对本病的全面评价和分型,能为选择合理的手术方式提供可靠资料,同时可以评价手术效果。

（二）肾静脉受压综合征

1.病因、病理

肾静脉受压综合征又称胡桃夹综合征,是由腹主动脉与肠系膜上动脉之间的夹角过小引起左肾静脉回流障碍所致。多见于体形瘦长的儿童或青少年。主要临床表现为无症状肉眼血尿和直立性蛋白尿,血尿多在剧烈运动之后或傍晚出现。

2.超声表现

(1)腹主动脉与肠系膜上动脉之间的间隙变小,致使左肾静脉受压变窄及其远心段扩张。多普勒超声显示狭窄处血流束变细、紊乱,流速明显加快,而狭窄远心段流速明显减慢,频谱低平。

(2)仰卧位左肾静脉扩张处与狭窄处前后径比值>3或脊柱后伸位20分钟后比值>4时,在结合临床表现的基础上,可以提示本病(图7-21)。

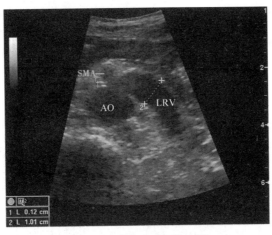

图7-21 肾静脉受压综合征

注 腹正中横切显示腹主动脉(AO)与肠系膜上动脉(SMA)之间的左肾静脉(LRV)受压,内径为0.12cm,其远心段管腔明显扩张,内径为1.01cm,两处比值为8.4。

3.鉴别诊断

本病应与左肾静脉血栓鉴别,参见"(三)肾静脉血栓形成"。

4.超声的临床价值

超声对本病的诊断具有一定的实用价值,为临床首选的影像学检查方法。但是,在应用诊断标准时需注意:①超声对左肾静脉扩张处,尤其是狭窄处的内径测量不准确;②应结合患者临床表现进行分析,有很多患者达到上述诊断标准,但没有明显的临床表现;③本病是由左肾静脉的回流障碍所致,但目前尚无可靠的血流动力学参数来诊断本病。

（三）肾静脉血栓形成

1.病因、病理

肾静脉血栓形成系指肾静脉内形成血栓后所引起的一系列病理改变和临床表现。常与血液高凝状态、肾血液循环障碍和外伤所致肾血管损伤有关。常见临床表现为突发性剧烈腰腹痛、难以解释的血尿增多或尿蛋白增加、难以解释的肾功能急剧下降等。

2.超声表现

(1)急性期可见受累肾增大,皮质回声减低;慢性期肾可萎缩。

（2）肾静脉内见低或中至强回声,血流充盈明显缺损（图 7-22）。

（3）患侧肾静脉血流信号消失或减少,动脉阻力增大,甚至舒张期出现反向波（图 7-23）。

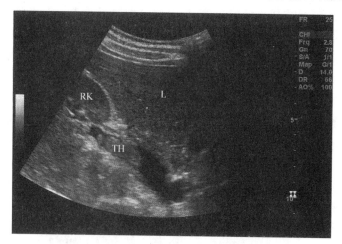

图 7-22　右肾静脉血栓形成

注　右肾静脉主干管腔内可见低回声血栓。RK:右肾;TH:血栓;L:肝。

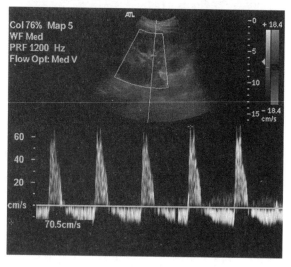

图 7-23　局限性肾内静脉血栓形成

注　图上半部分显示肾上极受累区无明显静脉血流信号,图下半部分显示该处动脉血流舒张期出现反向波（基线下方）。

3.鉴别诊断

应与肾梗死、少血供型肾占位进行鉴别。

4.超声的临床价值

CDFI 能够作为本病首选的影像学检查方法,常可以确诊急性肾静脉血栓形成,帮助临床迅速采取治疗措施,并有助于治疗后的随访观察。

（杨敏敏）

第五节　四肢血管

一、四肢动脉硬化病变

（一）病因、病理

四肢动脉硬化病变病因主要为脂质代谢紊乱、高血压、糖尿病、吸烟等，多发生在下肢动脉。病理与颈动脉硬化病变相同。

（二）临床表现

临床表现为患侧肢体远端搏动减弱或消失、肢体疼痛、间歇性跛行等。

（三）超声表现

1.二维超声

可见动脉内—中膜增厚，内膜面粗糙，可见单发或多发大小不等及回声不均斑块，导致管腔局限性或弥漫性狭窄或闭塞，部分动脉管腔内可伴发低回声血栓（图7-24）。

2.多普勒超声

（1）在常规二维显像的基础上，通过彩色血流或能量多普勒超声显像，可以进一步观察病变血管的解剖结构及血流充盈状态，动脉轻度狭窄时，彩色血流形态不规则，狭窄处血流束变细，出现杂色血流信号；中重度狭窄时，彩色血流充盈明显缺损，狭窄处血流束明显变细（图7-25）；完全闭塞时管腔内无血流信号。狭窄和闭塞的周围可见侧支循环血流。

（2）频谱多普勒轻度狭窄时频谱形态可正常；中重度狭窄时，血流速度增快，三相波消失，反向血流消失，呈双期单相波，频带增宽充填；完全闭塞时管腔内测不到血流信号。

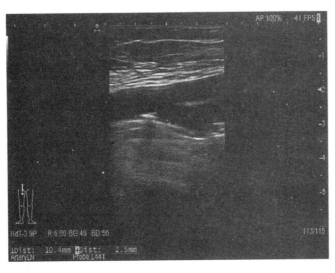

图7-24　下肢动脉内膜增厚伴斑块声像图

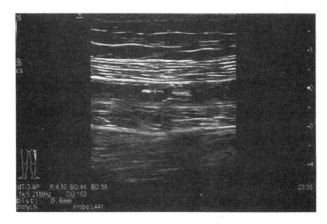

图 7-25　股浅动脉重度狭窄声像图

3.下肢动脉狭窄和闭塞的超声评价标准

下肢动脉狭窄和闭塞的超声评价标准见表 7-5。

表 7-5　下肢动脉狭窄和闭塞的超声评价标准

狭窄程度	PSV(cm/s)	PSV 病变处/PSV 相邻正常动脉
正常	<150	<1.5∶1
30%～49%	150～200	1.5∶1～2∶1
50%～75%	200～400	2∶1～4∶1
>75%	>400	>4∶1
闭塞	无血流信号	

（四）鉴别诊断

1.与血栓闭塞性脉管炎鉴别

血栓闭塞性脉管炎多见于青壮年男性,病变主要累及肢体中、小动脉,动脉内膜呈节段性、不规则增厚,管腔不同程度狭窄,病变之间动脉段可相对正常。不完全闭塞时,彩色血流纤细、迂曲,血流速度减低,呈单相低速血流频谱;完全闭塞时病变部位及远端血流信号消失。

2.与急性下肢动脉栓塞鉴别

急性下肢动脉栓塞常因心脏或主动脉内栓子脱落所致,造成远端动脉管腔堵塞,产生肢体急性缺血性疼痛或坏死。超声显示动脉管壁可正常,管腔内栓塞部位可见中低回声栓子,侧支循环未建立时,栓塞远段可无明显血流信号。

3.与多发性大动脉炎鉴别

多发性大动脉炎如果病变累及主—髂动脉,临床上可出现下肢缺血的症状,但此疾病多见于年轻女性,动脉病变主要累及主动脉及其分支的起始部,疾病活动期有发热和红细胞沉降率升高等现象。

（五）超声的临床价值

彩色多普勒在诊断四肢动脉疾病方面具有很高的特异性和敏感性,加之其具有无创性、可重复性等特点,已经成为四肢动脉疾病的首选检查方法,可为临床提供动脉硬化性闭塞症诊断依据和病变的部位、范围、严重程度及其血流动力学改变和侧支循环形成情况。

二、深静脉血栓形成

深静脉血栓是指血液非正常地在深静脉内凝结,属于下肢静脉回流障碍性疾病。血栓形成大都发生于制动状态(尤其是骨科大手术)。血栓形成后,除少数能自行消融或局限于发生部位外,大部分会扩散至整个肢体的深静脉主干,若不能及时诊断和处理,多数会演变为血栓形成后遗症,长时间影响患者的生活质量;还有一些患者可能并发肺栓塞,造成极为严重的后果。

(一)病因、病理

静脉血栓形成主要有 3 个发病机制:静脉血流缓慢、静脉壁损伤、血液呈高凝状态,尽管这些已为公认的静脉血栓发病机制,但对于每例静脉血栓形成的患者,很难确切地指出其病因,也有静脉血栓可在正常静脉内产生。

(二)临床表现

1.上肢静脉血栓

自发性上肢静脉血栓多有上肢肌肉的反复活动史或异常活动史,表现为突发的上肢不适、抽筋、沉重感和牵拉痛或整个上肢肿胀,通常活动后肿胀、疼痛加重。静脉插管后血栓形成的血栓肢体肿胀轻微。

2.下肢静脉血栓

临床表现根据血栓发生的部位和静脉管腔阻塞程度的不同有较大的差异,可从无症状至整个下肢急性肿胀并有发绀。

(三)超声表现

1.二维超声

血栓远端静脉增宽,病变处血管壁增厚,内膜不光滑,静脉内出现血栓回声。急性期呈低回声,还可呈无回声,有的可见血栓在管腔内游离,随血流漂动,对这种血栓进行检查时,禁止对肢体进行回压试验。慢性期呈不均匀强回声。管腔内完全充填血栓回声,管腔闭塞。加压探头血栓处静脉管腔内不能压瘪,常伴有浅静脉(如大、小隐静脉)和肌间静脉明显扩张,血栓累及静脉瓣,表现为静脉瓣回声明显增强。随着病程的延长,血栓溶解和机化,静脉管径逐渐恢复,管壁可有不规则增厚的改变,未溶解的血栓回声逐渐增强,典型的呈层状回声,有时还可见回声增强、增厚的静脉瓣。在血栓后遗症的患者中,一些静脉的结构显示不清(图 7-26)。

2.彩色多普勒超声

(1)不全栓塞:栓塞处血流变细,包绕血栓回声绕行,勾画出血栓的大小、形态。栓塞严重时,见狭窄处血流加速,呈五彩镶嵌血流信号(挤压远端肢体时更易发现)。

(2)完全栓塞:栓塞处无血流信号,栓塞远端浅静脉增宽,血流色彩变亮,容易显示,交通静脉支可出现反向血流信号(图 7-27)。

彩色多普勒血流能够判定血栓,可对血栓形成后演变过程进行观察,准确评价阻塞后的再通程度,还可对血栓后综合征的反流做出迅速的定性诊断,还可观察侧支静脉的形成情况。

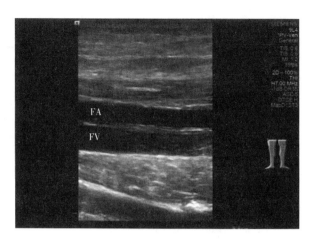

图 7-26　股静脉栓塞（二维超声）

注　股静脉内见低回声充填。FA:股动脉;FV:股静脉。

3.频谱多普勒超声

(1)不全栓塞:栓塞狭窄处血流加速增快,挤压时可发现血流增快。

(2)完全栓塞:栓塞处无血流频谱显示。栓塞远端浅静脉可见血流增快,交通支静脉可见反向血流频谱。

在血栓后期,部分管腔再通,静脉内随呼吸时相变化的血流信号可重新出现。由于静脉瓣继发性损害,多普勒可发现静脉瓣功能不全。

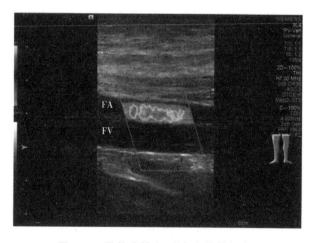

图 7-27　股静脉栓塞（彩色多普勒超声）

注　股静脉内未见血流信号充盈。FA:股动脉;FV:股静脉。

(四)鉴别诊断

1.与静脉瘤栓相鉴别

静脉瘤栓附近有肿瘤病变。静脉内瘤栓处血管壁连续性中断,回声增强不均,静脉瘤栓内可发现点条状血流信号,频谱多普勒显示为动脉样血流信号。

2.与深静脉瓣功能不全相鉴别

深静脉瓣功能不全时静脉瓣回声增强、增厚,瓣膜关闭不良。Valsalva 试验或挤压肢体时,可见扩张静脉内细密光点漂浮流动,静脉管腔变窄。

3.与静脉周围的肌肉、浅表软组织、淋巴结、囊肿等相鉴别

应多切面观察并沿长轴方向连续探查。当这些结构压迫静脉,二维超声上不易识别时,需应用彩色多普勒血流图像加以鉴别,探头轻放,不施压,辅以增加静脉回流的试验可以找到正常的静脉。

（五）超声的临床价值

超声检查可明确血栓的部位,发现血栓大小、机化程度,判断血栓脱落的风险,观察血栓栓塞程度,评估病情及血栓治疗后溶栓治疗效果、血管再通情况,并了解浅静脉及交通支侧支循环状态。

三、假性动脉瘤

（一）病因、病理

假性动脉瘤的常见病因是动脉局部损伤,如外伤或医源性检查诊治过程中导致血管壁损伤。病理改变是局部动脉壁全层破损,引起出血及动脉周边形成血肿。

（二）临床表现

不同原因所致、不同部位的假性动脉瘤,症状有所不同。一般多有疼痛,如果瘤体压迫周围脏器组织,可能产生局部压迫症状,也可能伴发感染,位于表浅部位动脉的假性动脉瘤可能有搏动性包块。

（三）超声表现

1.二维超声

可见动脉旁无回声或混合回声不规则包块,为瘤腔结构,一侧可见破裂口与动脉交通形成瘤颈。

2.多普勒超声

（1）在常规二维显像的基础上,通过彩色血流或能量多普勒超声显像,可以进一步观察病变血管的解剖结构及血流充盈状态,瘤腔内血流紊乱或呈涡流状,瘤颈处可见双向窄束血流,收缩期自动脉喷射入瘤体内,舒张期反流回动脉腔内（图7-28）。

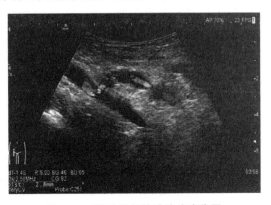

图 7-28 股动脉假性动脉瘤声像图

（2）频谱多普勒可探及瘤颈处高速双向血流信号及瘤体内杂乱血流信号,当瘤体内血栓形成完全后可无血流信号（图7-29）。

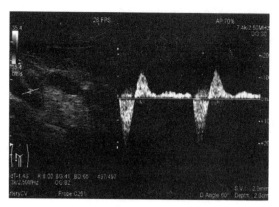

图 7-29　股动脉假性动脉瘤瘤颈处血流频谱

（四）鉴别诊断

假性动脉瘤需与真性动脉瘤鉴别,后者瘤壁仍为动脉壁的 3 层结构,不存在瘤颈结构。

（五）超声的临床价值

超声检查可为临床提供假性动脉瘤瘤颈的部位、长度、动脉瘤的大小及血流动力学改变等情况,为临床提供诊断依据。

四、深静脉瓣功能不全

深静脉瓣功能不全指深静脉瓣膜不能紧密关闭,引起血液逆流,但无先天性或继发性原因,不同于深静脉血栓形成后瓣膜功能不全及原发性下肢静脉曲张。

（一）病因、病理

深静脉瓣功能不全分为原发性与继发性,前者病因至今尚未完全清楚,可能与胚胎发育缺陷及瓣膜结构变性等因素有关,后者是血栓形成后的后遗症,又称深静脉血栓形成后综合征,其中原发性病例占多数。

（二）临床表现

其为反流性静脉高压和淤血所引起的一系列症状,当反流仅限于大腿平面时,通过代偿机制,可无明显症状,随着反流平面下移,可出现下肢胀痛、肿胀、浅静脉曲张及足靴区皮肤出现营养性变化,如脱屑、变薄、变硬、粗糙并有色素沉着、湿疹和溃疡等。

（三）超声表现

1.二维超声

（1）原发性深静脉瓣膜功能不全:静脉管腔增宽,静脉内膜光滑,探头加压后管腔压闭,瓣膜纤细、伸长,常不易显示,有时可见瓣膜增厚,回声增强,活动受限,瓣膜对合不良。

（2）继发性深静脉瓣膜功能不全:主要为下肢静脉血栓形成后综合征的表现。血栓机化导致血栓与静脉壁混成一体,静脉内壁毛糙或部分增厚或弥漫性静脉壁增厚、不光滑,静脉内径比正常小,静脉腔内的血栓回声演变为中强回声甚至为强回声,边界不规则,静脉瓣固定于血栓中。

2.彩色多普勒超声

原发性下肢深静脉瓣膜功能不全时静脉内回心血流显示正常。深吸气、屈指试验、远端加压后放松或 Valsalva 动作后颜色变亮,反流束增宽、延长,持续时间延长,血流边界整齐。下肢深静脉血栓形成后综合征根据静脉血栓再通程度不同,其内彩色血流信号表现的程度也不一。部分再通者静脉腔内可见部分血流信号,血流变细、不规则;完全再通者,静脉腔内基本上充满血流信号,但边界往往不整。

3.频谱多普勒超声

静脉内血液反流,挤压远端肢体放松后或做 Valsalva 动作时反流加重(图 7-30)。

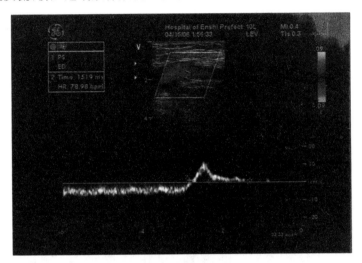

图 7-30 股静脉瓣功能不全

注 频谱多普勒超声显示股静脉反流持续时间大于 1 秒。

(四)鉴别诊断

挤压远端肢体放松后或做 Valsalva 动作时的反流持续时间可用于鉴别有无下肢深静脉瓣膜功能不全,小于 0.5 秒正常,介于 0.5～1 秒可疑,大于 1 秒可诊断。

(五)超声的临床价值

超声检查不仅能敏感发现有无静脉瓣反流,还能评估反流程度。通过超声检查能较准确地判断反流的原因及静脉内继发病变的情况。

五、动静脉瘘

动脉和静脉之间存在异常通道,称为动静脉瘘。由于动脉的血液自正常孔道流入伴行的静脉,可造成瘘的局部血管病变和瘘局部、周围循环和全身系统的血流动力学变化,可先天存在或后天因外伤所致。

(一)病因、病理

动静脉瘘可由先天性或后天性原因所引起。先天性动静脉瘘的病因是血管胚胎发育异常引起的肢体或身体其他部位的动脉和静脉之间发生异常相通,可发生在身体的任何部位,但以四肢多见,病变主要发生在肢体的体表皮肤和软组织内,常伴有多种先天性血管畸形、骨骼及肌肉的改变。后天性动静脉瘘的病因是外伤,最常见的是血管穿透性损伤如刺伤、枪伤及刀伤,也有少数病例是由于钝挫伤引起骨折后,骨折的断端刺伤周围动脉和静脉,使动、静脉间发生异常沟通,多发生在四肢,下肢较多见。动、静脉间有一个或多个瘘口相通,通常以单发瘘口多见。从动、静脉间的沟通情况分为直接瘘和间接瘘。

(二)临床表现

动静脉相通后动脉血经瘘管进入与其相通的静脉内,患肢静脉血增加,出现淤血的表现,同时动脉血减少而出现相应组织缺血改变。两者均可增加心脏负荷,引起心力衰减。由于心脏血流量增加及血流的冲击,造成心内膜损伤而继发心内膜炎。瘘口可触及震颤。

(三)超声表现

1.二维超声

因动脉血进入静脉血,因此受累静脉内径明显增宽,并且管壁随心动周期有节律地搏动,受累动脉内径变化不明显。形成假性动脉瘤时可见动脉局部呈瘤样扩张。有时可以显示动、静脉间不规则的无回声管道沟通。部分病例血管较小,无法显示瘘口位置和大小,通过彩色多普勒血流图像可确定。

2.彩色多普勒超声

可确定瘘口的位置、大小及瘘管的形态、受累动静脉血流情况。瘘口近端静脉腔内血流紊乱、颜色较亮,并与动脉颜色一致、随心动周期明暗变化的血流信号(图7-31)。瘘口大、分流速度快、分流量多时,瘘口处至肢体的末端全程静脉内的血流均有改变,反之则仅有局限于瘘口近端静脉血流的改变。

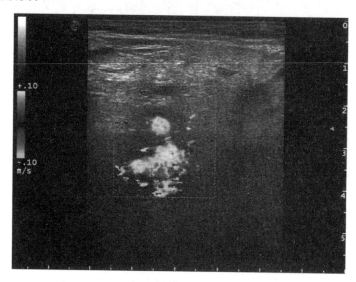

图7-31 股动静脉瘘(彩色多普勒超声)

注 股动静脉瘘口近端股静脉腔内血流紊乱、颜色较亮,并与股动脉颜色一致。

3.频谱多普勒超声

在瘘口处可测到高速、紊乱的动脉样血流频谱,频窗完全充填,血流峰速明显增快,舒张期有正向血流存在(图7-32)。瘘口处静脉呈快速、动脉样节律、低阻力的血流频谱,瘘口远端静脉内可测到低速、低阻力的动脉样频谱。瘘口小则远端静脉频谱无明显改变。瘘口近端的动脉呈单相的、收缩期峰速增高、舒张期有正向血流的低阻力样动脉频谱,瘘口远端动脉的频谱形态可以正常,但收缩期峰速有所减低。

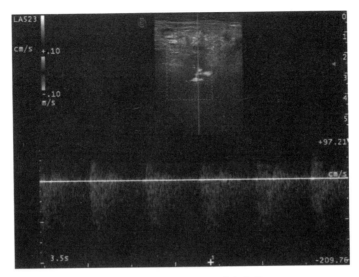

图 7-32 股动静脉瘘（频谱多普勒）

注 股动静脉瘘口处高速、紊乱的动脉样血流频谱,频窗完全充填,血流峰速明显增快。

（四）鉴别诊断

动静脉瘘需与假性动脉瘤相鉴别。前者为动脉和静脉之间存在异常通道,后者在动脉旁有囊状的、搏动性的肿块。

（五）超声的临床价值

超声检查可明确瘘口位置、大小,受累静脉状态及有无栓子形成。

（杨敏敏）

第八章　浅表器官超声诊断

第一节　浅表器官解剖概要

眼为人体的视觉器官,分为眼球、视路和眼附属器 3 部分。眼球和视路共同完成视觉功能,眼附属器则起到保护、运动等辅助作用。

一、眼部解剖概要

(一)眼球

近似球形,位于眼眶内。其前后径为 24mm,垂直径为 23mm,水平径为 23.5mm,分为眼球壁和眼内容 2 个部分。

1.眼球壁

自外向内依次为纤维膜、血管膜和视网膜 3 个部分。

(1)纤维膜:角膜和巩膜组成眼球壁外层,主要由纤维结缔组织构成,故总称为纤维膜。角膜完全透明,约占纤维膜的 1/6。巩膜是纤维膜不透明的部分,色瓷白,前与角膜相连,后与视神经相连。

(2)血管膜:位于巩膜和视网膜之间富含色素的血管性结构,分虹膜、睫状体和脉络膜 3 部分。其内血供丰富,虹膜、睫状体的血供主要由前睫状血管系统和睫状后长动脉提供,脉络膜的血供主要来自睫状后短动脉。

(3)视网膜:前界为锯齿缘,后界为视神经盘周围,外为脉络膜,内为玻璃体。后极部可见一直径约 1.5mm、边界清晰的淡红色圆盘状结构,称为视神经盘。视神经盘颞侧 3mm 处可见直径约 2mm 的浅漏斗状小凹陷,称为黄斑,其中有一小凹,称为中央凹,为视觉最敏锐的部位。

2.眼内容包括眼内腔和眼内容物两个部分

(1)眼内腔:包括前房、后房和玻璃体腔 3 部分。前房为角膜后方与虹膜和瞳孔区晶状体前方之间的空间,其内充满房水。后房指虹膜后面、睫状体内侧、晶状体悬韧带前面和晶状体前侧面的环形间隙。玻璃体腔前界为晶状体、晶状体悬韧带和睫状体后面,后界为视网膜前面,充满透明的玻璃体。

(2)眼内容物:包括房水、晶状体、玻璃体 3 部分。房水充满前房和后房,主要功能是维持眼压,营养角膜、晶状体和玻璃体。晶状体由晶状体囊和纤维组成形似双凸镜的透明体,富有弹性,直径为 9～10mm,厚度为 4～5mm,前后两面相接处为晶状体赤道部,借晶状体悬韧带与睫状体相连,固定在虹膜后、玻璃体前。玻璃体为充满眼球后 4/5 空腔的透明无色胶体,99%成分为水分,其内没有血管和神经。

(二)眼附属器

眼附属器包括眼睑、泪器、结膜、眼肌、眼眶和血管等,这里仅介绍眼部血管。

1.动脉系统

动脉系统包括眼动脉、视网膜中央动脉、睫状后长动脉和睫状后短动脉。眼动脉(OA)是颈内动脉的第一分支,通过视神经管与视神经相伴行进入眼眶。视网膜中央动脉(CRA)在眼球后约 12mm 进入视神经下表面,在视神经束中前行至眼球,与视网膜中央静脉伴行。睫状后长动脉和睫状后短动脉在视神经附近进入眼内,睫状后短动脉(PCAS)为 2~3 支主干,再分为 6~8 支终末支,在视神经的鼻侧和颞侧至少各有 1 支睫状后短动脉。

2.静脉系统

静脉系统包括眼静脉、涡静脉和视网膜中央静脉。眼静脉共两支,即眼上静脉(SOV)和眼下静脉。

(三)视路

视路指视觉纤维由视网膜到达大脑皮质视觉中枢的传导路径,包括视神经、视交叉、视束、外侧膝状体、视放射和视皮质。视神经是中枢神经系统的一部分,从视盘起至视交叉前脚的这段神经称为视神经,全长约 40mm。

二、涎腺解剖概要

涎腺又称唾液腺,分泌唾液。主要由腮腺、颌下腺、舌下腺 3 对大腺体及颊腺等小腺体组成。腮腺为涎腺最大的一对腺体,以下颌骨后缘和腮腺中穿过的面神经丛为分界,分为浅、深两叶,位于两侧咬肌后方,耳垂下方。腮腺区淋巴结分 3 组,分别为浅表淋巴结、腮腺内淋巴结、深层腺内淋巴结。腮腺管从腮腺浅部前缘开始,经过颊肌,到口腔颊侧黏膜处。颌下腺呈三角形或类圆形,位于颌下三角内、颈深筋膜浅层构成的筋膜中。舌下腺位于舌系带两侧黏膜处,为最小的一对涎腺,边界不清晰。

三、甲状腺解剖概要

(一)解剖概要

甲状腺是成年人体内最大的内分泌腺,分为左、右两侧叶,中间由较狭窄的峡部连接,呈"H"形或蝶形横跨于气管上段。甲状腺紧贴在甲状软骨和气管软骨环的前面、喉的两侧。

甲状腺由两层结缔组织被膜包裹。气管前筋膜包绕甲状腺的前面和后侧面,形成甲状腺鞘,外层被膜。内层甲状腺固有膜紧贴于腺体表面,包被整个腺体,并深入腺体实质内将腺体分为大小不一的小叶,其中有丰富的血管、淋巴管。在两层被膜间为疏松结缔组织、甲状腺动静脉及淋巴、神经和甲状旁腺等。

甲状腺浅面由浅入深依次为皮肤、浅筋膜、颈筋膜浅层、舌骨下肌群和气管前筋膜等。峡部前面借甲状腺前筋膜和胸骨甲状肌相隔;两侧叶后内侧与喉和气管、咽和食管以及喉返神经等相邻;后外侧与颈总动脉、颈内静脉和迷走神经相邻。

甲状腺血供丰富,主要由双侧的甲状腺上、下动脉及少数的甲状腺最下动脉构成。甲状腺的静脉起自甲状腺腺体的表面和气管前面的静脉丛,分上、中、下 3 对静脉。

(二)生理概要

滤泡是甲状腺的基本结构,由单层滤泡上皮细胞围成。滤泡上皮合成和分泌甲状腺素。滤泡腔内充满滤泡上皮细胞分泌的胶体。滤泡旁细胞散布在滤泡上皮细胞之间,以胞吐方式分泌降钙素。

四、淋巴结解剖概要

浅表淋巴结遍布全身各处,是人体重要的免疫器官,按所处部位及附近血管可分为头部淋巴结、颈部淋巴结、胸壁淋巴结、腹壁淋巴结及四肢淋巴结。淋巴结组织学结构由外及内分别为:被膜、皮质、髓质及位于淋巴结凹陷处的淋巴通路。淋巴结凹陷处以结缔组织为主,内有血管、神经穿入,以及淋巴结管穿出,它们共同构成淋巴门。被膜由致密的结缔组织构成,向内延伸至实质构成支架。皮质位于被膜下方,由淋巴小结构成,内含有丰富的淋巴结细胞。髓质位于淋巴结中央部,由淋巴索和淋巴窦构成。淋巴门动脉由淋巴门处进入髓质,在其内分支,到达淋巴小结形成毛细血管网,最后汇合成小静脉,经淋巴门流出。

(一)乳腺的位置和形态

成年女性的乳房边界在外形上难以准确划定,但基部位置较固定。乳房的形状、大小和功能随种族、遗传、年龄、营养和机体的生长发育、妊娠等而发生较大的变异。就成年女性来讲,未生育者乳腺呈圆锥形,两侧大小相似,但不一定对称;已哺乳的乳房常趋于下垂且稍扁平;老年妇女的乳房因腺体萎缩,体积变小且松软。正常成年女性的乳房位于前胸壁两侧,在胸前第 2～6 肋软骨之间、胸大肌的浅面,内至胸骨内缘,外起自腋前线或腋中线,内侧 2/3 位于胸大肌之前,外侧 1/3 位于前锯肌表面。有的乳房组织掩盖范围可能更大,有时薄层乳腺组织可上达锁骨,下达腹直肌前鞘,内及胸骨中线,外侧达背阔肌前缘,95% 的乳房其外上部分有一狭长的乳腺组织延伸至腋窝,称为乳腺的腋尾部,该部与胸肌的淋巴结相邻近。

乳头位于乳腺的中心,呈杵状突起,直径为 0.8～1.5cm。周围由色素沉着较深的乳晕包绕,直径 3cm 左右,乳晕区有许多呈小圆形凸起的乳晕腺,乳头和乳晕表面为角化的复层扁平上皮,即表皮,其深面的真皮深嵌于表皮基底面的凹陷中,它含有丰富的毛细血管且与皮肤表面接近。肤色较浅的年轻妇女,其乳头和乳晕呈粉红色,肤色较深者呈淡褐色,妊娠期间乳晕面积扩大。乳头双侧对称,通常青年女性乳头一般正对第 4 肋间或第 5 肋骨水平,略指向外下方,双侧乳头间距为 22～26cm。乳头表面有许多小窝,窝内为输乳管开口,称为输乳孔,直径约 0.5mm,是哺乳时乳汁排泌的出口。正常乳房内,每侧包含 15～20 个腺叶,每个腺叶又分成许多小叶,每个腺叶由 10～15 个腺泡组成。腺叶之间由脂肪及结缔组织分隔,每个腺叶有 1 根单独的腺管,其由乳头皮肤开口部起始,向四周辐射,在乳晕深部输乳管扩大,形成直径为 5～8mm 的输乳窦,在乳头基底部为较窄的短乳管,而后为膨大的乳管壶腹,其后为大乳管,再分支为中小乳管,最后为末端乳管与腺泡相通。乳腺叶间的纤维束连接腺体和皮肤,使其得到支撑,这些纤维束称为乳房悬韧带(Cooper韧带)。

成年人乳房包括皮肤、皮下组织与乳腺组织3种结构,乳腺组织位于皮下浅筋膜的深、浅层之间,由实质和间质组成,实质由管道系统构成,乳房各部的腺实质与间质含量不一,在上部和中央部,实质占优势,以外上部最多。由乳腺浅层至深层,依次为皮肤、浅筋膜浅层、皮下脂肪、乳房腺体(包括乳腺导管和结缔组织)、浅筋膜深层、胸大肌及肋骨等。

(二)乳腺血管

1.乳腺动脉

供应乳腺的动脉有胸廓内动脉的穿支、第3～7肋间动脉前穿支及腋动脉的分支,这些动脉血管的分布有许多个体差异,在同一个体也非双侧对称。

2.乳腺静脉

乳腺的静脉分深、浅两组,浅组皮下静脉位于浅筋膜浅层,分横走行和纵走行两种。横走行的静脉向胸骨旁走行,在中线两侧有吻合;纵走行的静脉向锁骨上窝走行,注入颈下部的浅静脉,而后注入颈浅静脉。

(三)与乳腺疾病有关的淋巴结、淋巴引流方向和途径

乳腺的淋巴是由皮肤和乳腺小叶间的浅、深两层淋巴管网和淋巴管丛组成的。浅层向乳头、乳晕下集中,而后再经毛细淋巴管注入深层淋巴管网。在胸前壁和外侧壁淋巴管呈扇形分布,集中走向腋窝,并注入腋淋巴结。乳腺外侧部的集合淋巴管向内侧走行,穿过胸大肌和第1～5肋间隙,注入胸骨旁淋巴结;乳腺底部的集合淋巴管,穿过胸大肌,经过胸肌间淋巴结或直接沿胸小肌上缘注入腋淋巴结尖群,也可沿胸小肌下缘注入腋淋巴结中央群。

乳腺上部的部分集合淋巴管有时可穿过胸大肌,向上直接注入锁骨上淋巴结。乳腺各部淋巴引流并无恒定的界线,乳腺任何部位的淋巴液均可引流到腋淋巴结。一般认为,腋淋巴结接受乳腺淋巴引流的75%,胸骨旁淋巴结接收20%～25%。

前哨淋巴结是接受肿瘤区淋巴引流的第一个淋巴结,该淋巴结是肿瘤淋巴转移的第一站,如果肿瘤仅发生于前哨淋巴结,不需要清扫淋巴链第一站以外的淋巴结群。一般认为瘤细胞播散按淋巴回流顺序进展,跳跃式的转移罕见,其发生率低于2%,探查前哨淋巴结目前主要有3种方法:①术前淋巴闪烁摄影;②术前肿瘤注射蓝色染料;③用示踪剂与Y探头检测放射活性。已有学者开展以反转录—聚合酶链反应(RT—PCR)技术为基础的前哨淋巴结病理检查。

(杨敏敏)

第二节 浅表器官超声检查技术和超声表现

一、眼

(一)B型超声检查方法

最基本的检查方法有3种,即横切、纵切和轴位扫查。其中横切和纵切较轴位扫查更为常

用。横切和纵切法声束可以自晶状体旁通过,降低晶状体对声波传导的干扰,还可以通过探头的移动获得更大范围的检查图像。

1.横切扫描

探头标记方向与角巩膜缘相平行的扫描方法即为横切扫描。这种检查方法中声波向探头所在方向的对侧前后移动,所以得到的是探头对侧的眼球结构的子午线切面。如果将探头置于 9 点的角巩膜缘且指示方向向上,所得图像的上方即为 2 点的图像,下方为 4 点的图像,中央为 3 点图像。如果将探头水平置于 6 点角巩膜缘,则所得图像的中央为 12 点子午线球壁的图像。一般根据探头所在的位置将横切法分为水平横切(探头标记方向指向鼻侧,探头置于 3 点、9 点角巩膜缘)、垂直横切(探头标记方向指向上方,探头置于 6 点、12 点角巩膜缘)和斜行横切(探头标记方向指向上方,探头置于 1 点 30 分、4 点 30 分、7 点 30 分和 10 点 30 分角巩膜缘)3 种方法(图 8-1)。

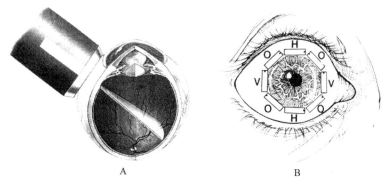

图 8-1　横切扫描

2.纵切扫描

将横切扫描时的探头方向旋转 90°,即为纵切扫描。探头的标记方向与角巩膜缘始终垂直,检查时探头做与角巩膜缘相垂直的前后运动。所得图像为探头对侧径线的切面。还可以理解为类似车轮的轮辐状之放射状扫描。一般周边部的球壁回声显示在图像的上方,视神经显示在图像的下方。如果将探头置于 6 点角巩膜缘,得到 12 点球壁的径线切面。通过探头向角巩膜缘或穹隆部的移动,眼球周边和后极部球壁均清晰地显示,探头越接近角巩膜缘后极部,图像显示越清晰,探头越接近穹隆部,则眼前段的图像显示越清晰(图 8-2)。

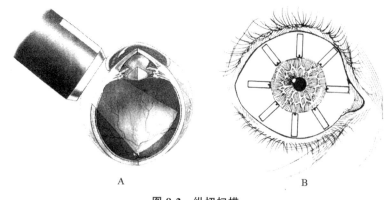

图 8-2　纵切扫描

3.轴位扫描

轴拉扫描指探头位于角膜的中央,声束自晶状体中央穿过,将眼球的后极部以视神经为中心完整地分为 2 个部分的图像。但是由于声束自晶状体穿过产生声衰减,可能导致声波对眼后极部图像显示能力下降,这也是这种检查方法较横切扫描、纵切扫描的局限性。一般轴位法用于与晶状体、视神经相关疾病的诊断和黄斑疾病的评估(图 8-3)。

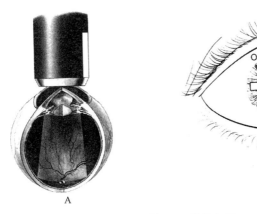

图 8-3　轴位扫描

通常采用水平轴位检查时,探头标记一般朝向患者的鼻侧,这样黄斑的图像正好在视神经图像的下方。垂直轴位检查探头标记一般向上,斜行轴位即 1 点 30 分至 7 点 30 分,10 点 30 分至 4 点 30 分的轴位检查探头的标记一般向上。

4.轴旁扫描

轴旁扫描是与轴位扫描相平行且避开晶状体的扫描方式。充分、仔细的轴位扫描是轴旁扫描的前提,应用轴旁扫描可以避免晶状体对声波的衰减效能,达到清晰显示眼底图像的目的。

进行眼内疾病超声检查时,首先将仪器的增益状态调至最高,以免遗漏细小的病变。一般依照如下顺序进行扫查。①横切扫描:首先检查眼球的上方,将探头置于 6 点角巩膜缘,标记方向指向鼻侧。由于探头在角巩膜缘,首先得到眼球后极部的图像,向穹隆部移动探头,依次得到眼球后极部、赤道部、周边部的图像。然后应用相同的方法分别对眼球的下方、鼻侧、颞侧进行检查。②纵切扫描:如果用横切扫描时在眼球内发现异常,或者有不能观察的盲区,可以同时进行纵切扫描,即横切扫描发现病变后,旋转探头 90°,与横切扫描相垂直,同样自角巩膜缘向穹隆部移动探头,观察病变的情况。对于位于后极部或周边部的病变,应用纵切扫描可以获得比横切扫描更满意的图像。③轴位扫描和轴旁扫描:对于一些特殊病例,如与晶状体或视神经关系密切的病变、黄斑病变等,为明确病变与视神经、黄斑之间的关系,必要时可应用轴位扫描。④特殊检查技术的应用:通过对病变超声特征的分析,提供对眼内疾病的诊断和鉴别诊断信息。一般包括以下 3 个方面:①形态学改变,主要包括形状、位置、边界等;②定量诊断,主要包括回声强度、内回声和声衰减等;③动态检查,主要包括后运动、血管征和流动性等。

(二)彩色多普勒成像的检查方法

检查时患者一般取仰卧位,特殊情况下可以采用坐位。检查前应了解患者的基本病情,仔细询问病史、阅读病历,必要时应自己重复进行相关检查,分析病情,然后有重点地对眼球进行检查。

检查前应通过与患者的密切交流消除其紧张、恐惧心理,以便积极、主动配合医师的检查,如平稳呼吸、减少瞬目等。检查前要对仪器和患者都有充分的了解,再实际操作,以减少不必要的检查时间,尤其是多普勒检查的时间。眼为视觉器官,对超声能量和发射功率大小的改变十分敏感,因此应注意调节仪器的能量和功率至较低的水平,以免造成不必要的损伤。

检查方法一般为眼睑法,将耦合剂直接涂于眼睑上,探头在眼睑上进行检查。由于彩色多普勒超声诊断仪探头的接触面积均较大,在眼科应用自上而下的扫描方式较自左而右的扫描方式要多得多。如果应用此方法对病变和眼球结构显示不满意,可以嘱患者转动眼球以配合检查。

眼内结构的检查方法与B型超声基本一致,本节主要介绍眶内血管的检查方法。

探头水平放置,获得眼球的水平切面。首先充分地显示视神经,因为视神经是进行眶内血管定位的标志。再将多普勒取样框置于眼球后15～25mm处,在视神经的两侧找寻类似"S"形的粗大血管即眼动脉,在与多普勒取样线平行且没有分支血管处对其进行取样。调整取样框,在眼球后10mm左右将视神经置于中央,在视神经的低回声区内可以发现红蓝相间的血流信号,即视网膜中央动脉和视网膜中央静脉,同样选择与取样线平行的点进行取样(一般在眼球壁后2～5mm处)。在视神经的两侧可以发现单一颜色的条带状血流信号,为睫后短动脉的血流频谱,选择与取样线平行的点进行取样即可(一般在眼球壁后5～8mm处)。

二、涎腺

(一)检查方法

检查腮腺时患者取仰卧位,或头转向健侧且颈向后伸展,尽量使所要检查的部位充分暴露。对检查部位从上到下横切和从左到右纵切,扫查时要显示出所有的腺体组织,对下颌下腺和舌下腺需要纵横斜切扫查。有病变时要扫查周围淋巴结,获得清楚的二维灰阶图像后,进行彩色多普勒检查,看腺体组织血流有无变化,并采用脉冲多普勒测量血流速度,声束与血流的夹角尽可能小。

(二)正常超声表现

1.灰阶超声

腮腺纵切或横切,形态呈倒三角形,以下颌骨表面延长线为标志,可把腺体分为深、浅两叶,浅叶边界清晰,深叶后缘不易清晰显示。颌下腺呈椭圆形或哑铃形,边界清晰。舌下腺呈扁椭圆形,舌下腺左、右两侧或有相连,形似马蹄,腺体深部边界不易完整显示。

唾液腺实质为均匀高回声(图8-4),导管不易显示。副腮腺实质回声与腮腺一致。在腮腺周缘常可见到数个呈低回声的小淋巴结。

2.多普勒超声

唾液腺实质内血流信号大多为散在点状分布,动脉血流频谱呈高阻型。

3.唾液腺测量方法及正常参考值

平行于耳郭,纵切腮腺,取最大切面,测其上下径(长径)和前后径(厚径)。取腮腺最大横切面,测其左右径(宽径)。平行于下颌骨,纵切颌下腺,取最大切面,测其长径和厚径。舌下腺位置较深,难以完整地显示长径和厚径时,可在最大斜冠状面测其左右径(宽径)。

腮腺长径为5～6cm,宽径为4～5cm,厚径为1.5～2cm。颌下腺长径为3～4cm,厚径为1.5～2.0cm。舌下腺长径为2.5～3.0cm,宽径为1.0～1.5cm。

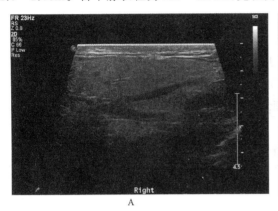 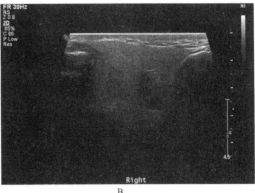

A   B

图8-4　正常腮腺

注　A.纵切面;B.横切面。腮腺实质呈均匀高回声,浅叶边界清晰,深叶后缘不清晰。

三、甲状腺

(一)检查方法

1.患者准备

检查前患者无须特殊准备。

2.体位

一般取仰卧位,颈后垫一小枕,使头略向后仰,充分暴露颈部。

3.仪器

一般使用具有高频带线阵探头(5～10 MHz)的彩色多普勒超声仪对甲状腺和甲状旁腺进行探测。必要时采用扇形探头结合吞咽动作对锁骨后或胸骨后甲状腺肿或异位甲状旁腺病变进行观察。

4.检查方法

(1)甲状腺。

1)测量甲状腺大小和体积。沿侧叶纵切扫查,取最大切面测量上下径,横切扫查时取最大横切面测量横径和前后径;用同样的方法测量峡部各径。必要时,测量甲状腺体积,常用的方法为椭圆体计算法,以椭圆体公式($V=\pi/6\times$长径$\times$宽径$\times$厚径)计算两侧叶及峡部的体积,然后相加,即为甲状腺的总体积。

2)从上至下、从外至内做一系列横切和纵切扫查,观察甲状腺实质及结节的二维超声表现。结节回声水平分为极低回声(低于颈前肌)、低回声(高于颈前肌而低于甲状腺实质)、等回声(与甲状腺实质回声相当)和高回声(高于甲状腺实质回声)。判断甲状腺实质回声水平,以邻近胸锁乳突肌回声作为参照。

3)CDFI 检查:观察腺体和结节的血流信号分布和丰富程度,测量结节内动脉血流的峰值流速和阻力指数。必要时,测量甲状腺上、下动脉的内径,峰值流速和阻力指数。

(2)甲状旁腺。

1)正常位置甲状旁腺的超声检查方法与甲状腺基本相似。甲状旁腺位置更深,使用的探头频率更低,特别是甲状旁腺明显增大时。

2)甲状旁腺常见异位于甲状腺内、颈动脉鞘内、食管后和胸骨上窝,应仔细扫查。

3)嘱患者做吞咽动作,使病灶提升,同时采用扇形探头(扫查方向朝向足侧)在胸骨上窝和锁骨上方进行探测,有可能发现异位于胸骨或锁骨后方的病灶。

(二)正常超声表现

1.甲状腺

(1)正常甲状腺左右侧叶上下径为 4~6cm,左右径为 1.5~2.0cm;峡部前后径为 0.2~0.4cm。正常甲状腺大小存在较大个体差异,但侧叶前后径的个体差异相对较小,若侧叶前后径＞2cm,可诊断甲状腺肿大。

(2)甲状腺被膜为一薄而规整的高回声带,实质为分布均匀的、细而密集的中等回声,回声水平明显高于邻近的胸锁乳突肌回声。彩色多普勒超声仪显示腺体内弥散性分布的较为丰富的点状、条状血流信号。

(3)甲状腺上、下动脉的平均内径约 2mm,为搏动性动脉血流频谱,收缩期峰值流速为 30~50cm/s。甲状腺的 3 对静脉为连续性低振幅频谱。

2.甲状旁腺

由于正常甲状旁腺体积过小(平均大小 5mm×3mm×1mm),且与周围组织不能形成良好的反射界面,超声很难显示。正常甲状旁腺回声与甲状腺相近或略低,多为边界清楚的卵圆形或圆形的均匀低回声,内部一般无明显的血流信号。

四、淋巴结

(一)检查方法

1.仪器条件及受检者准备

(1)仪器条件:采用高分辨力彩色多普勒实时超声仪,线阵探头,根据患者年龄、体型选择合适的频率,常用 7.5MHz 以上频率。

(2)仪器调节:选到浅表模式,设置聚焦在目标区域,增益调节使淋巴结结构清晰可见。

(3)受检者准备:无须特殊准备,暴露所需检查区域即可。

2.检查方法

(1)体位选择:头颈部扫查时应使患者头部转向对侧,必要时可以在颈下或肩下垫枕,以充分暴露;腋窝扫查时患者应上举上肢,充分暴露腋窝;腹股沟扫查时双下肢伸直,向外展开。

(2)扫查方法:对目标区域进行全面、广泛的扫查,观察淋巴结形态、大小、包膜、皮髓质回声、与周围组织的关系以及血流。

（二）淋巴结部位的超声解剖

1.颈部

目前在国际外科学和肿瘤学上被普遍应用的颈部淋巴结分组法是美国癌症联合委员会（AJCC）的分组。依据颈部淋巴结被肿瘤转移累及的范围和水平，AJCC将颈部可扪及的淋巴结分为7个水平，或称为7个组。

Ⅰ区：包括颏下和下颌下淋巴结，由二腹肌前腹与后腹围绕，上界为下颌骨，下界为舌骨。

Ⅱ区：包含颈内静脉上组淋巴结，上界为颅底，下界为舌骨。

Ⅲ区：包含颈内静脉中组淋巴结，上界为舌骨，下界为环状软骨下缘。

Ⅳ区：包含颈内静脉下组淋巴结，上界为环状软骨，下界为锁骨。

Ⅴ区：颈后三角淋巴结，含淋巴结副神经淋巴结和颈横淋巴结，锁骨上淋巴结包括在内。其后界为斜方肌前缘，前界为胸锁乳突肌后缘，下界为锁骨，为了描述上的方便，Ⅴ区可进一步分为上、中、下3区，分别以舌骨水平和环状软骨下缘水平为界。

Ⅵ区：颈前中央区淋巴结，包括喉前淋巴结、气管前淋巴结和气管旁淋巴结，上界为舌骨，下界为胸骨上切迹，外侧界为颈动脉鞘内侧缘。

Ⅶ区：位于胸骨上切迹下方的上纵隔淋巴结。

尽管AJCC分组现已广泛应用于确定颈部淋巴结的位置，但有一些重要的淋巴结，如腮腺和咽后淋巴结没有被纳入此分组。

2.腋窝

腋窝是手臂和胸壁之间的一个锥状凹陷，它的前界为腋前襞，由胸大肌下缘构成，后界为腋后襞，由大圆肌及背阔肌下缘构成，此二襞外侧端在臂部的连线为腋窝的外界，二襞的内侧端在胸壁的连线为其内界。

腋淋巴结位于腋窝内，有20～30个，可分为5群。

（1）外侧淋巴结群：沿腋静脉排列，收纳上肢浅、深淋巴管。

（2）胸肌淋巴结群：沿胸外侧血管排列，收纳胸、脐以上腹前外侧壁浅淋巴管和乳房外侧的淋巴管。

（3）肩胛下淋巴结群：在腋窝后壁沿肩胛下血管排列，收纳项、背部淋巴管。

（4）中央淋巴结群：位于腋窝中央脂肪组织内，收纳上述3群淋巴结的输出管。

（5）腋尖淋巴结群：沿腋静脉近段排列，收纳中央淋巴结的输出管，伴头静脉走行的淋巴管和乳房上部淋巴管。

3.腹股沟区

腹股沟区淋巴结可分为腹股沟浅淋巴结和腹股沟深淋巴结两组。

（1）腹股沟浅淋巴结有上、下两群，上群排列于腹股沟韧带下方并与其平行，收纳会阴部、外生殖器、臀部和腹壁下部的浅淋巴结；下群沿大隐静脉末端纵行排列，收集下腿前内侧及股的浅淋巴管，其输出管注入腹股沟深淋巴结。

（2）腹股沟深淋巴结位于股静脉根部，收纳腹股沟浅淋巴结和腘淋巴结的输出管及股的深淋巴管，其输出管注入髂外淋巴结。

五、乳腺

(一)检查方法

1.仪器条件及受检者准备

(1)仪器条件:选用 7.5～12MHz 的高频线阵探头。

(2)受检者准备:去除胸部衣物,充分暴露胸前区,其余无须特殊准备。

2.检查方法

(1)体位选择:受检者双手上举,充分暴露乳腺及腋窝区域。肥胖或者乳腺下垂者,一侧背部垫以枕头,将乳房抬高至乳头朝向正前方为宜。

(2)扫查方法:按顺时针或逆时针顺序,以乳头为中心向外做辐射状扫查。内侧至胸骨,外侧至腋前线,上界和下界需至乳腺结构完全消失。扫查范围必须全面、完整。发现异常病灶时,需在病变处做十字交叉扫查,观察肿块的形态、大小、与邻近组织的关系及肿块的弹性、活动度等。另需检查双侧腋窝,是否有异常结构及异常淋巴结存在。

彩色多普勒观察乳腺的内部血流分布,发现异常病灶时需测量血流速度。

(二)正常超声表现

因乳腺的发育程度、腺体层厚度差异较大,尚无统一的正常值标准。腺体回声与年龄、乳腺发育程度、所处的生理期,如青春期、性成熟期、妊娠期、哺乳期及绝经期等有关,应双侧对比,以便判断是否有异常。

1.灰阶超声

高频超声能够清晰地显示乳头、皮肤、皮下组织、乳腺腺体、乳腺后间隙、胸壁肌层及肋骨等结构。

声像图显示乳头为均匀中等回声,其后方常伴有声影,声影主要由乳头的结缔组织和乳晕下乳腺导管周围组织引起,声影会影响乳晕区的声像图质量。为获得清晰图像,可使用足量耦合剂填平乳头与超声探头之间的间隙,以获得良好的声窗,并将探头置于乳头旁,倾斜一定的角度检查乳头后方。

皮肤显示为界面反射形成的两条细线状强回声和夹在中间的真皮形成的中等水平回声带,它的正常厚度<2mm。在创伤、炎症、肿瘤等疾病时,皮肤厚度、形态会发生改变。

皮下脂肪层位于皮肤与乳腺腺体层之间,脂肪小叶为低回声,有细线状强回声被膜。Cooper 韧带在皮下脂肪层中显示最清晰,表现为中等回声的条索状结构,与皮肤和浅筋膜浅层相连。

乳腺腺体层在皮下脂肪层下方,回声比皮下脂肪层强,声像图表现因其内分布的乳腺小叶和导管,以及脂肪、纤维组织的量不同而变化。乳腺小叶和导管呈低回声,乳腺导管从乳晕呈放射状进入腺体层,宽度一般<2mm,哺乳期增宽。脂肪、纤维组织回声高于乳腺的腺体组织回声。

乳腺腺体后脂肪层通常比皮下脂肪层薄,胸大肌紧邻其后方。部分女性腺体后间隙因脂肪层薄而分界不清。

胸壁肌层为低回声,内线状高回声为肌纤维束膜回声。肋骨为片状强回声,后方回声衰减。

2.彩色多普勒血流成像

灵敏度高及空间分辨率高的超声仪器可以显示乳腺血管,其走行是从乳腺的深面向皮下组织的方向,在皮下脂肪层内常可见乳腺血管与Cooper韧带的走行方向平行。在乳头附近的血流信号最丰富。

（杨敏敏）

第三节　眼部疾病

一、白内障

（一）病因、病理

白内障系因晶状体老化、遗传等因素引起晶状体囊膜损害,导致晶状体蛋白质变性,进而晶状体浑浊。

（二）临床表现

患者患侧视力进行性减退,由于晶状体皮质浑浊导致晶状体不同部位屈光力不同,可有眩光感、近视度数增加等症状。

（三）超声表现

晶状体厚度增大,晶状体前、后囊回声增强、增厚,皮质区见短条样强回声,中心部呈相对强回声反射光斑。当病变侵犯到晶状体囊和核时,晶体可表现为"双同心圆征"。

（四）鉴别诊断

白内障需与晶状体内异物鉴别,后者多有外伤史,晶状体大小、形态、内部回声一般正常。患者视力一般不受影响。

（五）超声的临床价值

结合临床表现及超声声像图特征,白内障诊断准确性较高,熟练掌握晶状体的正常声像图表现,即能对该病作出明确诊断。

二、晶状体脱位

（一）病因、病理

晶状体依赖悬韧带与睫状体的联系而被维持在一定的位置上,可因外伤或先天性晶状体悬韧带发育不全导致脱位。

（二）临床表现

患者的症状取决于晶状体移位的程度,若晶状体完全脱位,可引起急性青光眼、无晶状体眼视力等症状表现。

（三）超声表现

晶状体偏离原位,不全脱位时晶状体脱位于前房或向一侧脱位,全脱位时晶状体完全位于前房、玻璃体内或其他地方,转动眼球时可见晶状体随玻璃体的转动而移动。

(四)鉴别诊断

晶状体脱位需与眼内异物鉴别,后者多有外伤史,晶状体位置正常,且若异物界面整齐,垂直入射时可见"彗星尾征",衰减显著时异物常伴有声影。

(五)超声的临床价值

结合临床表现及超声声像图特征,晶状体脱位诊断准确性较高,掌握晶状体的正常解剖位置及声像图位置,与对侧晶状体的位置进行对比,即能对该病作出明确诊断。

三、视网膜脱离

(一)病因、病理

视网膜脱离多见于中、老年人,因视网膜变性、裂孔形成、玻璃体变性近视、外伤、遗传等因素引起视网膜色素上皮细胞层与神经层之间的层间分离,两层间积聚液体。

(二)临床表现

患者多表现为飞蚊症突然加重、闪光幻觉、视野缺损、变视症等。

(三)超声表现

1.B 型超声表现

如果是局限性视网膜脱离,B 型超声检查时脱离的视网膜表现为带状强回声且与视盘回声相连,脱离的视网膜与视盘之间成 $15°\sim30°$,称为视盘斜入现象。完全的视网膜脱离则表现为玻璃体内类似英文字母"V"形的条带状回声,"V"形带状回声的尖端与视盘回声相连,两端分别与周边部球壁回声相连。脱离的视网膜回声表面光滑,与球壁回声的弧度基本一致。运动试验一般为阳性,且视网膜的运动方向一般与眼球壁回声相垂直,为以脱离的视网膜为中心的垂直轻微摆动。如果视网膜下液为液化的玻璃体,则两者之间的回声表现为液性无回声区;如果视网膜下液黏稠或视网膜下液为血性,则视网膜与球壁之间的回声可表现为均匀的点状,这些点状的视网膜下回声运动试验及后运动试验均为阳性表现(图 8-5)。

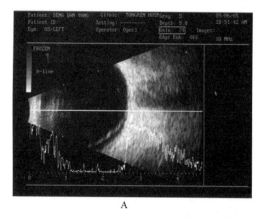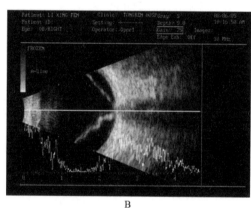

A   B

图 8-5　视网膜脱离二维超声图像

注　A.部分视网膜脱离;B.完全视网膜脱离。

2.CDFI 表现

CDFI 表现与 B 型超声检查相同,应用线阵探头可以探查到脱离的视网膜全貌,即脱离的视网膜一端与视盘回声相连,另一端与周边球壁回声相连。CDFI 表现为脱离的视网膜上有点状、条带状血流信号,且与视网膜中央动脉(CRA)的血流信号相延续。用脉冲多普勒频谱分析脱离的视网膜上的血流信号,其表现为与视网膜中央动、静脉血流频谱完全相同的动、静脉伴行的血流频谱,即在频谱的 X 轴上为规律搏动的动脉型(CRA)血流频谱,而位于 X 轴之下的为伴随动脉搏动的静脉型(CRV)血流频谱(图 8-6)。

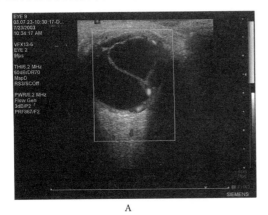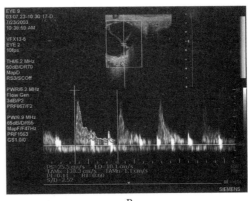

图 8-6 视网膜脱离 CDFI 图像

注 A.脱离的视网膜上可见血流信号;B.血流频谱为与视网膜中央动脉、静脉完全相同的频谱。

(四)鉴别诊断

1.与玻璃体积血鉴别

积血时玻璃体内可见细弱点状回声,分布较均匀,与球壁无连接。若时间较长,形成强回声机化带,彩色多普勒显示机化带无血流信号。

2.与脉络膜脱离鉴别

脉络膜脱离患者玻璃体内可见弧形带状强回声的凸面,指向玻璃体中心,与视盘无明显连接。

(五)超声的临床价值

结合临床表现及超声声像图特征,视网膜脱离诊断准确性较高,观察玻璃体内带状回声与视盘的关系,再结合其彩色多普勒表现,即能对该病作出明确诊断。

四、视网膜母细胞瘤

(一)病因、病理

视网膜母细胞瘤是婴幼儿最常见的眼内恶性肿瘤,多发生于 3 岁以内婴幼儿,有家族性及遗传性倾向,恶性程度高。

(二)临床表现

"白瞳症"是视网膜母细胞瘤的早期症状。可伴有斜视、视力减退、青光眼等症状。

(三)超声表现

1.B 型超声表现

既往根据肿瘤的形态将其分为肿块型、不规则型和弥漫浸润型。但这种分型与临床及病理均无联系,且比较烦琐,下面仅根据病变的超声表现进行描述(图 8-7)。

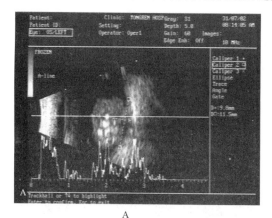
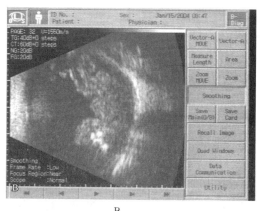

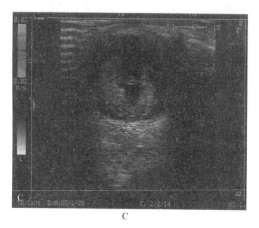

图 8-7　视网膜母细胞瘤超声图像

　　注　A.肿块型:玻璃体内不规则形实性病变,内回声不均匀,可探及点状强回声;B.不规则型:玻璃体内不规则实性病变,内回声不均匀,可探及点状强回声;C.弥漫浸润型:玻璃体内类"V"形带状回声,与视盘回声相连,广泛增厚,内回声均匀。

　　(1)形状:肿瘤形状多样,可以为半球形、"V"形、不规则形等,可以表现为眼球壁的广泛增厚,可以充满整个玻璃体腔,可以为单一病灶,也可以为多发病灶。

　　(2)大小:病变的大小超过 1mm 即可被仪器所发现,但此时多不具备超声诊断特征,需要结合眼底检查等确定诊断。如果已经有典型的临床改变,如黑瞳、白瞳等,一般均可有典型的超声表现。对病变的大小进行测量时,首先确定病变的最大基底所在的位置并进行测量,然后旋转探头 180°测量病变大小,准确记录,以利于随诊观察。

　　(3)位置:肿瘤可以位于眼球的任何部位,但以后极部病变居多,位于周边的病变可以累及睫状体。由于黄斑的特殊生理功能,检查时务必注意肿瘤与黄斑区的位置关系,观察是否存在黄斑回避现象。

　　(4)边界:肿瘤边界清晰,可以与周围组织之间准确地区别。形态不确定,有的光滑连续,有的表面有凹陷。

　　(5)内回声:病变的内回声不均匀,70%~80%的病变内可探及不规则形斑块状强回声,即

"钙斑"。钙斑之后可见声影。多数病例为强回声与中强回声相间,部分病例在病变内可探及不规则形无回声区。

(6)继发改变:由于肿瘤在视网膜部位,受肿瘤生长的影响,极易出现视网膜脱离。表现为玻璃体内条带状回声,与视盘回声相连,可以与视网膜的肿瘤相延续,也可以位于病变的对侧。此外,如果肿瘤蔓延至眶内,可在眶内发现与球内病变相延续且内回声强度一致的病变。如果肿瘤在生长过程中破坏了视网膜上的血管,可以并发玻璃体积血。

2.CDFI 表现

病变内可以发现与视网膜中央动脉、静脉相延续的血流信号,呈树枝状广泛地分布在病变内,表现为与视网膜中央动脉、静脉完全一致的动脉与静脉伴行的血流频谱。在钙斑处可以发现较多的血流"信号"(伪像)。如果肿瘤直接蔓延到眼眶内,则在眼眶内可发现与病变相延续的血流信号(图 8-8)。

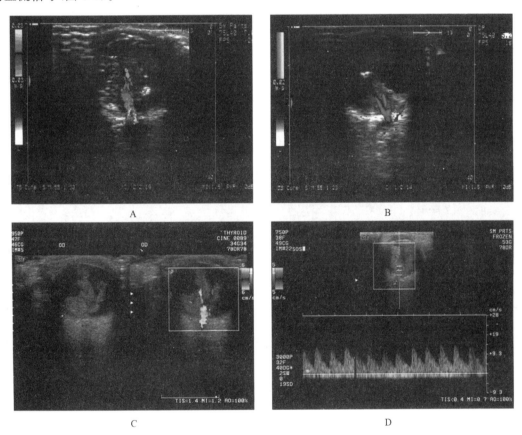

图 8-8 视网膜母细胞瘤 CDFI 图像

注 A、B、C.分别显示各型视网膜母细胞瘤内均有与视网膜中央动脉、静脉相延续的血流信号;D.频谱图,肿瘤内的血流信号频谱特点与视网膜中央动脉、静脉完全相同。

(四)鉴别诊断

1.与新生儿视网膜病变鉴别

二者均为双眼视网膜发病,且玻璃体内见类似花冠状条带状中强回声,包绕整个晶状体,向后与视盘相连。

2.与原始玻璃体增生症鉴别

原始玻璃体增生时二维超声显示玻璃体内见圆锥形或漏斗状的高回声团块,从晶状体后与视盘相连。

(五)超声的临床价值

仔细观察肿块的位置、形状、内部回声及其彩色多普勒的表现,再结合临床表现及其他影像学检查,即能对该病作出大致诊断。

五、脉络膜脱离

(一)病因、病理

由于手术、外伤、炎症等原因引起脉络膜上腔液体增多或出血,导致脉络膜球形隆起,形成脉络膜脱离。多见于眼外伤及眼内手术,一般多无自觉症状,视力下降不明显,有时出现视野和屈光的改变,当脱离波及黄斑区时即发生视力减退及视物变形。

(二)超声表现

轴位切面上可以探及至少 2 个条带状回声,一般在眼球的周边部,与眼球赤道附近的球壁回声相连。带状回声的凸面相对,其下为无回声区。类冠状切面上可以探及多个弧形带状回声,有多个点与眼球壁回声相连,形态类似"花瓣"状,即花瓣征阳性。横切面上脱离的脉络膜呈双带状回声,但可能不与球壁回声相连(图 8-9)。

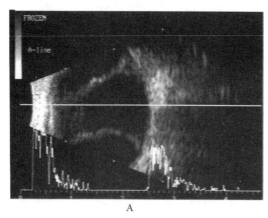
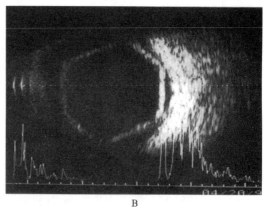

图 8-9　脉络膜脱离 B 型超声表现

注　A.轴位切面;B.类冠状切面。

(三)鉴别诊断

1.与玻璃体积血鉴别

积血时玻璃体内可见细弱点状回声,分布较均匀,与球壁无连接。若时间较长,形成强回声机化带,彩色多普勒显示机化带无血流信号。

2.与视网膜脱离鉴别

视网膜脱离患者玻璃体内条带状强回声的凹面向前,两端均与球壁相连,后端连于视盘,彩色多普勒显示带状强回声上有从视盘沿带状回声向上延伸的血流信号。

(四)超声的临床价值

结合临床表现及超声声像图特征,脉络膜脱离诊断准确性较高,观察玻璃体内带状回声形状及其与视盘的关系,再结合其彩色多普勒表现,即能对该病作出明确诊断。

六、脉络膜黑色素瘤

(一)病因、病理

脉络膜黑色素瘤是由恶性黑色素性瘤细胞组成的肿瘤,是成人最常见的眼内恶性肿瘤。

(二)临床表现

一般无明显视力异常,肿瘤生长在后极部或波及后极部,则患者可有眼前闪光感、视物变形、视物变小、视野缺损等症状。

(三)超声表现

1.B 型超声表现

(1)半球形病变:为肿瘤细胞未穿透 Bruch 膜时病变的形状。病变位于视网膜下,呈半球形平坦状,可见声衰减。可以继发视网膜脱离,一般视网膜在病变的中央与病变连接紧密,周边可见隙状回声。病变的隆起度不高,一般不超过 5mm。

(2)蕈状病变:为肿瘤突破 Bruch 膜后所具备的典型表现,一般有如下特征。

1)形状(shape):病变为典型的蘑菇状,即头膨大,中央有缩窄区,基底较宽大。

2)边界:病变边界清晰,当肿瘤表面有完整的视网膜时,病变的边缘光滑。在声像图上近场回声强,接近球壁时减弱甚至消失。

3)内回声:病变内回声不均匀,以中低回声为主。由于肿瘤边缘血管呈窦样扩张,故声像图上前缘回声强,向后回声逐渐减弱,接近球壁形成无回声区,即"挖空"现象。

4)脉络膜凹陷:肿瘤所在部位的脉络膜被瘤细胞浸润,形成局部脉络膜无回声区,呈盘状凹陷带,称为脉络膜凹陷,一般在病变的基底部可探及此征,约 65% 的患者可发现此征。

5)声影:因声衰减显著,肿瘤后眼球壁及球后脂肪回声较弱或缺乏回声,用低灵敏度检查,声影更易发现。

6)继发改变:超声可显示玻璃体浑浊及继发视网膜脱离。肿瘤穿破巩膜后,可见相邻眶脂肪内出现低或无回声区。

2.CDFI 表现

肿瘤的内部和肿瘤的表面均可探及丰富的血流信号。肿瘤表面的血流信号为被覆在肿瘤表面的视网膜上的血管所产生,频谱分析表现为动脉—静脉伴行的血流频谱,与视网膜中央动脉、静脉的血流特征完全相同。病变内可探及丰富的血流信号,可以呈树枝状分布在整个瘤体内,血流频谱表现为单纯动脉型血流频谱,与睫后短动脉的血流特征相同。这均与其病理组织学改变完全相同。

(四)鉴别诊断

1.与脉络膜血管瘤鉴别

瘤体内部回声较均匀,无明显声衰减表现,即无"挖空征",彩色多普勒显示瘤体基底部血流最为丰富,可呈"血管池样"表现。

2.与脉络膜转移癌鉴别

视网膜下结节状扁平隆起,边界欠规整,内部回声较均匀,无明显变化。

(五)超声的临床价值

仔细观察肿块的位置、形状、内部回声及其彩色多普勒的表现,再结合临床表现及其他影像学检查,即能对该病作出大致诊断。

(杨敏敏)

第四节 涎腺疾病

一、急性化脓性腮腺炎

急性化脓性腮腺炎以前常见于大手术后,现在由于有效抗菌药物的应用,手术后并发的腮腺炎已很少见,一般病因是慢性腮腺炎基础上的急性发作或邻近组织急性炎症的扩散。

(一)病因、病理

急性化脓性腮腺炎多是由慢性腮腺炎基础上的急性发作或邻近组织急性炎症的扩散引起,主要致病菌是金黄色葡萄球菌,其次是链球菌。这些细菌通常存在于口腔内,当出现严重的全身性疾病时,患者机体抵抗力及口腔生物学免疫力降低,易发生逆行性感染。腮腺区损伤及邻近组织急性炎症扩散也可引起急性腮腺炎。

(二)临床表现

本病多为单侧受累,炎症早期腮腺区轻微疼痛、肿大、压痛。炎症进一步发展,出现持续性疼痛或跳痛、皮肤红肿、发热等全身中毒症状。

(三)超声表现

(1)腮腺呈弥漫性肿大,回声减低,欠均匀(图 8-10)。

(2)可显示边缘不光滑的液性无回声区(图 8-11)。

(3)腮腺导管扩张(图 8-12)。

(4)腮腺周围淋巴结肿大(图 8-13)。

(5)彩色多普勒显示内部血流信号较丰富,肿大淋巴结血流供应增多(图 8-14、图 8-15)。

(6)血流速度明显加快,阻力指数较低(图 8-16)。

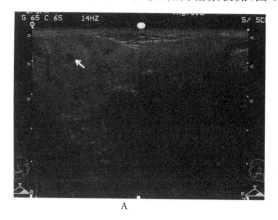
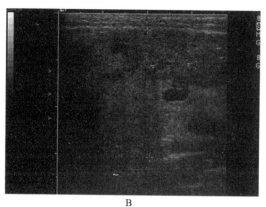

A   B

图 8-10 急性化脓性腮腺炎

注 A.双侧腮腺对比扫查,右侧腮腺内回声不均;B.肿大的腮腺厚约 28mm。

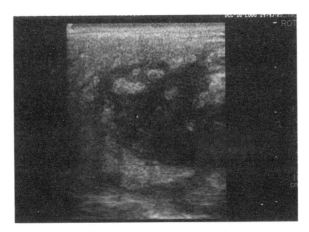

图 8-11　腮腺内脓肿形成,内有液性无回声区

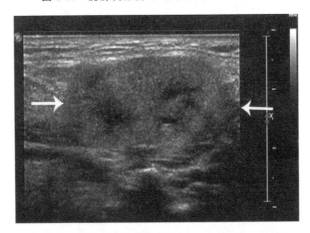

图 8-12　炎症所致的腮腺包块内可显示扩张的导管

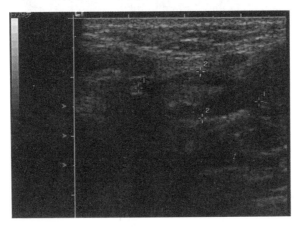

图 8-13　腮腺旁淋巴结肿大

(四)鉴别诊断

急性化脓性腮腺炎需与流行性腮腺炎相鉴别,后者与前者不同之处:流行性腮腺炎大多发生于儿童,有明确的传染病接触史,常双侧腮腺同时或先后发生。

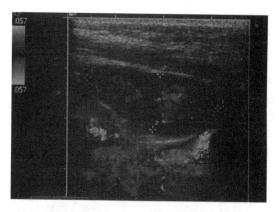

图 8-14　淋巴结内血流信号丰富

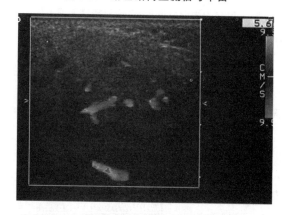

图 8-15　腮腺炎患者腮腺内血流信号较丰富

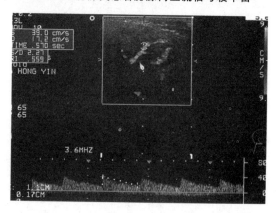

图 8-16　血流速度明显加快,阻力指数较低

注　与图 8-15 为同一患者,Vp 39.0cm/s,RI 0.56。

二、慢性复发性腮腺炎

慢性复发性腮腺炎以前统称为慢性化脓性腮腺炎,儿童和成年人均可发生,但其转归不相同。儿童的慢性复发性腮腺炎有自愈倾向。

（一）病因、病理

儿童病因多为腮腺先天性结构异常或免疫缺陷，此时细菌易通过腮腺导管逆行感染。慢性复发性腮腺炎可发生于任何时期，但以 5 岁左右最为常见，男性多于女性。它可突发，也可逐渐发病。

（二）临床表现

腮腺出现肿胀、不适，皮肤可有潮红，少数有脓肿形成。间隔数周或数月发作，年龄越小，间隔时间越短，越易复发。成年人复发性腮腺炎为儿童复发性腮腺炎延期痊愈而来，发病间隔较长，持续时间短。

（三）超声表现

（1）腮腺一侧或双侧均匀性增大，其内出现大小不等低回声区，呈圆形或类圆形（图 8-17），或呈片状低回声区，边缘不整齐，后方回声增强（图 8-18）。

（2）导管型患者显示导管主干及分支扩张，扩张的导管内常出现气体回声，多伴有导管内结石（图 8-19）。

（3）彩色多普勒血流显像表现为炎症部位血流较丰富，呈低速血流频谱（图 8-20）。

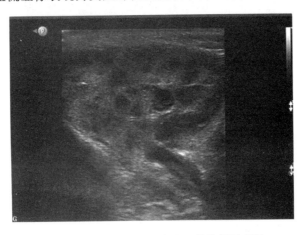

图 8-17 患侧腮腺内见大小不等的低回声区

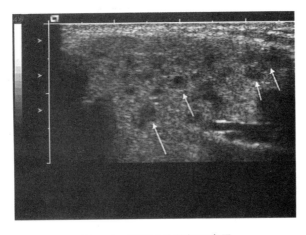

图 8-18 腮腺内片状低回声区

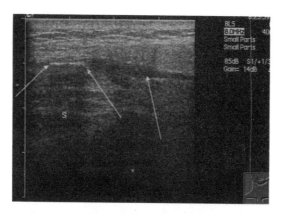

图 8-19　腮腺外导管内结石

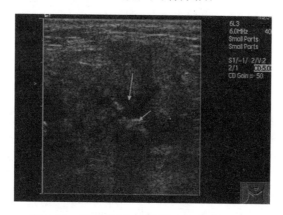

图 8-20　结石（腮腺内）周围血流信号较丰富

（四）鉴别诊断

注意慢性复发性腮腺炎与腮腺内良、恶性肿瘤的鉴别。良性肿瘤有包膜，内部血流不丰富；恶性肿瘤呈分叶状或不规则形，血流丰富，呈高阻力型。

三、慢性硬化性涎腺炎

（一）病因、病理

慢性硬化性涎腺炎又称 Kuttner 瘤。主要发生在下颌下腺，腮腺少见。男性多于女性，主要发生在中老年人，可双侧发病。

（二）临床表现

该病是由唾液内电解质成分异常引起，初起症状较轻，逐步出现下颌下腺区不适或轻度疼痛，有相当一部分患者伴有涎石，随着病情发展，下颌下腺明显肿大、疼痛、触压痛，质地逐渐变硬。

（三）超声表现

（1）下颌下腺多为弥漫性肿大，边界清楚。

（2）内部回声降低、不均匀，可出现多个低回声区域，类似慢性血吸虫肝病（图 8-21）。

（3）有些患者出现导管内结石及导管扩张。

（4）挤压少数患者扩张的导管，其内可出现流动液体。

（5）彩色多普勒显示丰富的血流信号（图 8-22）。

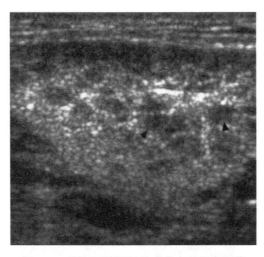

图 8-21 下颌下腺可见散在多个低回声结节

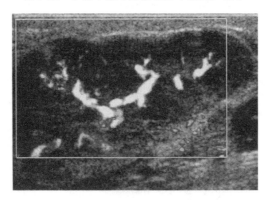

图 8-22 腺体内血供明显增加，血管无移位和受压征象

（四）鉴别诊断

病情较长的慢性硬化性下颌下腺炎需要与肿瘤相鉴别，如果诊断时认真结合病史，一般能作出诊断。需要强调超声诊断时一定要结合临床表现。

四、慢性阻塞性腮腺炎

慢性阻塞性腮腺炎又称腮腺管炎，与复发性腮腺炎统称为慢性化脓性腮腺炎。

（一）病因、病理

多数患者是由于智齿萌出时，导管口黏膜被咬伤，瘢痕愈合后引起导管口狭窄。本病也可由导管结石或异物引起。

（二）临床表现

腮腺导管较细长，易于发生唾液淤滞，所以易造成阻塞性腮腺炎。本病多发生于中年人，一般单侧受累，腮腺区反复肿胀，多数平均每个月均发作，发作时伴有轻度疼痛。

（三）超声表现

（1）腮腺肿大，内有扩张的导管，急性发作时腮腺回声降低，以导管周围明显。

（2）导管出口处狭窄且主导管及其分支扩张,内呈无回声区或出现密集、细小光点,后方回声增强(图8-23)。

（3）由结石阻塞引起者可见强回声伴后方明显声影(图8-24)。

（4）病程长者,可见导管壁增厚、增强,腮腺回声不均匀。

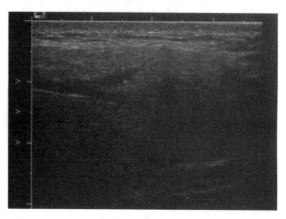

图8-23　腮腺内导管分支扩张

注　腮腺内导管分支内径约 2.2mm。

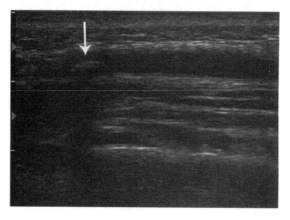

图8-24　腮腺导管内结石

（四）鉴别诊断

（1）本病需要与慢性复发性腮腺炎和慢性硬化性涎腺炎相鉴别,后者不会出现主导管、叶间、小叶间导管扩张。

（2）本病与慢性硬化性涎腺炎不同之处在于腺体内不会出现类似血吸虫肝病表现。

五、涎腺结石

（一）病因、病理

中青年多见,涎腺结石常发生在颌下腺,主要因炎性反应致唾液排出受阻,形成以钙盐为主的沉积物;也与内分泌和代谢性疾病有关。

（二）临床表现

结石阻塞腺导管时,唾液排出不畅,进食时涎腺处感觉胀痛。

（三）超声表现

涎腺结石常见于涎腺炎性时,腺体实质回声不均匀。结石可单发或多发,腺体实质内可见一个或多个强回声,后方伴声影,当伴导管阻塞扩张时,扩张的导管内可见强回声或絮状回声。

（四）鉴别诊断

涎腺结石需与腺体内钙化灶鉴别,钙化位于涎腺实质内,结石位于涎腺导管内。

六、涎腺肥大

（一）病因、病理

涎腺肥大多发生于腮腺,为一种非炎症性的腺体良性病变,主要与饮酒、糖尿病、内分泌疾病有关。病理表现为腺泡肿大、腺泡细胞融合。

（二）临床表现

涎腺双侧对称弥漫性增大,无疼痛,导管分泌正常。

（三）超声表现

涎腺双侧腺体对称性肿大,腺体边界清晰,实质回声分布均匀增强。腺体内见稀疏点状彩色血流。

（四）鉴别诊断

涎腺肥大需与涎腺慢性炎症鉴别,临床症状和病史有助于鉴别。

七、涎腺囊肿

（一）病因、病理

涎腺囊肿由胚胎发育时期遗留于深部组织的上皮成分发展而成,分外渗性黏液囊肿、潴留性黏液囊肿、淋巴上皮囊肿。潴留性、外渗性黏液囊肿见于导管阻塞,导致黏液分泌物潴留,病理表现囊壁为结缔组织,囊液为黏性分泌物,当囊液外漏时形成炎性肉芽肿。淋巴上皮囊肿,病理表现囊壁为淋巴组织,黏液为浆液性分泌物。

（二）临床表现

涎腺囊肿部位的肿大,导管阻塞,引起唾液分泌异常。

（三）超声表现

腺体内囊肿形态呈类圆形或圆形的液性无回声区,舌下腺黏液性囊肿呈哑铃状,囊壁薄,边界清晰,后方回声增强。

（四）鉴别诊断

腮腺囊肿需与先天性鳃裂囊肿鉴别,后者是胚胎发育中鳃裂与鳃弓融合不全,可伴有鳃裂瘘。舌下腺囊肿需与口底皮样囊肿鉴别,后者位于口底。

八、涎腺混合瘤（多形性腺瘤）

（一）病因、病理

涎腺混合瘤是涎腺良性肿瘤最多见的一种,呈结节状,表面光滑,有时会出血、变性。镜下主要见肿瘤性肌上皮细胞、黏液样组织或软骨样组织。

(二)临床表现

涎腺最多发,多单侧发病,无痛性缓慢生长,患者一般无自觉症状。

(三)超声表现

瘤体多数呈圆形或椭圆形,或分叶状,边界多数清晰,有包膜(图 8-25)。瘤体内部显示均匀或欠均匀低回声,或见无回声区、钙化灶,后方回声增强。彩色多普勒示瘤体血流信号较丰富,少数瘤体血流信号难以呈现。

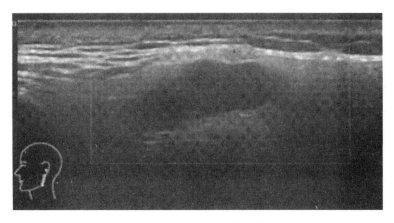

图 8-25　腮腺混合瘤声像图

(四)鉴别诊断

涎腺混合瘤需与恶性混合瘤相鉴别。恶性混合瘤形态不规则,边界不清,内部回声不均匀,可见点状钙化,血流丰富,生长较快。

九、涎腺恶性肿瘤(黏液表皮样癌)

(一)病因、病理

涎腺恶性肿瘤好发于腮腺,高分化型常见。

(二)临床表现

高分化型一般生长较慢,无痛,边界清楚,活动;低分化型常有疼痛,生长快,与周围组织分界不清,有远处转移。

(三)超声表现

肿瘤形态多不规则,边界不清晰,内部回声不均匀,见囊性或囊实性结构,可伴有肿块后方回声增强。彩色多普勒示丰富血流信号。扫查同侧颈部淋巴结可见肿大。

(四)鉴别诊断

涎腺恶性肿瘤需与涎腺良性肿瘤相鉴别。可根据肿瘤的形态、边界、回声、血供及淋巴结情况与良性肿瘤鉴别,但低度恶性肿瘤需借助病理检查来鉴别。

(五)超声的临床价值

对涎腺的超声检查,能观察到涎腺疾病的具体情况,了解涎腺形态、大小、有无肿块(肿物囊实性、血供以及与周边组织的关系),鉴别肿物的良、恶性,有助于临床医师选择最佳治疗方案。

十、腮腺结核

腮腺结核是少见的肺外结核疾病,占肺外结核的0.94%,仅占全身结核病的0.05%。本病多见于成年人,好发年龄为20～40岁,女性多见。

(一)病因、病理

腮腺结核分为腮腺淋巴结结核和腮腺实质结核,前者多见。腮腺淋巴结结核传染途径通常是通过口腔、扁桃体、颈部淋巴结的结核病灶,感染至腮腺淋巴结,并可累及腮腺实质。腮腺实质结核可由腮腺淋巴结结核破溃后侵犯腺体实质所致,也可由结核分枝杆菌通过血行播散感染。镜下可见上皮样细胞团和朗汉斯巨细胞交替出现,其中央干酪样坏死区范围大小不等,干酪样坏死发生感染、液化,可进一步发展成为结核性脓肿,随着其内脓液的增多,病灶可逐渐扩大。

(二)临床表现

腮腺区无痛性肿块,常累及单侧,左侧多于右侧,位于耳屏前及耳垂后下,触诊呈圆形或椭圆形,硬度软至中等。当继发感染形成脓肿时,可触及波动感,可能出现疼痛。

(三)超声表现

(1)腮腺淋巴结结核声像图表现为腮腺内多发肿大淋巴结,表现为低回声结节,多呈类圆形,内部回声可不均匀,较易出现液化、坏死,表现为无回声,常位于中央。如伴有钙化,可出现点状、片状或团状强回声。血流信号常不丰富,仅在边缘见彩色血流信号(图8-26、图8-27)。腮腺导管不扩张。

(2)腮腺实质结核声像图表现为腮腺体积增大,病灶呈片状低回声或混合回声,后方回声可增强。病灶形态不规则,边界多欠清或不清。病灶突破腮腺包膜时,包膜不完整,与皮肤相通,形成窦道。病灶内彩色血流信号多不丰富(图8-28)。

(3)腮腺淋巴结结核超声造影常为不均匀增强,以环形增强多见。腮腺实质结核显示团块与正常腮腺组织同步增强或早于正常腮腺组织增强,呈整体弥漫性增强,达峰时多为不均匀性高增强,内可见不规则无增强区,团块呈"蜂窝状"或"烂絮状",范围较二维超声所见增大。

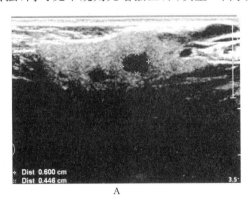
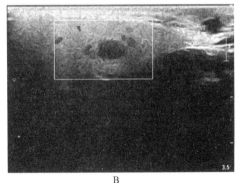

图8-26　腮腺淋巴结结核1

注　A.腮腺内多个类圆形低回声结节;B.结节周边见点状彩色血流信号。

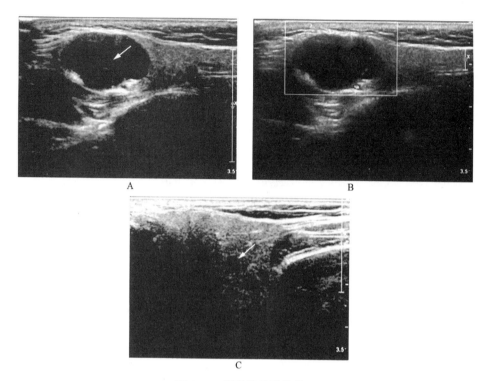

图 8-27 腮腺淋巴结结核 2

注 A.腮腺内低回声结节,中央见无回声(箭头);B.结节边缘见点状彩色血流信号;C.腮腺内另见一个淋巴结(箭头),内见无回声。

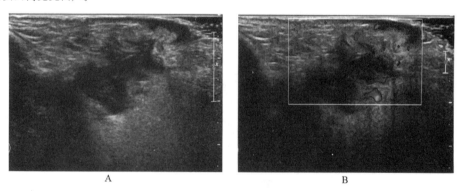

图 8-28 腮腺实质结核

注 A.左侧腮腺内形态不规则低回声区,向皮肤侧延伸;B.低回声区周边见点状彩色血流信号。

(四)鉴别诊断

腮腺结核主要与化脓性腮腺炎相鉴别,化脓性腮腺炎可分为急性和慢性,以慢性多见,临床表现为病变一侧腮腺肿胀伴疼痛,进食时疼痛加重,口腔有异味感。而腮腺结核炎症表现轻,仅有肿胀感或仅触及包块。化脓性腮腺炎超声常表现为腮腺弥漫性肿大,内部回声减低、不均匀或呈混合性回声,很难与腮腺实质结核相鉴别,但前者常可见腮腺导管扩张,多伴有导管内结石,而腮腺结核很少有上述表现。

（杨敏敏）

第五节　甲状腺疾病

一、结节性甲状腺肿

(一)病因、病理

结节性甲状腺肿是促甲状腺激素(TSH)的长期刺激使甲状腺组织反复增生,从而单纯性甲状腺肿发展到后期就形成单个或多个结节。本病也可由于缺碘所致,但病程长,由于反复缺碘及复旧,多次交替进行,而形成了多个增生结节,结节间有条状纤维间隔,致甲状腺不规则、不对称性增大。结节周围或结节间表现可各不相同,结节内部可发生出血、囊性变、纤维组织增生、钙化、坏死等。

(二)临床表现

本病女性多见,多为散发性,年龄较大。在多发结节中,某个结节可以有恶变。临床表现主要是甲状腺两侧叶不对称增大,一般为多结节,大小不等,质地不均,结节太大可引起压迫症状。

(三)超声表现

1.二维超声

(1)甲状腺两侧叶增大、不对称,表面不光滑,腺体内回声增粗、不均匀,内可见一个或多个结节,结节以外甲状腺组织回声可均匀(图 8-29、图 8-30)。

(2)结节边界可清晰,形态规则或不规则,内部回声多种多样,可呈稍高回声、等回声、低回声,结节内发生囊性变及钙化时,可见无回声区及强回声光团(图 8-31、图 8-32)。

(3)结节之间有散在点状或条状回声,为纤维组织增生表现(图 8-33)。当后期结节布满甲状腺时,正常甲状腺结构将不能正常显示。

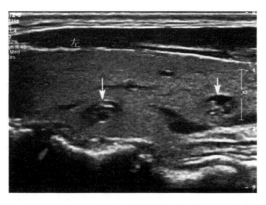

图 8-29　结节性甲状腺肿

注　多发低—弱回声结节(箭头)。

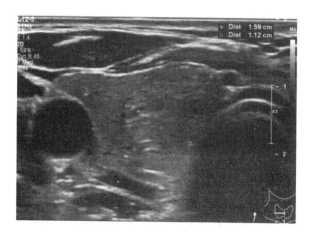

图 8-30 结节性甲状腺肿

注 高回声结节,内回声不均。

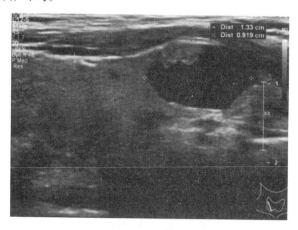

图 8-31 结节性甲状腺肿

注 结节囊性变,并可见乳头状结构。

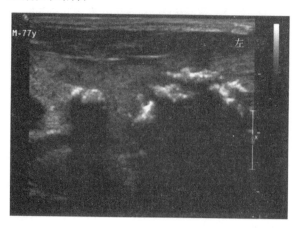

图 8-32 结节性甲状腺肿

注 结节内部可见多发弧形钙化,后伴声影。

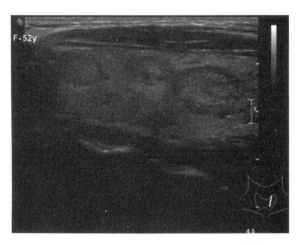

图 8-33　结节性甲状腺肿多发结节,边界尚清

2.彩色多普勒超声

结节周围可显示环绕血流信号(图 8-34),以增生为主的结节内部可见稀疏或较丰富的血流信号,但结节周边血流多见;以退化为主的结节,二维超声显示为囊性或囊实性,结节内多无血流信号或少许血流信号。少数患者结节周边的血流速度可稍加快,阻力指数增高,这可能与肿大的滤泡、增生纤维组织等压迫细小血管有关。

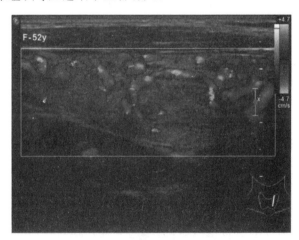

图 8-34　结节性甲状腺肿

注　结节周边可见环绕血流信号。

(四)鉴别诊断

结节性甲状腺肿应与甲状腺腺瘤、甲状腺癌进行鉴别(表 8-1)。

表 8-1　结节性甲状腺肿与甲状腺腺瘤及甲状腺癌鉴别要点

鉴别要点	结节性甲状腺肿	甲状腺腺瘤	甲状腺癌
数量	一般多发	常单发	多为单发
形态	规则或不规则	圆形或类圆形	多规则
边界	多清晰	光滑、有包膜	模糊、不光滑

鉴别要点	结节性甲状腺肿	甲状腺腺瘤	甲状腺癌
内部回声	可多样	多为高回声	低回声
囊性变	常见	常见	一般无
晕环	有或无	常见	多无
环绕血管	有或无	常见	无
内部血流	周边多于内部	外周多于内部	内部多于周边
周边血流阻力指数	多低阻	多低阻	常高阻
钙化	常见、粗大、弧形	少见、粗大	多为微小钙化
后方回声	无变化或增强	可增强或无变化	多衰减
颈部淋巴结转移	无	无	可伴有

需注意的是,结节性甲状腺肿部分结节发生钙化时应与甲状腺癌的钙化相鉴别。结节性甲状腺肿的钙化一般呈弧形、环状、斑块状、粗大点状,而甲状腺癌的钙化多为微小钙化。

(五)超声的临床价值

结节性甲状腺肿属于增生性甲状腺肿的一种,由于各种原因引起的甲状腺滤泡上皮细胞增生而形成的一种疾病。本病发病率高,随着年龄的增长,发病率也处于上升趋势。超声检查可明确甲状腺内有无结节,可显示结节的部位、大小、数目、形态、边界及有无钙化、囊性变,并可提示结节的良、恶性。

二、甲状腺腺瘤

(一)病因、病理

甲状腺腺瘤起源于甲状腺滤泡上皮组织,是甲状腺常见的良性肿瘤,占甲状腺肿瘤的70%～80%,常见于女性,病因不明。甲状腺腺瘤主要分 3 种类型:乳头状、滤泡状和 Hurthle 细胞性腺瘤。乳头状瘤较为少见,多呈囊性,又称乳头状囊腺瘤;滤泡状腺瘤最常见,组织分化接近正常组织;Hurthle 细胞性腺瘤(HCT)是指肿瘤的大部分(＞75%)或全部由嗜酸性细胞构成,该肿瘤好发于女性,发病率低。甲状腺腺瘤一般有完整包膜,多为单发,大小 1～3cm,圆形或类圆形,表面光滑,质地较软,边界清晰。约有 10%的腺瘤可以发生癌变,20%的腺瘤属高功能腺瘤。腺瘤较大时可发生坏死、囊变。

(二)临床表现

甲状腺腺瘤以女性多见,可发生于任何年龄,以中、青年为多发。肿瘤生长缓慢,一般无自觉症状,多偶然发现,部分患者在体检时发现,部分以颈部无痛性肿块就诊。肿瘤可突然出血,引起肿物迅速增大。

(三)超声表现

(1)甲状腺内显示圆形或椭圆形肿块,有完整、厚薄一致的包膜,边界清,边缘光整,一般单发,极少多发。

（2）滤泡状腺瘤内可显示均质的低回声，但多为等回声或高回声，周边有声晕。

（3）甲状腺腺瘤出现囊性变时显示囊实回声或囊性回声，实性部分可为低回声、等回声、高回声、不均匀回声，腺瘤边界清楚，有光滑的包膜。

（4）后方回声可增强或无变化，出现粗大钙化时后方回声出现衰减。

（5）CDFI 显示的周边声晕是环绕的血流信号，一般大于 1/2 圈，外周血流显像多于内部。

（6）脉冲多普勒探测周边血流速度大于内部，周边和内部一般呈低阻力型频谱，内部血流峰值一般呈后移。

（四）鉴别诊断

1.与结节性甲状腺肿相鉴别

见结节性甲状腺肿章节。整个甲状腺回声均匀时出现单发性结节，有包膜，多为腺瘤。

2.与甲状腺癌鉴别

后者无包膜，边界较模糊，边缘不整齐，内部呈低回声，一般可显示微小钙化，后方回声多衰减。内部血流多于周边，血管形态不规则、杂乱，呈高阻力型血流频谱。癌肿较大时可出现动静脉瘘，此时可探测到高速低阻血流频谱。

3.与滤泡型甲状腺乳头状癌鉴别

两者均有低回声晕，后者的晕不光滑且较厚，不是包绕的血管，内部血流较丰富，血管走行杂乱，阻力指数高。触诊了解肿块软硬度和活动度也可帮助诊断，最好进行超声下穿刺活检。

（五）超声的临床价值

甲状腺腺瘤虽属良性肿瘤，但有学者报道，肿瘤癌变率最高达 20％，因此对腺瘤的出现应高度重视。高频超声可发现甲状腺内 2～3mm 的微小肿块，敏感性高于 CT、MRI，对于甲状腺内肿物，超声为首选检查方法。当肿瘤声像图表现难以与其他肿瘤相鉴别及良、恶性难以判别时，可在超声引导下行细胞学穿刺活检，以获取病理学诊断。

三、甲状腺癌

（一）病因、病理

甲状腺癌是人体内分泌系统最常见的恶性肿瘤，在甲状腺疾病中占的比例最小，但危害较大，当癌瘤较小时，与良性肿瘤鉴别困难。本病女性好发，可发生在任何年龄，以中老年人多见，近年来 20 岁以下患本病者并不少见。1988 年 WTO 将直径 1.0cm 或以下的乳头状癌称为乳头状微小癌。

甲状腺癌按其病理类型分为以下 4 种。

（1）乳头状甲状腺癌：是甲状腺癌中最常见的类型，约占 60％，青少年、女性多见，为低度恶性肿瘤，生长缓慢，预后较好。本病局部淋巴结转移较早，部分患者以颈部淋巴结肿大为首诊。

（2）滤泡状甲状腺癌：发病率在甲状腺癌中居第二位，占 9.9％～16.9％，多见于 40 岁以上女性，多见于远处转移，颈部淋巴结转移少见。

（3）甲状腺髓样癌：起源于甲状腺组织内 C 细胞，40～60 岁为高发期，占甲状腺癌的 5％～

10％,90％的肿瘤分泌降钙素,患者出现严重腹泻和低钙血症,有时还分泌其他多种激素和物质。

(4)未分化甲状腺癌:此型较为少见,占甲状腺癌的 1.6％,恶性程度高,生长快,早期浸润和转移,预后差。

(二)临床表现

甲状腺癌因其病理类型不同,临床表现各异。乳头状甲状腺癌因其恶性度较低,生长缓慢,可多年无症状,临床上首先表现为甲状腺结节,常在体检或由他人发现。恶性度较高的甲状腺髓样癌和未分化甲状腺癌,肿瘤生长迅速,易出现周围压迫症状。

(三)超声表现

1.实质性低回声,不均质回声

甲状腺癌显示为低回声不均质肿块。甲状腺微小癌为极低回声。这种超声征象有其病理基础,甲状腺癌细胞大而重叠,间质少,很少形成引起强烈反射的界面,故病灶以低回声型多见。如果 1 个 1cm 肿块出现有囊性改变或出现较强回声一般应考虑良性。而肿块内部低回声不均匀则是恶性肿瘤的重要特征,肿块越大,回声、不均匀越明显(图 8-35)。少数较大恶性肿瘤内呈混合回声或以无回声为主(图 8-36)。

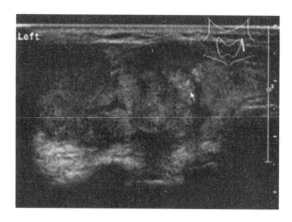

图 8-35　甲状腺癌内部低回声不均

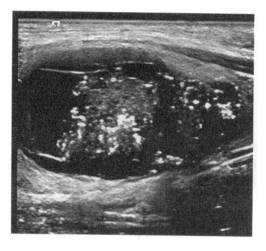

图 8-36　甲状腺癌内部出现无回声区

2.多呈圆形、类圆形或不规则形

良性结节一般呈椭圆形、扁形、类圆形。较小的甲状腺癌多呈圆形或类圆形,较大的乳头状甲状腺癌呈不规则形,部分滤泡状甲状腺癌及乳头状甲状腺癌也可呈类圆形、椭圆形。靠近甲状腺边缘的甲状腺癌可呈椭圆形。

3.纵横比≥1

甲状腺微小癌为圆形或类圆形,肿块的前后径与上下径的比值≥1(图 8-37),这与在甲状腺癌早期细胞以前后方向分裂为主,左右和上下方向相对处于静止状态有关。边缘较光滑扁形的结节多为良性结节。

4.边界多模糊

甲状腺微小癌(为极低回声)边界模糊(图 8-38)。而甲状腺髓样癌边界可清楚。小于 1cm 的微小甲状腺癌边界可清楚。

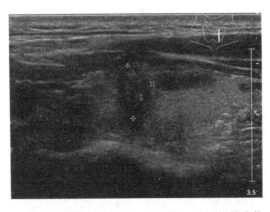

图 8-37　甲状腺微小癌,肿块的前后径与上下径的比值≥1

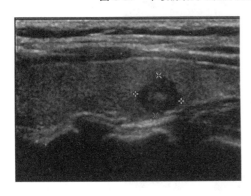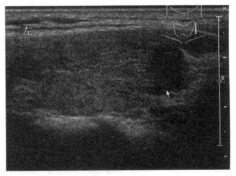

图 8-38　甲状腺癌肿块呈不均质低回声,边界模糊,无包膜

5.形态不规则

肿块越大,形态不规则越明显(图 8-39)。肿块由于浸润性生长,可导致边缘呈蟹足样改变(图 8-40)。

6.晕环

部分甲状腺癌可显示不规则、不完整、厚薄不均声晕,声晕是环绕于结节周围的带状低回声或无回声。目前认为甲状腺癌声晕的出现可能与周边水肿、黏液变性等因素有关

（图 8-41）。厚薄不均,内无环绕血流的晕环是甲状腺癌的一项特征表现。

7.癌肿后方回声多衰减

一般癌肿内间质成分多于癌细胞成分,纤维化、钙化较多时更易出现衰减。癌细胞成分多于间质成分时癌肿后方回声可增强,两种成分相等时后方回声无改变(图 8-42)。

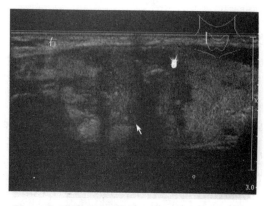

图 8-39 甲状腺癌形态不规则,肿块越大越明显

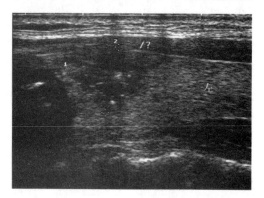

图 8-40 甲状腺癌,肿块形态不规则,呈蟹足样改变

注 体积较大的甲状腺癌明显。

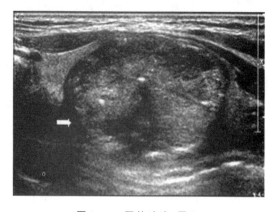

图 8-41 甲状腺癌,晕环

注 甲状腺癌可见厚薄不均的晕环,晕环是指环绕于肿块周围的带状低回声或无回声。

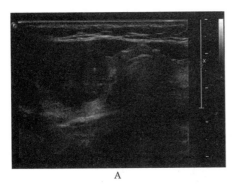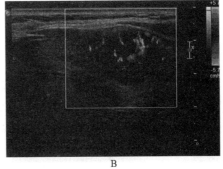

A　　　　　　　　　　　　B

图 8-42　甲状腺癌,后方回声改变

　　注　A.肿块内癌细胞成分多于间质成分,后方回声可呈增强或不变;B.肿块内癌细胞成分与间质成分相等,后方回声无变化。

　　8.钙化

　　甲状腺癌的钙化分微钙化、粗钙化、环状钙化、混合钙化、局部堆积钙化及弥漫钙化。微钙化是指肿块内显示针尖样钙化,其多呈 1～2mm 的点状强回声,后方无声影,针尖样钙化可堆积在一起或散在分布(图 8-43)。30%～42%的乳头状癌内可见微钙化,4%～28%的乳头状癌内可见粗钙化(图 8-44),1.6%～2.0%的乳头状癌内可见边缘环状、钙化。病理学研究显示,微钙化多为砂粒体组成,也可由细胞供血不足导致组织退变、坏死而使钙盐结晶沉积所致,但滤泡状癌多无钙化。圆形低回声肿块内出现粗大和细小钙化时多为甲状腺癌。环状钙化出现中断并伴有微钙化(图 8-45),内有高阻血流的肿块要高度怀疑甲状腺癌。弥漫微钙化是弥漫性硬化型甲状腺乳头状癌的超声图像特征。弥漫性硬化型甲状腺乳头状癌根据声像图表现分为 3 型。①弥漫均匀型:甲状腺背景回声较均匀,砂粒状微钙化弥漫性、较均匀地分布在甲状腺内,甲状腺中无结节,本型占该病理类型的 30%左右(图 8-46)。此型易误诊为桥本甲状腺炎。②弥漫结节型:甲状腺内除可见含钙化的癌结节外,一侧或双侧甲状腺内可见呈"暴风雪样"微钙化。本型较多见,占该病理类型的 60%～70%。③弥漫囊肿型:甲状腺重度增大,存在较大囊肿,其直径可达 3～5cm,囊肿壁和残余甲状腺组织满布砂粒状钙化。此型易误诊为结节性甲状腺肿,发现砂粒样钙化时需要认真寻找颈部转移淋巴结。本型极少见,占该病理类型的 3%～5%,因为少见且以囊肿为主,极易误诊。

　　9.血流

　　CDFI 显示肿块内血流供应丰富,明显多于周边,且肿块越大,内部血流越丰富;血管形态不规则,分布杂乱(图 8-47),血流阻力指数增高,呈高阻力型血流频谱,上升陡直,峰值前移(图 8-48)。肿块较大者可出现动静脉瘘血流频谱,呈高速低阻频谱,同时超声也可探测到高阻力型血流频谱,需要多探测几条血管(图 8-49)。如果 1cm 左右的结节内充满血流信号,呈火球状,其多为良性功能性结节。1cm 左右的甲状腺癌内部应该只能显示少量血管,因为甲状腺癌多为乳头状癌,恶性程度低,生长缓慢,结节内不可能长出很多血管。

　　10.甲状腺滤泡状癌与甲状腺腺瘤的声像图区别

　　甲状腺滤泡状癌超声表现类似甲状腺腺瘤,单从二维图像上诊断有一定困难。甲状腺滤泡状癌边界清晰,有类似包膜回声,但形态呈轻微分叶状或不规则,肿块内部多数呈等回声或较高回声,少数呈低回声,多无钙化,图像表现类似于正常睾丸回声。肿块内部血流丰富,血管走行杂乱,CDFI 显示血流穿入肿块内,血流阻力指数高,肿块周边无血管包绕。而甲状腺腺瘤周围的晕环是环绕的血管,内部血流少于周边。

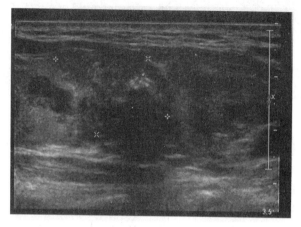

图 8-43　甲状腺癌,肿块内钙化多,堆积在一起或散在分布,肿块后方衰减

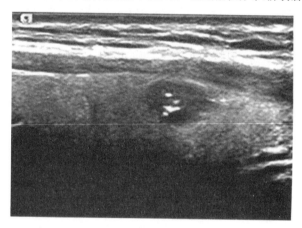

图 8-44　甲状腺癌,粗钙化

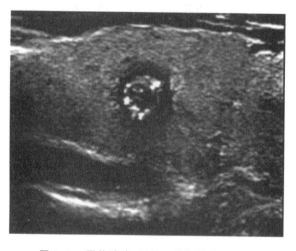

图 8-45　甲状腺癌,可见环状钙化出现中断

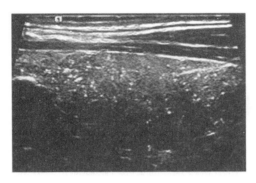

图 8-46　甲状腺癌,可见弥漫性分布微钙化,无明显结节

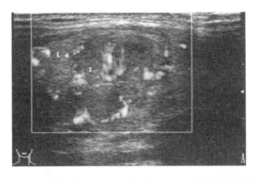

图 8-47　甲状腺癌,肿块越大内部血流越丰富;血管形态不规则,分布杂乱

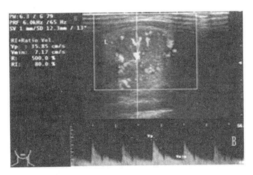

图 8-48　甲状腺癌,血流阻力指数增高,呈高阻力型血流频谱,频谱上升陡直,峰值前移

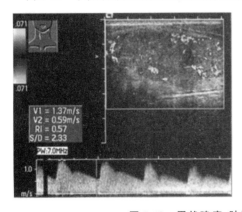
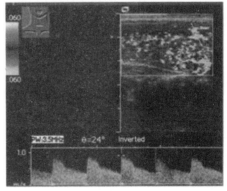

图 8-49　甲状腺癌,肿块内动静脉瘘血流频谱

注　高速低阻血流频谱。

11. 颈部转移淋巴结出现微钙化

甲状腺癌一般出现同侧颈部淋巴结转移,颈内静脉周围多发,淋巴结内多出现钙化,皮质呈向心性增厚,髓质回声变形、变窄、偏心,以致完全消失,较大的淋巴结内可出现囊性变。转移淋巴结血流丰富,显示不出血流的淋巴结多为增生淋巴结。

(四)鉴别诊断

1. 与结节性甲状腺肿相鉴别

有 4%～7% 的结节性甲状腺肿病例合并甲状腺癌,当二者并存时,应仔细鉴别。增生结节有不完整包膜,钙化较粗大,血流外周多于内部,内部血流频谱常为低阻。

2. 与桥本甲状腺炎相鉴别

桥本甲状腺炎可出现低回声结节,也可合并甲状腺癌,超声扫查应注意结节有无包膜,其内有无微小钙化,血流分布情况及频谱特点。

(五)超声的临床价值

随着超声仪器分辨力的提高及超声医师认知水平的加深,甲状腺癌能被早期诊断;超声不仅能分辨临床未能触诊到的结节,而且可以通过结节的声像图特征进行鉴别诊断。当肿瘤较小,难以区分良、恶性时,超声引导下细针穿刺活检是明确诊断最有效的方法。

四、亚急性甲状腺炎

(一)病因、病理

亚急性甲状腺炎又称 De Quervain 甲状腺炎、肉芽肿性甲状腺炎、巨细胞性甲状腺炎。本病病因尚未明确,一般认为与病毒感染有关,患者多为 20～60 岁女性。病理切片可见透明胶质,镜下见腺泡为肉芽组织代替,有较多炎症细胞、组织细胞和多形巨细胞。

实验室检查:早期红细胞沉降率明显加快,血中 T_3、T_4、TSH 有不同程度升高,甲状腺摄^{131}I 率明显减低,发病 7 天内达峰值,随后出现 TSH 减低。

(二)临床表现

临床表现为甲状腺局部肿痛、压痛明显,开始局限于某一部位,随后可累及一侧或对侧,同时可伴有上呼吸道感染、低热、咽痛等症状。患者早期可有甲状腺功能亢进症状,中、后期可伴有甲状腺功能减退或恢复期症状。病情一般持续 2～3 个月,可自行缓解或消失。

(三)超声表现

1. 二维超声

(1)患侧甲状腺肿大,甲状腺与颈前肌之间的间隙模糊或消失。

(2)甲状腺内片状低回声区,形态不规则,呈地图样或泼墨样,边界不清,占位效应不明显,探头挤压有压痛(图 8-50、图 8-51)。

(3)低回声区可多发、相互融合,低回声区被称为"冲洗征"(washout sign)(图 8-52),可蔓延至对侧。

2. 彩色多普勒超声

(1)彩色多普勒可探及病灶周边丰富血流信号,病灶区域内常呈低血供或无血供表现,此种表现与本病滤泡细胞破坏过多有关(图 8-53)。

（2）脉冲多普勒显示患侧甲状腺上动脉流速与正常相近。

（四）鉴别诊断

与甲状腺癌鉴别：结合声像图病灶形态、边界、内部回声及血流分布特点、频谱特征，同时结合临床病史及实验室检查以资鉴别。

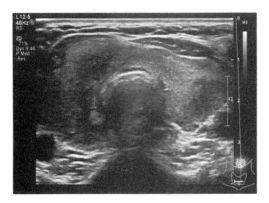

图 8-50　亚急性甲状腺炎 1

注　横切面甲状腺右侧叶片状低回声区。

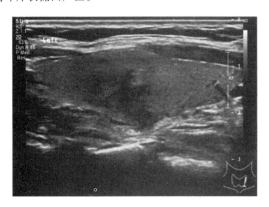

图 8-51　亚急性甲状腺炎 2

注　纵切面病灶边界不清，形态不规则。

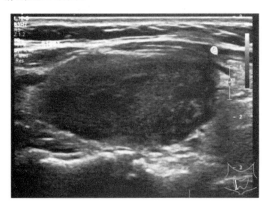

图 8-52　亚急性甲状腺炎 3

注　纵切面甲状腺片状低回声，呈"冲洗征"。

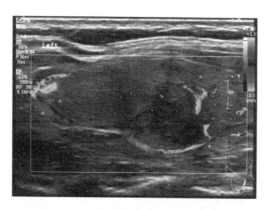

图 8-53 亚急性甲状腺炎彩色多普勒

注 CDFI 显示病灶内血流无明显改变。

五、急性化脓性甲状腺炎

(一)病因、病理

急性化脓性甲状腺炎常见的病因有甲状舌管未闭、鳃裂囊肿及食管异物刺伤等。儿童患急性化脓性甲状腺炎多是由梨状隐窝窦道所引起,约 90%位于左边。病变多呈局限性分布,初期有大量多形细胞和淋巴细胞浸润,可出现组织坏死和脓肿形成。

(二)临床表现

临床表现为病变部位剧烈疼痛,患者畏寒、发热、吞咽困难和吞咽时颈痛加重。

(三)超声表现

(1)脓肿多位于甲状腺内侧中上部,呈不规则低回声、混合回声或无回声肿块,其后方回声增强,边缘不清晰,多模糊,壁增厚(图 8-54)。

(2)梨状隐窝窦道和食管异物刺伤可引起本病,在甲状腺上部内侧组织内出现脓肿并向下延伸,其内部显示气体回声(图 8-55)。

(3)脓肿液化后可见脓液在挤压后流动。

(4)早期脓肿内部血流增多,中后期血流减少以致消失,血流阻力可较高(图 8-56)。

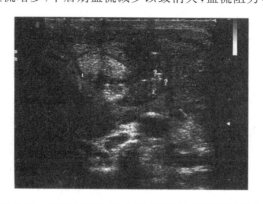

图 8-54 甲状腺脓肿,肿大甲状腺内可见不规则混合

注 回声肿块,其边缘模糊,壁增厚。

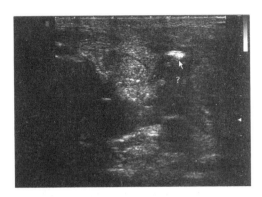

图 8-55　甲状腺脓肿内部显示气体回声

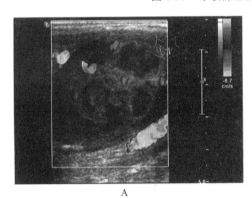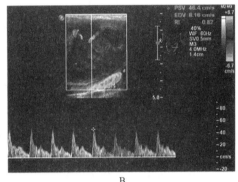

| A | B |

图 8-56　甲状腺脓肿中后期可见周边血流较丰富,内部血流阻力可较高

注　A.脓肿中后期周边血流;B.脓肿中后期,内部血流阻力较高。

(四)鉴别诊断

急性化脓性甲状腺炎主要是与亚急性甲状腺炎相鉴别。亚急性甲状腺炎患者不发热,炎症部位血流多轻度增多,病变内部不出现液化,甲状腺周围组织不会出现低回声或无回声肿块,结合临床表现易作出鉴别诊断。

六、甲状腺功能减退症

(一)病因、病理

(1)呆小病(克汀病)有地方性和散发性两种。

1)地方性呆小病:因母体缺碘,供应胎儿碘不足,以致甲状腺发育不良和激素合成不足。

2)散在性呆小病:见于各地,病因不明,母体无缺碘也无甲状腺肿等异常。

(2)幼年甲状腺功能减退症病因与成人患者病因相同。

(3)成年甲状腺功能减退症病因可分甲状腺激素缺乏和促甲状腺激素缺乏两种。

(4)从病理上划分,甲状腺功能减退症又分为两类。①原发性:甲状腺萎缩,其腺泡大部分被纤维组织所代替,腺泡上皮矮小,泡内胶质含量极少。②继发性:长期缺碘、甲状腺手术切除后、放射线治疗后或药物治疗后(抑制甲状腺素分泌)及下丘脑—垂体病变导致促甲状腺激素不足,使甲状腺生成甲状腺激素的功能减低。继发性甲状腺功能减退症病理可见腺体缩小,滤泡萎缩,上皮细胞扁平,滤泡腔充满胶质。

（二）临床表现

甲状腺功能减退症发生在胎儿和婴儿期时，引起身材矮小和智力低下，多为不可逆性。多数成年型甲状腺功能减退症起病隐匿，发展缓慢。可表现出一系列低代谢的症状和体征：浑身软弱无力，易疲劳，爱睡觉，怕冷，工作提不起精神，注意力不集中，记忆力下降，智力减退，食欲欠佳，腹胀、便秘，心率减慢，严重时出现心包积液、黏液性水肿等。

（三）超声表现

（1）甲状腺的大小因病因不同而有所不同，先天性甲状腺发育不良者甲状腺体积明显缩小；缺碘或药物所致者甲状腺呈代偿性弥漫性肿大；桥本甲状腺炎引起者，早期因淋巴细胞浸润，甲状腺肿大，后期滤泡破坏，纤维组织增生，体积缩小；甲状腺功能亢进症经[131]I治疗后可发生甲状腺缩小，回声不均增强。

（2）甲状腺位置异常。甲状腺可位于舌、舌下或舌骨与甲状软骨之间的喉前等部位。

（3）边界欠清晰，边缘不光滑。

（4）桥本甲状腺炎引起甲状腺功能减退症，可见内部回声降低，其呈网络状改变，甲状腺可出现单发或多发小结节，多数结节边界清晰、形态规则。

（5）双侧甲状腺血流供应可增多、无变化或减少。甲状腺功能减退症时甲状腺内血流供应可较丰富，部分病例可呈"火海征"，易误为甲状腺功能亢进症。这种血流增多被认为是因为TSH分泌增加，导致甲状腺内腺体和血管代偿性增生。甲状腺上、下动脉血流速度无明显增快，不会出现甲状腺边缘被彩色血流包绕。后期血流供应明显减少。

（四）鉴别诊断

1.与甲状腺功能亢进症鉴别

甲状腺功能亢进症时甲状腺明显增大，其血供呈"火海征"，甲状腺上动脉血流速度明显增快。

2.与单纯性甲状腺肿鉴别

单纯性甲状腺肿时甲状腺增大明显，血流供应无变化，无临床症状。

（杨敏敏）

第六节　浅表淋巴结疾病

良性淋巴结疾病主要分为反应性淋巴结增生和结核性淋巴结炎两类。恶性淋巴结分为原发性及转移性，原发恶性淋巴结可分为霍奇金淋巴瘤和非霍奇金淋巴瘤。

一、淋巴结反应性增生

（一）病因、病理

淋巴结引流部位发生炎症可继发引起淋巴结发生反应性增生，如牙周炎及咽炎可引起颈部淋巴结肿大。

（二）临床表现

临床表现为淋巴结肿大、疼痛，触之有弹性，可推动。

（三）超声表现

（1）多个淋巴结肿大，形态多呈椭圆形，长径与厚径之比＜2。包膜完整，也可不清楚，或融合成串珠状。

（2）皮质回声不均匀，以低回声为主，髓质偏心、变形或显示不清，或可见到斑片状强回声灶。

（3）脓肿形成，表现为不规则液性区，含有细点状或絮状回声、可漂动。

（4）脓肿破溃，淋巴结与周围组织融合，后者可见到不规则液性区。

（5）急性期淋巴结内血流信号增多，分布杂乱。干酪样坏死，脓肿区则无血流信号显示。

（四）鉴别诊断

反应性增生性淋巴结与结核性淋巴结及恶性淋巴结相比，通常内部结构保存较好，液化、钙化等改变不常见。血供以门样为主，且不发生位移，阻力指数无明显增高，仅较正常淋巴结血流稍丰富。经治疗后可恢复正常。

（五）超声的临床价值

对于临床上不明原因的肿块，通过超声检查可以初步区分肿块性质，明确肿块的位置和周围毗邻关系。超声下可通过增生性淋巴结判断其回流区域，可以反推原发组织或器官部位，给临床提供较明确的诊断方向。

二、结核性淋巴结

（一）病因、病理

结核性淋巴结多见于颈部，常因结核杆菌经扁桃体、龋齿进入所属淋巴结。

（二）临床表现

临床表现为低热、盗汗、消瘦、乏力等全身中毒症状。青少年及儿童多见。局部触诊可见多发大小不等的淋巴结，初期可推动、质硬、无明显压痛，随着病情发展，继发淋巴结周围组织炎，伴随淋巴结之间互相粘连以及淋巴结与周围组织粘连，触诊不可推动。晚期淋巴结被结核杆菌破坏，发生干酪样坏死、液化，形成脓肿，脓肿内含物多为豆渣样。

（三）超声表现

（1）淋巴结体积增大，形态饱满，呈类圆形，L/T＜2。因病程不同，淋巴结内部回声表现多样，大致演变如下：早期淋巴结包膜完整，未被破坏，边界较清晰，以炎性渗出为主，淋巴结回声均匀减低，结构尚清晰；随着病程进展，淋巴结内部结构被破坏，累及包膜，并发淋巴结周围炎，导致淋巴结边界模糊，髓质偏心、变形或不清晰。淋巴结发生坏死后形成囊腔，超声显示淋巴结内不规则无回声存在，内含细点状或絮状回声漂浮，晚期坏死的组织可形成粗大的钙化，呈片状或者团状，淋巴门在此期消失不见。

（2）彩色多普勒结核性淋巴结早期血流与急性淋巴结炎类似，表现为较丰富的门样彩色血流。随着淋巴结的破坏，再生血管排列杂乱，走行僵硬，淋巴门结构受到牵拉，发生淋巴门血管移位。淋巴门血管破坏后，淋巴结与之粘连的周围组织获得血供，形成边缘供血。PI：1.03～1.34，RI：(0.64～0.71)＋0.40。

（四）鉴别诊断

结核性淋巴结需与增生性淋巴结相鉴别,结核性淋巴结内部结构多遭到破坏,回声紊乱,组织坏死后发生液化或钙化较为常见,炎症累及包膜后形成周围组织炎,发生淋巴结融合,且这些特征可同时存在。血流方面与转移性淋巴结的区别是可有血管移位。

（五）超声的临床价值

淋巴结结核多首发于颈部,患者在发生颈部淋巴结肿大后,通过超声检查可较早地给出临床提示,并可同时对病情的进展情况进行评估。

三、原发性恶性淋巴结

（一）病因、病理

原发性恶性淋巴结多见于青壮年男性,常因颈部出现肿大的淋巴结就诊发现。

（二）临床表现

开始时淋巴结肿大,触及较硬,可部分推动,无压痛,随病情进展,淋巴结迅速生长,粘连成团,继之腋窝、腹股沟淋巴结出现肿大,肝、脾受累肿大,伴发不规则高热。

（三）超声表现

(1)原发恶性淋巴结多首见于颈部淋巴结肿大,形态饱满,呈类圆形,直径较大,平均＞3cm,L/T＜2。疾病早期淋巴结髓质没被破坏完全,尚可显示部分淋巴门,出现不规则偏心性,被破坏的部分显示为囊性坏死,继中央区被完全破坏后,淋巴结门消失。

(2)彩色多普勒显示恶性淋巴结通常有丰富的血流,大部分可有门样血流,但是恶性淋巴结血管受到侵犯后,血管移位,血管迷行,局部无血流及边缘血管。RI：0.70～0.84,PI：1.20～2.20。

（四）鉴别诊断

淋巴结体积增大,形态饱满,近似圆形,可以与增生性淋巴结区分。可保留门样供血,且血流丰富,坏死较少,可与转移性淋巴结及结核性淋巴结区别。

（五）超声的临床价值

对于无痛的体表肿块,超声能够快速、准确地给予定位和诊断,既便捷又经济,对细节的展示也明显优于其他方法,原发性淋巴瘤超声的诊断信息更丰富,对临床的指导意义更大。

四、转移性淋巴结

（一）病因、病理

肿瘤细胞随淋巴经淋巴管到达引流区域的淋巴结,定植于淋巴结内边缘淋巴窦。比如甲状腺癌转移到颈部淋巴结,肿瘤细胞从淋巴结边缘生长,逐渐弥漫至整个淋巴结,淋巴结逐渐变硬。

（二）临床表现

若肿瘤没有突破包膜,尚可推动,且无明显压痛,当侵犯周围组织后可出现淋巴结粘连及更广泛的转移。

（三）超声表现

转移性淋巴结外形趋向于圆形或不规则形，增大，长径常达 10mm 或以上。85％纵横比（L/T）＜2。如有多个结节，一般不相互融合。77％～100％的转移性淋巴结边界清晰。如有包膜外浸润，则与周围组织无明确分界，可造成软组织水肿。

转移性淋巴结的皮质可呈不规则、局限性增厚，导致淋巴结外形失常。皮质回声较正常强，但与邻近肌肉回声相比仍为低回声。转移性淋巴结内部回声常不均，这常为结节内凝固性或液化性坏死所致。转移性淋巴结内可发生钙化。结内出现液性坏死常提示鳞癌或甲状腺乳头状癌的转移。淋巴结门回声存在主要见于转移的早期，髓质淋巴窦还没有被完全破坏而消失。此时的淋巴结门多呈狭窄形，偏心，结构紊乱，形态不规则。后期 69％～95％的转移性淋巴结其高回声淋巴门消失。注意淋巴结内发生钙化、凝固性坏死时回声表现可能类似于淋巴结门。

甲状腺乳头状癌颈部淋巴结转移的超声特征与其他转移性淋巴结有不同之处，72％与肌肉相比其表现为高回声，这是由于结节内胶质的沉积所致。甲状腺乳头状癌转移回声不均的发生率尤其高，达 47％，这归因于液性坏死、出血和钙化，其钙化发生率达 50％～69％，较细小或呈点状，病理通常证实为淋巴结内的细砂粒样钙化或囊性变区的胶体析出，因此淋巴结内出现特征性钙化是确定甲状腺乳头状癌的有用特征。甲状腺乳头状癌的转移性淋巴结可出现囊性变，为完全或部分囊性变，通常表现为囊变区透声差，壁厚，壁结节，内部粗细不均分隔，内见点状高回声。

淋巴结的转移是个动态的病理过程。恶性肿瘤是经过输入淋巴管到达淋巴结包膜下区域的局部边缘淋巴窦，因而淋巴结的形态、大小、回声完全可能正常，或仅表现为皮质的局限性增厚。随着大量的肿瘤浸润、坏死和结缔组织增生反应，淋巴结的结构变形。导致淋巴结内结构的变形。病变后来再蔓延至淋巴结门，淋巴结门受侵袭变窄或消失。中央坏死也可导致淋巴结门回声消失。另外，浸润性肿瘤的占位效应在淋巴结的每个地方并不一致，这就导致淋巴结外形的改变（L/T 比值改变）。

放疗和（或）化疗对转移性淋巴结的超声特征也会造成一定影响。根据上海瑞金医院的资料，未经放、化疗的转移性淋巴结与经过放、化疗的转移性淋巴结在体积上无显著性差异。未经过放、化疗的转移性淋巴结大多边界清晰，边缘规则，淋巴结间不出现融合；经过放、化疗的淋巴结则趋向于边界模糊，边缘不规则，约 50％出现相互融合，淋巴结门消失的比例更高，回声更为不均匀。边界模糊可能是由于放、化疗造成的慢性炎症细胞浸润所致，而放、化疗后瘤床内纤维组织增生或局限性瘢痕形成而导致的牵拉可能造成病变淋巴结边缘不规则。经过放、化疗和未经过放、化疗的转移性淋巴结的淋巴结门结构特征、皮质回声、回声的均匀性均无显著性差异，这说明尽管经过了放、化疗，但淋巴结的恶性特征依然存在。

（1）彩色血流显像：一般认为，恶性淋巴结具有以下 4 种血管模式中的至少 1 种：①血管移位，以弯曲走行的结内血管为特征；②血管迷行，特征性表现为 1 根或数根中央血管，其与淋巴结的长轴或皮肤表面的夹角＞30°；③局灶性无灌注，表现为结内无血流信号区，而其余区域为高血供区；④包膜下血管（即边缘血管），主要以淋巴结边缘短节段血管为特征，这些短血管不是发自于淋巴结门血管或淋巴结纵行血管。

从血流的空间分布形式来看,一般认为转移性淋巴结特征性表现为边缘型血供或混合型血供(即同时有中央和边缘血管)。淋巴结门血管消失或偏心。三维能量多普勒超声可用来进一步证实上述血供分类。在三维能量多普勒超声上,血供模式很容易判定和得到一致认可。

有资料显示,有血供的转移性淋巴结100%出现边缘血管,57.8%出现淋巴结中央血管,44.4%出现淋巴结门血管,但这些淋巴结门血管大多出现偏移、扭曲。21.7%的转移性淋巴结表现为边缘型血管,76.1%表现为混合型血管。

彩色血流显像上转移性淋巴结的上述血流特点是有其病理学基础的。在肿瘤微小浸润的早期阶段,淋巴结结构破坏较少,故可以表现为正常淋巴结门血管。随着癌细胞的浸润,肿瘤细胞产生血管生成因子,诱导在肿瘤间隙的边缘、肿瘤间隙内形成肿瘤血管,在超声上即表现为边缘血管。边缘区血供增多的另一个原因是晚期肿瘤浸润将破坏淋巴结门血流供应系统,结果导致先前存在的淋巴结边缘血管或淋巴结周围相连组织的血管获得血液供应。当肿瘤巢取代淋巴结组织时,先前存在的淋巴结血管也可能增生,在淋巴结中央形成与淋巴结门无明确联系的中央血管,大部分中央血管来源于肿瘤巢间隔的动脉和静脉。淋巴结血管系统破坏也可导致超声无法显示淋巴结门血管。研究还发现,与反应性淋巴结相比,恶性淋巴结的血管往往粗细不均,血管外形扭曲,走行不规则,有受压移位现象,其放射状分支往往不对称。这些征象与淋巴结血管的空间结构受破坏有关。

(2)频谱多普勒:淋巴结内的微血管过于细小,超出了多普勒超声的分辨率,但这些不可见的微血管床的信息可通过研究多普勒信号的波形,特别是阻力指数获得。

多数学者认为转移性淋巴结的血流阻力比良性淋巴结高。以 RI 0.7~0.8 为界值,其诊断敏感性为 47%~80%,特异性为 94%~100%;以 PI 1.5~1.6 为界值,其敏感性为 55%~94%,特异性为 97%~100%。多普勒血流指数取决于肿瘤新生血管的生物学性质,许多因素,如肿瘤细胞的组织学类型、淋巴结的受侵程度和新生血管的动、静脉系统都可影响肿瘤新生血管的生物学性质。因此,不同恶性疾病的转移性淋巴结可能表现不同,而相同恶性疾病的转移性淋巴结的不同部位可能显示不同的血流特征。根据组织学类型的不同,转移性淋巴结的 PI 和 RI 值有差异。转移性淋巴结的血流阻力还有一个特点,即在同一结节内,通过分析最高和最低血流阻力值,可发现血流阻力值差异较之良性淋巴结病明显较大。

转移性淋巴结的高血流阻力可能是因为肿瘤组织压迫、浸润和包裹血管所致。通过比较可以发现,在淋巴结门探及最高阻力血管的机会增加,可能的原因是在淋巴结包膜的限制下,肿瘤对先前存在的门部血管施加了压力。而在淋巴结内部实质内探及最小血流阻力血管的机会较大,这是因为该区域的肿瘤新生血管形成过程或是对局部免疫反应的血管舒张反应导致血管阻力下降,组织学发现低血流阻力和高血流阻力的转移性淋巴结的微动脉结构无区别。这些发现提示是肿瘤血管形成和肿瘤压迫影响了转移性淋巴结的血管阻力。转移性淋巴结血管密度与血管最低阻力指数呈负相关,这可能也是血管舒张反应所导致。

至于淋巴结血流的速度,普遍的共识是其对于诊断和鉴别诊断的价值都不大。

(杨敏敏)

第七节　乳腺疾病

一、乳腺增生

（一）病因、病理

乳腺属于性激素靶器官，与子宫内膜一样，受卵巢内分泌周期性调节的影响而发生变化，卵巢内分泌紊乱、雌激素分泌过多而黄体酮相对减少，包括乳腺小叶、小叶间质脂肪及结缔组织均受分泌影响，导致分泌物增加、潴留，引起导管扩张和囊肿形成，同时导致间质结缔组织过度增生与胶原化及淋巴细胞浸润。根据病变形态和组织学特征，乳腺增生可分为乳腺小叶增生、乳腺囊性增生和乳腺腺病 3 类。

（二）临床表现

本病好发年龄为 35～50 岁，主要表现为双侧乳房胀痛和乳房肿块。疼痛为周期性，即疼痛始于月经前期，经期及经后期明显减轻，疼痛可向腋窝及上肢放射。两侧乳腺可发生多个大小不等结节，触诊呈片状或结节状，大小不一，质地不硬，可推动。肿块随月经周期变化，经期增大、变硬，经后期缩小、变软。该病可不治自愈。

（三）超声表现

1.单纯性乳腺小叶增生

乳腺组织增粗，小叶见纤维组织结构紊乱，回声分布异常，典型表现为"豹纹征"或"斑马征"，末梢导管可轻度增宽。

2.乳腺囊性增生

腺体内可见大小不一、圆形或类圆形无回声区，单纯囊肿囊壁光滑，透声好，若囊壁光滑并且与导管相通，可形成导管囊性扩张。

3.乳腺腺病

腺体层增厚或不增厚，结构紊乱，回声分布不均，导管可轻度扩张，腺体内可见一个或数个回声强度不一的结节，呈肿瘤状，形态常不规则，边界清晰或不清晰，血流常不丰富，多为低速低阻频谱，阻力指数小于 0.70。

（四）鉴别诊断

1.与乳腺癌相鉴别

乳腺癌常为低回声肿块，位置相对固定，肿块边界不清，形态不规则，后方回声可衰减，有时可见微小钙化，内部可探及动脉频谱，呈高阻力型。

2.与乳腺囊肿相鉴别

乳腺囊肿超声表现为腺体内局限性无回声区，界清、光滑，后方回声增强，一般无临床症状，与月经周期无关。

（五）超声的临床价值

乳腺增生是乳腺疾病最常见的类型，超声普查可及早发现；对于患者乳房疼痛或乳房内结节感,结合病史特点及声像图特征可帮助临床做出准确诊断。

二、乳腺炎

(一)病因、病理

本病最常发生于产褥期,多见于初产妇,亦可见于妊娠期。约 90% 为哺乳期妇女,产后2~4周由革兰阳性球菌引起,其中,金黄色葡萄球菌及链球菌常见。乳头及周围的破损使细菌沿淋巴管侵入,蔓延至乳管,乳汁淤积,有利于入侵细菌进一步生长繁殖。随着病程加重,炎症可沿腺叶间组织从一叶蔓延至另叶,形成数个脓肿。较深的脓肿向浅层发展,可形成乳房前脓肿,向深处延伸,可在乳腺和胸大肌间松弛蜂窝组织形成乳房后脓肿。

(二)临床表现

乳腺炎早期乳房胀痛,乳房肿大,压痛明显,皮肤发红、发热,有波动性疼痛,可有寒战、高热及同侧淋巴结肿大。压痛性肿块软化形成脓肿。

(三)超声表现

1.急性期

病变区域皮肤层增厚,皮下脂肪层回声增强,腺体呈不规则低回声结节状,边界不清,边缘回声可增强,内部回声分布不均,容易探及血流信号,多为Ⅱ~Ⅲ级,血管走行规则、自然。探头挤压时,局部有压痛。

2.脓肿形成期

肿块内部呈一个或数个不均质的无回声区,但边界增厚且不光滑。脓液稠厚时,无回声的腔内呈现星点状或云雾状弱回声发射,肿块内部也可呈多房性改变,脓肿边缘处可见血流信号,呈低速低阻型频谱。

乳腺导管瘘:病变处可见条形管状结构,上端与皮肤层相通,下端与扩张的导管相通,管状结构壁增厚、毛糙,腔内透声差。

慢性炎症或脓肿液化不全时,内部可呈现不均质的点状或团状回声。

(四)鉴别诊断

1.急性期应与乳腺癌相鉴别

乳腺炎多发生于哺乳期或产后的初产妇,在 35 岁以下多见,而乳腺癌多见于 40 岁以上;乳腺炎常有典型的炎性症状,而常见的乳腺癌一般无此症状;乳腺炎血流信号常规则、自然,而乳腺癌血流信号粗细不一、走行不规则;乳腺炎白细胞计数增高,而乳腺癌正常。

2.脓肿应与乳腺囊肿相鉴别

当乳腺炎形成脓肿时,可见内部不均质的无回声区,但囊肿边界光滑、壁薄,内部呈均质的无回声区。即使囊肿感染,通常也不会有明显的感染症状,周围常有低回声环,有时可见病灶与导管相连。

(五)超声的临床价值

超声可明确脓肿的大小、是否液化完全,可动态观察治疗后的变化,同时可行超声引导下脓肿穿刺治疗,对临床诊治有较高的价值。

三、乳腺纤维腺瘤

(一)病因、病理

纤维腺瘤由上皮和纤维组织两种成分增生而形成。一般认为本病与以下因素有关：①性激素水平失衡,雌激素升高导致乳腺导管上皮和间质成分异常增生,形成肿瘤;②乳腺组织对雌激素过度敏感;③高脂、高糖等不良饮食习惯;④遗传因素。大体病理多有完整、薄层纤维包膜,表面光滑或呈结节性分叶。腺管成分较多者,质软,呈浅粉色;纤维成分较多者,质硬,呈灰白色。病程较长,肿瘤内部纤维成分可有玻璃样变性、钙化等。纤维腺瘤组织学分型有管内型、管周围型和混合型。

(二)临床表现

乳腺纤维腺瘤是乳腺良性肿瘤最常见的类型,约占乳腺肿瘤的10%。本病可发生于各年龄组妇女,好发于18~25岁,月经初潮前及绝经后妇女少见。本病患者多无症状,多为无意中或超声普查时发现,多为无痛性肿块,单发或多发,常为单发。肿瘤边界光滑,呈圆形或类圆形,活动度大,触诊有滑动感。肿瘤一般生长缓慢,妊娠期及哺乳期生长较快。

(三)超声表现

(1)椭圆形(纺锤形)或轻微的分叶,较小时可呈圆形。

(2)边界光滑、完整,有时边缘为很薄的较强回声包膜,较光滑。

(3)内部多为等回声或稍低回声,分布均匀。少数纤维腺瘤内可见无回声区、粗颗粒状或棒状钙化等,部分纤维腺瘤内有横向的条状较强回声。

(4)部分纤维腺瘤后方有回声增强现象。

(5)纤维腺瘤的横轴长度大于前后轴长度。

(6)大多纤维腺瘤声像图存在双侧边阴影。

(7)探头压迫时,部分纤维腺瘤会改变其形状。

彩色多普勒超声:体积较小的乳腺纤维腺瘤多无血流或少许血流(0~1级),血流为点状或棒状;体积较大的纤维腺瘤内部血流信号可较丰富;纤维腺瘤内部血流多为低速低阻型,血流速度据报道多在20cm/s以下,阻力指数一般小于0.70。

(四)鉴别诊断

1.与乳腺癌相鉴别

乳腺癌边界不整,不光滑,内部钙化呈点状,有浸润现象。

2.与乳腺囊肿相鉴别

乳腺囊肿为无回声区,后壁回声增强。较小的纤维腺瘤(通常<1cm)会表现为圆形的肿瘤,需要与复合囊肿相鉴别。当复合囊肿内部回声为分布均匀的等回声或低回声时,这种囊肿与圆形的纤维腺瘤很难区别,复合囊肿内部常有清楚的多条分隔。

3.与乳腺增生结节相鉴别

乳腺增生结节边界不清、无包膜,结节后方回声无改变,疼痛与月经周期相关,双乳多发。

(五)超声的临床价值

纤维腺瘤多无症状,可在超声普查时发现,同时可根据声像图改变及临床症状加以鉴别,对临床诊断和治疗有重要价值。

四、导管内乳头状瘤

(一)病因、病理

乳腺导管内乳头状瘤因分泌的影响,导管上皮增生突入导管内呈乳头状症状,导管内乳头状瘤,又称大导管内乳头状瘤、囊内乳头状瘤等,为良性肿瘤,多发生在乳晕下大导管,其发病率居乳腺良性肿瘤第三位。

大体形态为乳腺下大导管扩张,腔内淡黄色或浑浊的血性液体,导管壁有乳头状新生物突入腔内,形态不一、大小不等。镜下可见腺样结构,导管上皮细胞高度增生,乳头相互融合,呈实性细胞团,间质少。乳头粗短间质纤维多,久之可发生玻璃样变性。

(二)临床表现

本病多见于40～45岁经产妇,早期症状不明显,可有自发性乳头溢液、溢血。挤压乳腺肿块常见乳头有浆液性或血性分泌物溢出。

(三)超声表现

1.二维超声

(1)本病早期超声难以发现,或仅可见乳晕区导管扩张。病程较长者,导管扩张更明显,可发现导管内壁有实性乳头状物向腔内突起。

(2)扩张的导管内可见中等或稍强回声的乳头、结节或实性团块,回声不均,强弱不等,形态尚规则,边界较清晰。囊状扩张的导管内壁连续性好,无中断或被侵蚀征象。

(3)乳头状瘤大小不一,0.5～1.0cm的病变,实质性,边界清晰;小于3mm的病变,仅可见强回声点。

2.彩色多普勒超声

(1)瘤体较小时内部一般无血流信号,较大者可见点状或条索状血流信号进入瘤体,有时可见较丰富血流信号。

(2)瘤体内血流常为低速低阻型频谱。

(四)鉴别诊断

1.与乳腺囊肿相鉴别

乳腺囊肿内部为均质无回声区,包膜薄,无囊实性改变。

2.与乳腺癌相鉴别

二者均可有乳头溢液、扩张导管内实性团块。乳腺癌一般体积比导管内乳头状瘤大,形态不规则,边界不清,内部回声不均匀,后方可见衰减,肿块内可见微小钙化,肿块附着处导管壁较前者增厚、不规则,回声减低,可有中断及侵蚀现象。乳腺癌多有明确的动脉血流信号,常为高阻型频谱。

(五)超声的临床价值

本病常位于乳腺导管内,无症状乳腺导管内乳头状瘤常可在超声普查中发现。对于中年女性有自发性乳头溢液、溢血或触及肿块者,超声检查可发现肿块的大小、边界、形态,是否有囊内瘤征象,同时可探测肿块内部血流情况。有时导管内乳头状瘤难以与乳腺癌相鉴别时,可以行超声引导下穿刺活检以明确病理性质。

五、乳腺癌

(一)病因、病理

乳腺癌是乳腺终末导管小叶上皮的恶性肿瘤,发病率有逐年上升的趋势,已居于我国女性恶性肿瘤的第一位。男性乳腺癌罕见,占全部乳腺癌的 1% 左右。乳腺癌半数以上发生于乳腺外上象限,其次为乳腺中央区和其他象限。

乳腺癌的发病机制尚未完全阐明,雌激素的长期作用、家族遗传倾向、环境因素和长时间大剂量接触放射性物质和乳腺癌发病有关,还与饮食与肥胖等存在一定的相关性。5%~10% 的乳腺癌患者有家族遗传倾向,研究发现 20% 的遗传性乳腺癌患者可查出点突变或缺失的抑癌基因 BRCA1。

乳腺癌的生物学特性、组织发生、病理形态均与临床诊断、治疗和预后有关。WHO 将乳腺癌分为三大类:非浸润性乳腺癌、浸润性乳腺癌和特殊类型乳腺癌。临床超声诊断中常见的乳腺癌主要为浸润性乳腺癌(硬癌)、乳腺髓样癌、乳腺导管内癌。

(二)临床表现

乳腺癌常发生于 40~60 岁妇女,现已有年轻化趋势。本病早期无任何症状,常在更衣或洗澡时偶然发现,最初表现为一侧乳房无痛性肿块,质硬,边界不清,多为单发,可被推动。肿块逐渐长大时,可浸润筋膜或 Cooper 韧带,肿块处皮肤出现凹陷,继之皮肤呈橘皮样改变及乳头凹陷。早期乳腺癌也可侵犯同侧腋窝淋巴结及锁骨下淋巴结,通过血行转移至肝、肺及骨骼。

(三)超声表现

(1)乳腺癌较小时,形态可规则或不规则;体积较大时,形态多不规则,呈小分叶状。

(2)乳腺癌边界多不整,无包膜,边界呈毛刺、锯齿或蟹足状,界线往往不清,有时可见较强回声晕。

(3)肿块内部多呈实性低回声,分布不均,微小点状、密集或簇状分布的强回声钙化是其特征性表现。

(4)肿瘤后壁回声及后方组织回声减低或消失。髓样癌后方回声可轻度增强。

(5)肿瘤纵横比>1。

(6)多数情况下,肿块内部没有无回声区。少数肿瘤中心发生液化、坏死时,可见低回声或无回声暗区。

(7)肿瘤压迫或浸润 Cooper 韧带可造成移位或中断。

(8)肿瘤发生转移,腋窝或锁骨上窝淋巴结肿大,也可经血行转移至肺、肝、骨等器官。

彩色多普勒超声:大多数肿块血流信号增多,呈条状或紊乱表现,多有穿入型或中心型血流,部分肿块内可见动静脉瘘。血流丰富程度为Ⅱ~Ⅲ级。小结节血流丰富对诊断恶性意义重大。

脉冲多普勒:血流速度较高,呈高阻型,峰值流速大于 20cm/s,阻力指数高达 0.7,甚至更高。

(四)鉴别诊断

乳腺癌是恶性肿瘤,主要应与良性病变进行区分(表 8-2)。

表 8-2　乳腺良、恶性病变的鉴别要点

鉴别要点	乳腺良性病变	乳腺恶性病变
轮廓与边缘	整齐、光滑,多有侧方声影,横向生长	不光整、粗糙,侧方声影罕见,纵向生长
包膜	有	无
内部回声	无回声或均质低回声	分布不均,呈实性衰减、点状钙化
后壁回声	整齐、增强、清晰	不光整、减弱、不清晰
肿物后回声	正常或增强	衰减
皮肤浸润	无	可有
组织浸润	无	可有

(五)超声的临床价值

超声检查对乳腺疾病的诊断和钼钯、MRI 检查的补充有重要价值。典型乳腺良、恶性肿块能够从超声图像得以鉴别,而且超声普查对发现无症状的隐性乳腺癌有一定价值。对于不典型的乳腺癌,超声可给予临床相关提示,同时可行超声引导下穿刺活检以进一步明确诊断。

六、叶状良性肿瘤

(一)病因、病理

叶状良性肿瘤为一种少见疾病,非洲黑种人妇女常患此病。本病的发生可能和体内雌激素水平失调有关。叶状肿瘤呈分叶状结构,由纤维组织和上皮组织组成,本瘤过去称为叶状肉瘤,实际上由于叶状肿瘤含有上皮成分,它并不是真正意义上的乳腺肉瘤,叶状囊肉瘤和分叶状纤维腺瘤视为两个独立的疾病,前者为恶性,后者为良性,又将良性称为乳腺巨纤维腺瘤,但其有局部复发的风险。有调查显示,肿瘤的复发是由手术切缘是否仍有肿瘤决定,普遍认为所有良性肿瘤的复发均是因初治时切除不完全所致。

叶状良性肿瘤可发生于任何年龄的妇女,以中年妇女居多,平均年龄在 45 岁左右。最常见的临床表现为局部无痛性肿块,也有少数患者有刺痛或轻度胀痛。肿瘤生长一直是缓慢的,但大多数是既往一向缓慢而近期迅速增大。瘤体虽然很大,但与周围组织及皮肤无粘连,个别病例可因瘤体巨大使局部皮肤变薄、发亮、充血,甚至因压迫而形成溃疡。乳头被推移,但很少发生回缩或溢液。少数患者可有腋淋巴结肿大。

(二)超声表现

肿块大多体积较大,最大者可达 40～50cm,呈分叶状,少数可以是小到 1cm 的结节,肿瘤呈圆形或椭圆形,边界光滑、完整,界线清晰,甚至常有包膜,肿块内部大多呈低回声,分布均匀或不均匀,一部分肿块内部可见无回声区,少数病例肿块内可见强回声或较强回声结节,肿块较大时内部常有呈强回声的分隔。探头压迫时,会改变其形状,肿瘤有弹性感或囊性感,活动性好。后方回声增强,侧方回声减弱或消失。患侧腋下可有淋巴结反应性增生。

部分病例肿块内或分隔处可见明显的血流信号和皮下浅静脉扩张。

(三)鉴别诊断

1.与乳腺囊肿相鉴别

乳腺囊肿体积小,内部为透声较好的无回声区。

2.与乳腺纤维腺瘤相鉴别

乳腺纤维腺瘤瘤体积小,发病年龄相对较小,前者常有肿瘤迅速增长病史,常为单侧、单发,确诊有赖于病理检查。

3.与乳腺癌相鉴别

相对而言,叶状良性肿瘤病程较长,体积较大,呈分叶状,部分呈囊性感,边界清楚,一般不侵及皮肤,无乳头内陷,很少有腋淋巴结转移。

4.与乳腺肉瘤相鉴别

主要通过穿刺活检或手术病理鉴别。

（杨敏敏）

第九章　肌肉骨骼系统超声诊断

第一节　肌肉骨骼系统解剖概要

一、肌

肌依其构造不同可分为骨骼肌、平滑肌和心肌。骨骼肌是运动系统的动力部分,附着于骨骼,分布于身体各部,有 600 多块,约占人体体重的 40%。每块肌都是具有一定形态、结构和功能的器官,有丰富的血管、淋巴分布,在躯体神经支配下收缩或舒张,进行随意运动。

(一)肌的构造和形态

1.构造

每一块骨骼肌均由肌性部和腱性部构成。肌性部即肌腹,肌腹是肌的主体部分,由横纹肌纤维组成的肌束聚集构成,色红、柔软,有收缩能力。腱性部即肌腱,肌腱呈索条或扁带状,由平行的胶原纤维束构成,色白,有光泽,但无收缩能力,腱附着于骨处,与骨膜牢固地编织在一起。阔肌的肌腹和肌腱都呈膜状,其肌腱称为腱膜。

2.形态

骨骼肌形态多样,按外形大致分为长肌、短肌、扁(阔)肌和轮匝肌 4 种。有些长肌的起端有两个或两个以上的头,合成一个肌腹,分别称为二头肌、三头肌和四头肌或肌腹被中间腱膜分为两个或两个以上的肌腹,如二腹肌。

3.分类

根据肌束走向与肌长轴的关系分为梭形肌、菱形肌、半羽状肌、羽状肌和斜方肌。

(二)肌的辅助结构

1.筋膜

筋膜可分为浅筋膜和深筋膜,遍布全身各处。浅筋膜又称皮下组织,其内含大量脂肪组织及浅血管、皮神经和淋巴管等。浅筋膜的深面为深筋膜,又称固有筋膜,深筋膜由致密结缔组织构成,包被骨骼肌、血管和神经等,并形成肌间隔、血管神经鞘等结构。深筋膜向深面发出一些结缔组织,构成肌间隔,附着于骨膜或与其他深筋膜相连,分隔肌或肌群,这些肌间隔包绕一块或数块肌,又称肌鞘,犹如"刀鞘"。

2.滑膜囊

在肌腱、关节的周围有许多疏松结缔组织分化而成的密闭的囊性结构,壁薄,内含滑液,其功能为减少摩擦,增加润滑。滑液囊有的是独立封闭的,有的与邻近的关节腔相通,可视为关节囊滑膜层的突出物。

3.腱鞘

全称为腱滑液鞘,存在于四肢等活动度较大的部位,是包绕在肌腱外面的鞘管。腱鞘分为内外两层:腱纤维鞘位于外层,为深筋膜增厚形成;腱滑膜鞘位于纤维鞘内,由滑膜构成。

(三)骨骼肌的血管、神经

1.骨骼肌的血供

骨骼肌代谢旺盛,血供丰富,对缺血较为敏感,其耐受时间较短。每块骨骼肌的血供都是多源性的,它们至少有两组血管,每块肌肉的血管束多与神经伴行,沿肌间隔、筋膜间隙行走。肌腱的血供较少,一般来自肌腹,但较长的肌腱可在其中段或终止端进入。

2.骨骼肌的淋巴回流

骨骼肌的淋巴回流始于肌的毛细淋巴管,它们位于肌外膜和肌束膜内,不穿入到肌内膜。离肌后沿途伴随静脉回流,并汇入较大的淋巴管中。

3.骨骼肌的神经支配

进入骨骼肌的神经肌支可以是一条,也可以是多条。每块骨骼肌的神经肌支大多与主要的血管束伴行,人肌部位基本一致。分布到肌的神经通常含有运动和感觉神经纤维。

二、骨

人体骨共 206 块,可分为颅骨、躯干骨和附肢骨。根据其形态可分为长骨、短骨、扁骨和不规则骨等。附肢骨多是典型长骨,如股骨、肱骨、尺桡骨、胫腓骨,其结构相似。

长骨中部较细部分是骨干,两端膨大称为骺。骺表面光滑,有关节软骨覆盖,形成关节面。骨干和骺相移行连结部称为干骺端。幼儿时干骺端为软骨板,成年人则为骨干,表面致密而坚硬,由骨板形成,称为骨皮质,内部则结构疏松,呈海绵状,由许多骨小梁组成,称为骨松质。骨干主要是骨皮质,其内为腔,称为骨髓腔。骺端则主要由骨松质组成,其骨皮质很薄。在骨表面有一层结缔组织膜,称为骨膜。骨膜富有神经、血管,幼年时骨膜厚,老年人则较薄。炎症或肿瘤时,骨膜反应性增生、肥厚,成为病变的一部分。骨髓腔内脂肪称黄骨髓,而骺端则主要含有红骨髓(图 9-1)。

三、骨连结

骨与骨之间的连结称为骨连结。骨连结有多种形式,四肢常见为关节、韧带联合。关节主要由关节囊、关节腔和关节面 3 部分组成,每个关节都具备这 3 种结构。每个关节多有两个关节面,一凹一凸,表面有关节软骨被覆其上。关节软骨厚薄在不同年龄及不同关节有所差异,平均厚 1~2mm,也有的达 7mm。关节囊,由结缔组织附着于关节的周围,密封关节腔。关节囊可分为两层,外层为纤维层,厚而坚韧,由致密结缔组织构成。纤维层的厚薄在不同关节、不同部位有很大差异,一般在下肢关节其纤维层厚而紧张,上肢关节则薄而松弛。内层称为滑膜层,附衬于纤维层内面、关节内的韧带及肌腱,滑膜表面形成许多皱襞突入关节腔。在膝关节,皱襞较明显。关节腔为关节面与滑膜围成的密闭腔隙,其内含有少量滑液。关节通常根据关节面的形状和运动轴的数目分为 3 大类,即单轴关节(如屈戍关节和车轴关节)、双轴关节(如椭圆关节和鞍状关节)和多轴关节(如球窝关节和平面关节)。

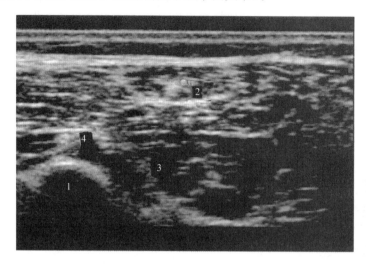

图 9-1 肌的横切面

注 1.腓骨;2.腓骨长肌;3.腓骨短肌;4.腓总神经骶线。

关节除具备基本结构外,为了适应其功能需要,还形成一些辅助结构,这些辅助结构对增加关节的稳定性和运动的灵活性具有重要作用。关节的辅助结构主要包括韧带、关节盘、关节唇、滑膜襞和滑膜囊(图 9-2)。

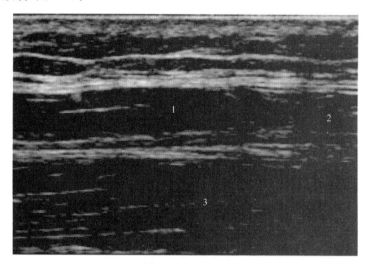

图 9-2 肌及肌腱

注 1.股直肌;2.肌腱;3.股中间肌。

(一)韧带

韧带由致密结缔组织构成,分布在关节周围,起稳定及限制关节运动的作用。有的在关节囊内,如前、后交叉韧带称为关节囊内韧带;有的在关节囊外,如髂股韧带、侧副韧带,称为关节囊外韧带。

（二）关节盘

关节盘是在关节腔内位于两骨关节面之间的纤维软骨板,周缘与关节囊愈合。关节盘将关节腔分为两部分。在膝关节,关节盘呈半月形,称为半月板。

（三）关节盂缘

关节盂缘为纤维软骨环,附着于关节窝的周缘,有加深关节窝的作用,如髋臼盂缘。

（四）滑膜皱襞和滑膜囊

滑膜皱襞由关节囊滑膜层向关节腔内突入并重叠卷折而形成。如皱襞内含脂肪,即形成滑膜脂垫。其作用是扩大滑膜面积,有利于滑液的分泌和吸收。滑膜囊由滑膜从关节囊纤维层薄弱处向外突出而形成,多位于关节周围的肌腱与骨之间,其作用是减少肌与骨之间的摩擦。

（杨敏敏）

第二节　肌肉骨骼系统超声检查技术和超声表现

一、肌的检查技术及正常超声表现

（一）仪器与方法

中高档彩色超声仪,具有较好的浅表器官分辨率,同时又具有一定的穿透力。使用线阵探头频率 7~10MHz,必要时辅以 3.5MHz 扇扫探头。

（二）检查方法

一般采用直接扫查法,即将探头直接置于涂有耦合剂的探查部位,对于特别表浅者应用间接扫查法(即加用水囊)。肌和肌腱是动态结构,所以,不能只进行静态显像检查,超声能进行动态条件下的肌与肌腱检查。肌的辨别是根据位置起点、附着点和功能,这些在超声检查中很容易确定。根据相应肌与其相连续的肌腱来判断所属肌腱,如与肱三头肌相连续的是肱三头肌腱,与股四头肌相连续的是股四头肌腱等。

（三）肌及肌腱的正常声像图表现

各个骨骼肌的纤维都由肌内膜包裹,肌纤维聚集成束状,被肌束膜包裹,肌内膜、肌束膜是由结缔组织、血管、神经和脂肪组织组成的,整块肌周围致密的结缔组织鞘称作肌外膜,室筋膜可以把单块的肌或肌群分开。这些结构在超声上很容易观察到,肌束表现为低回声,肌束膜纤维脂肪隔看起来像强回声线把肌束分开。肌外膜、神经、筋膜、肌腱和脂肪相对于肌束显示为强回声,这些结构使肌的翼状结构更容易辨认。肌之间的脂肪层有助于肌的分开,在长轴羽状结构很易辨认,在横切面上,肌表现为斑点状结构。

肌腱由大量平行走行的胶原纤维肌束组成,胶原纤维肌束互相交织连接,因而肌腱超声长轴表现为线样强回声与低回声间杂的束状结构。肌腱周围或者是滑囊鞘,或者是厚厚的一层结缔组织(即腱鞘),腱鞘周围有一层稀薄的液体作为润滑剂,滑囊鞘的厚度通常不超过2mm。

正常的滑囊鞘内有稀薄的液体,超声表现为低回声的暗晕围绕着肌腱,在长轴切面上,表现为肌腱两侧线状无回声。没有滑囊鞘(腱鞘)的肌腱,有一厚的结缔组织层紧紧围绕肌腱,结缔组织纤维透过肌束使腱旁组织附着于肌腱上,血管和神经沿着这些纤维进入肌腱、疏松结缔组织,腱旁组织组成了腱纤维鞘,在声像图上,腱纤维鞘呈围绕肌腱的强反射线。肌腱的横断面是圆形(肱二头长头肌腱)、椭圆形(跟腱)或矩形(髌腱)。

二、正常关节的检查手法和超声表现

(一)膝关节

膝前侧探查方法为从内向外或者从外向内,在髌上囊区股四头肌腱的长轴及横切图像可以显示。髌上囊间隙从一侧到另一侧被显示。正常情况下,髌上囊间隙前后径一般不超过2mm,可有少量生理性液体。关节积液在膝屈曲30°~45°时显示更佳。另外,还应检查各个角度时膝屈曲的情况,它有助于评价内外侧髁间隙的液体。半月板超声表现为膝关节内倒置的三角形低回声。三角形尖端指向关节间隙,底部朝向皮肤。另外,膝关节积液使半月板、关节内游离体及滑膜厚度也可清晰显示。

髌腱在屈曲30°~45°时显示最佳,髌内、外侧支持带起自髌韧带边缘。两者均表现为带状纤维样结构。膝屈曲60°时,探头置于髌腱外侧矢状斜位,可观察前交叉韧带(ACL)。

患者继续平卧位,膝轻微屈曲,同时屈髋并外旋或者外侧卧位,可观察内侧副韧带(MCL)长轴,应注意与对侧相对比。MCL超声表现为带状束样结构,股骨侧较宽大,胫骨侧变窄,可分为深、浅两层,两层间隔以低回声结缔组织。于胫骨下方或后方可见3个肌腱,分别为缝匠肌腱、股薄肌腱和半膜肌腱。膝内侧还可观察内侧股胫关节间隙和内侧半月板前角。

对膝外侧的评价可使患者平卧位内旋或者外侧卧位,外侧副韧带(LCL)和股二头肌腱被显示,髂胫束位置稍靠前,可完全显示并止于胫骨结节,外侧半月板前角和外侧关节间隙被显示。LCL超声表现与MCL类似,但较MCL薄,回声稍强。

(二)肘关节

患者坐位,面对医师,将上肢放在检查桌或者检查床上。肘前方长轴扫查,正中前方探查依次可见肱骨、肱肌、肱二头肌、肱动脉、正中神经及肌皮神经。近内侧可见滑车、透明软骨、肱肌、冠状窝及脂肪垫。近外侧可见桡骨结节、肱二头肌腱、旋后肌、旋前肌及桡骨小头。短轴扫查显示尺骨、桡骨、旋后肌、肘肌及尺侧屈腕肌。

患者曲肘平放在检查桌(床)上,探头纵切,肘后方长轴扫查依次可见鹰嘴、三头肌及肌腱、肘关节、脂肪垫及鹰嘴窝;短轴可见鹰嘴及肱三头肌腱。

(三)肩关节

患者坐位,暴露肩部,面向医生,两手自然下垂。结节间沟处见肱二头肌长头腱及肩胛下肌腱。三角肌与肱骨头之间可探及冈上肌,探头移动并配合上肢旋转可显示冈上肌腱、冈下肌腱及小圆肌腱。这些解剖标志组成了肩袖。

(赵　嘉)

第三节　骨关节疾病

一、类风湿关节炎

(一)病因、病理

类风湿关节炎(RA)是一种以慢性、进行性、侵袭性关节炎为主要表现的全身性自身免疫疾病。滑膜炎性改变为其主要病理特征,活动期主要表现为病变滑膜内微血管形成,致使关节软骨及关节囊破坏。

现已证实遗传与环境因素参与其发病。

准确判断病情状态,早期检测活动性并给予及时治疗,对病情控制及患者预后方面均有很大帮助。

(二)临床表现

好发于青壮年女性;双侧对称性小关节受累为主,掌指关节、近端指间关节及腕关节是常见的发病部位;早期起病隐蔽,常反复出现关节肿痛及晨僵等症状,晚期因造成软骨及骨破坏,出现关节融合;可伴有炎症指标升高;受累关节周围可伴发腱鞘炎及滑囊炎。

(三)超声表现

常见的超声征象有滑膜炎、关节腔积液、骨侵蚀、腱鞘炎、滑囊炎。膝关节类风湿关节炎可出现腘窝囊肿。

1.滑膜炎

关节腔内异常的低回声,不可移动,难以压缩,可显示多普勒血流信号(图 9-3)。RA 滑膜炎症的程度与滑膜血管分布密切相关,滑膜炎症越重,在增厚滑膜内探测到的血流越丰富,血流分级越高。

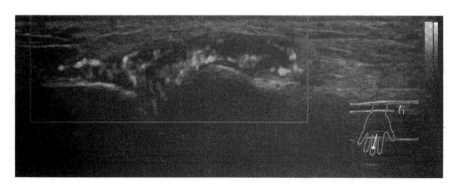

图 9-3　右侧第三掌指关节滑膜炎声像图

2.关节腔积液

关节腔内异常的低回声或无回声,可转移、可压缩,但无多普勒血流信号(图 9-4)。正常的第一掌指关节、第一跖趾关节及膝关节均可存在少量的积液。

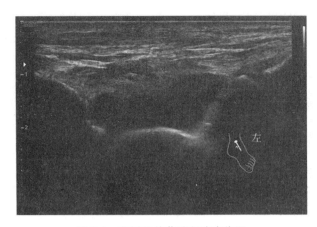

图 9-4　左侧踝关节腔积液声像图

3.骨侵蚀

两个垂直平面的关节腔内骨皮质不连续(图9-5)。骨侵蚀是 RA 的特征性病理改变,超声检查多见于掌骨桡侧、指间关节基底部。

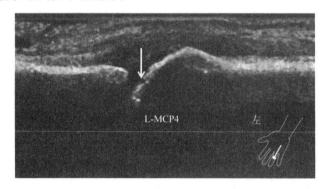

图 9-5　左侧第四掌指关节(L-MCP4)骨侵蚀声像图

4.腱鞘炎

两个垂直平面可见腱鞘内组织增厚,呈低回声或无回声,可伴有多普勒血流信号(图9-6)。

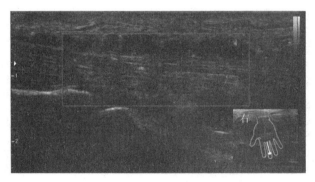

图 9-6　右侧第三屈肌腱腱鞘炎声像图

5.滑囊炎

滑囊内出现异常的无回声,可能有多普勒血流信号(图9-7)。

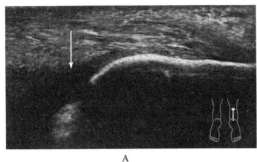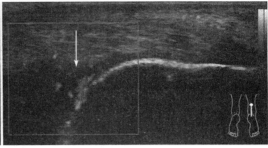

图 9-7 右侧跟腱下滑囊炎声像图

注 A.二维超声;B.彩色多普勒超声。箭头示跟腱下滑囊。

（四）鉴别诊断

1.与骨性关节炎、痛风性关节炎、血清阴性脊柱关节病等鉴别

常需要结合患者症状、体征、实验室检查及影像学检查综合判断。

2.骨侵蚀与掌骨头的"假性骨侵蚀"鉴别

"假性骨侵蚀"位于背侧关节隐窝关节软骨周边骨皮质局部平滑的凹陷处,多见于第 2 掌骨头背侧,根据其发生部位,局部骨皮质凹陷较浅、平滑及邻近无滑膜增生等特点可进行鉴别。

（五）超声的临床价值

高频超声检查能发现早期 RA 患者关节病变,为 RA 的早期诊断提供了一种简便、有效的方法;可监测 RA 疾病活动度及评价治疗效果,预测 RA 治疗后的复发;同时可于超声引导下行关节腔穿刺及滑膜活检。

二、痛风性关节炎

（一）病因、病理

痛风属于代谢性风湿病范畴,我国痛风患者平均年龄为 48.28 岁,趋于年轻化,以男性为主。痛风是由于遗传性或获得性病因引起嘌呤代谢紊乱和(或)尿酸排泄减少,导致使患者出现高尿酸血症。特征性病理改变为痛风石形成,痛风石为尿酸盐结晶产生慢性异物反应,周围被上皮细胞、巨噬细胞所包绕形成的异物结节,常出现于关节内及关节周围软组织。

（二）临床表现

根据病程常分为以下 4 期。

1.无症状高尿酸血症期

仅表现为尿酸值升高,一般无临床症状。

2.急性痛风性关节炎期

以夜间发作的急性关节红肿、疼痛为典型表现,首发常见于第一跖趾关节,其次为足背、踝、膝、腕及肘关节。

3.痛风发作间歇期

首次发作后出现间歇期,随病情进展,间歇时间渐缩短,反复发作的晶体沉积,致使关节软骨及骨侵蚀,关节出现持续性肿痛,甚至功能丧失。

4.慢性痛风石期

随病情推进,常由单关节演变成多关节发病,尿酸盐晶体反复沉积,导致局部纤维组织增生,形成痛风石。

(三)超声表现

1.特异超声征象

(1)关节软骨"双轨征":关节软骨表面可及不规则条带样高回声,可连续或不连续,与骨—软骨交界面所形成的高回声相平行,两条高回声间为回声均匀的透明软骨,两条高回声形似平行铁轨,即"双轨征"(图 9-8),是痛风患者尿酸盐沉积关节软骨的特征性征象。

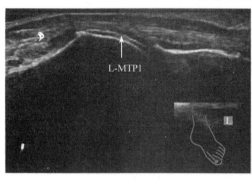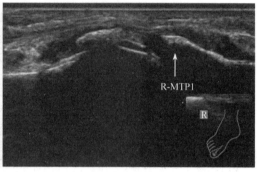

图 9-8　双侧第一跖趾关节(MTP1)声像图

注　箭头示软骨表面高回声。

2.非特异超声征象

包括关节腔积液及骨侵蚀病变。

(四)鉴别诊断

1.与类风湿关节炎鉴别

类风湿关节炎多见于中老年女性,关节内高回声少见,受累关节主要为四肢小关节,对称分布,结合病史、实验室检查及影像学检查常可鉴别。

2.与双水焦磷酸钙晶体沉积(假性痛风)鉴别

(1)假性痛风:多见于老年人,表现为关节软骨、半月板的钙质沉积,晶体沉积部位在软骨内部,超声像图显示呈低回声的软骨内部可及点、片状晶体高回声沉积,无痛风石及关节外晶体沉积。

(2)滑膜增厚伴"暴风雪征":尿酸盐结晶在关节滑膜内析出沉积,增厚滑膜内可及散在点状强回声,呈"暴风雪征"(图 9-9)。彩色多普勒有助于判断增厚滑膜内血流(图 9-10)。

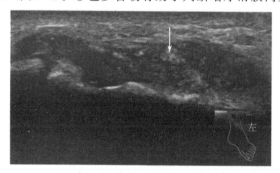

图 9-9　左侧第一跖趾关节增厚

注　滑膜内多发强回声(箭头)。

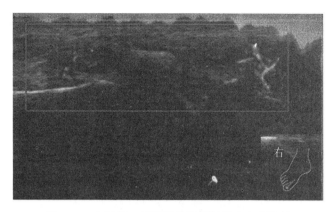

图 9-10　右侧第一跖趾关节增厚滑膜内血流信号

（3）痛风石：超声表现为不均质"云雾状"回声，内部可及簇状强回声，伴或不伴声影，彩色多普勒低回声内常可探及血流信号。是痛风特异性诊断要点之一（图 9-11）。

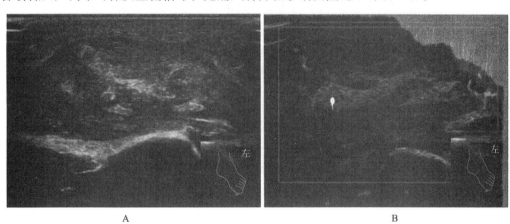

A　　　　　　　　　　　　　　　　　　B

图 9-11　左侧第一跖趾关节内侧痛风石声像图

注　A.不均质回声内可及散在强回声；B.彩色多普勒可及血流信号。

（五）超声的临床价值

超声对痛风的诊断具有较高的特异性，超声发现"痛风石"及"双轨征"等特征性征像有助于痛风的诊断及鉴别诊断，超声引导下抽吸滑膜液进行滑膜液分析可有效地对各种晶体性关节炎进行诊断及鉴别诊断。

三、膝关节半月板囊肿

（一）病因、病理

半月板囊肿多见于 20～30 岁成人，男性多见，常位于外侧半月板中 1/3。导致半月板囊肿形成的主要因素包括关节腔积液从半月板裂口向关节外集聚及半月板退行性病变。

（二）临床表现

最主要的症状为疼痛及局部肿块。多数患者常可在膝关节间隙处触及肿块，肿块大小随关节屈伸运动发生改变。

（三）超声表现

典型半月板囊肿表现为圆形或椭圆形无回声,单房或多房,囊肿壁回声稍强,内部回声均匀,有时可见细点状或碎屑状中强回声,后方回声增强,并与半月板关系密切。半月板囊肿分为3型,即半月板内囊肿、半月板旁囊肿和滑膜囊肿。半月板内囊肿位于膝关节的半月板内,典型声像图表现为半月板楔形低回声内有边界清晰的无回声,后方回声增强(图9-12)。半月板旁囊肿多处于膝关节囊与深筋膜之间,多与半月板有蒂相连。大的囊肿可在胫侧副韧带之后穿过关节囊,在膝关节屈曲位时,向腘窝伸展。

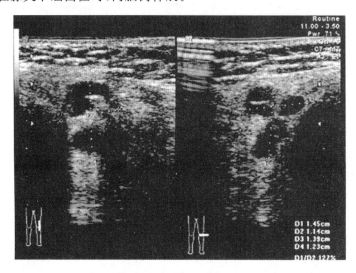

图 9-12　半月板囊肿,半月板内见无回声区,后方回声增强

（四）超声的临床价值

超声是诊断膝关节半月板囊肿的重要方法,诊断的敏感性达97%,特异性为94%,有助于与膝关节周围其他囊性肿物进行鉴别。超声可实时动态检查囊肿与半月板的关系,为定性诊断提供依据。

四、膝关节半月板损伤

（一）病因、病理

膝关节半月板损伤为膝关节最常见的运动损伤,以撕裂为主,间接暴力是主要病因。撕裂后半月板失去正常张力,可发生纤维软骨变性。

（二）临床表现

半月板损伤主要体征为弹响、交索及关节间隙压痛,可合并膝关节周围肌肉萎缩,查体常有阳性发现。

（三）超声表现

半月板撕裂后,出现病理性界面,半月板内出现横向或纵向低回声裂隙,是半月板损伤的重要征象,严重的损伤常合并关节腔积液、局部软组织肿胀、侧副韧带及交叉韧带损伤等(图9-13)。

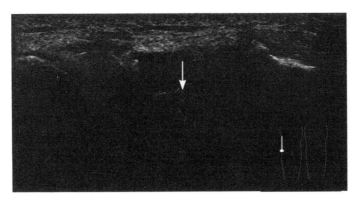

图 9-13　右侧膝关节外侧半月板裂隙声像图

（四）鉴别诊断

1.与膝部有关骨折相鉴别

骨折后常出现明显的肿痛及活动受限,可出现骨擦音、骨擦感及异常运动,结合其他影响学检查可鉴别。

2.与髌下脂肪垫损伤、侧副韧带损伤、关节滑膜炎等相鉴别

上述疾病半月板回声常保持均匀且无损伤的征象。

（五）超声的临床价值

目前,MRI 是明确半月板损伤的可靠检查手段,超声在检查半月板损伤的准确性方面明显低于 MRI,但超声具备方便、灵活、动态等特点,膝关节的常规超声检查常可发现异常,是筛选的重要手段。

五、胫骨结节骨软骨病

（一）病因、病理

胫骨结节骨软骨病又称胫骨结节骨骺炎或 Osgood-Schlatter 病,是以胫骨粗隆骨骺部软骨肿大,并发慢性髌腱末端病变为特点的疾病。好发于 10～15 岁喜欢运动的青少年,以男性为主,单侧受累多见。胫骨上端胫骨粗隆生长区域的反复紧张或牵拉是其发病的主要原因,常表现为髌腱和(或)髌腱胫骨止点处的损伤与炎症反应,可出现止点处的撕脱骨折。

（二）临床表现

膝关节前下方疼痛,常活动后加重,休息后缓解,查体可及膝关节前下方胫骨粗隆处明显的骨性包块,压痛明显,急性期局部皮温可升高,但皮肤表面无异常。

（三）超声表现

(1)急性活动期,患侧胫骨粗隆处髌腱末端组织及软骨层增厚,回声减低,肌腱内部纤维回声不连续或消失,周围软组织炎性增厚、水肿。

(2)胫骨粗隆骺软骨增宽并隆起,呈低回声,病变后期骨化中心处可及骨碎片。

(3)彩色多普勒病变肌腱或滑囊壁可探及增多血流信号(图 9-14)。

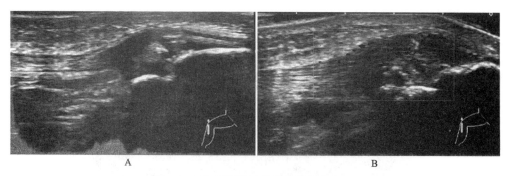

图 9-14　右膝胫骨结节骨软骨病声像图

注　A.二维超声;B.彩色多普勒超声。

(四)鉴别诊断

胫骨结节骨软骨病需与单纯性髌下滑囊炎、骨肿瘤及骨膜炎相鉴别。本病具备胫骨结节增大,呈实性,且局部无骨破坏、骨膜增厚等特点,常可与上述疾病进行鉴别。

(五)超声的临床价值

超声为胫骨结节骨软骨病的诊断提供了依据,同时有助于与相关疾病的鉴别诊断。

(赵　嘉)

第四节　软组织疾病

一、脂肪瘤

(一)病理

脂肪瘤外观呈球形、结节状或分叶状,质地软,体积可长得很大。浅表部位者,表面通常有菲薄的包膜。较深部位时,边界常欠清晰。脂肪瘤切面为淡黄色,被纤细的纤维组织分隔为大小不一的小叶。镜下可见脂肪瘤由成熟的脂肪细胞构成,无细胞的异形性。

(二)临床表现

良性脂肪瘤可发生在正常情况下任何存在脂肪的任何部位。大多数发生在上半身,尤其是躯干和颈部。大多数脂肪瘤发生在皮下,而脂肪肉瘤则几乎总是发生于深在部位。不过,脂肪瘤也可发生在深层软组织中,可以细分为肌内脂肪瘤和肌间隙脂肪瘤,有时肌间隙脂肪瘤位于肌表面的深筋膜内。

脂肪瘤既可单发,也可多发,表现为缓慢生长的无痛性肿块,位于体表的脂肪瘤质地软,可推动,边界清楚,无压痛,位于深部的脂肪瘤触诊较困难,一般无压痛。

弥漫性脂肪瘤病患者中,可以看到由于成熟脂肪组织的弥漫增生所导致的颈部、肢体的极度增粗,可呈对称性分布。

(三)声像表现

根据脂肪瘤发生的部位,可以在脂肪层、深筋膜内、肌间隙或肌内显示病变,瘤体多呈圆形、椭圆形或梭形,一般有包膜。单纯脂肪组织构成的瘤体,内部回声偏低,类似周围的脂肪组织。脂肪瘤内夹杂其他组织,如纤维脂肪瘤、肌脂肪瘤者,内部回声可较高,并可见条索样强回声结构,这些条索样结构一般平行皮肤分布,彩色多普勒显示肿瘤内多无血流信号(图 9-15～图 9-17)。

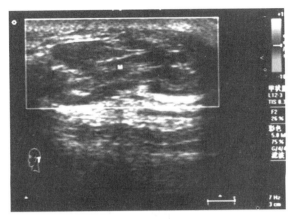

图 9-15　头颈部皮下脂肪瘤

注　声像图显示脂肪层内稍低回声病变(M),内见条索样强回声分隔,平行皮肤排列。CDFI.瘤体内未见血流信号。

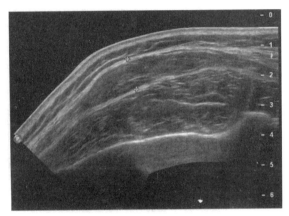

图 9-16　背部深筋膜内脂肪瘤

注　全景横断面声像图显示背部脂肪层与肌层之间,深筋膜内的等回声脂肪瘤。

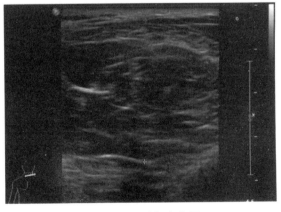

图 9-17　颈后部声像图

注　隆起处皮下脂肪组织弥漫性增厚,无明确边界。

（四）鉴别诊断

脂肪瘤一般具有较特异的声像图特征。需要与脂膜炎进行鉴别，皮下脂膜炎为脂肪组织的局灶性炎性病变，多为特发性。也可伴发胰腺炎、自身免疫性疾病、结核感染等，甚至见于皮下脂膜炎样 T 细胞淋巴瘤。声像图表现为脂肪层边界不清晰的皮下高回声结节，局部血流信号可增多。

（五）超声的临床价值

超声诊断软组织脂肪瘤较之 X 线、CT 及磁共振成像廉价、快速、简便，应作为此病诊断的首选方法。对于深部脂肪瘤难以定性时，还可进行超声引导下组织学活检。

二、脂肪肉瘤

（一）病理

脂肪肉瘤是起源于原始间叶组织的恶性肿瘤，其典型形态学特征是具有脂肪母细胞。经典的文献将脂肪肉瘤分为黏液样、圆形细胞型、分化型和多形性脂肪肉瘤。

（二）临床表现

脂肪肉瘤是成年人最常见的软组织肉瘤，常发生于下肢、腹膜后、肾周、肠系膜区及肩部。

30～70 岁患者多见，以 50 岁左右发病最多，儿童极少见。男性多于女性。好发于股部，直径 3～10cm 多见。脂肪肉瘤通常表现为边界清楚的无痛性肿块，病程为几个月或几年。肿瘤可非常巨大，晚期可出现疼痛及功能障碍。

（三）声像图表现

一般体积较大，位置深在。多表现为低回声，可呈分叶状，部分边界清晰，由于生长迅速，可见完整假包膜，内部回声不均，常可见坏死、液化或钙化，肿瘤后方回声可以衰减，也可以增强。彩色多普勒可显示较丰富动、静脉血流信号。多普勒取样为高速高阻血流，有时也可出现低速低阻血流。

（四）鉴别诊断

脂肪肉瘤的超声诊断首先是精确定位，辨明病变的解剖层次和毗邻结构关系。通过探头加压、适当活动肢体以助判断，如在腹腔内则应观察呼吸时的活动状态，判断肿物与周围组织的分界和粘连情况。

脂肪肉瘤需与脂肪瘤、纤维肉瘤、滑膜肉瘤、横纹肌肉瘤等鉴别。除脂肪瘤位置表浅、声像图具有一定特征外，其余肿瘤的声像图表现均无特异性，而且图像表现十分相似，鉴别相当困难。确诊一般需要超声引导下的组织病理学诊断。

（五）超声的临床价值

大多数脂肪肉瘤仅呈局部浸润生长，局部切除后复发率较高。超声不但对术前确定手术方式、切除范围有指导意义，而且可以作为手术后随访的重要手段。

三、肌肉病变

（一）病因、病理

肌肉病变主要是由感染、外伤、运动过度、药物、出血性和遗传性疾病等引起的一系列改变。外伤或炎症的病理表现主要为充血肿胀、肌肉撕裂、肥大、脓肿、坏死等。

(二)临床表现

临床表现为疼痛、炎性症状、肿块或功能障碍。

(三)超声表现

1.肌肉血肿

主要由闭合性外伤、肌肉撕裂、小血管破裂引起,可发生于全身出血性疾病(如血友病)等。超声检查的最佳时间是伤后2～48小时。声像图呈椭圆形或圆形,长轴平行于肌束;肌腹间血肿呈梭形或包绕肌腹。新鲜血肿呈高回声,有不规则壁,随后血肿逐渐溶解,回声逐渐减低,受累肌肉肿大、增厚。肌束有断裂时,肌肉回声不连续,回缩的断端游离呈高回声,并被低或无回声血肿包绕,常见于小腿,即"网球腿",多在腓肠肌内侧头与比目鱼肌间形成血肿(图9-18)。

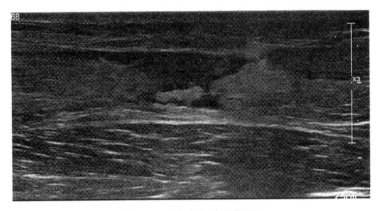

图 9-18 肌肉血肿声像图

注 左小腿腓肠肌内侧头外伤后血肿形成,呈混合性回声,肌纤维断裂,见低回声血肿。

2.骨化性肌炎

多由外伤引起,多发生于肱肌、股中间肌或比目鱼肌等,也可发生在肌腱及筋膜。声像图表现为肌肉内出现大小不等、表面凸凹不平的强回声,边界较清楚,其后常有声影(图9-19),生长缓慢,病程较长。

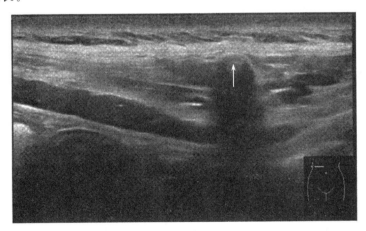

图 9-19 右侧腹直肌骨化性肌炎声像图

注 肌层回声不均匀,内可及弧形强回声,边界较清楚,后伴声影(箭头)。

3.肌肉萎缩

声像图表现为肌肉呈较高回声,肌束变薄或消失。肌肉部分萎缩的诊断较难,需要结合双侧对比检查(图 9-20)。

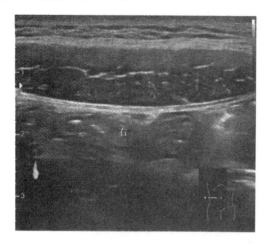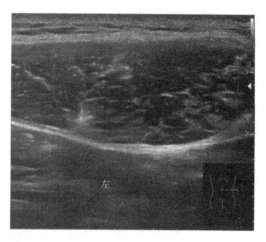

图 9-20　肌肉萎缩声像图

注　右侧腹直肌肌层回声不均匀,肌束较左侧明显变薄。

(四)鉴别诊断

肌肉病变需与骨外骨肉瘤、滑膜性软骨瘤病等相鉴别。

(五)超声的临床价值

高频超声可快速、有效地评估肌肉损伤程度,对临床处理和治疗方式的选择具有重要价值。可行超声引导下穿刺活检、注射药物或血肿的抽液减压。

四、肌腱病变

(一)病因、病理

外伤和炎症是肌腱病变常见的病因。

(二)临床表现

临床表现为相应部位的疼痛或功能障碍。

(三)超声表现

1.肩袖撕裂

常见于冈上肌腱。部分撕裂,肌腱变薄,内回声不均,可见低回声裂隙。完全断裂,断端回缩,肌腱回声中断或消失。间断处可见血肿和渗出呈低或无回声。陈旧性撕裂,肌腱回声不均匀性增强,边缘模糊。发生钙化时,出现点状强回声,常伴有声影(图 9-21)。

2.肌腱外伤

除肩袖外,髌腱及跟腱撕裂多见。主要表现为肌腱创伤性肿胀、肌腱部分性断裂或完全撕裂。肌腱完全性撕裂时,肌腱回声中断,近端回缩,多伴有周围软组织的创伤表现(图 9-22)。超声在肌腱主动或被动运动时检查,有助于发现病变。

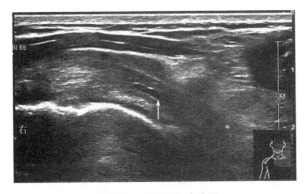

图 9-21　肩袖损伤声像图

注　右侧冈上肌内可及部分撕裂,内回声不均,见低回声裂隙(箭头)。

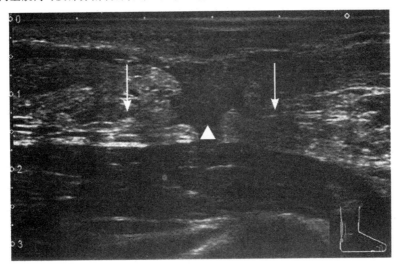

图 9-22　跟腱断裂声像图

注　跟腱完全性撕裂,跟腱回声连续性中断(三角形),断端回缩增厚(箭头)。

3.肌腱炎

急性肌腱炎表现为肌腱肿胀,内部纤维回声模糊,回声减低,彩色血流信号增多(图 9-23)。慢性肌腱炎表现为肌腱纤维回声紊乱,回声增强,久之肌腱变薄,发生钙化。钙化性肌腱炎指肌腱内不同形状的强回声,后方伴声影(图 9-24)。

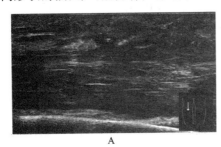
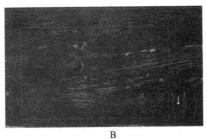

A　　　　　　　　　　　　　　　　　　B

图 9-23　右侧髌腱急性肌腱炎声像图

注　A.二维超声;B.彩色多普勒超声;肌腱肿胀增厚,内部纤维回声模糊,回声减低(箭头),肌腱内丰富血流信号。

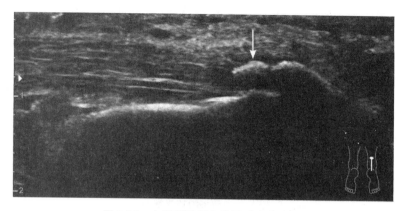

图 9-24　右侧跟腱钙化性肌腱炎声像图

注　肌腱内强回声,后方可及弱声影(箭头)。

(四)鉴别诊断

肌腱病变多有明确外伤及损伤史,声像图典型,无须鉴别。

(五)超声的临床价值

超声在评价肌腱病变中具备动态观察并可进行双侧对比的优势,可发现静态时不易发现的微小病变,是肌肉骨骼系统影像学检查中重要的检查手段。

五、滑囊病变

(一)病因、病理

滑囊疾病以滑囊炎最常见,多由外伤和邻近关节疾病所引起,常见于组织间易产生摩擦的部位。滑囊炎是指滑囊的急性或慢性炎症,病理变化为滑膜充血、渗出或出血,滑液增多,囊壁纤维化等。

(二)临床表现

滑囊炎多发生在肩峰下滑囊、肘部鹰嘴滑囊、髌前滑囊及跟腱下滑囊等。主要临床表现为局部肿胀、疼痛或出现肿块等。

(三)超声表现

滑囊炎声像图主要表现为相应滑囊的积液,内部可有增厚的滑膜,伴有血流信号增多,滑膜可呈结节状隆起。部分滑囊炎可形成滑液囊肿,囊壁光滑,后方回声增强,慢性者可有囊壁的增厚(图 9-25)。

(四)鉴别诊断

滑囊病变需与表皮样囊肿、血肿及局限性积液等相鉴别。

(五)超声的临床价值

超声可清晰地显示滑囊炎的形态学信息,彩色超声有助于评估炎症的活动性。可行超声引导下抽液、注药治疗等,达到精准化治疗。

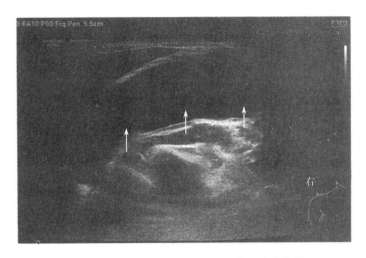

图 9-25　右侧肩峰下、三角肌下滑囊积液声像图

六、软组织异物

（一）病因、病理

软组织异物残留常由外伤引起，包括弹片、铁屑、穿刺针折断等金属异物和木竹、玻璃、塑料等非金属异物存留于软组织。异物在软组织内不能自行吸收，常引起局部感染、化学性损伤等，对周围组织造成继发损伤。

（二）临床表现

主要临床表现为相应部位疼痛、渗液等。

（三）超声表现

异物表现为相应部位的强回声，根据异物的形状，可呈点状、片状或块状强回声。金属及表面光滑的玻璃和瓷片等异物，后方多出现"彗星尾征"。其他非金属异物后方常出现声影。异物合并出血、渗液或脓肿时，周围可出现液性暗区或低回声区（图 9-26）。

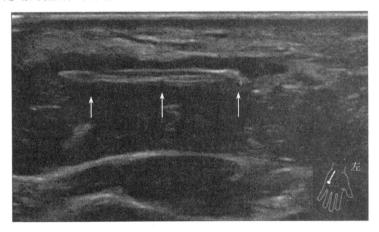

图 9-26　软组织异物声像图

注　左手小鱼际浅层肌肉内异物强回声（箭头），异物为木屑。

（四）鉴别诊断

因有明确病史,故无须鉴别诊断。

（五）超声的临床价值

超声是一种重要的定位诊断方法,不受异物物理性质的限制,无放射性,易于显示异物与周围组织的关系,可对异物进行准确的定位。

（赵　嘉）

参考文献

[1]刘艳龙,伍强,崔岩.超声诊断与治疗[M].南昌:江西科学技术出版社,2019.

[2]李晓艳,苏小勇,杨舟.实用超声诊断学[M].南昌:江西科学技术出版社,2019.

[3]王金锐,周翔.腹部超声诊断学[M].北京:人民卫生出版社,2019.

[4]谢明星,田家玮.心脏超声诊断学[M].北京:人民卫生出版社,2019.

[5]杨洁.实用超声诊断精要[M].上海:上海交通大学出版社,2018.

[6]吕国荣,杨舒萍.肺部急重症超声[M].北京:北京大学医学出版社,2018.

[7]陈智毅.生殖超声诊断学[M].北京:科学出版社,2018.

[8]陈宝定,鹿皎.临床超声医学[M].镇江:江苏大学出版社,2018.

[9]李凯,许尔蛟.介入性超声的临床应用[M].广州:华南理工大学出版社,2018.

[10]吕国荣,杨舒萍.肺部急重症超声[M].北京:北京大学医学出版社,2018.

[11]吕国荣,柴艳芬.急重症超声诊断学[M].北京:人民卫生出版社,2018.

[12]刘大为,王小亭.重症超声[M].北京:人民卫生出版社,2017.

[13]冉素真,张晓航.中孕期胎儿超声常用切面解析[M].重庆:重庆出版社,2017.

[14]程颜苓,袁丽君.超声解析泌尿及男性生殖系统疾病[M].北京:金盾出版社,2017.

[15]何文,唐杰.超声医学[M].北京:人民卫生出版社,2019.

[16]黄道中,邓又斌.超声诊断指南[M].北京:北京大学医学出版社,2016.

[17]吴嗣泽.实用肝脏超声诊断学[M].北京:科学出版社,2016.

[18]石力,汤礼军,陈涛.肝胆胰疾病介入性超声治疗学[M].成都:四川科学技术出版社,2016.

[19]潘湘斌.单纯超声引导经皮介入治疗先天性心脏病[M].北京:北京大学医学出版社,2016.

[20]卢丽君.常见急腹症超声诊断学[M].兰州:甘肃科学技术出版社,2015.

[21]徐金锋,毓星,熊奕.计划生育超声诊断学[M].北京:人民军医出版社,2015.

[22]轩维锋.浅表组织超声与病理诊断[M].北京:人民军医出版社,2015.

[23]李胜利,朱军.简明胎儿畸形产前超声诊断学[M].北京:人民军医出版社,2015.

[24]李旭霞.临床超声诊断学精要[M].西安:西安交通大学出版社,2015.